国家卫生健康委员会"十三五"规划教材

教育部生物医学工程专业教学指导委员会"十三五"规划教材

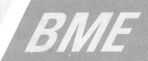

全国高等学校教材

供生物医学工程等专业用

U0298121

医学仪器原理与应用

主　编　王智彪　李　刚

副主编　廖洪恩　付　峰　柴新禹　吴　非

编　者（以姓氏笔画为序）

王智彪（重庆医科大学）

付　峰（空军军医大学）

李　刚（天津大学）

杨增涛（重庆医科大学）

吴　非（大连大学附属中山医院）

孟世和（重庆医科大学）

段小艺（西安交通大学第一附属医院）

柴新禹（上海交通大学）

奚　水（中国科技大学）

廖洪恩（清华大学）

人民卫生出版社

图书在版编目（CIP）数据

医学仪器原理与应用/王智彪，李刚主编. —北京：
人民卫生出版社，2019
ISBN 978-7-117-29114-9

Ⅰ. ①医… Ⅱ. ①王…②李… Ⅲ. ①医疗器械－医
学院校－教材 Ⅳ. ①R197.39

中国版本图书馆 CIP 数据核字（2019）第 231107 号

人卫智网 www.ipmph.com	医学教育、学术、考试、健康，购书智慧智能综合服务平台
人卫官网 www.pmph.com	人卫官方资讯发布平台

医学仪器原理与应用

主　　编：王智彪　李　刚
出版发行：人民卫生出版社（中继线 010-59780011）
地　　址：北京市朝阳区潘家园南里 19 号
邮　　编：100021
E - mail：pmph @ pmph.com
购书热线：010-59787592　010-59787584　010-65264830
印　　刷：人卫印务（北京）有限公司
经　　销：新华书店
开　　本：850×1168　1/16　印张：21　插页：4
字　　数：621 千字
版　　次：2019 年 12 月第 1 版　2019 年 12 月第 1 版第 1 次印刷
标准书号：ISBN 978-7-117-29114-9
定　　价：59.00 元

出版说明

生物医学工程（biomedical engineering，BME）是运用工程学的原理和方法解决生物医学问题，提高人类健康水平的综合性学科。它在生物学和医学领域融合数学、物理、化学、信息和计算机科学，运用工程学的原理和方法获取和产生新知识，促进生命科学和医疗卫生事业的发展，从分子、细胞、组织、器官、生命系统各层面丰富生命科学的知识宝库，推动生命科学的研究进程，深化人类对生命现象的认识，为疾病的预防、诊断、治疗和康复，创造新设备，研发新材料，提供新方法，实现提高人类健康水平、延长人类寿命的伟大使命。

1952年，美国无线电工程学会（IRE）成立了由电子学工程师组成的医学电子学专业组（Professional Group on Medical Electronics，PGME）。这是BME领域标志性事件，这一年被认为是BME新纪元年。1963年IRE和美国电气工程师学会（AIEE）合并组建了美国电气电子工程师学会（IEEE）。同时PGME和AIEE的生物学与医学电子技术委员会合并成立了IEEE医学和生物学工程学会（IEEE Engineering in Medicine and Biology Society，IEEE EMBS）。1968年2月1日，包括IEEE EMBS在内的近20个学会成立了生物医学工程学会（Biomedical Engineering Society，BMES）。这标志着BME作为一个新型学科在发达国家建立起来。

1974年南京军区总医院正式成立医学电子学研究室，后更名为医学工程科。这是我国第一个以BME为内涵的研究单位。1976年，以美籍华人冯元桢教授在武汉、北京开设生物力学讲习班为标志，我国的BME学科建设开始起步。1977年协和医科大学、浙江大学设置了我国第一批BME专业，1978年BME专业学科组成立，西安交通大学、清华大学、上海交通大学相继设置BME专业，1980年中国生物医学工程学会（CSBME）和中国电子学会生物医学电子学分会（CIEBMEB）成立。1998年，全国设置BME专业的高校17所。2018年，全国设置BME专业的高校约160所。

BME类专业是工程领域涵盖面最宽的专业，涉及的领域十分广泛。多学科融合是

BME 类专业的特质。关键领域包括：生物医学电子学，生物医学仪器，医学成像，生物医学信息学，生物医学材料，生物力学，仿生学，细胞、组织和基因工程，临床工程，矫形工程，康复工程，神经工程，制药工程，系统生理学，生物医学纳米技术，监督和管理，培训和教育。

BME 在国家发展和经济建设中具有重要战略地位，是医疗卫生事业发展的重要基础和推动力量，其涉及的医学仪器、医学材料等是世界上发展迅速的支柱性产业。高端医学仪器和先进医学材料成为国家科技水平和核心竞争力的重要标志，是国家经济建设中优先发展的重要领域，需要大量专业人才。

我国 BME 类专业设置四十余年，涉及高校一百多所，却没有一部规划教材，大大落后于当前科学教育发展需要。为此教育部高等学校生物医学工程类教学指导委员会（下称"教指委"）与人民卫生出版社（下称"人卫社"）经过深入调研，精心设计，启动"十三五"BME 类规划教材建设项目。

规划教材调研于 2015 年 11 月启动，向全国一百余所高校发出调研函，历时一个月，结果显示开设 BME 类课程三十余门，其中（因被调研学校没有回函）缺材料类相关课程。若计及材料类课程，我国 BME 类专业开设的课程总数约 40 门。2015 年 12 月教指委和人卫社联合召开了首次"十三五"BME 类规划教材（下简称"规划教材"）论证会。提出了生物医学与生物医学仪器、生物医学光子学、生物力学与康复工程、生物医学材料四个专业方向第一轮规划教材的拟定目录。确定了主编、副主编及编者的申报与遴选条件。2016 年 12 月教指委和人卫社联合召开了第二次规划教材会议。会上对规划教材的编著人员的审查和教材内容的审定进行了研究和落实。2017 年 7 月召开了第三次规划教材会议，成立了规划教材评审委员会（见后表），进一步确定编写的规划教材目录（见后表）和进度安排。与会代表一致认为启动和完成"十三五"规划教材是我国 BME 类专业建设意义重大的工作。教材评审委员会对教材编写提出明确要求：

（1）教材编写要符合教指委研制的本专业教学质量国家标准。

（2）教材要体现 BME 类专业多学科融合的特质。

（3）教材读者对象要明确，教材深浅适度。

（4）内容紧扣主题，阐明原理，列举典型应用实例。

本套教材包括三类共 18 种，分别是导论类 3 种，专业课程类 13 种，实验类 2 种。详见后附整套教材目录。

本套教材主要用于 BME 类本科，以及在本科阶段未受 BME 专业系统教育的研究生教学使用，也可作为相关专业人员培训教材使用。

全国高等学校生物医学工程专业首轮规划教材

目录

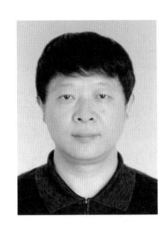

王智彪

　　重庆医科大学生物医学工程学院教授、博士生导师,超声医疗国家工程研究中心主任、中国生物医学工程学会副理事长。

　　主要从事高强度聚焦超声(HIFU)技术的生物医学工程理论与临床应用相结合的教学和科研工作,带领团队研制的具有我国自主知识产权的超声治疗系列设备已出口26个国家和地区,已累计治疗患者200万余例。近年来,王智彪教授坚持走原始创新之路,先后承担了国家"973计划"项目1项、国家重大科研仪器设备研制专项1项、国家自然科学基金委重点项目2项、国家杰出青年基金1项等国家级重点项目,累计获准科研经费1亿余元。1997年入选百千万人才工程,2000年获国家技术发明二等奖,2008年获何梁何利基金"科学与技术进步奖",2010年获国家科技进步二等奖。曾获得重庆市教学改革重大课题2项、重庆市教学成果一等奖1项,作为主编编写专著3部,发表科研论文300余篇。

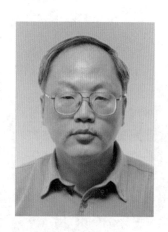

李　刚

　　天津大学精密仪器与光电子工程学院教授、博士生导师（生物医学工程、仪器科学与技术两个学科）。

　　主要研究领域：生物医学工程、信息检测与处理、嵌入式计算机及其应用。主持和参与了 30 多项国际合作、国家自然科学基金、省部委以及企业合作项目。在国际和国内学术刊物与会议上发表论文 670 多篇，其中 EI 检索 280 多篇、SCI 检索 150 多篇。获得国家发明专利 100 多项，已申请 130 多项。主编并出版教材和著作 36 部。已培养毕业博士 40 名和硕士 160 多名，在校博士研究生 12 名和硕士研究生 8 名。获天津市五一劳动奖章、中国仪器仪表学会创新奖和天津市先进教师称号等各种奖励 40 多项。天津市精品课程"生物医学电子学"负责人和主讲教师，国家精品课程"测控电路"主讲者之一。

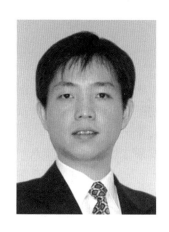

廖洪恩

清华大学终身教授、博士生导师，国家"千人计划"特聘专家，医学院学术委员会副主任、生物医学工程系副系主任。国家自然科学基金、国家重大科研仪器研制项目、国家重点研发计划重点专项等项目负责人。担任亚洲计算机辅助外科学会理事长、国际医学生物工程联合会亚太区副主席等职务。

在三维医学影像和微创医疗器械领域取得系列国际瞩目的重要成果，在世界上首次实现微创手术治疗的立体空间透视导航，并成功研制出世界上首台用肉眼即可观察到的具有 5m 以上图像纵深的立体图像显示装置。在 *MedIA*，*Nature Photonics*，*IEEE Trans* 系列刊物等发表了 250 余篇国际期刊和学会论文、30 余篇综述文章、290 余篇会议摘要，合编著书籍 13 部，获专利 40 余项。曾获国际医学生物工程联合会 IFMBE 青年学者奖、日本文部科学大臣表彰等 10 余项国际性奖项。2017 年获得我国生物医学工程学科最高科技奖"黄家驷生物医学工程奖"，2018 年获"中国侨界贡献奖"。

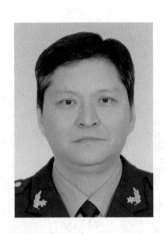

付　峰

空军军医大学（原第四军医大学）生物医学工程系教授、博士生导师。现任中国生物医学工程学会理事、中国生物医学工程学会临床医学工程分会副主任委员、教育部高等学校生物医学工程类专业教学指导委员会委员。

长期从事生物医学工程与仪器的教学和科研工作。主要从事新型生物电磁检测与成像技术相关研究，在国际上首先成功研制颅脑动态电阻抗成像技术装置并率先进入临床研究。先后承担国家自然科学基金重点项目 1 项，国家科技支撑计划 1 项，军队重大项目 1 项，军队、省级重点课题 3 项。发表论文 100 余篇，获专利 50 余项，以第一完成人获陕西省科学技术一等奖 1 项。获陕西省科技创新领军人才、军队"育才奖"银奖。主编生物医学工程类专著及教材 4 部。

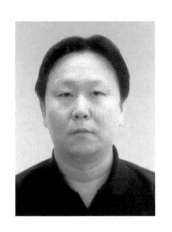

柴新禹

上海交通大学教授、博士生导师，生物医学工程学院视觉科学与康复工程实验室主任。作为课题负责人，先后完成和承担了国家自然科学基金 6 项、"973 计划"子课题 2 项、"863 计划"课题 2 项、国家科技支撑计划课题 2 项、中国博士后科学基金、上海市科委课题等 10 多项课题。在 *Brain Stimulation*、*IOVS*、*Information Sciences*、*Journal of Neural Engineering*、*IEEE Transactions on Neural Systems and Rehabilitation Engineering*、*Scientific Reports*、*Journal of Biophotonics* 等国际重要学术期刊及国际学术会议上发表论文 200 多篇。参与国际学术专著（章节）撰写 3 部，获省部级科技奖 3 项，授权国家发明专利 20 余项。国际学术期刊 *Interdisciplinary Sciences* 编委，*Journal of Healthcare Engineering* 客座编委，中国康复技术转化及发展促进会智能康复专业委员会委员。目前主要从事的研究方向包括：神经工程、视觉功能修复与视网膜假体系统、电刺激视觉神经系统的脑机制、光声成像技术及应用。

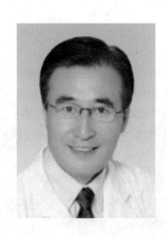

吴　非

　　大连大学附属中山医院主任医师、教授、博士生导师、博士后导师，大连大学中山临床学院学术专家委员会秘书长、医学影像教研室主任、医用冲击波诊疗中心主任，国家级住院医师培训基地主任，大连大学医用冲击波研究所所长，享受市政府特殊津贴专家。

　　技术专长为影像诊断与介入治疗，是国内首批应用 B 超、X 线双定位冲击波碎石技术介入诊疗泌尿系结石、肝胆、胰管结石及骨肌系统疾病的专家，已诊治各类复杂性结石患者 2 万余例。主持并参与国家及省级科研项目 5 项，获省部级科技进步奖 4 项，出版医学专著 2 部，担任 2 部医学期刊编委，在医学核心期刊、SCI 上发表专业论文 50 余篇。现任中国医师协会微无创委员会冲击波专业副主任委员，大连市医用碎石技术质量控制中心主任委员。

前 言

作为生物医学工程专业电子信息方向最重要的专业课程——"医学仪器原理与应用",由"教育部高等学校生物医学工程类专业教学指导委员会"确定为首批"十三五"规划教材,顺理成章。

医学仪器既是诊断疾病也是治病救人必不可少的装备,对现代社会人类的延年益寿起着功不可没的作用。同时,医学仪器是几十年发展最迅速的高科技,也是在全世界范围长期以年均超过25%的发展速度傲视群雄。医学仪器种类繁多,涉及科学技术门类,与其他工业产品相比,医学仪器有一系列特殊性。首先,它横跨两大学科门类:医科与工科。其次,即使在工科内也几乎囊括光(学)、机(械)、电(子)、算(计算机)等领域,还有核、材料、信息、信号处理等领域。因此,编写《医学仪器原理与应用》这本教材成为编者肩头一副沉甸甸的担子。

为在今后一段时期内为教学提供一本优秀的教材,编委会的专家们经过多次讨论,确定了以下的编写指导思想:

足够的覆盖面:不仅要介绍大型的医学仪器,还要覆盖在临床上已经普遍应用的医学仪器。既为教师在教学上提供足够的空间,也为读者提供足够宽的专业知识。如

——有关AI(人工智能)在医学仪器上的应用;

——网络技术与信息技术在医学仪器上的应用;

——健康物联网与穿戴式装置;

——医疗仪器的有效性、安全性与医疗仪器的认证;

——有关医疗仪器的法规与管理;

······

等等均被覆盖。

联系临床应用:通过联系临床应用,达到理论联系实际目的,既帮助读者更高效地应用到实践中,反过来也有利于对医学仪器原理的理解。

反映发展趋势:既有具体种类的医学仪器的发展趋势,也有医学仪器的总体发展趋势,充分地展现这些发展趋势,有助于学生和读者站得更高,看得更远。

本教材的编写分工如下:廖洪恩教授编写第一章总论,李刚教授编写第二章,王智彪教授、杨增涛高工编写第三章第一、三节,奚水教授编写第三章第二节,吴非教授编写第四章和第六章,段小艺教授编写第五章,柴新禹教授编写第七章,孟世和、曹华高工编写第八章第一至六节,廖洪恩教授编写第八章第七、八节,付峰教授编写第九章,重庆医科大学杜永洪教授担任本教材学术秘书。

本教材是在教育部高等学校生物医学工程类专业教学指导委员会指导下,在人民卫生出版社的大力支持与帮助下编写完成的。教材中难免存在不足,敬请读者给予批评指正。

王智彪 李 刚

2019 年 12 月

目 录

第一章　　总　论

目前,社会对先进医疗技术的需求随着生活水平的提升而愈发迫切,人口老龄化、医疗资源分配不均等社会问题也为医学仪器的飞速发展提供了重要的推动作用。医学仪器已能通过丰富的模式进行人体生理及病理信息与数据的采集、处理与分析,并通过多种治疗方式对疾病进行干预、治疗与防治。如今,医学仪器正处于数字化、智能化与个体化变革的风口浪尖,传统医疗中医护人员、医疗资源与患者三者间存在的"时间""空间"和"功能"的屏障将有望被逐步打破,形成"全时间""跨空间""多功能"的新型医学仪器设计思路。本章旨在归纳与总结医学仪器的基本定义、发展规律与分类管理方面的知识,并展望了医学仪器的发展重点、趋势与挑战。

第一节　医学仪器的定义

我国《医疗器械分类规则》中对医疗器械的定义为:医疗器械是指直接或者间接用于人体的仪器、设备、器具、体外诊断试剂及校准物、材料以及其他类似或者相关的物品,包括所需要的计算机软件;效用主要通过物理等方式获得,不是通过药理学、免疫学或者代谢的方式获得,或者虽然有这些方式参与但是只起辅助作用;其目的是:①疾病的诊断、预防、监护、治疗或缓解;②损伤的诊断、监护、治疗、缓解或者功能补偿;③生理结构或者生理过程的检验、替代、调节或者支持;④生命的支持或者维持;⑤妊娠控制;⑥通过对来自人体的样本进行检查,为医疗或者诊断目的提供信息。

第二节　医学仪器的发展简史

医疗器材与外科治疗技术的进步始终伴随着人类社会的发展,二者如影随形。早在几千年前的古埃及、古希腊和中国,就已经有关于医疗理论与流程的记载。对于体外可直观呈现的疾病与创伤的治疗,即使在古代也出现多种诊断与治疗方法,部分手段甚至与现代手段相似。历史记载中有证据表明人类曾使用植物、泥土、羽毛等材料控制出血及包裹伤口,使用骨、刺等制作成手术刀和缝合针,成为外科治疗器材的雏形。到了罗马时代,相对完善的外科治疗工具已初步成型。目前在庞贝遗址中发掘出的金属钳、解剖刀、手术针、导管等工具的发明时间,可追溯至公元前1世纪。然而相比之下,当时人们对体内疾病的理解与认识仍非常局限。到了中世纪,解剖学、生理学、药理学取得了快速发展,12世纪时大学的诞生与14世纪的文艺复兴进一步推动了医学领域的进步,外科手术与患者护理技术得以改善,人们生活水平逐步提高。但由于科学技术进步缓慢,特别是人们对生理学与病理学认识的局限与诊断治疗的经验不足,在数千年的漫长历史进程中,医学仪器的发展相对非常缓慢。直到19世纪,手术麻醉与消毒技术的广泛运用为外科治疗领域的扩大成为可能,患者在有意识情况下感受到的巨大痛苦得以显著缓解,手术感染的情况也明显降低,外科医生也能够进行时间更长、复杂度更高的治疗操作。

20 世纪初期，随着物理、化学、工程学、微生物学等应用科学技术的快速发展以及多学科领域的交叉融合，疾病诊断与治疗技术方面得到了显著进步，医学仪器逐渐成为一个重要行业，并逐渐形成了诊断、治疗与辅助三个医学仪器类型。例如 1903 年荷兰生理学家 Willem Einthoven 将物理学的成果与生理学分析方法相结合，设计了第一台心电图仪记录心脏的电生理活动，成为心血管诊疗领域和电生理领域的里程碑。同时，X 射线的发现和应用也成为能够"窥视"人体内部结构与器官的重要手段之一。X 射线成像最初被运用于骨折与骨移位的诊断中，并得以在城市等相对较发达的医院中逐步普及。到 20 世纪 30 年代，X 射线成像的运用普及到了几乎所有的器官成像领域，成为了第一个能用于诊断多种疾病与损伤的有力手段。与此同时，治疗仪器的创新推动了复杂外科手术的发展，例如 1927 年问世的德林克氏人工呼吸器和 1939 年出现的第一次心肺转流术。到 20 世纪 40 年代，医疗仪器已成为诊疗过程中的重要组成部分，一些重要的临床应用成果，例如心血管导管介入与造影技术的发明，以及使用 X 射线诊断心脏瓣膜病变的技术的实现，开启了心血管外科发展新的篇章。

此后，随着计算机技术的进步，医学仪器的发展呈现出多样化、系统化与交叉融合的发展趋势，多数目前在临床中得以成熟运用的医疗器械在 20 世纪下半叶出现并广泛普及，部分主要仪器的发展历程如图 1-1 所示。

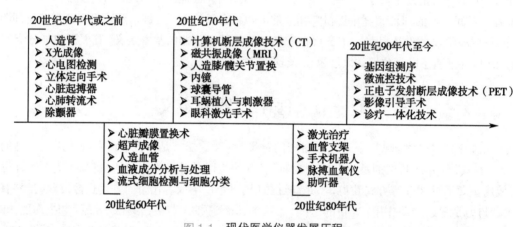

图 1-1　现代医学仪器发展历程

20 世纪 70 年代前后，电子信息技术从模拟化到数字化的巨大变化开辟了医学仪器的新领域。其中最引人瞩目的便是医学成像技术的飞跃式发展。计算机断层成像技术（computed tomography，CT）、磁共振成像（magnetic resonance imaging，MRI）、超声成像、核医学成像等技术为医生提供了前所未有的、能够直观展现人体内部结构及病理生理过程的多模态诊疗信息，在很大程度上加速了人类对疾病的认识，由此也催生出多种新型治疗仪器和与之匹配的先进治疗手段。CT 与 MRI 技术先后于 1971 年和 1977 年问世，为医生提供了三维结构影像。而单光子发射计算机断层成像（single-photon emission computed tomography，SPECT）与正电子发射断层成像（positron emission computed tomography，PET）则使生理功能与代谢的表征变得图像化、三维化和定量化。上述技术的结合，例如 PET/CT、PET/MRI 等技术则进一步为揭示生理结构与功能的变化与相互关系提供直观手段；超声、术中 CT 等高时间分辨率的成像手段与 MRI 等高空间分辨率的成像手段相结合，为术中动态诊断与治疗提供更准确的引导。随着各种成像技术与计算机系统的日益整合，逐渐形成一系列完整的临床解决方案，例如医疗影像归档和通信系统（picture archiving and communication systems，PACS）、放射信息系统（radiology information system，RIS）等，对临床效率的提高与医疗系统的改革有重要意义。

如今，医疗仪器已成为临床诊断与治疗、基础医学研究、医学教学培训等领域不可或缺的重要组成部分。医疗技术在不断发展的同时，医学仪器更多地开始考虑降低患者的就医负担，提高医生的诊断治疗的效率，精准性与安全性的提升，这也成为医疗技术进步的首要任务之一。微创手术目前正在许多诊断与治疗领域逐步替代传统的大创口和高损伤的有效医疗手段。精密小巧的器具或导管通过微小创口或自然腔道进入人体执行准确的数据采集、药物投放、定点治疗等操作，再搭载基于声、光、电、磁物理因子的微创医学成像与治疗手段，已得以广泛使用，目前此技术正向着低辐射、低损伤、高靶向性等方向进步。通过计算机辅助分析、有限元建模设计和精密加工设计植入式器材，使得医生能够更好地为每一位患者或病症定制最优化方案，避免因个体差异性和诊疗手段的统一性之间存在的不匹配问题造成的治疗失败或预后不理想情况的出现。同时，基因分析也逐步进入临床，结合基因特性制定用药等治疗手段的多管齐下成为医疗发展定势。各种技术的融合，使得现在的医疗手段如虎添翼、锦上添花。近年来，转化医学（translational medicine）的方法在推动医疗仪器的创新与发展方面的研究获得了越来越广泛的关注。未来医学健康领域的发展将更注重基础与应用学科的交叉，以及个体与环境之间的复杂关系，如何协调多学科和跨学科的临床、工程、基础、转化的研发人员，促进新的基础科研成果到临床应用的双向转化与相互促进机制，是医学仪器研究、产业与临床各方面均需思考与合作的重点。

医学仪器技术的进步推动近年间全球医疗器械产业迅速增长，成为一个多学科交叉、技术密集型的高新科技产业。医疗仪器产业的发展关系到人类生命健康，是医疗卫生体系建设的重要组成部分，具有高度的战略地位。行业的发展程度已成为衡量一个国家科技水平和国民现代化水平的重要指标。Evaluate MedTech 的统计报告显示，2016 年全球医疗器械市场销售为 3 870 亿美元，预计 2022 年将会达到 5 220 亿美元，是当今世界发展最快的行业之一。目前，美国与欧盟是全球第一、第二大医疗器械市场，以中国为代表的亚太地区市场目前是世界上最具潜力的医疗器械市场。2016 年，我国医疗器械市场规模为 3 700 亿元人民币，据中国医药工业信息中心预测，2019 年我国医疗器械市场规模将超过 6 000 亿元，年复合增长率预计将达 16.8%，明显高于同期国民经济发展的增速。然而目前，我国国产医疗器械行业仍难以充分满足社会需求，并存在部分高端设备主要依赖进口，与医药产业规模的差距与国际水平相比依然较大等问题。目前，在我国"十三五"规划、《中国制造 2025》《关于深化审评审批制度改革鼓励药品医疗器械创新的意见》《增强制造业核心竞争力三年行动计划（2018—2020 年）》等政策推动，以及国家发展和改革委员会、国家卫生和健康委员会、社会资本等医疗投资的共同推动下，医学仪器产业的重要性愈发凸显，我国医学仪器的发展将进入新的黄金阶段。

第三节　医学仪器的分类

1. 基于用途范围的医学仪器的分类　医学仪器的分类可以按照用途、工作原理、生理系统应用等不同标准进行，按照医学仪器的使用范围进行分类是最普遍的方法。目前比较通用的用途分类方法将医学仪器分为三大类，即诊断监护类、治疗康复类及基础辅助类（图 1-2）。

诊断监护类主要有：①X 射线诊断仪器：包括从 5mA 到 1 500mA 的各型专用的 X 线透视或断层成像仪器。②超声诊断仪器：目前常用的超声诊断设备为 A 型、B 型、M 型、多普勒超声、血管内超声等。③功能检查仪器：主要分为生物电放大记录仪器及非生物量检测放大记录仪器两种。前者直接通过电极与生物体接触，如心电图机、脑电图机、肌电图机等；后者通过传感器的作用，如血压、血流、体温、脉搏、心音、呼吸、脉象等检测仪器，在此基础上发展了多导生理记录仪、动态心电图机等。此外，呼吸功能测定仪、新陈代谢测定仪、测听仪等也都归入此类。④磁共振成像仪器：场强主要包括 0.15T、1.5T、3.0T、7T、9.4T 等。⑤核医学仪器：大约可分为脏器功能测定仪器，如甲状腺功能测定仪、肾图仪、肺功能测定仪等，核素闪烁扫描、伽马照相机、SPECT、PET 等。⑥内镜检查仪器：主要包括光学纤维鼻咽镜、上颌窦镜、食管镜、支气管镜、纵隔镜、胃镜、十二指肠镜、胆道镜、宫腔镜、膀胱镜、结肠镜、关节镜和脑室镜等。⑦实验室诊断仪器：可细分为天平、显微镜、离心机、电冰箱、各种恒温箱、电导仪等基本仪器，光电比色剂、分光光度计、紫外分光光度计、双光束分光光度计、荧光分析仪等光电分析仪器，免疫化学分析仪、血气分析仪、血细胞电子计数仪等自动化仪器。⑧五官科检查仪器：属于眼、耳、鼻、喉科专用的诊断仪器，如角膜显微镜及裂隙灯、眼压计、眼底照相机、前庭功能测定仪等。⑨病理诊断设备：如切片机、染色机、细胞离心机、自动脱水机、自动磨刀机等。

治疗康复类仪器包括：①放射治疗设备：包括接触治疗机、浅层治疗机、深度治疗机、加速器、钴60 治疗机、镭或铯 137 腔内治疗及后装装置治疗等。②核医学治疗仪器：包括与内照射治疗、敷贴治

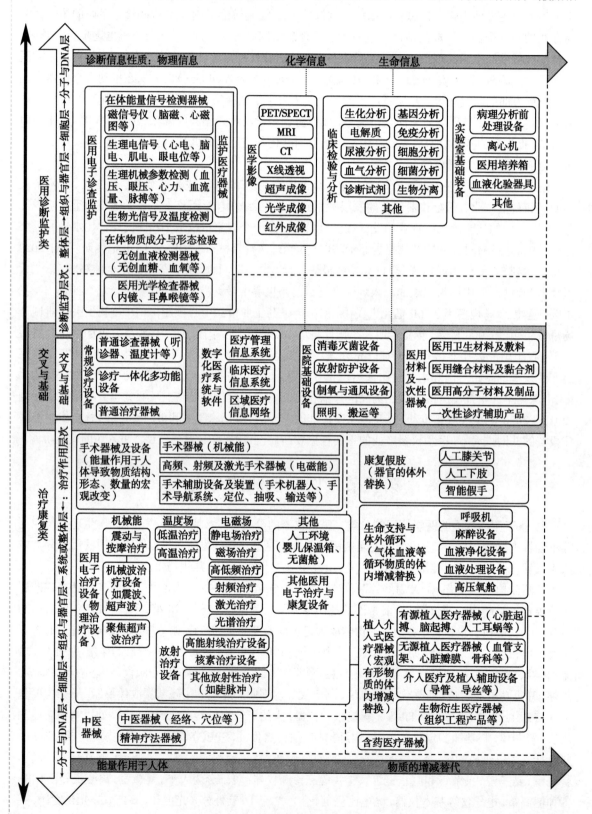

图 1-2 医学仪器的分类

疗和胶体治疗三种方式相关的仪器。③理化治疗仪器：包括电疗、超声、射频消融治疗等多类。④激光治疗仪器：目前常用的有红宝石激光、氦氖激光、二氧化碳激光、氩离子激光及 Nd：YAG 激光等。⑤人工器官或器官辅助仪器：包括人工肾与透析设备、人工肝、人工心脏与辅助装置、心脏起搏器、氧合器等。⑥急救设备：例如心脏除颤起搏设备、人工呼吸机、超声雾化器等。⑦其他专用治疗设备：如高压氧舱、眼科用高频电铬器、电磁吸铁器、玻璃体切割器、血液分离器等。

基础辅助类医疗仪器包括：①病房护理设备：包括病床、推车、吸引器、氧气瓶、洗胃机、无针注射器等。②手术设备：包括手术床、照明设备、手术器械和各种台、架、凳、柜等。③消毒灭菌设备、制冷设备、制药机械设备、血库设备。④数字化医疗系统：例如信息管理系统、医用数据处理设备、医用录像摄影设备等。

随着医学仪器的发展，其相互间的融合与交叉也愈发深入，在一个仪器中整合了多模式的诊断或治疗模式，使医学检验、诊断、治疗等操作不再是独立分离，而呈现出一体化的趋势，以提高诊疗效率、精度，实现多种医学技术间的优势互补。

2. 医学仪器的分类管理 由于医疗器械产品数量大、种类多、原理复杂，涉及的门类广、学科多的特征，各种医疗器械的风险程度不同，因此医疗器械采用分类管理。医疗器械临床试验、注册、生产、经营等各个环节的监管都是以医疗器械分类管理为基础。美国最早提出并采用这种分类管理的方式，中国、美国、欧盟内国家也采用分类管理的方式。

美国食品药品监督管理总局（Food and Drug Administration，FDA）定义医疗器械包括用于诊断、治疗、缓解、预防人体或其他动物疾病的任何仪器、设备、器具、机构、体外试剂、植入物等类似或相关的物品、组件及附件。医疗器械旨在对人体或其他动物生理机构或功能进行干预的仪器，且不依赖体内或体外的化学作用或代谢功能实现任何主要预期目的。美国将医学仪器分为Ⅰ、Ⅱ、Ⅲ类，其风险程度逐渐增加。美国的Ⅰ类设备代表最低的风险，通常不需要经过 FDA 的正式审查，只需满足标签、制造、上市后监督与报告等控制标准；美国的Ⅱ类医学仪器具有更高的危险性，除了使用通用制度进行管控之外，还需要进行性能标准、设计控制与上市后监督等管控。绝大多数Ⅱ类仪器在上市前还需要接受 FDA 的在上市后监管、患者登记、特殊标签要求等方面的特殊管控；美国Ⅲ类设备具有最高的潜在风险，在合法上市前Ⅲ类仪器需要进行上市前许可（premarket approval），包括提交临床试验报告、安全性与有效性支撑等材料完成上市前许可申请。

欧盟的医疗设备法规与美国的大致相似，但欧盟采用第三方认证机构体制（notified bodies）对医疗器械实行监管，第三方认证机构作为独立的商业组织对器械的上市前与上市后的测试与认证，并在通过后为器械发布 CE 认证。欧盟将医学仪器分为Ⅰ（低风险）、Ⅱa（中低风险）、Ⅱb（中高风险）与Ⅲ（高风险）四类。在欧盟，新仪器的开发需要与一家或多家第三方认证机构合作以证明仪器具有足够的安全性，并参考有关国际组织或机构的技术标准进行评估，并提供相应的临床数据或文献资料证明仪器的有效性。

我国的医学仪器分类主要评价器械风险程度，主要考虑医疗器械的预期目的、结构特征、使用方法等因素。国务院食品药品监督管理部门负责制定医疗器械的分类规则和分类目录。总的规则由《医疗器械监督管理条例》第四条规定，将医学仪器分为三类。

Ⅰ类医疗器械是风险程度低，实行常规管理可以保证其安全、有效的医疗器械。特点为低风险、常规管理。如普通手术剪、止血钳、医用放大镜、冰袋、纱布绷带、手术衣帽等。

Ⅱ类医疗器械是具有中度风险，需要严格控制管理以保证其安全、有效的医疗器械。特点为中度风险、严格控制管理。如血压计、温度计、听诊器、针灸针、监护仪、诊断图像软件等。

Ⅲ类医疗器是具有较高风险，需要采取特别措施严格控制管理以保证其安全、有效的医疗器械。特点为高风险、特别措施严格控制管理。如植入式心脏起搏器、穿刺针、介入器材、人工器官等。

评价医疗器械风险程度，应当考虑医疗器械的预期目的、结构特征、使用方法等因素。在《医疗器械监督管理条例》总的规则基础上，我国又制定了更为详细的《医疗器械分类规则》，用于指导《医疗器械分类目录》的制定和确定新的产品注册类别，该目录以产品使用风险评估为基础，明确了21种使用形式医疗器械产品管理类别（Ⅰ，Ⅱ，Ⅲ类）的划分。并且规定如果同一医疗器械适用两个或者两个以上的分类，应当采取其中风险程度最高的分类；由多个医疗器械组成的医疗器械包，其分类应当与包内风险程度最高的医疗器械一致。需要说明的是，由于体外诊断试剂特殊性，体外诊断试剂有专门的规定。《医疗器械分类目录》会定期更新，由国家食品药品监督管理总局组织医疗器械分类专家委员会制定、调整。

《医疗器械分类规则》中，依据影响医疗器械风险程度的因素，医疗器械可以分为以下几种情形：根据结构特征的不同，分为无源医疗器械和有源医疗器械。根据是否接触人体，分为接触人体器械和非接触人体器械。21种使用形式的分类规则，如表1-1所示：

表 1-1　医疗器械分类判定表

接触人体器械

	使用形式 \ 使用状态	暂时使用 皮肤/腔道（口）	暂时使用 创伤/组织	暂时使用 血循环/中枢	短期使用 皮肤/腔道（口）	短期使用 创伤/组织	短期使用 血循环/中枢	长期使用 皮肤/腔道（口）	长期使用 创伤/组织	长期使用 血循环/中枢
无源医疗器械	1 液体输送器械	Ⅱ	Ⅱ	Ⅲ	Ⅱ	Ⅱ	Ⅲ	Ⅱ	Ⅲ	Ⅲ
	2 改变血液体液器械	—	—	Ⅲ	—	—	Ⅲ	—	—	Ⅲ
	3 医用敷料	Ⅰ	Ⅱ	Ⅱ	Ⅰ	Ⅱ	Ⅱ	—	Ⅱ	Ⅲ
	4 侵入器械	Ⅰ	Ⅱ	Ⅲ	Ⅱ	Ⅱ	Ⅲ	—	—	—
	5 重复使用手术器械	Ⅰ	Ⅰ	Ⅱ						
	6 植入器械	—						Ⅲ	Ⅲ	Ⅲ
	7 避孕和计划生育器械（不包括重复使用手术器械）	Ⅱ	Ⅱ	Ⅲ	Ⅱ	Ⅲ	Ⅲ	Ⅲ	Ⅲ	Ⅲ
	8 其他无源器械	Ⅰ	Ⅱ	Ⅲ	Ⅱ	Ⅱ	Ⅲ	Ⅱ	Ⅲ	Ⅲ

	使用形式 \ 使用状态	轻微损伤	中度损伤	严重损伤
有源医疗器械	1 能量治疗器械	Ⅱ	Ⅱ	Ⅲ
	2 诊断监护器械	Ⅱ	Ⅱ	Ⅲ
	3 液体输送器械	Ⅱ	Ⅱ	Ⅲ
	4 电离辐射器械	Ⅱ	Ⅱ	Ⅲ
	5 植入器械	Ⅲ	Ⅲ	Ⅲ
	6 其他有源器械	Ⅱ	Ⅱ	Ⅲ

非接触人体器械

	使用形式 \ 使用状态	基本不影响	轻微影响	重要影响
无源医疗器械	1 护理器械	Ⅰ	Ⅱ	—
	2 医疗器械清洗消毒器械	—	Ⅱ	Ⅲ
	3 其他无源器械	Ⅰ	Ⅱ	Ⅲ

	使用形式 \ 使用状态	基本不影响	轻微影响	重要影响
有源医疗器械	1 临床检验仪器设备	Ⅰ	Ⅱ	Ⅲ
	2 独立软件	Ⅰ		Ⅲ
	3 医疗器械消毒灭菌设备		Ⅱ	Ⅲ
	4 其他有源器械	Ⅰ	Ⅱ	Ⅲ

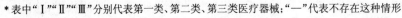

*表中"Ⅰ""Ⅱ""Ⅲ"分别代表第一类、第二类、第三类医疗器械；"—"代表不存在这种情形

在表中，连续使用时间界定为：①暂时：医疗器械预期的连续使用时间在 24h 以内；②短期：医疗器械预期的连续使用时间在 24h（含）以上、30d 以内；③长期：医疗器械预期的连续使用时间在 30d（含）以上。

3. 医学仪器产品注册概述

（1）医学仪器产品的注册管理：为规范医疗器械的管理，保证医疗器械的安全性和有效性，医疗器械产品实行注册与备案管理。医疗器械注册是食品药品监督管理部门根据医疗器械注册申请人的申请，依照法定程序，对其拟上市医疗器械的安全性、有效性研究及其结果进行系统评价，以决定是否同意其申请的过程。医疗器械备案是医疗器械备案人向食品药品监督管理部门提交备案资料，食品药品监督管理部门对提交的备案资料存档备查。

医疗器械产品注册管理是国际通行的管理方式，我国在 1989 年正式引入医疗器械市场准入概念，明确医疗器械需要准入管理，保证安全性、有效性。后又于 1991 年提升为医疗器械新产品强制鉴定制度。1996 年，原国家医药管理局发布了第一个《医疗器械注册管理办法》，正式规定了医疗器械产品注册管理方式，未经注册的医疗器械不得进入市场，同时将医疗器械按风险程度分为三类进行分类管理，一直沿用至今。最新的《医疗器械注册管理办法》2014 年由国家食品药品监督管理总局颁布，进一步完善了相应制度，考虑到体外诊断试剂特殊性，同时实行的还有最新的《体外诊断试剂注册管理办法》。目前，我国已经建立了较为完备的注册检验、临床研究、技术审评、行政审批制度，保证了各环节的规范运行，进一步保证了医疗器械产品的安全性和有效性。在注册时，医疗器械实行分类注册管理方式，第一类医疗器械实行备案管理，第二类、第三类医疗器械实行注册管理。

（2）医疗器械的优先审批：为了鼓励医疗器械的研究与创新，国家对创新医疗器械实行特别审批，国家食品药品监督管理总局分别于 2014 年和 2016 年颁布了《创新医疗器械特别审批程序（试行）》和《医疗器械优先审批程序》，以促进医疗器械新技术的推广与应用，推动医疗器械产业的发展。为进一步深化医疗器械审评审批改革，保障医疗器械临床使用需求，在目前已实施的《创新医疗器械特别审批程序》和应对突发公共卫生事件的《医疗器械应急审批程序》的基础上，有必要对治疗罕见病、恶性肿瘤、老年病、儿童专用、临床急需以及列入国家科技重大专项或重点研发计划等情形的医疗器械，制定医疗器械优先审批程序，设置优先审批通道。

第四节　医学仪器的发展趋势

得益于生物医学、数字信息、精密器械、生物材料等多领域科学技术的进步与交叉，医学仪器已从过去相互独立、单一化向一体化、多样化趋势发展，精准性与靶向性也逐渐增加，并更注重人性化设计，降低医生与患者的生理、经济等方面的负担。随着数字解析能力的提升，目前我们已经能将大部分的生理与功能参数、影像和变化过程进行定量化数字表征，智能化医疗也成为大势所趋。

1. 诊断类医学仪器的发展趋势　　在诊断仪器领域，与传统方法相比，诊断仪器的发展更注重结构与功能信息的同步获取，获得高时空分辨率诊断结果，并希望能深入揭示细胞、分子级信息。目前，临床高分辨率成像技术已得到充分发展，同时基于影像学病理分析和基于微流控芯片平台等高通量诊断新技术，能实现分子与细胞级病理信息检测，为复杂疾病的早期诊断与精准定位提供有效参考。成像探针能与分子或细胞特异性结合，与 CT、MRI、PET 等多种成像手段结合能实现分子成像，近十年间得到迅速发展，部分已获 FDA 批准进入临床。多模态成像也成为趋势，多种模态数据融合能够实现一加一大于二的协同效应，取长补短，从而提供更加丰富和准确的病理生理结构信息，这在科学研究和临床应用中具有重要意义。主要研究关注高分辨率 PET-CT/MRI 的发展，以及多模态诊断信息之间的配准融合方法，以获得更多且更准确的判断与决策依据。

为获得体内深层次结构的信息，或在术中获取实时诊断信息，一些新型术中微创精准诊断技术在近几十年间蓬勃发展，在临床诊断中的应用转化也日益成熟。光相干断层成像（optical coherence tomography，OCT）、高光谱与荧光成像、血管内超声成像、光声成像等技术为术中的动态精准诊断，特别是肿瘤、血管内病变、神经功能等重要区域的识别提供了靶向性更强、分辨率更高的诊断途径。同时，诊断设备的小型化也为多种诊断手段的结合提供便捷。内镜作为运用逐渐广泛的微创器械，现已能在常规内镜成像基础上对高光谱、荧光、超声等精准诊断方法进行整合。此外，术中诊断信息的精准实时化采集与处理方法的进步也促进了诊断与治疗技术的结合，为新型诊疗器械的发展提供良好基础。

2. 治疗类医学仪器的发展趋势 "治疗—让病人受伤害更小"是所有医务人员不懈的追求。公元前四世纪，被称为"西医之父"的希波克拉底（Hippocrates）曾经说过："永远不要在病人身上做得过多"，他认为医学干预必须尽可能创伤小，否则治疗过程导致的损伤可能比疾病的自然病程更坏。在近两百年的治疗医学中，手术治疗方式由传统的大创逐渐过渡到现在的微无创，微无创医学指导下的手术创口越来越小，对病人造成的痛苦也越来越少，微无创医学的诞生顺应了医学文明的发展，代表了治疗类医学仪器发展的新方向。微无创医学依托电子信息、生物工程、影像以及机械工程等先进技术，是外科学传统理论与现代科学技术相结合的产物，随着高强度聚焦超声（high intensity focused ultrasound，HIFU）、智能手术机器人及远程医疗、纳米诊疗等技术为代表的新型治疗类医学仪器的出现，微无创医学进入了快速发展的崭新时期。

高强度聚焦超声（HIFU）利用超声对生物组织的高穿透能力，将超声聚焦于生物组织的某一层深度部位而产生瞬态高温，实现对病灶的无创治疗，被聚焦超声外科基金会（2017）称之为"改变游戏规则"的革命性治疗技术。HIFU技术的概念由美国Lynn等人在20世纪40年代提出，当时由于组织内声传播理论、监控及安全性等问题没得到根本解决，阻碍了其在临床上的应用，重庆医科大学王智彪教授团队运用实验科学的研究方法揭示了用理论模型尚无法解释的聚焦超声可变性效应的规律，于1999年研制出世界上首台具有完全自主知识产权的HIFU治疗大型设备，目前已获33个国家或地区的准入，在全球累积出口26个国家或地区；1998年开展了全球首例聚焦超声治疗肝癌及乳腺癌的手术，1999年及2000年陆续开展了世界第一例骨肿瘤及子宫肌瘤手术，2005年发布了世界上第一个超声治疗肿瘤的临床应用指南；2002年在全球首次提出"能效因子"概念，使超声消融治疗有了可表达生物物理治疗剂量的量纲，2003年在全球首次提出"生物学焦域""声环境"及"改变声环境"概念，明确了不同组织或器官的生物物理治疗剂量差异的原因及改变方法，率先建立了聚焦超声手术的相关基础理论；2017年完成了国家"十二五"科技支撑计划"超声消融子宫肌瘤的前瞻性、多中心、同期非随机平行对照研究"，国际权威杂志 *BMJ* 评价聚焦超声外科（FUS）技术在子宫肌瘤治疗的有效性和术后恢复方面显著优于其他治疗方式，标志着中国临床研究的一次飞跃发展。

智能手术机器人是集医学、生物力学、机械学、机械力学、材料学、计算机图形学、计算机视觉、数学分析、机器人等诸多学科为一体的新型医疗仪器。1994年美国研制了第一台协助微创手术的内镜自动定位系统，取名伊索（Aesop），1999年"达·芬奇"（Da Vinci）和"宙斯"（Zeus）机器人手术系统分别获得欧洲CE市场认证，标志着真正"手术机器人"的产生。2001年8月9日，中国海军总医院采用我国自行开发的遥控操作远程医用机器人系统成功完成了国内第一例由遥控机器人操作的脑外科手术，这对国内微创外科的发展具有重要的意义。机器人技术与网络技术的结合使远程医疗由构想走向现实。2001年9月7日，美国纽约的外科医师完成了著名的"林得伯格"手术 - 跨洋远程腹腔镜胆囊切除术，极大地推动了现代微创外科技术的发展。在国内，几乎每个大中城市的大型综合性医院都具有远程医疗设备，可以根据病人需要完成远程会诊，但是离远程手术尚有较大的差距，随着工业自动化技术、自动控制技术、医疗影像技术和远程通信技术的不断发展和完善，远程医疗将得到有效解决。

纳米技术是指在纳米尺度下对物质进行制备、研究和工业化，以及利用纳米尺度物质进行交叉研究和工业化的一门综合性的技术体系，已有的研究表明，纳米技术可应用于医学、药学、生物、化学和信息技术等领域,从而可以在无创式微创医学中发挥重要作用。纳米材料因其对肿瘤靶细胞、组织和配合体的有效作用及对肿瘤的准确实时监控而被广泛研究,是实现未来个体化诊疗的潜在选择。光动力治疗利用光敏剂在特定组织细胞中具有特殊亲和力、滞留时间的性质,利用特定波长光照激活光敏剂,产生具有细胞毒性的活性氧物质,从而快速杀死肿瘤细胞的治疗方式。声动力治疗则进一步利用超声对声敏药物的激活作用,使其发挥作用产生相应的抗肿瘤效应,达到肿瘤治疗的目的,这些研究对提高病灶的临床诊疗靶向性和精准性有着重要的意义。

近年来,微创和非侵入性手术领域的研究进展与成果进步十分显著。与传统的诊断和治疗相比,在微创手术的推广研究和临床试验过程中,医学影像从主要的诊断方式转变成治疗和介入的辅助工具。手术过程中依靠影像提供全局导航和局部靶向定位信息进行引导,通过与微创手术器械协同工作,实现精准治疗。从而缩小传统诊断与治疗在时间与生理状态间存在的差异,形成诊断信息与治疗信息之间的相互协助与反馈,推动临床诊疗在靶向性、精准性与效率上的进步。

3. 医疗仪器的智能化与普及化 面对人口老龄化、医患资源分布不均衡等社会问题,在医疗大数据信息量的不断累积、医疗设备的逐渐丰富以及数据信息分析技术的持续进步的今天,传统医疗中医护人员、医疗资源与患者三者间存在的"时间""空间"和"功能"的屏障将有望被逐步打破,实现"全时间""跨空间""多功能"的智能精准医疗。随着人工智能大数据在互联网等领域掀起的重大变革,智能医疗的时代也随之到来。得益于近年来机器学习,特别是深度学习技术的发展,基于大数据的智能医疗决策拥有了更高的准确性与可靠性。目前,基于影像特征识别与机器学习的影像分析通过大量已标注数据训练计算网络,通过秒或毫秒级的时间就可以对一张医学影像进行判读、诊断与规划。对部分疾病的自动诊断精度与人类判断精度持平、甚至明显超越。目前,已经有数个基于人工智能技术辅助诊断系统通过 FDA 批准并上市,在癫痫预测、自闭症筛查等方面提供便捷、动态的监控服务。人工智能技术将在传统的诊断、治疗、辅助仪器中有更广泛的应用,并成为多数医学仪器中不可或缺的一部分,并借助便携式设备、可穿戴设备作为载体深度普及到人们日常生活中。

互联网、个人计算机、移动终端深刻地颠覆了人类的生活,而这些技术的相互融合与促进也为大数据技术的发展提供了强大的助力。可以预见的是,这些技术均为医疗从集中化到个人化与远程化的重大转折打下基础。如今,信息技术的发展支撑起现代医院的运营,同时医院的信息化也显著地提升了医疗服务质量与效率,代表智能化发展方向的医疗数据信息系统正在成为现代化医院系统和核心资产。在信息技术打破医疗的时间与空间壁垒时,医疗仪器便可以从患者与医生的角度思考医疗的人性化,降低医疗的门槛与成本,最优化资源配置。

综上所述,面对国家发展与社会需求的机遇与挑战,得益于多学科技术的高度交叉与融合,从组织级到细胞级,再到分子基因信息等新兴手段不断涌现,医学仪器从基础科研、过渡研究到临床医学的转化链条也愈发成熟。医疗仪器产业正处于精准化与智能化变革的风口浪尖,也从单纯的"设备制造"向"设备整体解决方案"转变,成为我国普惠先进医疗技术的良好契机。同时,为推动国产高端医疗仪器的发展,还需要大力发展核心技术与关键部件的创新,并把握好交叉学科技术发展趋势与社会需求。我们相信医疗仪器持续进步将帮助我们更好地认识疾病,提升现有医疗技术与医生的效能,并不断攻克重大与罕见疾病的治愈难题,推动医疗变革与社会进步。

(廖洪恩)

思考题

1. 微创精准的诊断与治疗能够显著减轻患者的负担,但其在应用领域仍面临着诸多挑战,请列举出影响与制约微创精准诊疗的主要因素。

2. 移动医疗目前正成为快速进步与发展的一个领域，请结合目前互联网、可穿戴设备、云计算等领域的发展现状，试举出 2～3 个未来移动医疗发展的新方向与新技术。

3. 医学仪器的可持续创新发展需要科研机构、应用机构与产业领域的紧密合作与良好转化，试述医学仪器"产·学·研"转化中各方的关键任务与流程。

第二章　人体生理参数检测仪器

人体生理参数（human physiological parameters）是一类最重要的医学信息，目前广泛应用的生理参数可以分为人体电生理参数和人体非电生理参数两大类。

人体电生理（又称为生物电）参数：临床上主要应用的有心电、脑电和肌电等。

人体非电生理参数：临床上主要应用的有血压、体温、血氧饱和度和呼吸等。

人体生理参数检测在临床上有以下应用形式：

诊断仪器：这是应用最广泛的仪器，在临床上所检测的结果（数据）作为疾病诊断的重要依据。这类仪器通常要求被测试者处于安静的状态进行生理参数的测量。

监护仪器：主要用于重症患者、术后患者或其他特殊情况下的患者进行监测。此类仪器的应用要求必须具备很强的抗运动干扰和其他电磁干扰的能力，保证绝对的可靠性，一旦患者出现危及生命或导致重大后患的生理参数信号时能够及时地显示与报警。

远程医疗、穿戴式装置与家庭医疗仪器：预防为主，抗病的战线前移，在微电子及计算机技术、信息技术和网络技术高速发展的今天就体现在远程医疗、穿戴式装置与家庭医疗仪器上，这必将引发一场深刻的医学革命。而目前远程医疗、穿戴式装置与家庭医疗仪器所检测/监测几乎只有人体生理参数。

第一节　生物电检测仪器

人体组织或活动细胞不论在静止状态还是活动状态，都会产生与生命状态密切相关的电现象，称为生物电（bioelectricity）。生物电信号包括静息电位和动作电位，其本质是离子的跨膜流动。

静息电位（resting potential，RP）：细胞在安静的状态下，存在于细胞膜内外两端的电位差，称为静息电位或跨膜静息电位。这种电位差是由于细胞膜两侧的钠离子和钾离子分布不均匀造成的。生理学中常把膜外电位规定为"0"，因此膜内电位为负。不同细胞的静息电位有所不同，如：神经细胞 -86mV，心室肌细胞 -90～-80mV，浦肯野纤维 -100～-90mV，窦房结细胞 -70～-40mV。静息电位又称为极化状态（polarization）。

动作电位（action potential，AP）：当细胞受到外界刺激而兴奋时，受刺激部位的膜电位将发生一系列短暂的变化，最初发生膜电位升高，接着又慢慢恢复到静息电位，这种膜电位的变化，生理学上称为动作电位。该过程包含了去极化（depolarization）和复极化（repolarization）两个过程，前者指细胞受到刺激时，细胞膜对离子的通透性发生变化，大量 Na^+ 迅速进入胞内，使得胞内电位迅速上升；后者指当去极化的电位达到峰值后，会逐渐回到静息状态的过程。

临床上常见的生物电信号主要有：心电、脑电、肌电、胃电、视网膜电等。这些体表生物电信号通常能通过电极拾取，经适当的生物电放大器放大，记录而成为心电图、脑电图、肌电图、胃电图、视网膜电图等。

一、心电图机

心电图（electrocardiogram，ECG）是利用心电图机从体表记录心脏每一心动周期所产生的电活动变化图形的技术。对整体心脏来说，心肌细胞从心内膜向心外膜顺序除极过程中的电位变化，由电流记录仪描记的电位曲线称为除极波，即体表心电图上心房的 P 波和心室的 QRS 波。

心电图可分为普通心电图、24h 动态心电图、His 束电图、食管导联心电图、人工心脏起搏心电图等。应用最广泛的是普通心电图及 24h 动态心电图。

（一）心电信号的基本知识

心脏具有特殊的电传导系统。它位于心壁内，由特殊分化的心肌细胞构成。其功能是产生和传导兴奋，维持和协调心脏正常节律。心脏电传导系统是由窦房结、结间束、房室交界、希氏束、束支和浦肯野纤维等组成。

窦房结：位于上腔静脉和右心房交界处的心肌与心外膜之间，为一棱形的细胞束，其大小约为 15mm×5mm×1.5mm。系心脏的正常起搏点，它能自动地有节律地产生触发电信号，并向外传播到结间束和心房肌。

结间束：是连接窦房结和房室交界之间的特殊心肌纤维构成的细束，共有三条：即前结间束、中结间束和后结间束。其作用是将窦房结产物的兴奋较快地传到心房肌和房室交界。前结间束分出一支连至左心房，称为房间束。结间束和房间束的传导速度比心房肌的传导速度要快，心房传导束（结间束及房间束）的传导速度约为 1.7m/s。心房肌的传导速度为 30~45cm/s（平均约为 0.4m/s）。

房室交界：为心房和心室之间的特殊传导组织，它是心房与心室之间兴奋的通道。主要由结区（房室结）、房结区、结希区三部分组成。在心房收缩结束之前，必须要求心室不能响应动作电位而进行收缩，因此需要一个延迟时间。当窦房结发出一个脉冲后，到达房室交界的时间为 30~50ms，而通过房室交界传出脉冲之前的时间为 110ms（即脉冲在房室交界内传导时间）。因此，房室交界像是一个延迟线，以延缓动作电位沿着心内传导系统向心室推进。房室交界的功能：①房、室之间的传导作用；②延迟作用，保证心房收缩后才发生心室收缩；③房结区和结希区具有自律性，而房室结无自律性。

希氏束（房室束）：由房室交界往下延续即为房室束，穿过右纤维三角，走行于室间隔内，止于室间隔肌部上缘。希氏束为一根粗束，长 10~20mm，宽 3mm，其电位极小，在心内记录 0.1~0.5mV，若在体表记录仅为 1~10μV。因此，用普通心电图机是不可能记录下来的。如仅增加仪器的增益，信号仍要被噪声掩盖，可以通过特殊地提高信噪比技术把它们在体表检测出来——体表希氏束电图。它在临床上有较大的实用价值。

束支：希氏束在室间隔肌部上缘分为左、右两支；走行在室间隔两侧下方。右束支细而长，沿途分支少，分布于右心室；左束支呈带状，沿途分支多，分布于左心室。

浦肯野纤维：为左、右束支的最后分支，分支细小而多，形成网状，并垂直穿入心室肌约 1/3 厚度，并终止在普通心室肌细胞上；而心室肌外层的 1/3~1/2 由心室肌传导。浦肯野纤维的传导速度比较快，为 200~400cm/s，而心室肌的传导速度较慢，约为 100cm/s。

关于心脏内的兴奋传导时间：窦房结与房室结之间动作电位传递时间约为 40ms；房室交界延迟时间 110ms；希氏束和束支及其分支传导速度快，兴奋进入希氏束只需 30ms 即达到最远的浦肯野纤维；心室肌外层的 1/3~1/2 由普通心室肌传导，右心室约需 10ms，左心室约需 30ms，所以从窦房结到心室外表面的总心内传导时间约为 0.22s。

心肌是由无数的心肌细胞组成，由窦房结发出的兴奋，按一定途径和时程，依次向心房和心室扩布，引起整个心脏的循序兴奋。心脏各部分兴奋过程中出现的电位变化的方向、途径、次序和时间等均有一定规律。由于人体为一个容积导体，这种电变化亦必须扩布到身体表面。鉴于心脏在同一时间内产生大量电信号，因此，可以通过安放在身体表面的胸电极或四肢的电极，将心脏产生的电位变

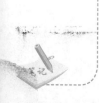

化以时间为函数记录下来,这种记录曲线称为心电图。图 2-1 所示为典型心电图。心电图反映心脏兴奋的产生、传导和恢复过程中的生物电变化。心肌细胞的生物电变化是心电图的来源,但是心电图,曲线与单个心肌细胞的膜电位曲线有明显的区别。

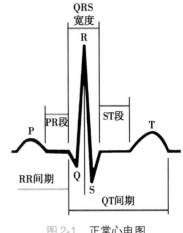

图 2-1　正常心电图

ECG 波形是由不同的英文字母统一命名的。正常心电图由一个 P 波、一个 QRS 波群和一个 T 波等组成。P 波起因于心房收缩之前的心房除极时的电位变化;QRS 波群起因于心室收缩之前的心室除极时的电位变化;T 波为心室复极时的电位变化,其幅度不应低于同一导联 R 波的 1/10,T 波异常表示心肌缺血或损伤。ECG 的持续时间有:P-R 间期(或 P-Q 间期)为 P 波开始至 QRS 波群开始的持续时间,也就是心房除极开始至心室除极开始的间隔时间,正常值为 0.12~0.20s,若 P-R 期延长,则表示房室传导阻滞;Q-T 间期为 QRS 波群的开始至 T 波的末尾的持续时间,意为心室除极和心室复极的持续时间,正常值为 0.32~0.44s;S-T 段为从 QRS 波群终末到 T 波开始之间的线段,此时心室全部处于除极状态,无电位差存在,所以正常时与基线平齐,称为等电位线,若 S-T 段偏离等电位线一定范围,则提示心肌损伤或缺血等病变;QRS 波群持续时间正常值 0.06~0.11s。

心脏是一个立体的结构,为了反映心脏不同面的电活动,在人体不同部位放置电极,以记录和反映心脏的电活动。心电电极的安放部位如表 2-1。在进行常规心电图检查时,通常只安放 4 枚肢体导联电极和 V_1~V_6 6 枚胸前导联电极,记录常规 12 导联心电图(见文末彩图 2-2)。

表 2-1　心电电极的名称与其放置人体部位

电极名称	电极位置
LA	左上肢
RA	右上肢
LL	左下肢
RL	右下肢
V_1	第 4 肋间隙胸骨右缘
V_2	第 4 肋间隙胸骨左缘
V_3	V_2 导联和 V_4 导联之间
V_4	第 5 肋间隙左锁骨中线上
V_5	第 5 肋间隙左腋前线上
V_6	第 5 肋间隙左腋中线上

1931 年 William Einthoven 发明原始的 ECG 导联系统。他假定在心动周期任一瞬间,心脏额面净的电兴奋是一个两维的向量。代表向量箭头的长度与瞬间净的除极和复极的电压或电位差成比例,其方向与心脏除极和复极的净方向一致,并进而假定向量的起点位于等边三角形的中心,三角形的顶点是两肩和腹股沟区。由于人体的间质液中的离子是良好的电传导体,所以可把两肩的三角形顶点扩展到两臂,腿是腹股沟区的延伸;这样三角形的顶点可有效地用三个肢体来代表。图 2-3 为爱氏三角形图。电极放在左臂(LA)和右臂(RA)上来测量该两点间的电位差,这种接法称为 Ⅰ 导联;Ⅱ 导联是测量左腿(LL)和右臂(RA)的电位差;Ⅲ 导联是测量左腿(LL)和左臂(LA)间的电位差。心电放大器的接地端与右腿接在一起。这种测量两点间电位差的导联称为双极导联。起始于爱氏三角形中心的心向量在三个边上的投影即为导联 Ⅰ、Ⅱ 和 Ⅲ 心电标量的大小。相反,如果已知三个标准导联中的两个或全部,就可决定额面的心向量。假定三角形在电性能上是均匀的并以 V_R、V_L 和 V_F 来表示右臂和左腿的电位,则

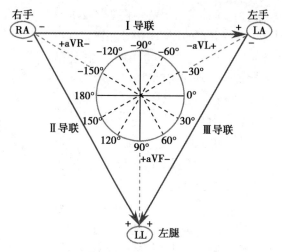

图 2-3 爱氏三角形图和标准双极导联

$$导联 I = I = V_L - V_R \tag{2-1}$$

$$导联 II = II = V_F - V_R \tag{2-2}$$

$$导联 III = III = V_F - V_L \tag{2-3}$$

由上式可得

$$I + III = V_F - V_R = II \tag{2-4}$$

1934 年威尔逊（Wilson）提出把肢体电极 RA、LA 和 LL 经三个相等的且大于 5kΩ 的电阻接在一起，组成一平均电位的中心端，称为威尔逊中心端。其作用是在心动周期内获得一个比较稳定的电压，作为体表上的基准值。

$$\frac{V_R - V_{WT}}{R} + \frac{V_L - V_{WT}}{R} + \frac{V_F - V_{WT}}{R} = 0$$

故得

$$V_{WT} = \frac{1}{3}(V_R + V_L + V_F) \tag{2-5}$$

这里 V_{WT} 为威尔逊中心端之电位，可以它为基准点来测量人体表面某点的电位变化。这种反映单点电位变化的连接方法称为单极导联。如果用 $\overline{V}_R$ 表示 RA 和中心端之间的电位差；$\overline{V}_L$ 表示 LA 和中心端之间的电位差；$\overline{V}_F$ 表示 LL 和中心端之间的电位差；那么

$$\overline{V}_R = V_R - \frac{1}{3}(V_R + V_L + V_F) \tag{2-6}$$

$$\overline{V}_L = V_L - \frac{1}{3}(V_R + V_L + V_F) \tag{2-7}$$

$$\overline{V}_F = V_F - \frac{1}{3}(V_R + V_L + V_F) \tag{2-8}$$

$$\overline{V}_R + \overline{V}_L + \overline{V}_F = 0 \tag{2-9}$$

由于每个肢体导联都由一个电阻 R 使肢体电极和中心端分流，这就势必减小了被测信号的幅值。若去除肢体电极与中心端之间的电阻，分流作用就不再存在，因此导联的电位就会加大，所以把这种接法的导联常称为加压导联（augmented leads），用 aV_R、aV_L 和 aV_F 来表示。加压导联并不影响导联向量的方向，但它能使信号幅值增加 50%，所以临床上常用加压导联来代替单极肢体导联。可以证明：

$$aVR = \frac{3}{2}\overline{V}_R \tag{2-10}$$

$$aVL = \frac{3}{2}\overline{V}_L \tag{2-11}$$

$$aVF = \frac{3}{2}\overline{V}_F \tag{2-12}$$

除双极肢体导联和加压导联外，还有单极胸导联。它把单个胸电极放在胸部预先指定的六个位置上，如图 2-3 所示。这六个位置确定了心脏在不同部位的立体角。它把心脏分为几个部分（如左心房、右心房、左室、右室及心隔膜）。这样便以几何方法确定在每一导联位置上心脏偶极子电位和相对百分数。由于电极放置心脏前面，所以这导联称为心前区单极导联，以 $V_1 \sim V_6$ 来表示。其值分别为心前区导联所记录电位差：

$$\left.\begin{array}{ll} V_1 & V_1 - \dfrac{1}{3}(V_R + V_L + V_F) \\[2mm] V_2 & V_2 - \dfrac{1}{3}(V_R + V_L + V_F) \\[2mm] V_3 & V_3 - \dfrac{1}{3}(V_R + V_L + V_F) \\[2mm] V_4 & V_4 - \dfrac{1}{3}(V_R + V_L + V_F) \\[2mm] V_5 & V_5 - \dfrac{1}{3}(V_R + V_L + V_F) \\[2mm] V_6 & V_6 - \dfrac{1}{3}(V_R + V_L + V_F) \end{array}\right\} \tag{2-13}$$

（二）心电图机的原理

1. 心电信号的基本参数　常规体表心电信号的基本参数如下：

（1）频率范围：0.05～100Hz。

（2）幅值范围：10μV（胎儿）至 5mV（成人）。

2. 心电信号检测中的主要干扰和限制　像其他仪器一样，心电图机除了将心电信号放大到足够的幅值以便有足够的分辨率对心电图进行判读外，更重要的是抑制测量心电信号的过程中的干扰，以及避免可能对患者和仪器本身造成的损坏或伤害。

通常干扰是指来自外部影响信号测量精度的有害信号，噪声是指来自内部影响信号测量精度的有害信号。

（1）心电信号检测中的主要干扰有 6 大类型

1）50Hz 电场干扰：其来源是我们所用的 50Hz 交流电源，频率自然是 50Hz，在心电图机输入端的幅值可达几伏甚至几十伏。由于 50Hz 交流电源又称为工频电源，所以这种干扰也常常称为工频干扰。这种干扰以电场的形式，通过工频电源线与被测试者、导联线和心电图机整体之间的分布电容引入心电图机中。这种干扰又主要以共模形式在心电图机放大器的输入极，因此又称为工频共模干扰（power frequency common mode interference）。这是心电图机和其他电生理检测仪器难以避免的、最重要的干扰。心电图机所要求的共模抑制比就是抑制该干扰的性能参数。

2）电极噪声：主要表现在极化电压和运动伪迹，前者幅值在几毫伏（mV）至几十毫伏，是直流；后者实际上是由于人体与电极之间的相对运动导致极化电压的变化，频率是几赫兹（Hz）以下的低频。

3）50Hz 泄漏电流干扰：频率也是 50Hz，但主要通过采用 50Hz 交流供电的仪器自身漏电，除了干扰心电信号检测外，这也是影响安全的最重要的因素。

4）高频干扰：顾名思义，这类干扰是频率较高的干扰，幅值随仪器使用场合和与干扰源的距离而有很大的不同。高频干扰的主要来源是各种无线电（无线电广播电台和通讯电台、基站）和高频工作的设备。当然，也可以包括来自某些医疗仪器的高频干扰。

5）其他医疗仪器的干扰：主要是指高频电刀、除颤器等发出的高幅值（几百伏或以上）、高频高速的干扰。国家标准中对临床上使用的心电图机针对该干扰有特殊的要求和规定。

6）电子器件的噪声：现代任何一种心电图机都是由电子器件为主构成的仪器。任何一种电子元器件都会存在很多种噪声，如热噪声、$1/f$噪声，等等。但在常规的心电图机里，相比前面几种干扰和噪声，这种噪声的影响最小。

（2）心电信号检测中的主要限制如下

1）安全性限制：主要是电气安全，绝对避免宏电击、微电击等危险的可能性。对心电图机还有机械性安全等要求。

2）避免创伤或对人体的损害等限制：除特殊情况或特殊的检查外，必须避免对人体造成损伤。

3）其他有害被测试者的限制：如电极、导电膏或其他与人体接触的部件诱发皮炎等现象也是应该避免的。

3. 心电图机的基本要求　记录体表各点随时间而变化的心电波形的仪器称为心电图机。医生根据所记录的心电波形的形态、波幅大小以及各波之间的相对时间关系判断心脏疾病。

由于心电信号比较微弱，仅为 mV 级，所以心电图机极易受使用环境（特别是 50Hz 的干扰）的影响。为了能获得清晰而良好的心电波形记录，对心电图机的抗干扰能力提出较高的要求。此外，为了识别心电图的形态，中华人民共和国医药行业标准 YY 1139—2000 对心电图机提出各种技术要求，主要有：

（1）输入阻抗：单端输入阻抗不小于 2.5MΩ。

（2）输入回路电流：各输入回路电流不大于 0.1μA。

（3）定标电压：有 1mV ± 5% 的标准电压，用于对心电图机增益进行校准。

（4）灵敏度线性

灵敏度控制：至少有三个固定增益：5mm/mV、10mm/mV 和 20mm/mV。转换误差范围为 ± 5%。

耐极化电压：加 ± 300mV 直流极化电压，灵敏度的变化范围 ± 5%。

最小检测信号：能检测 10Hz、20μV（峰峰值）的信号。

（5）噪声水平：所有折算到输入端的噪声应小于 35μV。

（6）频率特性

幅度频率特性：以 10Hz 为基准，1Hz～75Hz$^{+0.4\text{dB}}_{-3.0\text{dB}}$；

低频特性：若以时间常数 τ 表示，则 $\tau \geqslant 3.2s$。

（7）抗干扰能力：共模抑制比：$K_{CMR} > 60$dB 以上。

（8）50Hz 干扰抑制滤波器：≥20dB。

（9）记录速度：记录速度有 25mm/s、50mm/s ± 5% 两挡。

（10）其他：医学仪器除了与其他仪器一样能满足环境实验的要求外，还有严格的安全性要求，这些由国标 GB 10793—2000 专门来规定。

4. 心电图机的基本结构　图 2-4 为现代心电图机的结构框图。

（三）心电图机的相关概念、型式与结构

1. 心电图机有如下几个概念容易混淆

（1）导联：导联有如下几个含义，在具体的语言场景容易理解其含义：

1）获取心电的体表位置和导联线与心电图机放大器输入端的连接方式，如 I 导（联）、V_1 导（联）、12 标准导联，等等。

2）特指导联线。在临床上如"左手导联"、在工程上"导联（线）断路"等说法。

3）指心电图机中的放大器通道"数"。但随着技术的进步该说法已经不能有确切的含义。

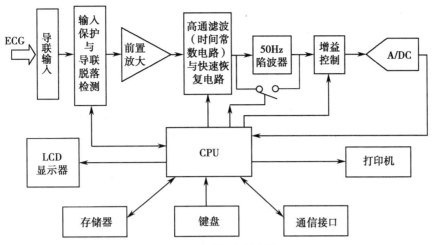

图 2-4 现代心电图机的结构框图

4）心电图机可以外接的导联数，如 1 导联、3 导联、6 导联或 12 导联。这里不是导联线的根数，而是可以组合成同时或分时采集心电的"导"数。

5）有时与"道"数混用，但这是不合适的表达。

（2）道：也有几个相关的含义，且经常与"导"混用：

1）最多和最常规的用法是心电图并行记录的通道"数"。早年由于心电放大器和宽幅多记录笔的描迹记录器的昂贵，只具备单通道放大器和单道记录仪的心电图机是唯一的结构形式，虽然技术的发展使得放大器的通道数和记录仪的通道数已经称为很次要的因素，但"道"的这种用法依然保留下来。

2）临床上和商务上主要指并行记录心电图形的道数。

3）工程上更多地指放大器的通道数。

2. 在临床应用的心电图机主要有以下几种型式与结构

（1）单道心电图机：顾名思义，是指只有一个记录通道的心电图机。但现代的单道心电图机虽然只有一个记录通道，仍然可以同时或分时采集 12 导心电图机，只是记录时把各个导联的心电图依次描记（打印）出来。

（2）多道心电图机：顾名思义，是指有多个记录通道的心电图机。通常有 3、6、12 个记录通道，且以 3、6 通道数居多。不管通道数为多少，均可记录 12 导心电图。

（3）心电工作站：心电工作站由计算机主机、监视器、导联线、心电信号采集盒和打印机等几部分组成，除常规的多道心电图机的基本功能外，由于配置信息处理能力极强的台式计算机，因此，不需要深奥的操作技术和过多的人工干预，临床医生或操作人员即可以灵活地掌握它的全部功能并获得心电图输出报告。通常心电工作站可进行多种心电图的分析和处理，如：

1）同步 12 导心电图测量分析

2）QT、QTc 离散度测量分析

3）频域心电图分析

4）心电向量图测量分析

5）时间心向量图和连续时间心向量图

6）心室晚电位分析（时域、频域、时频）

7）高频心电图

8）心率变异性分析（时域、频域、非线性）

9）RT 间期变异性分析（时域、频域、非线性）

10）心电数据库管理系统

11）多种心电导联方式（Wilson、F、Frank 和 Simson 等）

12）Wilson 与 Frank 导联模拟转换

（4）特殊心电图机

1）动态心电图：动态心电图是一种可以长时间连续记录并编集分析人体心脏在活动和安静状态下心电图变化的方法。

动态心电图技术于 1957 年由 Holter 首先应用于监测心脏电活动的研究，所以又称 Holter 监测心电图仪，目前已成为临床心血管领域中非创伤性检查的重要诊断方法之一。与普通心电图相比，动态心电图于 24h 内可连续记录多达 10 万次左右的心电信号，这样可以提高对非持续性心律失常，尤其是对一过性心律失常及短暂的心肌缺血发作的检出率，因此扩大了心电图临床运用的范围。

现代的动态心电图机具有多导联、长时间（可达 1 个星期）、小体积（手机大小甚至更小）。

2）运动负荷心电图：通过一定量的运动增加心脏负荷，记录和观察心电图变化，对已知或怀疑患有心血管疾病，尤其是冠状动脉粥样硬化性心脏病（冠心病）进行临床评估的方法。与冠状动脉造影相比，虽然该试验有一定比例的假阳性与假阴性，但由于其简便实用、费用低廉、无创伤、符合生理情况、相对安全，因而被公认为是一项重要的临床心血管疾病检查手段。运动试验引发心肌梗死和死亡概率为 0～0.005%，是比较安全的。近来几个大规模病例报道，运动中或运动后需要住院、心肌梗死或猝死的危险分别为≤0.2%、0.04% 和 0.01%。

3）胸前体表标测心电图：胸前体表标测也称胸前多导心电图，即等电位体表标测图（body surface maps）是一种通过多导心电图将心动周期中的心电活动记录下来，从而为心脏异常的诊断、治疗及预后提供资料。

根据人体胸廓大小，可在胸前安置 36（6×6）枚、49（7×7）枚、56（7×8）枚、72（9×8）枚电极，甚至最多可达 120 枚电极（导联）。从胸前上数第二肋间安放电极，整个胸前每肋间 6～9 枚电极，共安放 6～8 排。一般成人多导电极间波形变动范围为 1.5～2.0cm²。因此改为 36 个或 49 个导联（电极）足以反映心电的各种变化。以 36（6×6）个导联（电极）为例。每横列由胸骨右缘起至左腋中线上，等距排列 6 个电极，以 1、2、3、4、5、6 表示之，每纵列从平二肋间起至剑突与脐部连线的中点止，等距排列 6 枚电极，以 A、B、C、D、E、F 表示之。

4）穿戴式心电图：随着微电子技术、计算机技术和网络技术的发展，微型心电图机已经可以做到一枚硬币大小，方便安装在内衣上，或作为项链挂在脖子上，或作为腕表戴在手腕上，当需要时可以采集佩戴者的心电图，也可以长期间地采集佩戴者的心电图，其作用与动态心电图相当，但价格十分便宜，且能够长期在自然（即不影响佩戴者日常作息规律）条件下获得佩戴者的心电图，对这样获得的心电图数据进行大数据人工智能分析，不仅可以准确地捕捉到异常心电图和作出精确的诊断，还能找出心脏病发病的规律和原因，从而找到避免罹患心脏病途径。

（四）心电图机的发展趋势

随着科技和医学的发展、医学观念和健康观念的改变，心电图机也有以下发展趋势：

1. 高分辨率、高采样率　为了提高心电图的诊断灵敏度和可靠性，心电图机的一个明显发展趋势是高分辨率和高采样率：分辨率提高到 24 位，采样率提高到 2 000sps。

2. 多通道　除常规 12 导联外，18 导联心电图机也已进入临床应用。胸前体表标测心电图机所用高达 120 导联也逐步进入临床。

3. 配合其他生理参数　与其他生理信号同步进行监测正在形成趋势，如与心音、血压、血氧饱和度等进行同步测量和记录。注意与床边监护有所不同的是，这种多参数的同步监测的精度更高，目的是可以更全面、更准确地诊断心血管系统的病因。

4. 长期、动态、大容量存储心电图系统　实际上是动态心电图机的发展趋势，时间更长，可达一个星期以上，甚至几个月的不间断记录心电图；容量更大，几 G 字节（byte）甚至几十 G 字节。

5. 利用手机或直接连接网络与云计算　随着微电子技术和网络技术的发展，做到微小体积的同时心电图机还能与手机相连，或者直接与网络相连，实现被测试者处于无感、自然状态下的同时，几乎就无数据容量的限制。由于与网络相连，大数据存储与处理的困难就迎刃而解：可以利用云计算。同时还可实现潜在的多种价值：动态监护以实现任何时间、任何地方对佩戴者出现危险情况时报警；大数据挖掘可对心血管系统疾病的研究更加深入、全面。

6. 便捷　将心电图机的成本做到几十元甚至几元人民币，一次性心电图机的出现指日可待，穿上一件背心就在监测心电信号，戴上一个戒指就可测量心电信号……，大量各种各样的极低成本心电图机的出现必将实现心电图检测的空前普及。

二、脑电图机

（一）脑电图的基本知识

脑电图（electroencephalogram，EEG）：脑电图所描记的脑部活动图形，不仅能说明脑部本身疾病，如癫痫、肿瘤、外伤及变性病等所造成的局限或弥散的病理表现，而且对脑外疾病如代谢和内分泌紊乱及中毒等所引起的中枢神经系统变化也有诊断价值。

脑电图检查是一种对大脑功能变化进行检查的有效方法，由于大脑功能的变化是动态的、多变的，因此，对一些临床有大脑功能障碍表现的患者在做一次脑电图检查没有发现异常时，不能完全排除大脑疾病的存在，而应定期进行脑电图复查，才能准确地发现疾病。

临床上 EEG 的应用形式主要有常规脑电图、动态脑电图监测、视频脑电图监测、脑诱发电位检测和脑电地形图等。

1. 脑电波节律与波形的分类　健康人除个体差异外，在一生不同的年龄阶段，脑电图都各有其特点，但就正常成人脑电图来讲，其波形、波幅、频率和位相等都具有一定的特点。临床上根据其频率的高低将波形分成以下几种：

α波和α节律：α波为 8～13Hz 范围的电活动，而重复节律性地出现的 8～13Hz 活动谓之α节律。α波和节律波幅的范围为 50～100μV。大脑各区均有α活动和α节律，不过以枕部最为明显。枕部平均波幅为 50～70μV，其他部位平均为 10～30μV。睁眼时α波消失，闭眼后又出现。

β波和β节律：β波是 18～30Hz 范围内的电活动。波幅为 20～50μV。β波以额区和中央区为最明显，6% 正常人的脑电图以β波为主。

γ波：为 35～45Hz 的脑电活动。波幅较低，约为α波波幅之半。额区及前中央区最多。

δ波和δ节律：指 0.5～3Hz 的电活动。正常δ波的波幅为 10～20μV，出现在额区，不以纺锤样出现，且不得多于 8%～10%，其他各区则少于 5%。δ活动为儿童的（正常）主要频率。

θ波和θ节律：θ活动的频率为 4～7Hz。波幅 20～40μV，是正常儿童的主要脑电活动，两侧对称，颞区多见，可达 25%，但不以纺锤样出现。

σ波：频率为 14～17Hz 的脑电活动。临床意义不明。

脑电波形有如下几种：

正弦样波：α、β和θ波，δ也可以是。

棘波：周期为 20～80ms 的快波，突出于背景活动之上，呈尖钉状，为异常波，不见于正常人。

尖波：波形与棘波相似，时限较宽，周期为 80～200ms，突出于背景之上，可以是病理的，也可以是生理的（新生儿、顶部尖波）。

慢波：当人的脑电出现较多的慢波成分，如超过 15%，一般认为是某种疾病的反映。

综合波：可分为尖慢、棘慢、多棘慢等多种病理波的组合。

三相波：三次通过基线呈现上、下、上或下、上、下的组合波。见于肝肾衰竭等代谢性脑病。

2. 脑电测量电极的安置　国际上对脑电测量电极的安置有统一的规定，最常见为国际 10/20 系统电极安置法（见文末彩图 2-5、表 2-2）：

● 根据颅骨标志确定，尽可能与头颅大小形状呈正比。

- 国际通用阿拉伯数字：左半球为奇数，右半球为偶数，A_1A_2为左右耳极（无关电极）。
- 将鼻根和枕骨粗隆连线10等分，其中点为头顶。
- 将鼻根、外耳孔、枕骨粗隆连线10等分。
- 根据以头顶为中心的同心圆与半径的交叉点来确定电极部位。

表2-2　脑电标准导联（10～20导联）的安置位置及其标识

导联名称	位置	导联名称	位置
F_{P1}	左额极	F_7	左前颞
F_{P2}	右额极	F_8	右前颞
F_3	左额	T_3	左中颞
F_4	右额	T_4	右中颞
C_3	左中央	T_5	左后颞
C_4	右中央	T_6	右后颞
P_3	左顶	F_{Pz}	额极中线点
P_4	右顶	Fz	额中线点
O_1	左枕	Cz	中央中线点
O_2	右枕	Oz	顶中线点
A_1	左耳垂	Pz	枕中线点
A_2	右耳垂		

3. 由于脑电图机中的前置放大器一定是差动放大器，因而电极的连接方法，即导联法可以有两种。

（1）单极导联法：这是将活动电极放置于头皮上，无关电极一般选取两侧耳垂来记录脑电信号的方法。其优点是可以大致记录到活动电极下的脑电位变化的绝对值。但由于放置在头皮上的电极与大脑皮层表面之间存在着脑软膜、脑脊液、硬膜、颅骨、头皮等组织，也就是说电极距离皮层表面相当远，因此由活动电极记录到的是该电极下某一区域内电活动的总和，即：是一个"混合信号"。对于靠近眼部的电极，在眼部运动时还会记录到明显的眼电（EOG）伪迹信号。

单极导联法的缺点是耳垂或乳突部并不是绝对的零电位点。当振幅大的异常波出现于颞部时，由于耳垂电极较靠近颞部，将有可能记录到这一异常波，这种情况称为无关电极的活动化。另外，无论无关电极如何选取，实际上还是不能完全消除心电（ECG）伪迹，即：脑电信号中存在心电伪迹是普遍现象。

（2）双极导联法：双极导联可以记录到两个活动电极之间的电位差。如果这两个电极在单极导联下显示同样的变动，那么用双极导联记录到的电位差就将等于零，即显示为平坦的线。一个头皮电极能记录到比较广范围的脑电活动成分。如果双极导联法的两个活动电极间距离靠得较近，则来自较广范围的电活动成分就被这两个电极以共模信号形式送到差动放大器，由于差动放大器的共模抑制作用而不被记录：另一方面，较局限于某一电极部位的电活动成分，由于其他广泛分布成分的互相抵消，将会比单电极导联方式下更突出地显示出来。

双极导联法不适合记录准确的波形或电位变动的绝对值，但适合于记录局限性异常波，并可排除无关电极活动化所造成的误差。导联方式的选择取决于所进行的研究目的，有各自的适用条件。

（二）脑电图机的原理

1. 脑电信号的基本参数　脑电信号的基本参数如下：

（1）频率范围：DC至100Hz；诊断的主要成分在0.5～60Hz范围。

（2）信号幅值范围：5～100μV。

2. 脑电信号检测中的主要干扰和噪声　在脑电信号的检测中存在的主要伪差（干扰和噪声）为：

（1）非脑源性生物电流伪差：①眼电产生的伪差；②心电产生的伪差；③头颈部肌电的伪差。

（2）非生物电流伪差：①眼部运动产生的伪差；②体动产生的伪差；③脉搏波伪差；④呼吸动作伪差；⑤出汗性伪差；⑥静电伪差；⑦来自金属义齿的伪差。

（3）来自脑电图机自身的伪差：导线断裂、电极接触不良等。

（4）工频交流电伪差（出现 50Hz）。

（5）电磁感应、高频噪声。

（6）人体静电感应：在脑电图记录过程中，受试者附近有人走动，尤其是穿毛料或尼龙等人造纤维衣裤时容易产生。

3. 脑电图机的基本参数　根据国家标准 JJG 1043—2008，脑电图机的部分强制检定的指标有：

（1）幅频特性：1～60Hz，最大允许相对偏差 +5%～-10%。

（2）噪声：不大于 3μV。

（3）共模抑制比：各通道不小于 1×10^4（80dB）。

（4）耐极化电压：加 ±300mV 的直流极化电压，幅度最大允许相对偏差 ±5%。

（5）输入阻抗：不小于 1MΩ。

4. 脑电图机的基本结构　图 2-6 为现代脑电图机的方框图。除了可记录常规脑电图外，系统中有声、光刺激器，可产生周期性的声、光信号，可以从受刺激患者的头皮表面测量诱发电位。由于诱发电位幅值极小，所以必须采用平均技术，它将有用的诱发信号算术叠加平均，对随机或不与刺激信号同步的 50Hz 干扰也得到有效的抑制。图 2-6 所示的 16 道脑电图机中，安放在头皮上的电极由电缆接到导联开关选择器。导联开关选择器的作用是选择电极导联的接法及交换左、右半球的电极。用交流信号检查每一电极与头皮的接触状况，也可单独选择电极的程序（即电极导联的连接方式）。由一独立电路产生方波作为整机的定标信号，并加到前置放大器的输入端。它除用作标定外，还可用以检查系统的工作情况。加入定标信号后，如果输出读数不正确，即不在指标范围内，则应调整放大器的增益。用方波信号也可以大致检查脑电图机的频响。

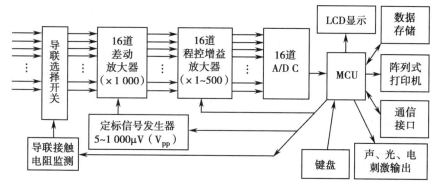

图 2-6　16 道脑电图机的结构框图

（三）脑电图机的主要类型

以图 2-6 所示的现代脑电图机的方框图为基本结构，针对临床上的需求，有一系列的不同类型的脑电图机（图 2-7）。下面简单介绍其中应用最广泛的几种脑电图机：

1. 常规脑电图机　常规脑电图机简称脑电图机，是临床上应用最广泛的脑电图机。脑电图检查是一种对大脑功能变化进行检查的有效方法，由于大脑功能的变化是动态的、多变的，因此，对一些临床有大脑功能障碍表现的患者在做一次脑电图检查没有发现异常时，不能完全排除大脑疾病的存在，而应定期进行脑电图复查，才能准确地发现疾病。常规脑电图机在临床主要应用于以下疾病的检查：

（1）癫痫：由于癫痫在发作时脑电图可以准确地记录出散在性慢波、棘波或不规则棘波，因此对于诊断癫痫，脑电图检查十分准确，且脑电图对抗癫痫药的停药具有指导作用。

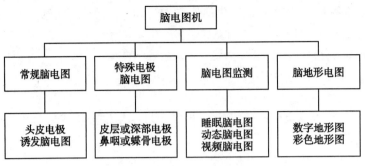

图 2-7　脑电图机的主要类型

（2）精神性疾病：为了确诊精神分裂症、躁狂抑郁症、精神异常等，可做脑电图检查，排除包括癫痫在内的脑部其他疾患。

（3）其他疾病：脑电图所描记的脑部活动图形，不仅能说明脑部本身疾病，如癫痫、肿瘤、外伤及变性病等所造成的局限或弥散的病理表现，而且对脑外疾病如代谢和内分泌紊乱及中毒等所引起的中枢神经系统变化也有诊断价值。

2. 动态脑电图（机）　动态脑电图（机）是由患者携带的一种微型、大容量脑电图记录装置，可在患者处于正常环境下，从事日常活动的过程中，长时间实时地记录患者的全部脑电活动。并将脑电信号通过差分前置放大器记录在磁带上，通过回放，重现原来录制的脑电图图像。动态脑电图可对癫痫进行鉴别诊断，有助于观测癫痫发作时电位的频率特征和病灶波及的范围，特别是识别睡眠时亚临床发作型癫痫。动态脑电图（ambulatory electroencephalogram，AEEG）检查反映的是脑电活动情况，对脑功能异常敏感性高，对小儿癫痫的诊断、分类及指导治疗价值较大；MRI 反映的是脑形态结构的方面的变化，是小儿癫痫病因研究及手术评价的首选方法之一。

3. 视频脑电图（机）　视频脑电图就是脑电图和视频的结合。根据脑电图的导联数，也可以分为 32 导视频脑电图、64 导视频脑电图和 128 导视频脑电图等，根据需要，也可以制作更多导的视频脑电图；根据摄像头数量的多少，也可以分为单摄像头视频脑电图和双摄像头视频脑电图。视频脑电图机质量的好坏主要取决于三个方面的因素：放大器、摄像系统和计算机系统。通过视频脑电图可以将患者被监测过程中的一举一动，用红蓝绿等色彩在视频图像中标识出来，更有利于捕捉到每一个异常的行为动作，结合脑电图或睡眠参数，能大大提高病症的诊断率和工作效率。

4. 脑电地形图（机）　脑电地形图（brain electrical activity mapping，BEAM）是指将脑电信号输入电子计算机进行处理，对各导联各频段的脑电波功率值分析后，用不同的颜色图像进行显示的一项崭新的检查技术，可以对脑电信号进行时间和空间的定量分析，也称为脑电位分布图，是定量脑电图的分析技术之一。

脑电地形图仪通常集脑电图、脑地形图、脑电监护于一体的多功能仪器，具有 16 导无笔描记脑电图、动态三维脑电地形图和完备的病案管理系统等功能。脑电地形图在功能性诊断方面优于 CT，如颅内感染性疾病，脑膜炎、脑脓肿、某些儿科疾病；对气体中毒、农药中毒能作出正确诊断。但对癫痫病和脑震荡等 CT 无能为力的疾病，特别在脑神经诊断方面，如神经衰弱、分裂症、神经功能症、精神病、神经发育不全及一般性脑外伤等方面的定位、诊断、分型、指导用药，为脑复苏及神经康复提供重要依据。在脑血管诊断方面和经颅多普勒具有一致性，如脑缺血、脑动脉硬化和脑供血不足等。脑电地形图仪能客观反映脑血管病变后脑功能变化情况，是研究脑血管病的早期诊断、疗效和愈后评价的无创检查仪器。在颅内占位病变与 CT 具有一致性，如脑肿瘤（脑膜瘤、细胞瘤、结核瘤、血管瘤）脑肿瘤、脑寄生虫病、脑出血、脑血栓塞等疾病的诊断。脑电地形图仪对占位性病变诊断较常规脑电图阳性率高，病变部位显示直观、醒目、定位准确。对常规颅内疾病及各种原因引起的脑挫伤，脑损伤及颅内感染等诊断优于常规脑电图。

（四）脑电图机的发展趋势

微电子技术和计算机技术强有力地推动脑电图机的发展，其发展趋势主要体现在：

1. 多导联　随着电子计算机和放大器等电子技术的不断发展，现代脑电图机基本上都是数字化脑电图机，机械性的老式脑电图机基本被淘汰。而且数字化脑电图机也在不断更新换代。导联数由最初的 8 导脑电图，逐渐升级为 16 导、32 导、40 导、64 导、128 导和 196 导等等，甚至已经有 256 导脑电图的出现。同时，脑电图和和摄像系统结合，出现了数字视频脑电图（digit video electroencephalogram, DVEEG）。即在做脑电图的同时，进行录像，并通过软件把每一时刻的脑电图和视频图像一一对应，可以在看脑电图的同时，观看患者发作时的同步录像，大大地提高了对癫痫发作事件的认识，可以比较容易地剔除伪差的干扰。

2. 高分辨率和采样率　脑电图机从最初的 8 位 ADC 分辨率，到目前以 12 位 ADC 为主，也有部分产品出现 16 位 ADC，甚至个别产品为 24 位 ADC。

目前脑电图机的采样率也普遍提升到 1 000sps，少数产品达到 2 000sps。

ADC 分辨率和采样率的大幅度提高，一方面直接提升了脑电图的时间、幅值的准确性，另外一方面，更有利采用数字信号处理，从而提高脑电图的抗干扰能力，进而又提升了脑电图的时间、幅值的准确性，有利于识别微小的脑电信号，特别是在脑诱发电位检测等应用中可以显著改善阳性率。

3. 穿戴式装置、大容量存储、网络传输与云计算　随着片上系统或单片系统（system on chip, SoC）的涌现，微小体积和极低功耗的穿戴式脑电记录系统已经出现，结合物联网和大容量存储器（FLASH memory），在近乎于"无时无处无形"的条件下记录 EEG 信号已成为现实。在不久的将来，采用云计算的脑电动态记录与监护系统，必将导致脑电图临床诊断的革命，也为癫痫患者的发作前预警提供充足的时间。

三、肌电图机

（一）肌电图的基本知识

肌电图（electromyogram, EMG）：通过测定运动单位电位的时限、波幅，安静情况下有无自发的电活动，以及肌肉大力收缩的波型及波幅，可区别神经源性损害和肌源性损害，诊断脊髓前角急、慢性损害（如脊髓前灰质炎、运动神经元疾病），神经根及周围神经病变（例如肌电图检查可以协助确定神经损伤的部位、程度、范围和预后）。

肌纤维（细胞）与神经细胞一样，具有很高的兴奋性，属于可兴奋细胞。它们在兴奋时最先出现的反应就是动作电位，即发生兴奋处的细胞膜两侧出现的可传导性电位。肌肉的收缩活动就是细胞兴奋的动作电位沿着细胞膜传导向细胞深部（通过兴奋—收缩机制）进一步引起的。

肌纤维安静时只有静息电位，即在未受刺激时细胞膜内外两侧存在的电位差，也称为跨膜静息电位，或膜电位。静息电位表现为膜内较膜外为负。常规以膜外电位为零，则膜内电位约为 −90mV。

肌肉或神经细胞受刺激而产生兴奋，在兴奋部位的静息膜电位发生迅速改变，首先是膜电位减小，达某一临界水平时，瞬时从负变成正的膜电位，然后以几乎同样迅速的变化，又回到负电位而恢复正常负的静息膜电位水平。这种兴奋时膜电位的一次短促、快速而可逆的倒转变化，便形成动作电位。它总是伴随着兴奋的产生和扩散，是细胞兴奋活动的特征性表现，也是神经冲动的标志。

一般情况下，肌纤维总是在神经系统控制下产生兴奋而发生收缩活动的。这个过程就是支配肌纤维的运动神经元产生兴奋，发放神经冲动（动作电位）并沿轴突传导到末梢，释放乙酰胆碱作为递质，实现运动神经—肌肉接头处的兴奋传递而后引起的。总之，肌纤维及其运动神经元在兴奋过程中发生的生物电现象正是其功能活动的表现。

肌电图测量正是基于以上生物电现象，采用细胞外记录电极将体内肌肉兴奋活动的复合动作电位引导到肌电图仪上，经过适当的滤波和放大，电位变化的振幅、频率和波形可在记录仪上显示，也可在示波器上显示。

（二）肌电图机的基本原理

肌肉收缩时会产生微弱电流，在皮肤的适当位置附着电极可以测定身体表面肌肉的电流。电流强度随时间变化的曲线叫肌电图（electromyogram，EMG）。肌电图应用电子仪器记录肌肉在静止或收缩时的生物电信号，在医学中常用来检查神经、肌肉兴奋及传导功能等，以此确定周围神经、神经元、神经肌肉接头及肌肉本身的功能状态。

通过测定运动单位电位的时限、波幅，安静情况下有无自发的电活动，以及肌肉大力收缩的波型及波幅，可区别神经源性损害和肌源性损害，诊断脊髓前角急、慢性损害（如脊髓前灰质炎、运动神经元疾病），神经根及周围神经病变（例如肌电图检查可以协助确定神经损伤的部位、程度、范围和预后）。另外对神经嵌压性病变、神经炎、遗传代谢障碍神经病、各种肌肉病也有诊断价值。此外，肌电图还用于在各种疾病的治疗过程中追踪疾病的恢复过程及疗效。

1. 肌电信号的基本参数

（1）正常信号幅值：$100\mu V \sim 100mV$

（2）频率范围：$10 \sim 2\,000Hz$

（3）脉冲持续时间：$0.6 \sim 20ms$

2. 肌电信号检测中的主要干扰和限制　在肌电检测中主要存在以下干扰源。

（1）50Hz 工频干扰：市电的供电电压频率为 50Hz，它常以电磁波的辐射形式，这种干扰就称为工频干扰，只要在使用交流电源的场所就难以避免这种干扰的存在，而且是强度最大的干扰（源）。

（2）极化电压：由电极和导电膏构成的半电池所出现的极化电压，其幅值可达 300mV，是直流电压或频率极低的信号。

（3）电极与人体安装部位的相对运动导致的运动伪迹：常见于运动中的肌电测量中。

（4）高频噪声：高频噪声来源于无线电设备、其他仪器设备等。一般情况下，由于这类高频信号的频带宽远远在人体肌电信号频率范围以外，所以不会直接影响信号测量系统。但当高频噪声幅度过大、皮肤阻抗过大或者表面电极接触不良时，会发生高频削波现象或者"检波"现象，产生低频噪声，对电路产生干扰。

（5）心电或其他非被测肌群的肌电干扰：当采集肌电信号时，除了被采集的肌电信号以外，其他所有信号（如脑电信号、心电信号）都是干扰信号。

（6）刺激伪迹：刺激伪迹是给予神经细胞刺激时由于刺激的机械作用引起的膜电势的变化，尤其当刺激强度较大或者电极比较靠近记录部位时将出现很强的干扰。

3. 肌电图机的基本参数　肌电图机的主要性能与基本参数如下：

（1）电压灵敏度：一般为 $0.05\mu V/div$ 到 10mV/div，可分挡控制。

（2）等效输入噪声：$\leqslant 1\mu V$ RMS，更低者可 $\leqslant 0.5\mu V$ RMS。

（3）共模抑制比：$\geqslant 80dB$，高者可达 110dB。

（4）分辨率：12bit，高者可达 24bit。

（5）幅值（电压）误差：$+5\% \sim -15\%$。

（6）频带：$5 \sim 1\,000Hz$，更优者可达 $0.5 \sim 10\,000Hz$。

（7）声刺激强度：可达 125dB。

（8）刺激恒流源：最大电流脉冲输出强度：100mA（安全上限）。

4. 肌电图机的基本结构　现代肌电图仪已经完全采用计算机作为控制核心，其基本结构如图 2-8 所示。

肌电图测量时可用电极大体有两类：一是皮肤表面电极，它是置于皮肤表面用以记录整块肌肉的电活动，以此来记录神经传导速度、脊髓的反射、肌肉的不自主运动等；二是同轴单心或双心针电极，它是插入肌腹用以检测运动单位电位。医学上常用针电极，插入受检的肌肉会引起疼痛，因此在测量食品质地时不可滥用。在相同的条件下，使用电极面积小者比面积大者记录的电位更大。因此，在食品质地分析时,使用较多的是皮肤表面电极。它的优点是不引起疼痛,也常在测定神经传导速度时用于记录诱发的 EMG 反应。表面电极通常为两个小圆盘(直径约 8mm)或长方形(12mm×6mm)的不锈钢、锡或银板构成,安放在被检测 EMG 的肌肉覆盖皮肤表面,电极间距离视肌肉大小及检测范围而定。

(三)肌电图机的发展趋势

现代肌电图机(图 2-8)的发展主要有以下 3 个趋势:

1. 高精度　主要体现在肌电数据采集的高分辨率和高采样率,分别达到 16~24bit 和 10kHz 以上。

2. 无线和穿戴式　放大器做得越来越轻巧,甚至与电极集成在一起,测量肌电时做到"无感"。

3. 多功能　与脑电结合,或与加速度、压力传感器等传感器结合并同步实现数据采集。

上述发展趋势可为临床诊断提供越来越丰富的信息,也为医学的基础研究提供强有力的手段。

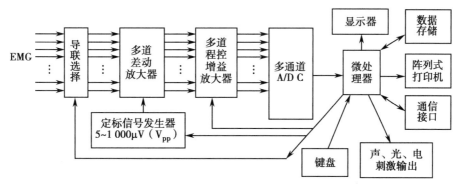

图 2-8　肌电图机的结构框图

第二节　血压检测仪器

一、血压的基础知识

(一)血压形成

人体的循环器官包括心脏、血管和淋巴系统,它们之间相互连接,构成一个基本上封闭的"管道系统"。正常的心脏是一个强有力的肌肉器官,就像一个水泵,它日夜不停地、有节律地搏动着。心脏一张一缩,使血液在循环器官内川流不息。血液在血管内流动时,无论心脏收缩或舒张,都对血管壁产生一定的压力。当心脏收缩时,大动脉里的压力最高,这时的血液称为"高压";左心室舒张时,大动脉里的压力最低,故称为"低压"。平时我们所说的"血压(blood pressure)"实际上是指上臂肱动脉,即胳膊窝血管的血压测定,是大动脉血压的间接测定。通常我们测血压右侧与左侧的血压不一样,最高可相差 10mmHg,最低相差不到 5mmHg。

正常的血压是血液循环流动的前提,血压在多种因素调节下保持正常,从而提供各组织器官以足够的血量,以维持正常的新陈代谢。血压过低过高(低血压、高血压)都会造成严重后果,血压消失是死亡的前兆,这都说明血压有极其重要的生物学意义。

心血管系统内血压的形成是由心脏的射血力产生:心搏周期心室肌收缩所释放的能量,一部分成为推动血液迅速流动的动能,另一部分转化为位能,表现为动脉血压,它使主动脉快速扩张,存储部分输出血量成为心室舒张时继续推动血液流动的动力。这使动脉系统无论在心脏的收缩期和舒张期都能保持稳定的血压来推动血液循环。人在静息时心输出量约 5L/min,主动脉血流速度约 20cm/s,主动脉侧压与终压之差仅 0.3mmHg。大小动脉血流速逐步减慢,二者之差更小,侧压的位能比流动能量大得更多,因此血液的动能因素可以略而不计。通常所说的血压即所测部位血管内的侧压,在静息状态下是适用的，但在剧烈运动时，心输出量大增，此时心脏收缩产生的动能便成为血流总能量不可忽视的组成部分。

（二）血压的临床意义

收缩压主要取决于心肌收缩力的大小和心搏出量的多少，舒张压主要取决于外周血管阻力。脉压为收缩压与舒张压之差。

1. 高血压 主要见于高血压病（亦称原发性高血压）；如因肾脏疾病、肾上腺皮质和髓质肿瘤、肢端肥大症、甲状腺功能亢进症、颅内压增高等所致血压增高，称继发性高血压。

2. 低血压 血压低于 90/60mmHg 时，称为低血压。常见于休克、心肌梗死、心功能不全、心脏压塞、肾上腺皮质功能减退等，也可见于极度衰弱的患者。

3. 脉压异常 脉压 >40mmHg 称为脉压增大；见于主动脉瓣关闭不全、动脉导管未闭、动静脉瘘、甲状腺功能亢进症、严重贫血、老年主动脉硬化等。脉压 <30mmHg 称为脉压减小；见于主动脉瓣狭窄、心力衰竭、低血压、心包积液、缩窄性心包炎等。

二、血压检测的基本原理

血压测量有两种方法：

（一）直接测量方法

直接测量方法即将特制导管经穿刺周围动脉，送入主动脉，导管末端经换能器外接床边监护仪，自动显示血压数值。此法优点是直接测量主动脉内压力，不受周围动脉收缩的影响，测得的血压数值准确。缺点是需用专用设备，技术要求高，且有一定创伤，故仅适用于危重和大手术患者。直接测量血压计的结构框图如图 2-9 所示。

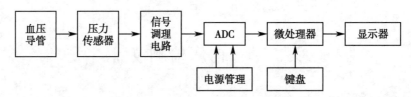

图 2-9 直接测量血压计的结构框图

（二）间接测量法

间接测量法即目前广泛采用的袖带加压法，此法采用血压计测量。血压计有汞柱式、弹簧式和电子血压计。汞柱式已经在逐步淘汰。间接测量法的优点是简便易行，不需特殊的设备，随处可以测量。缺点是易受周围动脉舒缩的影响，数值有时不够准确。由于此法是无创测量，可适用于任何患者。

间接测量法又可分为 2 种主要的测量方法：

1. 柯氏音法 柯氏音测量法又称水银汞柱测量法，属于无创血压测量方法。1905 年，俄国学者柯洛特柯夫发现，用臂带绑扎上臂并加压，将肱动脉血管压瘪，然后再减压，随着外压力的降低，从臂带内的听诊器中可以听到血流重新冲开血管后发出与脉搏同步的摩擦、冲击音。由于这一发现的重要性，这种摩擦、冲击音就被命名为柯氏音。柯氏音法血压计的结构框图如图 2-10 所示。

柯氏通过袖带加压和听脉搏音来测量血压解决了无创测压的方法，对人类医学的贡献是很大的，直到现在很多医生还在用此法测量血压，人们为了纪念柯氏称此法为柯氏音法。时至今日，柯氏音血压测量法发明至今已有一百多年，由于科技的限制，这一百多年中没有任何一种血压测量方式的准确性能与其相比，于是柯式音法成为了血压测量的国际标准。

2. 示波测量法 示波法也叫振荡法，是 20 世纪 90 年代发展起来的一种比较先进的电子测量方法（图 2-11）。其原理简述如下：首先把袖带捆在手臂上，对袖带自动充气，到一定压力（一般比收缩

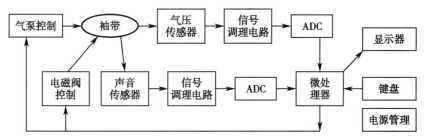

图 2-10　柯氏音法血压计的结构框图

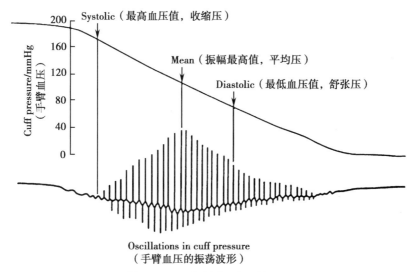

图 2-11　示波法测量血压的原理

压高出 30～50mmHg）后停止加压，开始放气，当气压到一定程度，血流就能通过血管，且有一定的振荡波（图 2-11 中的 Systolic 处），振荡波通过气管传播到压力传感器，压力传感能实时检测到所测袖带内的压力及波动。逐渐放气，振荡波越来越大。再放气由于袖带与手臂的接触越松，因此压力传感器所检测的压力及波动越来越小。

选择波动最大的时刻（图 2-11 中的 Mean 处）为参考点，以这点为基础，向前寻找是峰值 0.45 的波动点，这一点为收缩压，向后寻找是峰值 0.75 的波动点，这一点所对应的压力为舒张压，而波动最高的点所对应的压力定义为平均压。值得一提的是，0.45 与 0.75 这两个常数对于各个厂家来说不尽相同，都是以临床测试的统计结果为依据而确定的。

示波法血压计是很流行的一种血压计，80% 家庭拥有的血压计都是示波法血压计。说它先进，只是在测量血压的电子仪器上技术上的先进，但核心测量技术上（即示波法）是存在一些缺陷的。

由于示波法测得值是浮动变化的，不存在规律性，可能存在若干个最大值，根据计算得到的数据无法真正体现血压的数值。所以示波法测量血压也是建立在假设的前提之下的：首先，受测者的波形是标准化的。但是标准化的波形是建立在数学模型上的，实际生活中，每个人的波形都不尽相同，类似于标准化波形的更是少之又少，几乎可以忽略不计；其次，用来计算血压值的公式和系数（0.45 和 0.75）和受测者是相同的，健康的人一般来讲是能够大致符合该系数的，不健康的人往往不符合。但是只有健康状况不佳的人才更为需要血压计进行血压测量。

示波法的判断依据是大量的人群实验，通过统计学方法给出的，因此这种测量方法必将造成部分人群的测量误差，有时误差可达几十毫米汞柱。示波法的测量误差比柯氏音法大，虽然柯氏音法存在一定的测量误差，但在国际标准中，采用柯氏音法而不是示波法作为检测血压计测量误差的对照仪器。

示波法血压计的结构框图如图 2-12 所示。

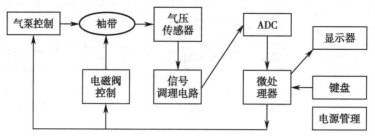

图 2-12　示波法血压计的结构框图

三、血压计的应用种类

除体温计外,血压计是临床和家庭应用最为广泛的一种医疗仪器。即便如此,血压计的工作原理却基本相同,仅仅是外观略为不同而已。

(一)门诊和家用血压计

图 2-13 所示是应用最为广泛的血压计,由一台主机和袖带组成,操作和携带方便,成本低廉。

(二)自主检测血压计

由于血压计操作简单和体检中心需要大人群的快速检测血压,可以由受试着自主操作的血压计应运而生,如图 2-14 所示。这种血压计配以合适高度的桌椅,保证受试者在测量血压时的姿态合理,受试者只需按下一个按钮,就可以完成全部的血压测试过程并得到准确的结果。

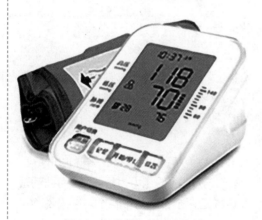

图 2-13　常规示波法血压计

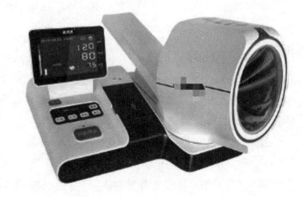

图 2-14　自主测量血压计

(三)手术与重症监护用血压计

血压作为最重要的生命指征之一,在手术与重症监护中自然也不能缺位。手术与重症监护中血压与心电、血氧饱和度等一起组成多参数监护仪。

多参数监护仪中少数采用直接测量方法,多数的多参数监护仪,尤其是床边多参数监护仪依然采用示波法监测血压。

(四)动态血压监测记录仪

动态血压监测(ambulatory blood pressure monitoring, ABPM)是用于检查血压是否正常的一项辅助检查方法。动态血压监测是一种连续 24h 采用间接无创性测量方法,并按设定的时间间隔进行跟踪测量和记录血压的便携式血压监测方法。其能够反映患者昼夜血压变化的总体状况和变化趋势,同时进行动态心电图和动态血压监测可观察冠心病、心绞痛、心律失常与血压升高或降低间的因果和时间顺序关系,以及高血压与 HRV 变化、自主神经张力变化之间的关系等,有利于推测预后,制订

笔记

合理的治疗方案。通过此项检查可以判断病变部位及相对应的病症。

动态血压监测记录仪与常规血压计的测量原理和基本结构基本相同，略为不同的是其具有较大的数据存储容量和传输数据的接口，能够间隔一定的时间（通常为 15min 或 30min）采集一次受试者的血压，且要求仪器工作时噪声低。

图 2-15 所示为 3 款动态血压计（记录盒）。

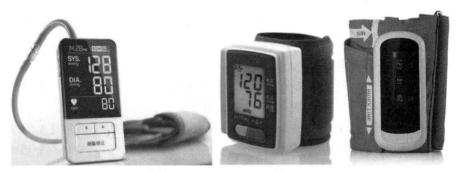

图 2-15　3 款动态血压计（记录盒）

（五）穿戴式血压计

一方面，随着生活水平提高和生活环境、生活节奏的加快、工作压力的大幅增加，罹患高血压的患者大幅度飙升，他们迫切需要随时了解自己的血压情况；另一方面，随着技术的进步血压计越来越轻巧，出现大量的穿戴式血压计，如图 2-16 所示的指套式血压计和如图 2-17 所示的几款腕表式血压计。

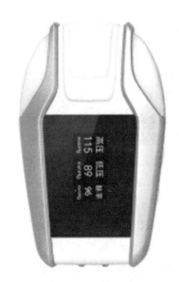

图 2-16　指套式血压计

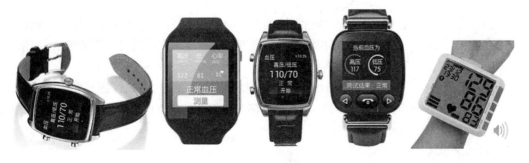

图 2-17　几款腕表式血压计

四、血压检测的发展趋势

有创血压（invasive blood pressure，IBP）除测量准确外，还具有以下优势：①监测数据全面，不仅可测量多部位动脉血压，还可测量中心静脉压、肺动脉楔压、左房压、颅内压等10余项生理参数；②连续动态测量，可获得连续的动脉血压波形和动态的数值变化，能及时发现危急重病患者的病情变化，是围术期血流动力学监测的主要手段；③指导抢救，在严重烧伤患者休克期时，可通过有创法测量中心静脉压和肺动脉楔压，防止输液过多导致心脏前负荷过度，对液体复苏多指标的监测具有重要意义。IBP测量可以指导心肺复苏的按压深度和频率，不仅可控制按压效果，还可以评价复跳后的心脏功能，提高心肺复苏抢救成功率。

综上所述，IBP依然受到研究者和生产厂商的重视，在仪器技术上重点在于传感器，正朝着短、小、轻、薄的方向发展，从分立式元件向单片集成化、智能化。

1. 单片集成化 微机电系统（micro-electro-mechanical system，MEMS）采用硅加工、LIGA加工等工艺，将压敏元件、电桥线路、前置放大器、A/D转换器、微处理机、接口电路、存储器等分层加工制作在一个硅单元器件或芯片上，形成微小型化的测量和控制系统。

2. 微小型化 微结构传感器的敏感元件尺寸为微米级，封装后的尺寸大多小于毫米级。微型压力传感器已经可以小到能放在注射器内，通过注入血管进行血液流动情况的监测。

3. 智能化 智能化传感器就是将传感器获取信息的基本功能与专用的微处理器的信息分析、处理功能紧密结合在一起，并具有诊断、数字双向通信等新功能的传感器。

4. 微功耗及无源化 微功耗、无源化将提高系统寿命，是传感器的必然发展方向。

无创血压（non-invasive blood pressure，NBP）测量的应用更为广泛，其发展方向是朝向更加准确和更加便捷测量两个方向。下面介绍的发展方向有相近提出来的，也有很早以前就有的想法，但在今天又引起学者们注意的方案。已有基于这些技术的新型血压计出现。

（一）动脉张力法

动脉张力法（applanation tonometry method）又称扁平张力法，主要适用于桡动脉、股动脉和颈动脉等浅表动脉，施加外部压力使位于骨骼附近动脉成扁平状，当血管被外部压力压扁时，血管壁的内周应力发生改变，当血管内压力与外力相等时，通过安置于动脉部位的压力传感器来测量该表面的压力，此时测得逐拍的动脉压力波形即为动脉血压，再依据传递函数进一步转换计算出中心动脉压。动脉张力法测量原理见图2-18。

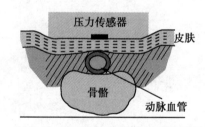

图2-18 动脉张力法测量血压的原理

（二）容积补偿法

恒定容积法（vascular unloading technique）又称为容积补偿法或容积振动法，当施加的血管壁外压力总和与血管内周应力相等时，动脉血管处于恒定容积状态，此时血管壁的直径不再受血压波动的影响，通过对恒定容积状态下的外加压力的测量间接得到血压值，利用血管自身的强非线性力学特性而形成的血压检测方法即为恒定容积法。

采用恒定容积法时，首先通过对袖带加压控制血管的内外压差，然后再利用光电容积检测法检测血管的内容积，最后通过观察光电容积曲线的出现点以及振幅最大点所对应的袖带压力，来确定最高血压以及平均血压，间接地计算出最低血压。

恒定容积法虽然可以实现连续血压测量，但使用恒定容积法测量血压时，需要在被测部位保持一定的压力，当长时间测量血压时，位于袖带下部的静脉血管在外压作用下一直处于压闭状态，导致静脉充血，从而影响测量精度。

（三）脉搏波速法

脉搏波速法是依据脉搏波沿动脉传播速率与动脉血压间具有正相关性的特点而提出的，通过测得的脉搏波速间接推算动脉血压值。脉搏波速通常选取臂上两点,测量脉搏波在两点间的传递时差,通过时差间接计算波速,再利用血压和波速之间的正相关推算出动脉血压值。

(四)脉搏波特征参数测定法

脉搏波参数测定法是通过脉搏波提取出能充分反映血压的特征点,根据脉搏波原理和动脉弹性腔理论建立血压与脉搏波特征参数间的相关关系,以达到无创血压测量的目的。

脉搏波中常见的波特征参数有:脉动周期、主波高度、降中峡高度、降中峡相对高度、重搏波高度、重搏波相对高度等。

(五)逆向式测量技术

逆向式无创血压测量技术是指在气泵向袖带充气过程中先以 1.33kPa/s 的速度充气并检测出舒张压、再检测出收缩压的数据,充气到比实际收缩压稍高即停止充气。传统的无创血压测量方法则是在放气过程中测量血压。逆向式血压测量技术是在充气过程中测量血压,其优势为:①舒适,特别是对于新生儿或儿童,逆向式血压减少了对手臂的过度加压,患者无需承受额外压力;②安全,避免了因为压力激增对于高血压或神经系统疾病所带来的潜在危险,更加安全;③快速,因为只有充气过程,减少了放气过程,同时降低了充气高度,所以加快了测量速度,对于高血压患者也能一次出数,避免了重复测量;④准确,特别是对于中老年患者和儿童,避免了由于过度加压造成血管弹性的变化而影响血压读数的准确性。

第三节 体温检测仪器

人和高等动物机体都具有一定的温度,这就是体温。体温是机体进行新陈代谢和正常生命活动的必要条件。机体内营养物质代谢释放出来的化学能,其中 50% 以上以热能的形式用于维持体温,其余不足 50% 的化学能则载荷于 ATP,经过能量转化与利用,最终也变成热能,并与维持体温的热量一起,由循环血液传导到机体表层并散发于体外。恒温动物包括人类有完善的体温调节机制,在外界环境温度改变时,通过调节产热过程和散热过程,维持体温相对稳定。

每日早晚,人体各个部位及男女之间的体温均存在着差异。人体正常体温有一个较稳定的范围,但并不是恒定不变的。正常人口腔温度(又称口温)为 36.3~37.2℃,腋窝温度较口腔温度低 0.2~0.5℃,直肠温度(也称肛温)较口腔温度高 0.2~0.6℃。一天之中,清晨 2~5 时体温最低,下午 5~7 时最高,但一天之内温差应小于 0.8℃。另外,女子体温一般较男子高 0.35℃左右。女子体温在经期亦有些许变化。

一、体温的基础知识

体温直接反映了人体的状态,是临床测量最多的生理指标。临床上常用的体温包括:口腔温度、直肠温度和腋窝温度。

(一)口腔温度

将体温计放置在患者舌下,闭嘴约 3min 后取出,正常范围为 36.3~37.2℃。

(二)直肠温度

测量方法是将体温计消毒后涂上润滑油,然后插入肛门,3min 后取出,其正常值比口腔温度高 0.3~0.5℃。

(三)腋窝温度

因测量方便卫生,是目前最常使用的测温方法,其测量方法是将体温计夹于腋窝,5min 后读取数值,正常范围为 36.1~37℃,比口腔温度低 0.2~0.4℃。

(四)耳温(鼓膜温度)

采用耳温枪(属于非接触遥测式,虽然不到 10mm 的距离)检测鼓膜(相当于下丘脑)所发出的红外线光谱来决定体温。根据黑体辐射理论,不同温度的物体所产生的红外线光谱也不同,利用可以精准到0.1℃的温差电堆(thermopile)红外线传感器,再经过微处理器处理而显现出来读数。

正常耳温范围:

0~2 岁: 36.4~38.0℃

3~10 岁: 36.1~37.8℃

11~65 岁: 35.9~37.6℃

65 岁以上: 35.8~37.5℃

二、体温计的基本原理

如前所述,目前以采用热敏电阻作为传感器的电子体温计为主,也有部分采用红外传感器的耳温计开始应用,两者的原理是很不相同的。

(一)电子体温计

由于半导体热敏电阻灵敏度高、成本极低,又在大批量工业化生产解决了参数一致性的问题,加上现在体温计的 SoC(system on chip,片上系统)芯片出现,使得电子体温计(图 2-19)的生产成本接近于水银温度计的水平,但电子体温计不仅比水银温度计测量快、易读数、使用方便,还杜绝了水银所导致的环境污染的问题。

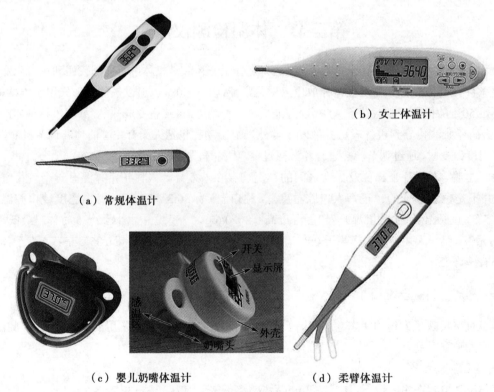

(a)常规体温计

(b)女士体温计

(c)婴儿奶嘴体温计

(d)柔臂体温计

图 2-19 几款电子数字体温计

HT7500 是一款 SoC 体温计芯片,HT7500 的内部功能框图及其构成的体温计电路如图 2-20 所示。

HT7500 采用了两项关键技术解决低成本和高精度(体现在批量产品的热敏传感器和相关器件的一致性上):

1. 采用 R/F 变换器而不是常规的电阻测量及其所需的精密测量电路和昂贵的高分辨率 ADC,极大地降低了成本。

2. 采用比较测量的方法 在生产时,在若干标准电阻 R_{EF}(接 RF 引脚的电阻)之一接入电路,以极低的代价完成测量精度的校准。

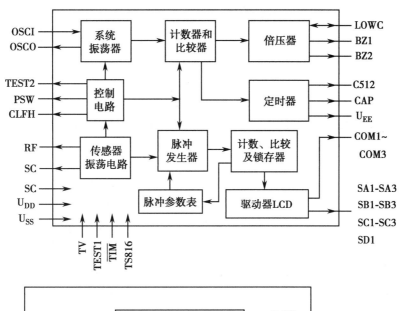

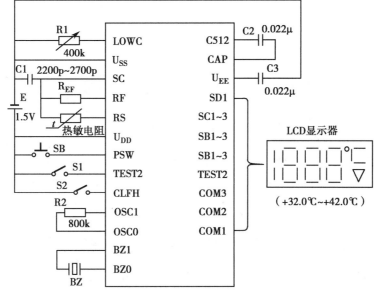

图 2-20　SoC 体温计芯片 HT7500 的内部功能框图及其构成的体温计电路

综上所述，以 SoC 体温计芯片为核心的数字体温计具有在保证精度的同时具有压倒性的低成本，因此几乎占据了所有电子体温计市场份额。

(二) 耳温计

红外体温计的测温原理是基于黑体辐射定律，黑体是在任何温度下都能全部的吸收投射到其表面的任何波长的辐射能量。既没有反射，也没有透射的物体，同时它也向外界辐射能量。黑体的单色辐射出度是描述在某一波长辐射源单位面积上发出的辐射通量。

温度为 T 的黑体单色辐射出度为：

$$M_\lambda^0(T)=2\pi hc^2\lambda^{-5}(e^{\frac{hc}{k\lambda T}}-1)^{-1}=C_1\lambda^{-5}(e^{\frac{C_2}{\lambda T}}-1)^{-1} \tag{2-14}$$

式中，

c —— 光速；

h —— 普朗克常数：$6.626\,176\times10^{-34}\mathrm{J\cdot s}$；

k —— 波尔兹曼常数：$1.380\,662\,44\times10^{-23}\mathrm{J/K}$；

C_1 —— 第一辐射常数：$3.741\,8\times10^{-16}\mathrm{W\cdot m^2}$；

C_2 —— 第二辐射常数：$1.438\,8 \times 10^{-12}\text{m}\cdot\text{K}$；

T —— 绝对温度。

也可以用辐射亮度来表示：

$$L_\lambda^0(T) = \frac{M_\lambda^0(T)}{\pi} \tag{2-15}$$

由此可以计算出在温度为 T 的黑体在全部波长范围内的辐射出度为：

$$M^0 = \int_0^\infty M_\lambda(T)\,d\lambda = kT^4 \tag{2-16}$$

热电堆是用半导体集成电路（IC）工艺和微机械电子（MEMS）工艺制造的，它可以等效为多个热电偶串联组成的。而热电偶是由两种电子密度不同的导体相连接组成的。热电偶有冷热两个端点：在测量物体温度时，热端与被测物体接触，冷端与测量仪表接触。热电偶的同种导体上会因为存在温度梯度而产生汤姆孙电动势，两种金属的连接处会因为电子密度差而产生珀尔贴电动势，所以在热电偶的两端会产生温差电动势。

在红外传感器热电堆的热端贴有热量吸收器，它用来吸收被测物体辐射的红外线并转化为热能。通过热电堆把辐射红外线的功率转化为电信号进行测量。

图 2-21 给出了红外传感器 TS318-1B0814 的外形及其输出特性。

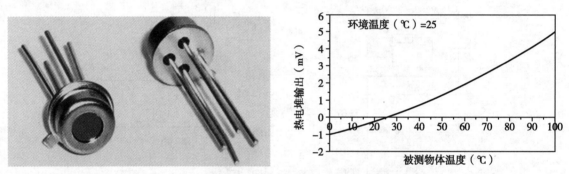

图 2-21　红外传感器 TS318-1B0814 的外形及其输出特性

采用热电堆原理的红外传感器构成的耳温计的原理框图如图 2-22 所示。由于传感器中的热电堆的输出电压是热端与冷端的温差的 4 次方成正比，因而需要测量冷端温度（仪器本身的温度，也基本上等于环境温度）以得到辐射黑体（也就是耳内鼓膜）的温度。

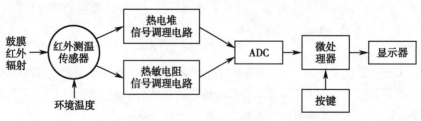

图 2-22　耳温计的原理框图

第四节　血氧饱和度检测仪器

血氧饱和度（blood oxygen saturation，SaO_2）也是一个重要的生命指征，不仅在手术和重症监护中作为必不可少的监测指标，在评估患血管疾病（冠心病、高血压、高血脂、脑血栓等）的患者、患呼吸系统疾病（哮喘、气管炎、慢性支气管炎、肺心病等）的患者及老年人的健康状态也有十分重要的意义。

血氧饱和度测试仪（经常简称为血氧计）由 Millikan 在 20 世纪 40 年代开发。它监测动脉中携带氧的血红蛋白与不携带氧的血红蛋白的比例。由于技术的进步,现在的血氧饱和度测试仪成本仅有区区的数十元人民币,不仅在临床上已经普及使用,在家庭健康和运动保健也得到普及应用。

一、血氧饱和度的基本知识

血氧饱和度是血液中被氧结合的氧合血红蛋白(HbO_2)的容量占全部可结合的血红蛋白(hemoglobin, Hb)容量的百分比,即血液中血氧的浓度,它是呼吸循环的重要生理参数。而功能性氧饱和度为 HbO_2 浓度与 $HbO_2 + Hb$ 浓度之比,有别于氧合血红蛋白所占百分数。因此,监测动脉血氧饱和度可以对肺的氧合和血红蛋白携氧能力进行估计。正常人体动脉血的血氧饱和度为 98%,静脉血为 75%。人体的新陈代谢过程是生物氧化过程,而新陈代谢过程中所需要的氧,是通过呼吸系统进入人体血液,与血液红细胞中的血红蛋白(Hb),结合成氧合血红蛋白(HbO_2),再输送到人体各部分组织细胞中去。血液携带输送氧气的能力即用血氧饱和度来衡量。

血氧饱和度(SaO_2)系指血液与氧结合的程度。可由下式表示:

$$(SaO_2) = (血氧含量 / 血氧结合量) \times 100\% \tag{2-17}$$

如果从分级饱和度的概念出发,血氧饱和度(SaO_2)指氧合血红蛋白含量(HbO_2)占血红蛋白总量($\sum Hb$)的百分比,可由下式表示:

$$SaO_2 = (HbO_2 / \sum Hb) \times 100\% \tag{2-18}$$

式中 $\sum Hb$:$Hb + HbO_2 + COHb + MetHb$

成人血液通常含有四种类型的血红蛋白,即氧合血红蛋白(HbO_2)、还原血红蛋白(Hb)、正铁血红蛋白(MetHb)和碳氧血红蛋白(COHb),除病理情况外,后两种浓度很低,脉搏血氧饱和度仪所测定的是 HbO_2 和 Hb,MetHb 和 COHb 不包括在内。所以称之为"功能性"血氧饱和度。

二、血氧饱和度检测原理

当入射光透射过某种均匀,无散射溶液时,其光吸收特性遵从 Lambert-beer 定律,可描述为:

$$T = \frac{I}{I_0} = 10^{-\alpha cl}$$

$$A = -\lg \frac{I}{I_0} = -\lg T = \alpha cl \tag{2-19}$$

其中:I_0、I 分别为入射光强度和透射光强度,c、α、A 分别为物质的浓度、吸光系数和吸光度,l 为光路长度。

根据式(2-19)分别写出血液对波长为 λ_1 和 λ_2 的两路光的吸光度方程,并联立得到式(2-20):

$$SaO_2 = \frac{a_2 Q - b_2}{(a_2 - a_1)Q - (b_1 - b_2)} \tag{2-20}$$

其中:a_1、a_2 为 HbO_2 和 Hb 在波长 λ_1 处的吸光系数,b_1、b_2 为 HbO_2 和 Hb 在波长 λ_2 处的吸光系数;$Q = A_{\lambda_1} / A_{\lambda_2}$,$A_{\lambda_1}$ 和 A_{λ_2} 分别为血液对 λ_1 及 λ_2 波长光的吸光度。

当波长 λ_1 选为 Hb 和 HbO_2 吸光系数曲线(图 2-23)交点(805nm)附近时,即 $a_1 \approx a_2 \approx a$ 时,式(2-20)变为:

$$SaO_2 = \frac{aQ}{b_2 - b_1} - \frac{b_2}{b_2 - b_1} = AQ + B \tag{2-21}$$

其中 A、B 为常数,式(2-21)说明:当一个波长选为曲线交点附近时,SaO_2 可以从血液溶液在两个波长点的吸光度比率求得。这样 SaO_2 不依赖于总 Hb 浓度 c 和光路长度 l,这就是 SaO_2 测定的基本原理。以上原理的推导过程只针对纯血液溶液。

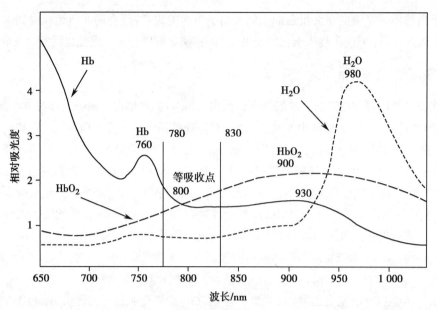

图 2-23 血液中三种主要成分相对吸光度曲线

由于人体动脉的搏动能够造成测试部位血液容量的波动,从而引起光吸收量的变化,而非血液组织(皮肤、肌肉等)的光吸收量是恒定不变的。脉搏式 SaO_2 测量技术就是利用这个特点,通过检测血液容量波动引起的光吸收量变化(图 2-24),消除非血液组织的影响,求得 SaO_2。

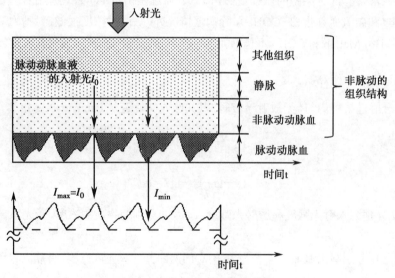

图 2-24 光在组织中传输的示意图

与脉动无关的非血液组织和静脉血液的吸光量为常量,设光在未穿过被测部位以前的强度为 I,光在穿过非血液组织及静脉血液后,未穿过动脉血液前的强度为 I'。当动脉血液厚度 l 增加 Δl,透过光量 I 则会减少 ΔI,这样根据 Lambert-beer 定律,动脉血液吸光度 A 的变化部分 ΔA 可表示如下:

$$\Delta A = -\log \frac{I - \Delta I}{I} = 2.303 \alpha c \Delta l \tag{2-22}$$

当采用 λ_1、λ_2 两个波长光同时测定时,则有:

$$Q = \frac{\Delta A_{\lambda_1}}{\Delta A_{\lambda_2}} = \frac{\alpha_1}{\alpha_2} \tag{2-23}$$

其中:ΔA_{λ_1}、ΔA_{λ_2} 分别为血液对 λ_1 及 λ_2 波长光的吸光度变化量;α_1、α_2 分别为血液对 λ_1 及 λ_2 波长光的吸光系数。

若将动脉血中非搏动部分吸收光强与静脉血及组织吸收光强合并为不随搏动和时间而改变的光强度（下面公式中用 DC 表示）；而随着动脉压力波的变化而改变的光强定义为搏动性动脉血吸收的光强度（下面公式中用 AC 表示）。这样根据式（2-22）及（2-23）得到在两个波长中的光吸收比率：

$$Q = \frac{\lg \dfrac{DC_{\lambda_1} - AC_{\lambda_1}}{DC_{\lambda_1}}}{\lg \dfrac{DC_{\lambda_2} - AC_{\lambda_2}}{DC_{\lambda_2}}} = \frac{\lg\left(1 - \dfrac{AC_{\lambda_1}}{DC_{\lambda_1}}\right)}{\lg\left(1 - \dfrac{AC_{\lambda_2}}{DC_{\lambda_2}}\right)} \tag{2-24}$$

用麦克劳林公式分别对分子、分母展开，由于 $\dfrac{AC_{\lambda_1}}{DC_{\lambda_1}} \ll 1$ 且 $\dfrac{AC_{\lambda_2}}{DC_{\lambda_2}} \ll 1$，则：

$$Q = \frac{-\dfrac{AC_{\lambda_1}}{DC_{\lambda_1}} - o\left(\dfrac{AC_{\lambda_1}}{DC_{\lambda_1}}\right)}{-\dfrac{AC_{\lambda_2}}{DC_{\lambda_2}} - o\left(\dfrac{AC_{\lambda_2}}{DC_{\lambda_2}}\right)} \approx \frac{\dfrac{AC_{\lambda_1}}{DC_{\lambda_1}}}{\dfrac{AC_{\lambda_2}}{DC_{\lambda_2}}} \tag{2-25}$$

将式（2-25）结果代入式（2-21）即可求出 SaO_2。这是搏动式 SaO_2 检测技术的原理。

依据上述测量原理的血氧饱和度测试仪的原理框图如图 2-25 所示。

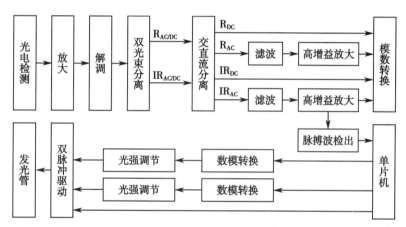

图 2-25　经典的血氧饱和度测试仪的原理框图

图 2-26 给出了几款血氧饱和度测试仪的图片。

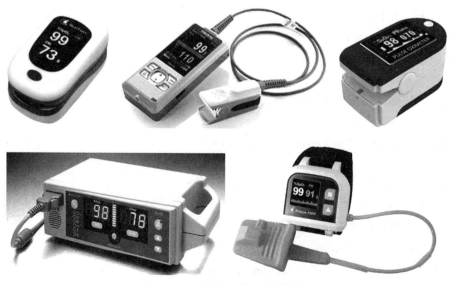

图 2-26　几款血氧饱和度测试仪

三、血氧饱和度检测的发展趋势

实际上,本节讨论的是所谓"脉搏(pulse)"血氧计。这类血氧饱和度测试仪存在的主要问题是个体差异大而导致测量误差和动脉血液灌注不足而引起过大的误差甚至不能测量,针对这两大问题,血氧饱和度测试仪的主攻方向是:

1. 大幅度提高 ADC 的分辨率和采样速度,以获得更加准确的数据。

2. 需求更稳健的模型,以解决个体差异(包括种族差异)带来的误差。

3. 研发高性能 SoC 芯片,目前已经出现多款脉搏血氧计的 SoC 芯片,不仅大幅度降低功耗和减少体积,测量精度和稳健性也有显著地提高。

有别于脉搏血氧饱和度,组织血氧饱和度,如脑血氧饱和度、肌血氧饱和度等在脑功能研究、脑和肌的疾病诊断、肿瘤的早期筛查都将发挥重要作用,因而受到全世界相关学者的普遍关注和进行研究。

第五节　呼吸检测仪器

呼吸是人体维持新陈代谢的运行必须进行的活动,从外界吸取氧气,向外排出二氧化碳的过程,呼吸速率是用来反映肺部通气的功能的生理参数,也是手术和重症监护的重要指标。

一、呼吸检测的基本指标

从技术上而言,呼吸检测包含两个含义:

(一)仅仅是呼吸次数(速率)的检测

(二)有关呼吸的综合参数的检测

包括两大类指标:

1. 通气功能　主要有以下指标:

(1) 静态肺容量

(2) 动态肺容量

(3) 小气道功能监测

(4) 死腔率(dead space fraction,V_D/V_T)

(5) 动脉血二氧化碳分压($PaCO_2$)

(6) 呼气末二氧化碳($P_{ET}CO_2$)

(7) 潮气量(tidal volume,V_T)

(8) 补吸气量(inspiratory reserve volume,IRV)

(9) 补呼气量(expiratory reserve volume,ERV)

(10) 残气量(residual volume,RV)

(11) 深吸气量(inspiratory capacity,IC)

(12) 功能残气量(functional residual capacity,FRC)

(13) 肺活量(vital capacity,VC)

(14) 肺总量(total lung capacity,TLC)

2. 换气功能监测　主要有以下指标:

(1) 一氧化碳弥散量(DL_{CO})

(2) 肺泡动脉氧分压差($A\text{-}aDO_2$)

(3) 肺内分流量(Q_S)和分流率(shunt fraction,Q_S/Q_T)

(4) 动脉氧分压(PaO_2)与氧合指数(PaO_2/FiO_2)

（5）脉搏血氧饱和度（pulse oxygen saturation，S_pO_2）

这里仅仅介绍呼吸次数（速率）的检测及其监护。呼吸速率的意义是每分钟的呼吸次数，正常的成年人在静息的状态下，呼吸的速率范围为 16～18 次 /min，呼吸和脉搏的比例是 1∶4，不同的年龄、性别和生理状态的呼吸频率不同，一般男生比女生每分钟慢 1～2 次，不同年龄的呼吸速率如表 2-3 所示。

表 2-3　不同年龄的呼吸速率

年龄	呼吸速率 /（次 /min）
新生儿	44
5 岁	26
25 岁	16
50 岁	18

呼吸频率的改变预示着一些疾病的存在，如果呼吸速率超过 24 次 /min，则判定为呼吸过速，一般可能引起这种变化是发热、贫血、疼痛、甲状腺功能亢进、心力衰竭等，一般是体温升高 1℃，呼吸的频率大约是增加 4 次 /min。如果呼吸速率低于 12 次 /min，则判定为呼吸过缓，一般可能引起这种变化的原因是镇静剂或者麻醉剂过量及颅内的内压增高。

二、呼吸检测的基本原理

呼吸运动主要包括吸气运动和呼气运动，人体的呼吸过程包括肺泡和外部环境之间的气体交换、肺泡和肺部毛细血管血液之间的气体交换、肺泡内的空气和血液间的气体交换，呼吸检测中需要检测的就是这部分，呼吸运动是由呼吸肌舒张和收缩造成的胸轮廓节律性的缩小和扩大，正是这种由呼吸引起的胸部的扩张运动导致了体表的容抗发生改变和胸腔体积的变化，目前常用的检测呼吸频率的方法就是基于呼吸运动带来的这两种变化而设计的。

常用的呼吸检测的方法有几种：

（一）热敏电阻法

物质的电阻率会根据温度的变化而产生改变，根据这个原理制成热敏电阻，当温度控制在一定的范围内时，像铜和铂这样的大多数金属的电阻率与温度的变化成正比，如果在由热敏电阻制成的温度传感器上加上电压，这样在温度发生变化时，就可以将电阻的变化转变成电流或者是电压的变化。

当采用热敏电阻法测量呼吸信号的时候，将热敏电阻构成的检测装置夹在测试者的鼻腔上，呼吸时，呼吸的气流会带来温度的变化，从而使电阻的阻值随着呼吸的周期性变化而周期性的变化，然后经过电路的转化将电阻值的周期性的变化转换成电压信号的变化输出。

（二）呼吸感应体积描述法

呼吸感应体积描述法是在电磁感应原理基础上测量胸腹的呼吸运动，将绝缘的线圈弯曲成一定的形状作为信号检测的传感器，在被测对象的横截面上围绕信号检测传感器，输入交变电流在线圈中或者通过外加磁场的方式在线圈围绕的横截面积中产生电场，当横截面积发生变化时导致线圈电感量的变化，并将这种电感量的变化转换成电压的变化，在一定的范围内输出的电压和横截面积呈线性关系，呼吸感应体积描述法的具体过程是将传感线圈附着在具有弹性的束缚带上制成电容三点式的点式谐振电路的电感元件，当产生呼吸运动时肺部和腹部的扩张和收缩会引起束缚带的横截面积的改变，导致线圈中电感量的改变和谐振电路的谐振条件的改变，谐振频率和谐振幅度会随着呼吸的运动而改变，然后采用调幅检波的方法就可以实现呼吸的检测。

（三）呼吸压力测量法

在被试者胸部用织带固定压力传感器，通过压力传感器获取呼吸信号。由于对传感器的放置位置要求很高,并且需要将压力传感器利用束缚装置固定在人体上,给受试者带来不适感,已经很少用于动态监护的领域。

(四)生物阻抗法

生物阻抗测量技术是根据生物组织和器官的阻抗、导纳、介电常数等电特性的变化,提取与人体的疾病情况和生理相关的生理参数的检测技术,这种检测方法具有无创伤、价格低廉、使用安全、无毒无害、操作简单等特点,具有很广泛的应用前景,它的具体操作过程是通过放置在人体表面的激励电极向被检测的对象输入微小的交变电压或者交变电流信号,然后测量放置电极的检测组织表面的电流或者电压的变化,根据测量到的数据计算出电阻抗的变化,生物阻抗包括感抗、容抗和电阻,感抗和容抗的作用很小可以忽略不计,胸部阻抗的变化是电阻的变化,人体是一个大的导电体,身体内部游离着很多的带电离子,而且各个组织的电阻率都不相同,电阻和电阻率和电导率之间的关系:

$$R = \rho \frac{L}{S} = \frac{L}{\sigma S} \tag{2-26}$$

式中: σ 为电导率, ρ 为电阻率。

在上述各种方法中,唯有生物阻抗法进行呼吸检测无创、安全、简单、廉价且不会给患者带来任何副作用,还可以同时获取心电和呼吸信号,是目前呼吸监护设备中普遍采用的方法。

三、阻抗法呼吸检测仪的结构

如图 2-27 所示,高频恒流激励电路产生一 50～70kHz 的恒流正弦波,通过电极将高频激励信号加至人体胸部,这样由呼吸产生的阻抗变化所引起的电信号就调制在高频激励脉冲之上,调制方式是调幅,该调制信号经过解调、滤波、放大以后就得到呼吸波信号,最后将呼吸波信号送入模数转换器、经过微处理器的数据处理并计算呼吸频率,并通过液晶显示模块显示呼吸频率,同时还可以将数据传到上位机。当呼吸频率超过预设门限时,报警电路发出声光报警。

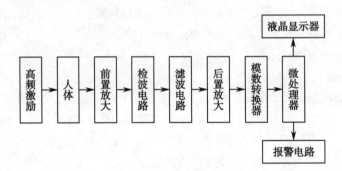

图 2-27　呼吸检测仪的系统原理框图

阻抗法测量呼吸是需要通过电极把高频电流加入到人体和通过电极检测出经过胸腔阻抗进行幅度调制的信号检出,因此,很容易阻抗法测量呼吸与心电检出共用一套电极,实现呼吸与心电信号的同步采集。目前几乎所有的多参数床边监护仪都是采用这种方法同时监护呼吸和心电。

图 2-28 给出了几款呼吸检测仪的图片。

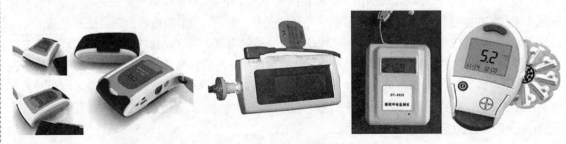

图 2-28　几款呼吸检测仪

四、呼吸检测仪器与技术的发展趋势

一方面呼吸是最重要的生命指征之一，必然是手术和重症监护的首选，另外一方面，随着老龄化社会的到来，包括呼吸障碍综合征和肥胖症等各种慢性病的急剧攀升，家用和穿戴式装置的需求也更加迫切。针对上述需求，呼吸检测仪器与技术的发展也呈以下趋势。

（一）单片化和微型化

现在的微电子技术和计算机技术将全部的呼吸检测系统集成到一枚芯片上已无任何障碍，在市场强劲需求下，已有几家国际上著名的 IC 公司（集成电路公司）生产了集成心电检测和呼吸检测为一体的单片系统，体积与功耗与往日的板卡系统相比有着天壤之别。

（二）非接触检测

主要是采用微波、脸部的视频和床垫压力等方式实现呼吸的检测。这类呼吸检测方式不需要在人体上布放电极或传感器，在一定程度上降低了被监护者的束缚，避免可能发生的皮炎和相关皮肤疾患。

（三）从其他生理参数检测中提取

不同于采用同一对电极同步采集心电和呼吸信号，这种呼吸采集方式完全是从某项生理参数检测的数据中"挖掘"出呼吸信号，如从检测血氧饱和度时得到的光电脉搏波中提取呼吸信号，从血压检测时得到的压力脉搏波中提取呼吸信号，以及从利用面部视频检测心率时同步检测出呼吸信号。

（四）家用和穿戴式

家用和个人穿戴式的呼吸监护装置的迫切性不亚于医疗机构的需求，而家用和个人穿戴式的呼吸监护装置的市场则远远大于医疗机构。除家用台式装置外，更多的是穿戴式装置，如腕表式和背心式穿戴式呼吸监测装置，前者往往与心率监测集成在一起，后者往往与心电监测集成在一起，一般均具备蓝牙等通讯手段。

第六节　多参数监护仪器

多参数监护仪（图 2-29）能为医学临床诊断提供重要的患者信息，通过各种功能模块，可实时检测人体的心电信号、心率、血氧饱和度、血压、呼吸频率和体温等重要参数，实现对各参数的监督报警。信息存储和传输，是一种监护患者的重要设备。

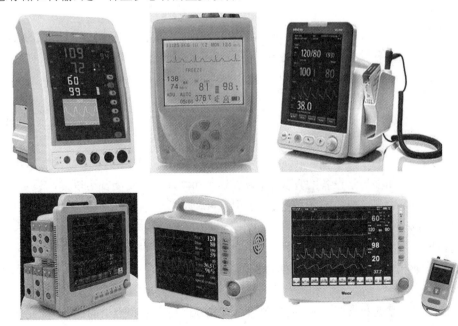

图 2-29　几款多参数监护仪

一、仪器分类

多参数监护仪可以按下列方式分类。

（一）根据结构分类

监护仪器按结构分类可以分成以下三类：便携式监护仪、一般监护仪、遥测监护仪。

1. 便携式监护仪 便携机比较小，携带方便，结构简单，性能稳定，可以随身携带，可由电池供电，可以使用时间在几小时至几十小时，一般用于非监护室及外出抢救患者的监护。

2. 一般监护仪 一般监护仪通常指床边监护仪，这种机型比较普遍，在医院重症监护室和冠心病监护室得以广泛的应用。它设置在床边与患者连接起来对患者的某些状态（如心率、呼吸率、体温、血压等）进行监视，并显示出参数。它往往与中央监护仪构成一个系统进行监护。

3. 遥测监护仪 遥测方式适合于能走动的患者，属于无线方式。

（二）根据功能分类

根据功能分类有床边监护仪、中央监护仪和离院监护仪三种。

1. 床边监护仪 它是设置在病床边与患者联结在一起的仪器，能够对患者的各种生理参数或某些状态进行连续地检测，予以显示报警或记录，它也可以与中央监护仪构成一个整体来进行工作。

2. 中央监护仪 又可称为中央监护系统，它是有主监护仪和若干床边监护仪组成的，通过主监护仪可以控制各床边监护仪的工作，对多个被监护对象的情况进行同时监护，它的一个重要任务是完成对各种异常的生理参数的自动记录。

3. 离院监护仪 一般是患者可以随身携带的小型电子监护仪，可以在医院内外对患者的某种生理参数进行连续监护，供医生进行非实时性的检查。

二、多参数监护仪的主要监护参数与功能

一般而言，多参数监护仪可实时检测人体的心电信号、心率、血氧饱和度、血压、呼吸频率和体温等指标。其中，心率虽然十分重要，但它不是独立检测的指标，通常是心电或血氧饱和度检测的"副产品"。

三、现代监护仪的特点及要求

（一）插件式

因为监护仪的种类很多，同一监护系统内监视的参数亦可能有多有少，所以现在的高档监护仪差不多都采用插件式。各种参数的信号处理部分做成可互换的插件，用统一的二路、四路或八路插件的机架就可以灵活地构成各种各样的监护系统。

（二）积木式

注意使用标准的组件和设备，仪器内部采用标准的插件，实现积木化结构，其优点是可以根据不同的监护任务随时改变整机的功能。

（三）实用化

扩展设备的功能加强显示设备的直观性，减少旋钮和增加软件功能都可以提高设备的实用性。例如加强人机对话可增强仪器的功能，在人工干预下可使屏幕显示各种测量结果，还可以选择监护参数，选择窗口的安排，实现冻结显示，对显示结果进行增减和变换布局。

（四）小型化

在实现机器功能的情况下，缩小整机的体积。

（五）可靠性

为了保证好的可靠性和长期工作，应使仪器尽可能地使用方便和最少的调节，以便护士有更多的时间用来护理患者。

笔记

（六）安全性

采用浮地、开关电源等先进的隔离技术，绝对防止患者或医护人员遭受电击的危险。

四、多参数监护仪中的心电监测

生理参数的检测用于诊断时，需要保证检测的生理参数信号准确，由于测量条件较好，通常被测试者处于静息状态，因此，对用于诊断的生理参数测量仪器的精度指标要求较高也相对容易做到。反之，在监护应用时，尤其是抢救或手术中的监护应用时，有来自患者的肢体运动或喘气带来的运动干扰，有高频电刀等手术器械的干扰，甚至除颤器等发出的数以千伏的脉冲电压的冲击，因此监护仪器很难做到高精度，但必须做到高可靠，保证能够检出危及患者生命的生命指征。

上述区别主要体现在心电的检测上：

（一）抗高频电刀

高频电刀（electric surgical knife）是手术中常用的大功率电器，工作频率很高，通常在 0.5～2MHz 之间，电压为几千甚至上万伏的高频电流，输出功率在 300W 左右。监护仪在有高频电刀工作时不仅不能被其所损坏，还应能够正常工作，这对监护仪的设计和制造是一个重大挑战。

（二）抗除颤

除颤器用较强的脉冲电流通过心脏来消除心律失常，使之恢复窦性心律的方法，称为电击除颤或电复律术。一次瞬时高能脉冲，一般持续时间 4～10ms，电能在 40～400J（焦耳）内。

在使用除颤器时，必然有较高的电压作用在心电电极上，使得监护仪中的放大电路瞬时过载，而监护仪不仅不能被其所损坏，还应能够迅速恢复正常工作。

（三）抗肌电和运动伪迹

抢救或重症监护中，不少患者会出现无意识或不能控制的动作，如震颤、移动手脚或大口喘气等，从而导致肌电和运动伪迹的干扰。通常心电监护仪采用 0.5～32Hz 的频带范围，而不是常规诊断用心电图机的 0.05～75Hz 的频带范围，目的就是为了抗肌电和运动伪迹干扰。

五、多参数监护仪的结构

与常规用于诊断的生理参数检测仪器相比，多参数监护仪器具备的显著区别在于：

（一）被检测的参数多，且同步检测
（二）可靠性高、操作便捷
（三）模块化、板卡化结构

因此，现代多参数监护仪器的基本结构如图 2-30 所示。

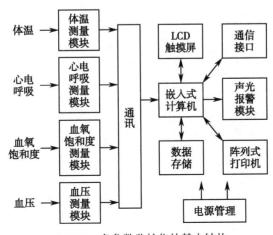

图 2-30　多参数监护仪的基本结构

六、多参数监护仪的发展趋势

微电子技术、MEMs 技术、计算机技术和通讯技术的迅猛发展也强有力地推动多参数监护仪的突飞猛进,形成日新月异的局面,主要体现在以下几个方面:

(一)微型化

现有微电子技术和 MEMs 技术不仅可以做到微型化的传感器,还能把传感器所需的后续信号处理电路,甚至微处理器和通讯接口完全集成到一枚微小的芯片上,小到可以放到针头或心导管内,而做到手表大小的监护仪器已经出现。

(二)无线化、网络化

无线化可以降低对受监护者的束缚,卧床的重症患者可以翻身和活动手脚,正在康复的患者可以自由活动,居家患者的日常生活不会受过多的影响。无线化不仅保证对患者病情的有效监控,从而保障患者的生命安全,也有利于患者身心快速康复。

网络化有:一则对非重症和危急的患者依然得到有效、可靠的监护;二则大幅度降低监护费用;三则居家治疗有利于患者的身心健康;四则可以获得医疗大数据,有利于患者的精准治疗和医学的基础研究。

(三)家庭应用和穿戴式

不论是把医疗的重点前推到社区和家庭,还是预防、强身胜于治病,家庭应用和穿戴式多参数监护仪正在方兴未艾地涌现。如已经出现的家用胎心监护、家用心电监护和家用睡眠(呼吸)监护。

(李 刚)

思考题

1. 心电信号的幅值与频率范围各为多大?心电信号检测时有哪些噪声?
2. 所谓心电图导联是什么?
3. 心电图机的基本结构是怎样的?与问题 1 和 2 有何关系?
4. 心电图机有哪些常见的种类?主要的应用目的是什么?
5. 你认为心电图机的发展方向是什么?
6. 脑电信号的幅值与频率范围各为多大?脑电信号检测时有哪些噪声?
7. 什么是脑电图的标准导联?
8. 脑电图机的基本结构是怎样的?与问题 6 和 7 有何关系?
9. 为什么脑电图机需要具备电极接触阻抗(电阻)的功能?
10. 脑电图机有哪些常见的种类?主要的应用目的是什么?
11. 你认为脑电图机的发展方向是什么?
12. 肌电信号的幅值与频率范围各为多大?肌电信号检测时有哪些噪声?
13. 肌电图机的主要应用是什么?
14. 监护仪器与诊断仪器有什么不同?
15. 生理参数检测仪器基本结构由哪几部分组成?
16. 生理参数检测仪器的发展趋势是什么?

第三章　超声诊断与治疗仪器

第一节　概　　述

超声波是指振动频率大于 20kHz 的声波。超声波具有波动形式，它可作为探测与负载信息的载体或媒介；超声波又是一种能量形式，当其强度超过一定值时，它可以通过与传播媒质的相互作用，影响、改变甚至破坏媒质的状态、性质乃至结构。1880 年法国著名物理学家 Pierre Curie 和 Jacques Curie 兄弟发现了压电效应解决了利用电子学技术产生超声波的难题，揭开了超声波技术发展与应用的历史篇章。

超声医学是指超声波在医学领域的应用，是声学、医学和电子工程技术相结合的一门学科，主要包括超声诊断、超声治疗和医学超声工程三个方面，与之对应的超声医学仪器主要分为超声诊断仪器和超声治疗仪器。

超声诊断仪器是超声波穿透生物组织或器官过程中，发生反射、透射、折射、散射、衰减和非线性参量等效应，运动组织还将产生多普勒效应，提取、分析或显示生物组织对超声波作用的规律，利用这些变化规律就可得知生物组织的内部信息。常用的超声诊断仪器主要有 A 型、B 型、M 型、D 型。

超声治疗仪器是将超声波能量作用于人体病变部位，利用超声波在生物组织中产生的生物学效应，达到治疗疾病和促进机体康复的目的，目前常用的超声治疗仪器有理疗、冲击波（超声）碎石、聚焦超声热疗、高强度聚焦超声（high intensity focused ultrasound, HIFU）等仪器或设备。

本章内容包括超声诊断仪器和超声治疗仪器两个方面，主要介绍仪器的工作原理或机制、基本结构及临床上的典型应用。

第二节　超声成像诊断仪器

一、声学基础及成像原理

（一）超声波的产生与接收

超声波最早被人类发现是在 1793 年，由意大利科学家斯帕拉捷在蝙蝠身上发现其存在，随后的 30 多年里人们进行了有关超声波的产生机制方面的大量研究，直到 1820 年 Wollaston 和 1830 年 F.Savar 用手摇大齿轮产生 24kHz 的超声，首次实现了人类在人工控制下超声波的产生，开启了超声历史的新纪元。1880 年，法国物理学家 P. 居里和 J. 居里兄弟发现把重物放在石英晶体上，晶体某些表面会产生电荷，电荷量与压力成正比，这一现象称为压电效应。1917 年，法国科学家保罗•朗之万（Paul Langevin）发现了逆压电效应，首次使用了主要由石英晶体制成的超声换能器。这种超声换能器是一种可逆的超声换能器，既能产生超声波，也能接收超声波，而且制作工艺简单，成本低廉，形式灵活，工作频率范围广，是目前应用最为普及的换能器。20 世纪后期以来，以磁致伸缩材料特性为原理的磁致伸缩超声换能器和微机械加工的电容式超声换能器的陆续出现,极大地改善了超声换能器的精确度和稳定性,拓展了超声领域。

压电型换能器是目前最常用的可逆性超声换能器,它在超声的发射和接收中占有极其独特的位置。压电效应分为正压电效应和逆压电效应。

1. 正压电效应 如图 3-1(a)所示,某些各向异性的材料受到外部拉力或者压力的作用时,引起材料内部原来重合的正负电荷中心发生相对位移,在相应表面上表现为符号相反的表面电荷。也就是在机械力的作用下产生了电场,将机械能转化为电能的效应称为正压电效应。当外力撤去后,又恢复到不带电的状态;当外力作用方向改变时,电荷的极性也随之改变。超声换能器的接收采用了正压电效应,将来自人体的声压转化为电压。

2. 逆压电效应 如图 3-1(b)所示,在压电材料表面沿着电轴方向加上电压,由于电场作用,引起材料内部正负电荷中心位移,这一极化位移使内部产生应力,从而导致宏观上的几何形变,这种将电能转化为机械能的效应称为逆压电效应。超声换能器的发射采用了逆压电效应,将电能转化为声压,并向人体发射。

压电效应是可逆的。医学超声设备中,常采用同一压电换能器作为发射和接收探头,但此时发射与接收必须分时工作。

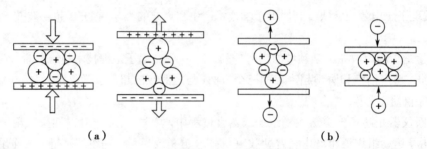

图 3-1 正压电效应和逆压电效应

(二)超声波的传播

超声波在本质上与普通的声波是一致的,其许多的传播规律和传播特性都符合声波的传播特点,两者都是因频率而划定界限,因此携带的能量也不同。超声波大体上存在以下三种波形:纵波波形、横波波形和表面波波形。纵波是质点的振动方向与传播方向平行的波,纵波只能在具备压缩拉伸特性的介质中传播。当传播介质中各点振动方向和波的传播方向垂直时,该超声波被称作横波,横波也称"剪切波"。表面波波形是沿着两种媒质的界面传播的同时具有纵波和横波的双重性质的一种弹性波。声表面波不仅可以在各向同性均匀固体中传播,而且也可以在不均匀的(如分层的)固体介质中传播。不过,这时它是频散的,并且存在多种模式。

1. 界面上波的反射和透射 超声波从一种介质传播到另一种介质时,在两种介质的分界面上一部分能量反射回原介质,称为反射波;另一部分能量透过界面在另一种介质中传播,称为透射波。在界面上声能的分配和传播方向的变化都遵循一定的规律。

(1)超声波垂直入射到平界面上的反射和透射:当超声波垂直入射到足够大的光滑平界面时,将在第一介质中产生一个与入射波方向相反的反射波,在第二介质中产生一个与入射波方向相同的透射波。设入射波的声压为 p_0,反射波的声压为 p_r,透射波的声压为 p_t,反射波声压 p_r 与入射波声压 p_0 之比称为界面的声压反射率,用 r 表示

$$r = \frac{p_r}{p_0} = \frac{Z_2 - Z_1}{Z_2 + Z_1} \tag{3-1}$$

透射波声压 p_t 与入射波声压 p_0 之比称为界面的声压透射率,用 t 表示

$$t = \frac{p_t}{p_0} = \frac{2Z_2}{Z_2 + Z_1} \tag{3-2}$$

从上面公式可以看出,超声波垂直入射到平界面上时,声压的分配比例系数仅与界面两侧介质的声阻抗有关。

(2)超声波倾斜入射到平界面上的反射和透射:当超声波倾斜入射到异质界面时,除了产生与入射波同类型的反射波和折射波以外,还会产生与入射波不同类型的反射波和折射波,这种现象称为波形转换。波形转换只发生在倾斜入射场合,而且与界面两侧介质有关。由于液体和气体介质中只能传播纵波,因此波形转换只可能在固体中传播。

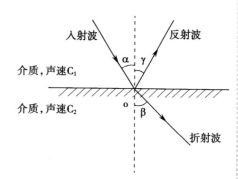

图 3-2 声波倾斜入射到异质界面

超声波在介质中的传播方向,通常用声波的传播方向与界面法线的夹角来描述(图3-2)。

入射波与法线的夹角称为入射角,一般用 α 表示。反射波与法线的夹角称为反射角,常用 γ 表示。折射波与法线的夹角称为折射角,常用 β 表示。超声波倾斜入射到异质界面时,反射波和折射波的传播方向由入射、折射定律[又称斯涅耳(Snell)定律]来确定。即

$$\frac{\sin\alpha}{C_1} = \frac{\sin\gamma}{C_1} = \frac{\sin\beta}{C_2} \tag{3-3}$$

式中,C_1 为超声波在介质 1 中的传播速度,C_2 为超声波在介质 2 中的传播速度。当 $C_2 > C_1$ 时,随着 α 的增加,β 也逐渐增加,当 α 增加到一定角度,β = 90°,这时对应的入射角称为第一临界角,用 α_1 表示。

$$\alpha_1 = \arcsin\left(\frac{C_1}{C_2}\right) \tag{3-4}$$

当 $\alpha = \alpha_1$ 时,第二介质中无透射波。

2. 超声的衍射 分析超声衍射的物理基础是惠更斯原理。该原理由荷兰物理学家 Huygens 于 1690 年提出。根据此原理,媒质中的波动传到的各点,都可以看作发射声波的新波源(或称次波源);以后时刻的波阵面,可由这些新波源发出的子波波前的包络面做出。当超声波遇到障碍物,声波在障碍物形成新的子波源分布,当障碍物的线度比超声波波长大许多时,声能大部分反射,在障碍物后形成较明显的声影区。当障碍物的线度比超声波波长小许多时,声波基本不受影响,继续向前传播,只是声能稍有减弱。当障碍物的线度与超声波波长相当时,则衍射场成为具有特殊指向性的图案。

广义的声散射是声波传播过程中,遇到各种散射体时发生的反射、折射和衍射的总效应。在这个意义上,散射波可以由声场中形成的总声波减去入射波而得到。

(三)超声波非线性问题

现代非线性超声学建立于 20 世纪 60 年代前后,至今已有近 70 年历史。1948 年 J.M.Burgers 建立了 Burgers 方程,用于求解湍流问题。J.S.Mendousse 于 1953 年推导出简单声源在有限振幅边界条件下 Burgers 方程的一个解析解。通过将等熵条件下的状态方程展开成 Taylor 级数,Beyer 在 1960 年定义了流体媒介的非线性参量 B/A,可以定量描述流体媒质的非线性特性。1967 年 Westervelt 建立了声参量阵列的理论基础,为超声学在生物医学领域的应用打下了基础。

1. 超声非线性产生的基本原理 声学现象从根本上来说是非线性的。线性波动方程的推导采用了一系列假设,包括媒质为理想流体,不存在黏滞性,声波在传播过程中没有能量损耗;媒质在宏观上是静止的、均匀的;声传播过程为绝热过程;媒质中传播的是小振幅声波;媒质不存在切向形变。当以上假设任何一条不能满足时,波动方程不再是线性的,声波传播过程中的非线性不可忽略。

在线性声学中,声速被认为是一个常数 c_0,因此声源发出的波形在传播过程中保持不变。在非

线性声学中,此时波形上不同位置 $\vec{r}$ 的声速不再是常数,而是位置 $\vec{r}$ 的函数,即 $c=c(\vec{r})=c(x,y,z)$。如果只考虑 x 方向传播的一维情况,则有:

$$c(x)=c_0+\left(1+\frac{B}{2A}\right)v(x) \tag{3-5}$$

式中,B/A 为非线性参量。从上式可以看出,声速不仅与初始声速有关,还与位置 x 处的质点速度以及媒质的非线性参量有关。从物理角度来看,在媒质的压缩区域(对应声压为正的区域),$v(x)>0$,因此 $c(x)>c_0$;而在媒质的稀疏区域(对应声压为负的区域),$v(x)<0$,因此 $c(x)<c_0$。这样,由于声波在传播过程中不同位置处的声速不同就会导致声波波形发生畸变,从而导致波形的频率成分也发生变化。假设声源发出的波形为标准正弦波,经过一段时间的传播畸变,波形将逐渐从正弦波向锯齿波过渡,从而导致高次谐波的产生。

2. 非线性超声学的应用及其物理原理　现代非线性超声学的应用主要有两个方面:

(1)材料的无损检测:传统的线性超声技术在探测材料中小的疲劳裂纹时,常常受到增益噪声、探测对象体积不均匀、裂纹闭合等的限制,由于有缺陷的材料与无缺陷的材料相比,其非线性效应很高,所以利用非线性超声学方法对材料进行诊断和损伤探测非常有效。

(2)生物体病灶的检查与治疗:超声非线性在生物医学领域具有非常广泛的应用,在病灶的检查方面,与超声基波(与入射波相同频率)成像相比,超声谐波成像具有更高的空间分辨力,具体的成像方法有组织谐波超声成像和超声造影成像。在治疗方面,治疗超声的应用可以简单地划分为低能量应用和高能量应用两种。在低能应用中,超声的声流占主导地位,在高能应用,超声的热和声空化起主要作用,而超声的非线性主要体现在高能应用中。超声的高能应用主要是高强度聚焦超声和超声碎石,前者主要通过高强度聚焦超声的生物学效应进行肿瘤治疗、切除手术等,后者则通过高强度超声的机械效应、空化效应等,击碎人体内的结石,从而达到治疗的目的。

在非线性超声评价材料损伤中,由于晶体结构、晶体缺陷或者其他微缺陷的存在,固体材料一般存在非线性的特征,当大幅值高能超声进入固体介质中时,由于传播导致的波形畸变,会使得回波具有较强的高次谐波成分,这种非线性信号包含了材料微缺陷和材料属性等传统线性超声波无法检测到的信息。

在医学超声成像中,超声的非线性来自于两方面。在组织谐波成像中,超声的非线性是因为人体属于一种较强的非线性媒质,会使得超声波在人体中发生非线性传播,使得回波中出现高次谐波成分。在超声造影成像中,超声的非线性主要是来自超声造影剂微泡在超声声场的激励下发生非线性振动、变形甚至破裂所产生的非线性分量。

(四)生物组织的超声特性

随着组织类型和形状的不同,生物组织的超声特性存在差异,生物组织的声阻抗、声速和声衰减等特性,在确定医学超声成像的有用性方面起了至关重要的作用。细胞是基本的组织单元,由它组合构成了各种人体组织。为了便于理解组织中超声波传播规律,可粗略地将软组织分为 5 个基本组织类型:上皮组织、肌肉组织、神经组织、连缔组织和血液及其他液体组织。

1. 超声衰减　当超声波在实际介质中传播时,声能随距离的增加而减少。影响衰减的因素很多,这些因素包括:声速的扩散使单位面积上的能量减少;非镜面反射引起的散射使按原始传播方向传输的能量迅速减少;波形变换时能量分配给两种或多种波形,以不同速度向不同方向传输;吸收、超声能量转化成热能等。

$$I_z=I_0e^{-\mu_0 z} \tag{3-6}$$

式中,I_0 是波的变量(如声压)在 $z=0$ 时的峰值;I_z 是相同的变量在 z 位置的峰值;μ_0 是介质的幅度衰减系数,此处以每厘米衰减多少奈培为单位,即 Np/cm。因此

$$\mu_0=\left(\frac{1}{z}\right)\ln\left(\frac{I_0}{I_z}\right)\quad Np/cm \tag{3-7}$$

通常用α衰减系数描述衰减，α表示每厘米衰减多少分贝，即 dB/cm，这样

$$\alpha = 20(\lg e)\mu_0 = 8.686\mu_0 \quad \text{dB/cm} \tag{3-8}$$

生物组织中超声衰减主要由声束反射、散射、扩散和组织吸收等因素产生。

（1）反射衰减：界面上反射引起的超声衰减，是引起衰减的一个重要方面。在声阻抗差界面上，由于声阻抗的差别，超声波的弹性反射将使透射进入更深层组织中的声波能量下降，从而引起传播超声波随距离的增加而衰减。

（2）散射衰减：当超声波遇到的障碍物的尺寸小于和近似等于波长时，则要发生散射和衍射。它是超声波在遇到与波长相当的小障碍物目标时，使传播方向和路径发生了不可逆的改变，从而使超声能量衰减。

（3）扩散衰减：超声在理想介质中传播时，超声衰减主要来自超声波束的扩散，即由于离声源一定距离以后，声场面积过大，声能分散在更大面积上，从而引起衰减。

（4）吸收衰减：超声在均匀介质中传播时，由于振动引起的弹性摩擦将一部分超声能量转变为其他形式的能量，因而表现为超声能量被介质吸收了，原传播方向的超声能量衰减了。吸收衰减主要有三种情况：黏滞吸收、弛豫吸收和热传导吸收。

在各种非肺的人体组织中，声波的能量被吸收并转变为其他形式的能量，如热能，是引起超声衰减的主要因素。实验结果表明，当超声频率为 1~15MHz 时，超声波被人体组织吸收的系数几乎与频率成正比，其衰减系数为 0.5~3.5dB/（cm•MHz）。几乎 80% 的超声波被胶原蛋白所吸收。吸收衰减系数主要由超声频率、组织黏滞性等决定。

2. 生物组织超声特性的参数值

（1）声速：目前，医学超声领域主要应用纵波，以下只讨论纵波声速。人体软组织性质接近流体性质，故超声波在大多数软组织内的传播速度亦相差不大，并接近于超声波在流体中的传播速度，其平均声速为 1 540m/s，即 1.5mm/μs。骨骼与固体性质相似，其传播速度也相近，其声速为软组织中的三倍左右。超声在人体正常组织中的传播速度可以参表 3-1。

表 3-1　超声在生物组织中的传播速度

人体组织	传播速度/（m/s）	人体组织	传播速度/（m/s）
空气（肺，胸腔）	332~340	颅骨	4 080
脂肪	1450	肝	1 550
羊水	1474	肾	1 560
血液	1570	体液（37℃）	1 496
软组织（平均值）	1540	大脑	1 460

（2）声阻抗：人体各组织声阻抗以及主要由声阻抗确定的声压反射系数是目前所有脉冲回波超声诊断系统的基础。表 3-2 给出了人体组织的声阻抗。

表 3-2　人体组织的声阻抗

人体组织	声阻抗/（10⁶（Pa•s）/m）	人体组织	声阻抗/（10⁶（Pa•s）/m）
空气	0.000439	颅骨	6.184
脂肪	1.380	肌肉组织	1.684
羊水	1.463	肾	1.620
血液	1.656	水（20℃）	1.480
软组织（平均值）	1.632	大脑	1.510

（3）超声衰减系数：吸收是引起超声衰减的主要原因，几乎大部分的超声波都被生物组织中的胶原蛋白所吸收。表 3-3 给出了超声波在人体组织中的平均衰减系数。由于超声波在人体组织中的衰

减系数随频率的增高而增大,因而在探测深部组织时不宜采用过高的频率,对浅层组织则可以使用较高的频率以提高分辨力。从表中可知,超声波在血液等液性介质中的平均衰减较小,颅骨的衰减较大,超声很难通过颅骨传播。肺内含有大量空气,肺的衰减也很大。

表 3-3　超声波在人体组织中的平均衰减系数

人体组织	平均衰减系数 /[dB/(cm·MHz)]	频率范围 /MHz
血液	0.18	1.0
脂肪	0.68	0.8～7.0
脑	0.85	0.9～3.4
肝	0.94	0.3～3.4
肌肉(顺纤维)	1.30	0.8～4.5
肌肉(横越纤维)	3.30	0.8～4.5
颅骨	20.00	1.6
肺	41.00	1.0

(五)超声成像原理

1. 超声回波成像原理　基于回波扫描的超声探测技术基本原理是利用超声波的良好指向性在不同组织中产生的反射和散射回波形成的图像或信号,获取组织的界面形态、组织器官的运动状况和对超声的吸收程度等回波特性,由具有专业知识的医生结合生理、病理解剖知识与临床医学来鉴别和诊断疾病。这种技术主要是用于解剖学范畴的检测,以了解器官的组织形态学方面的状况和变化,对患病的部位、性质或功能障碍程度作出概括性以至肯定性的判断。

超声回波成像的信息主要由反射回波和散射回波所携带。典型的超声回波一般包含大界面反射波和小粒子散射波,其中反射波的幅值通常大于散射波的幅值。因为反射波和散射波产生的机制不同,所以这两部分波中所携带的有关生物组织的信息和表现形式也不相同。

人体中不同的组织具有不同的声速和声特性阻抗,声波在通过由不同声特性阻抗的组织形成的界面时会产生反射。反射波(回波)的幅度与组成界面的两种组织的声特性阻抗之差成正比。也就是声特性阻抗之差越大,回波幅度越大。

在声传播介质中,发射一个超声波脉冲,经目标反射,接收其回波并检出其中所携带的有关信息,用来确定目标的方位与距离的方法,称为脉冲回波测距法。脉冲回波技术正是利用了人体组织的不均匀性而引起的反射作用通过检测脏器界面的反射回波,对组织进行定位,并检测组织特性。

用于超声脉冲回波诊断的探头能同时发射超声脉冲和接收超声回波信号。装在探头前端的声透镜将超声波束聚焦。在超声诊断中,波束的有效部分一般是在探头端面到刚过焦点的区域。超声波束由一连串的超声脉冲组成,每个像泪滴状的声脉冲以声速在波束内行进,并从体内结构反射回来。检测回波脉冲就可以获得有关声脉冲通过介质内反射界面的位置信息。

超声回波距离的测定取决于发射脉冲与回波之间的时间间隔 T 的测定。由于声脉冲通过同一路径往返,故

$$T = \frac{2S}{c}$$ (3-9)

其中,S 表示距离,c 表示超声在组织内的传播速度

超声波在人体软组织中传播的平均声速为 1 540m/s,当探测深度在诊断超声常用的 2～30cm 时,计算可知单次回波法测距的时间间隔 T 为 26～390μs。

脉冲回波显示在显示屏上,显示屏内有关结构信息,有两种类型的显示,一种是以回波图形的回声图显示,另一种是利用回波构成图像的声像图显示。声像图显示的超声回波以光点形式显示在荧光屏上,每个光点的位置表示回波返回所需的时间,而每一个所接收到的回波的强度则以光点的亮

度表示。每一次接收到的回波可以形成一根扫描线的图像,在不同位置的多次回波即可组成一幅图像。如果用256次发射接收回波组成一幅30cm深度的图像,所需时间间隔大约为100ms,即帧频为10Hz,当深度为2cm时,帧频可达150Hz。实时成像是超声诊断成像的优点之一,帧频是超声成像优劣的重要指标之一。当通过增加每帧图像的扫描线数量(称为线密度)提高图像横向分辨力时,帧频就会下降,反之降低线密度可提高帧频。在超声工程技术中,常采用一次发射多次接收的多波束合成技术成倍提高帧频,这对于一根线需要多次慢时扫描的彩色血流成像尤其重要。

超声诊断仪作为四大医学影像设备之一,除了实时成像诊断快的特点,还有安全无辐射、无创、移动方便、经济、毫米级分辨力、具有血流功能信息等优点。不足之处是超声对含有大量气体或骨结构的器官成像困难、有些器官如颅脑有一定声窗的限制、肥胖人群不易获取好的图像。基于反射和散射回波的超声图像不同于直接观看到的组织器官视觉像,相对抽象,因此需医生基于解剖知识并经一定学习才能读图和诊断,扫查和切面的选取较依赖于操作者技能。基于深度学习的人工智能技术的发展有望对超声图像识别和诊断带来帮助。

2. 多普勒血流成像原理　当超声波声源与反射或散射目标之间存在相对运动时,接收到的回波信号将产生多普勒频移,它的幅值大小及符号与相对运动速度大小和方向有关。

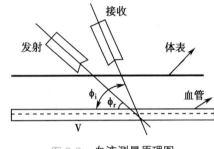

图3-3　血液测量原理图

在超声多普勒技术中,超声波发射和接收换能器固定,由人体内运动目标,如运动中的血细胞和运动界面等,产生多普勒频移,由此可确定运动速度和方向及其在体内的分布。

如图3-3所示。考虑声速与流速矢量 V 的方向,当发射信号为载波频率等于 f_0 的正弦超声波时,在接收信号中,由血细胞运动产生的接收信号多普勒频移为

$$f_d = \frac{Vf_0}{c}(\cos\phi_r + \cos\phi_i) \tag{3-10}$$

式中,c 为组织中声速;V 为血流速度幅值。

在实际应用中,一般 $\phi_r = \phi_i = \phi$,所以:

$$f_d = 2\frac{Vf_0}{c}\cos\phi \tag{3-11}$$

夹角及多普勒频偏符号确定可由下述方法来完成。即当血流方向朝向探头时,$f_d > 0$ 称正向流;当血流方向离开探头时,$f_d < 0$ 称反向流;当声束与血流方向垂直时,$f_d = 0$。

3. 谐波成像　人体软组织对波的传播具有一定的非线性高频率谐波能量,但相对较弱。普通超声成像利用的是线性能量,而将非线性成分通常滤掉。非线性信号的频率即谐波频率,随着频率的升高其能量会依次降低。组织谐波成像是利用超宽频探头接收这些非线性的高频谐波信号,主要利用二次谐波分量,有时也将多频率信号平均处理后再进行成像。由于接收频率的提高,对体内较深部组织的分辨力有了较大的提高,明显增强了对细病变的显现力。

组织谐波的产生,主要是由基波(入射波)的非线性传播引起的。比如,假设换能器发射的声波有一个特定的中心频率时,如中心频率为1.5MHz,相应的一次谐波信号频段也是以入射基波1.5MHz为中心的。传播一定距离后,非线性会引起波形发生畸变,在频谱上产生谐波分量。其中,二次谐波是以基波频率的两倍(3MHz)为中心的,另外,还有三次谐波、四次谐波等,幅度依次下降。

我们从物理方面来解释这一现象。当入射脉冲在组织中传播的时候,在任何瞬间,波峰都比波谷传播得稍微快一些,这是因为超声在紧密的组织中和松散的组织中传播速度不同。实际上,声速 C 与粒子运动速度 u 是成正比的:

$C = C_0 + \beta u$。其中 $C_0 = 1\,540\text{m/s}$,在线性声学中可认为是常量;$\beta = 1 + B/(2A)$ 为介质的非线性系数。这样,超声在传播一定距离后,波形会发生畸变,由正弦波变为锯齿波,反映在频域上就是产生

了谐波分量。尽管组织在任何给定的瞬间产生的谐波是极微量的，但是当脉冲通过组织传播的时候，谐波强度会随着深度不断累加。在皮肤层组织谐波实际上是零，然而，组织谐波的强度会随着超声传入组织深度的增加而增加，直到组织衰减可以克服这种现象并使它的强度降低为止。

（1）谐波的提取与成像方法：采用一个接收滤波器把由组织产生的谐波信号选出，得到谐波图像。

如下图3-4所示，换能器带宽需足够宽，包含基波和谐波分量，常采用二次谐波分量作为成像对象。这里需注意以下两点：首先，要确定谐波信号不是由发射的基波频段产生的，即需采取窄带发射；其次，滤波器必须与谐波频段相匹配，把基波频段完全滤除。在实际应用中，很难做到基波带和谐波带的完全分离，总会有一部分重叠，发射时应尽量考虑使重叠的部分减至最小。然而，窄带发射的一个缺点就是使轴向分辨力降低。

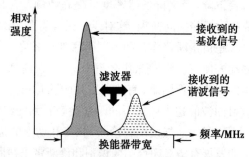

图3-4 接收到的基波和二次谐波信号的相对强度

（2）脉冲逆转谐波成像：如图3-5所示，先后发射两个相位差为180°的脉冲，然后将这两个脉冲的回声信号求和。对于线性介质，两回声信号幅度相同而相位相差180°，因此求和后两个信号抵消。对于非线性介质，两回声信号的幅度和形状是不相同的，因此求和后两信号不会抵消。

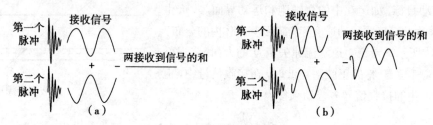

图3-5 脉冲逆转技术
(a)组织的线性特性，回声信号的和信号是零；
(b)组织的非线性特性，回声信号不会因相加而抵消

事实上，相加后的信号仅包含了偶次谐波分量，奇次谐波分量均被抵消。

这种方法的优点是相加后的信号强度高于单次发射的二次谐波滤波方法，有利于提高信噪比；且发射时可采用宽带发射，增加了轴向分辨力。缺点是需两次发射才能产生一幅图像，使得帧频减小；且对于运动器官而言，两次回波相加会产生运动伪像。

组织谐波成像的优点：①减少声束扭曲造成的噪声和回声混乱；②提高图像的空间分辨力；③提高深部组织清晰度。组织谐波成像的缺点是降低了动态范围和穿透。如文末彩图3-6，谐波图像相比基波图像空间分辨力和清晰度更高。

4. 造影成像 超声造影成像是利用造影剂使背向散射回声增强，明显提高超声诊断的分辨力、敏感性和特异性的技术。随着仪器性能的改进和新型声学造影剂的出现，超声造影已能有效地增强心肌、肝、肾、脑等实质性器官的二维超声影像和血流多普勒信号，反映和观察正常组织和病变组织的血流灌注情况，已成为超声诊断的一个十分重要和很有前途的发展方向。有人把它看作继二维超声、多普勒和彩色血流成像之后的第三次革命。文末彩图3-7给出了肾脏造影的图像。

超声造影剂是一类能够显著增强医学超声信号的诊断试剂，它可以显著地增强血液的超声回波强度，弥补医学超声对血流灌注检测与成像的不足。经过二十余年的发展，现代超声造影剂实际上是一类直径在1～10μm之间，具有包膜的、无毒无害的气体微泡，它能够通过肺循环，随着血液循环流动，最终消散在血液中。在超声声场中，超声造影剂微泡不仅作为一个散射体，被动的发挥作用，而且随着超声声强和频率的不同呈现不同的振动状态，主动地发挥作用。当超声的频率接近超声造影微泡的谐振频率时，微泡变为一个声源，向外辐射声波。当超声造影微泡作线性振动时，其向外辐

射与激励声波频率相同的声波,当超声造影微泡作非线性振动时,其向外辐射非线性谐波分量,而当造影微泡破裂时,在破裂的瞬间会产生瞬时谐频分量。

为了将超声造影信号从组织信号中分离出来,人们针对超声造影信号的一个或多个分量,发展出了许多超声造影成像方法。下面对这些方法进行简单的介绍。

(1)谐波 B 模式成像:该成像方法利用造影剂的二次谐波进行成像,但该方法的灵敏度很差,造影组织比也比较低,尤其是在进行微小血管成像时,造影信号与组织信号很难通过该成像方法区分开来。

(2)谐波功率多普勒成像:该成像方法不提供血流方向信息,只显示多普勒信号功率,是检测微小血管组织的有力工具,造影组织比较高,但是由于非线性传播的杂散分量限制了造影组织比。

(3)脉冲逆转成像:该成像方法利用造影剂的非线性特性,通过发射两个幅度相同、相位相反的脉冲,再对接收到的回波加和的方式来抑制组织信号,得到造影剂的非线性特性,它克服了接收带宽和成像精度的矛盾,但是不能对运动组织成像,同样非线性传播也会降低造影组织比。与此类似的方法也有发射数量超过两个的脉冲的成像方法,在此不再赘述。

(4)释放脉冲成像:该成像方法利用造影剂微泡破裂时产生的自由微泡特性,克服了对比灵敏度与成像精度的矛盾,使得非线性传播不能影响造影组织比,但缺点是不能实时成像。

(5)次谐波成像:该成像方法利用造影剂的 1/2 次谐波进行成像,由于组织的次谐波非常小,所以可以获得很高的造影组织比,但是该方法尚未使用,且成像精度较低。

5. 三维超声成像 由于受到方法学和处理技术的限制,早期的三维超声成像难以获得理想的三维图像。随着计算机技术的飞速发展,三维图像的成像时间明显缩短,图像质量也有了明显提高,采集图像更加方便快捷,对疾病诊断的研究也日趋深入,已逐步进入临床实用阶段。与传统的二维超声成像相比,三维超声的图像显示直观,解剖结构的空间位置关系明确,可以在屏幕上直观地看到脏器的解剖结构,充分利用采集到的图像信息,提供多种成像方式,多平面、多角度观察组织器官,从而实现临床准确诊断疾病并缩短诊断需要的时间,同时可以对一些不规则形状的组织器官的医学诊断参数如心室容积、心内膜面积等进行精确测量。文末彩图 3-8 给出了胎儿的超声三维图像。

三维超声成像的基本步骤包括:图像采集、图像预处理、图像重构、图像显示、后处理和定量测量,其中医学体数据可视化过程如图 3-9 所示。

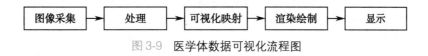

图 3-9 医学体数据可视化流程图

(1)图像采集:通过医学成像设备对人体进行扫描,得到二维图像序列,也可以是计算机模拟数据。其主要是获取数据文件定义格式,便于读取。

(2)预处理:根据对象要求,对数据进行精简和插值,最大限度地利用有用信息,包括消除噪声、滤波处理、平滑、网格重新划分、坐标变换、几何变换、线性变换、图像分割与边缘提取以及法向计算等。

(3)可视化映射:创建几何图素,将经过处理的数据转换为可供绘制的几何图素和属性,包括可视化方案设计。

(4)绘制:几何图素和属性转换为可供显示的图像。即根据数据的几何图素的表达,对几何图素赋予视觉特征,包括确定图像的合成、颜色、透明度、纹理、阴影等各方面的性质,并进行绘制。

(5)显示:最后一步是完成图像变换和在计算机屏幕上的三维显示,包括图像的几何变换、图像压缩、颜色量化、格式转换及图像动态输出。

6. 四维超声成像 动态三维超声成像或实时三维成像也称为四维超声成像,它因在空间三维的基础上将时间作为第四维而得名。四维超声成像建立在二维超声切面基础上,在保留二维成像信息的同时,增加了形象直观的三维(四维)立体图像。四维超声成像往往是利用二维面阵换能器,计算机控制发射声束按相控阵方式沿 y 轴进行方位转向形成二维图像,再沿 z 轴方向扇形移动进行立体仰角转向形成三维锥体数据库,然后重建成三维图像。利用面阵换能器发射时可采取多条声束同时并行扫描,可以实现超大量数据快速处理,从而使发射声束脉冲的重复频率大幅度提高,三维图像的帧频亦随之增加,实现真正的实时三维成像。

由于三维成像是在二维显像的基础上多一维视野空间,因此,实时(动态)三维超声图像所包含的信息量及对细微结构的分辨力远胜过二维图像,具有更高的空间分辨力。但其临床应用目前仍处在早期阶段,主要用于产科和心脏检查。在产科检查中,实时三维超声成像不仅可以对胎儿的整体、面部、四肢进行测量,观察其状况,还可真实地观察胎儿在母体内的生长、发育和活动的状况,准确、及时地早期诊断各种畸形儿。而四维超声心动图可以实时显示心脏与大血管各解剖结构的立体形态、轮廓、厚度、腔径、方位、走向、空间关系特别是活动状况,以及各种心脏病变的性质、部位、形态、范围及其在心动周期中的动态变化,使临床医生容易理解病变的实质,也为外科医生术前了解手术视野和选择治疗方案提供了帮助。

7. 弹性成像　超声弹性成像是一种新型超声诊断技术,能够反映组织的弹性即硬度的大小。与临床医生通过触诊来评价肿物性质的原理相同,弹性成像的临床意义也在于"组织的弹性依赖其分子和微观结构,与病变组织病理密切相关"。组织硬度(弹性模量)与组织生理病理特性密切相关,病变组织的硬度(弹性模量)通常会先于结构发生变化,因而是诊断组织病变的重要依据。超声弹性成像是以获取组织硬度(弹性模量)等生物力学特征为目的的超声成像方法。超声弹性成像是1991年由Ophir首先提出的,作为一种全新的成像技术,它弥补了常规超声的不足,更能生动地显示、定位病变及鉴别病变性质。其原理是:利用组织内弹性系数分布不均的特性,组织内的应变分布也会有所差异。弹性系数大的区域引起的应变系数小,反之,弹性系数小的区域引起的应变系数大。最早是静压式(准静态)弹性成像技术,后来又诞生了剪切波弹性成像技术,按照工作原理分为瞬时弹性成像技术(transient elastography,TE)、声辐射力弹性成像(acoustic radiation force impulse imaging,ARFI)、剪切波弹性成像(shear wave elastography,SWE)等新型定量弹性成像技术,具有重要的临床应用价值。

静压式(准静态)弹性成像技术通过手持探头对组织施加合适的压力,组织在压力作用下发生一定的形变;同时探头以一定的时间间隔发射超声波信号,系统记录组织发生形变前后的超声波信号并进行互相关或自相关算法的处理,提取出组织在压力作用下所产生的形变信息。相同的压力下,软组织形变较大而硬组织形变较小,组织的软硬程度通常与病变密切相关,因此可以通过组织形变大小(应变)来判断组织的病变情况。文末彩图3-10为准静态超声弹性成像技术的处理过程,通常只能得到应变值(相对硬度),需要借助力传感器才能得到弹性模量值(绝对硬度)。

瞬时弹性成像技术是一维瞬时弹性成像技术,它有特殊的探头,由一个低频振动器和一个单阵元的超声换能器组成。该技术通过测定肝瞬时弹性图谱来测量肝的硬度,判断肝纤维化的程度。

声辐射力弹性成像的原理是利用调制的聚焦超声波束在组织内产生剪切波,然后用特定的电子系统采集组织内产生的剪切波信号,获得组织的硬度信息。

剪切波弹性成像是目前最新的剪切波弹性成像技术,它是利用多波束成像平台,以超高速在组织的不同深度连续聚焦,产生"马赫锥"现象,大大增强了剪切波的产生,提高了剪切波在组织中的传播效率。动态多点聚焦还可以避免因在同一个部位聚焦产生过多的生物效应。SWE技术能够接收剪切波超高时间分辨率的图像,并通过后端分析得到定量的弹性模量值。弹性模量值越大表明组织的硬度越大。弹性成像图通过编码后叠加在二维灰阶图上,如文末彩图3-11所示。

其标尺根据杨氏模量(单位为kPa)的大小而定,一般将较硬的组织显示为红色,较软的组织显示为蓝色(不同的厂商提供的设备显示方法可能不一样)。定量工具可定量获得感兴区域内的杨氏模量值。

8. 血管内超声成像　血管内超声(intravenous ultrasound,IVUS)是无创性的超声技术和有创性的导管技术相结合的,一种使用末端连接有超声探针的特殊导管进行的医学成像技术。这种技术使得超声技术,如压电传导或者超声传感器得以用于检查血管内壁的情况。血管内超声在辅助诊断冠脉粥样硬化方面也有很大用处。血管内超声是利用导管将一高频微型超声探头导入血管腔内进行探测,再经电子成像系统来显示心血管组织结构和几何形态的微细解剖信息。由于 IVUS 能够直接显示血管的横断面图像,提供准确的血管信息,多方面弥补血管造影的不足,它就好比介入医生的另一只眼,能够准确地观察血管腔的形态、管壁之间的关系,测量血管狭窄程度和判断斑块的性质,从而更好地指导临床治疗。

IVUS 导管的直径一般为 2.6~9F(即 0.87~2.97mm),目前用于冠状动脉内显像的超声探头的频率较高(20~45MHz),适合于近距离成像。其轴向(axial)和侧向(lateral)的分辨力分别可达到 100~120μm 和 200~250μm。

IVUS 成像系统分为两种典型的类型,分别为机械旋转类型和相控阵类型两种。前者的构成原理是通过电机转动引导导体内的单阵元换能器进行相应的旋转,从而实现信号的发射与接收,完成绘制图像。后者则是使用电子相控阵系统,系统使用多个超声传感器有规律的阵元排列起来,通过延迟电路,控制每个换能器的发射时间,使声束做 360°扫描。该导管可以多次反复使用,也不会因驱动器旋转与换能器不同步导致图像失真。

血管内超声成像一般采用内置 20~60MHz 高频微型超声探头,在冠状动脉及周围动脉血管内成像,获得动脉管壁的环式 B 超图像。随着超声技术的提高,探头的频率还在逐渐增加,并且设备相应信号的处理方法不断改善,这些都使得 IVUS 的图像分辨率趋向更高(见文末彩图 3-12、图 3-13)。

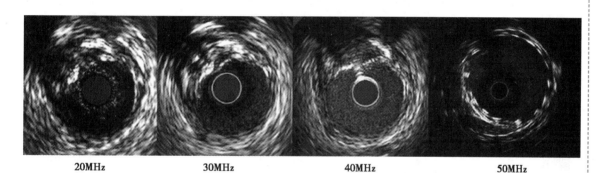

| 20MHz | 30MHz | 40MHz | 50MHz |

图 3-13　不同频率的血管内超声图像

二、超声诊断设备的主要结构

(一)超声换能器与探头

超声诊断设备中实现声电或电声能量转换的传感器称为超声换能器(ultrasonic transducer)。超声换能器产生高频机械振动进而发出超声波的方式有多种,例如压电式、磁致伸缩式、电磁式。医用超声诊断设备最常用的探头都是压电式的,而用于肝纤维化评价的一维瞬时弹性设备产生超声剪切波(又称横波)的激振器以电磁式工作。压电式超声换能器利用一些晶体材料的压电效应这种现象工作,压电效应把机械能转换成电能,实现超声波的接收,逆压电效应把电能转换成机械能,实现超声波的发射。

1. 超声换能器材料　具有压电效应的晶体材料有多种类型,常见的有压电陶瓷(piezoelectric ceramics)、压电单晶体(piezoelectric single crystal)。压电陶瓷属于压电多晶体,在超声换能器中广泛应用的压电陶瓷材料是锆钛酸铅,俗称 PZT(铅 Pb、锆 Zr、钛 Ti 三种元素的缩写)。烧结后的陶瓷材料由很多微细晶粒构成,每个小晶粒微观上是由原子或离子有规则排列成晶格,可看作为一粒小单晶,每个小晶粒的自发极化方向相同,具有铁电畴,然而各个小晶粒各自按无规则混乱的方向排列,称为多晶体。当在具有许多不同铁电畴的陶瓷材料上施加高压直流电场进行极化处理后,各个小晶粒的排列方向将平均地取向于电场方向,即使极化电场撤去后依然一定程度地保留,呈现出明显的压电效应,如图 3-14。这种压电效应的稳定性在高温下会被破坏,因此医用超声换能器不能用高压蒸汽灭菌法消毒。

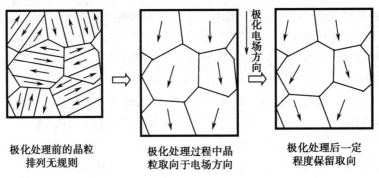

图 3-14　压电陶瓷极化示意图

　　将压电陶瓷和聚合物按一定连通方式、一定体积或重量比例和一定空间几何分布复合而成的两相压电材料称为复合压电陶瓷（composite piezoelectric ceramics）。复合压电陶瓷具有横向振动弱、串扰声压小、带宽大、灵敏度高、声阻抗易匹配、柔韧性和加工性能好等优点。由于以上优点，高性能医用超声换能器广泛应用了复合压电陶瓷，常见的是采用 PZT 和环氧树脂复合而成的切割型 1-3 复合陶瓷材料，也有 2-2 结构的。1-3 型复合压电陶瓷是由一维的压电陶瓷柱平行地排列于三维连通的聚合物中而构成的两相复合压电材料。2-2 型是单个方向切割的以片装平行排列的复合压电材料，如图 3-15 所示。

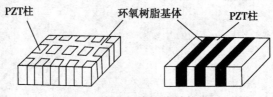

图 3-15　复合压电陶瓷结构类型

　　压电单晶体材料是指按晶体空间点阵长程有序生长而成的晶体。近年来新发现的 PMN-PT 弛豫铁电单晶压电材料由于其比 PZT 更高的机电耦合系数、压电常数和较小的介电损耗，在超声换能器领域引起了广泛研究。其 −6dB 频率带宽超过 100% 的优异性能，在谐波成像等应用上带来医用超声成像质量新的突破，目前在凸阵、相控阵等超声探头上的优异图像表现被临床广泛认可。但其工艺复杂，特性参数一致性难控制，价格较高。

　　不同于压电材料换能器，一种称为电容式超声换能器的技术在过去 20 年被认为极具前景的新兴超声换能器技术。电容式超声换能器采用微机电系统（micro-electro-mechanical system，MEMS）半导体技术，具有超宽频率带宽、灵敏度高、尺寸小、易于制造成本低、自身噪声低等优点。电容式超声换能器的基本结构单元是一个由半导体基底为下电极和悬盖在其真空腔隙上的可振动的导电薄片为上电极组成的微电容。当一个直流偏置电压加在两个电极间，上电极薄片就被电场作用压向下电极基底产生机械应力，用一个交变电压驱动这个电容就产生了超声波。反之，当上电极薄板经受超声波压力作用，薄板振动引起电容容量的改变在直流偏置电压下产生电流信号。然而电容式超声换能器技术还有一些技术难点尚待研究解决，例如腔隙大小对接收灵敏度和发射能量幅度的影响不易平衡等，目前电容式超声换能器换能器还很少商用化于医用超声成像应用上。

　　2. 超声探头结构　超声换能器加上电缆、连接器、外壳、屏蔽等组成超声探头（ultrasound probe）。超声换能器的主要功能部件是压电振子。压电陶瓷在碾磨成设计的厚度后，还需要镀电极、极化成压电振子，再焊接引出线、加上匹配层、背衬压合、切割阵元、成型、透镜层固化等工序，经过多道参数、性能测试才能形成可用的超声换能器。压电陶瓷片的厚度决定了其共振频率，当厚度等于超声波的半波长时，产生共振条件，因此频率越高，厚度越薄。以声速为 4 000m/s 的 PZT 材料为例，如果设计期望中心频率为 4MHz 的换能器，其厚度可如下计算：

$$T=\lambda/2=C/2f=4\,000/2\times4\times106=0.5\times10-3m=0.5mm \qquad (3\text{-}12)$$

其中,T: PZT厚度,λ: 波长,C: 超声波在PZT中的速度,f: 设计中心频率。

换能器压电陶瓷的两面都镀上了一层银或铜薄膜作为电极,电极再焊接细导线或柔性板(FPC)作为引出电气连接,朝向人体的正面做负极接地,以利于屏蔽和保护,背面做正极接发射或接收电路。人体与压电陶瓷的声阻抗差异较大,压电陶瓷正面通常需要采用一层或多层匹配层实现声学匹配,当匹配层厚度等于其1/4波长的奇数倍且声阻抗等于前后介质声阻抗的几何平均值时,超声波完全透射,采用匹配层也可提高换能器的灵敏度,展宽频带。在匹配层外面还常加一层声透镜,以达到聚焦超声波束的目的,通常采用声衰减较小的橡胶材料做成凸透镜或凹透镜,其原理与光学透镜相似。透镜层同时起绝缘作用,以保护患者免受电击。换能器压电陶瓷两侧都会振动产生超声波,然而背面的超声波能量需要吸收掉以消除反射,背衬层就是设计用来达到此目的。这点对于采用脉冲回波方式工作的系统尤其重要,脉冲后的振铃被快速阻尼衰减掉,有利于提高回波轴向分辨力。

3. 超声探头类型 超声探头种类繁多、形式各异。按换能器不同形状分类,有圆片形、长条形、平板形、瓦形、柱形、环形、喇叭形等。按阵元数量分类,有单阵元、两阵元、一维阵列(1D array)、二维阵列(2D array)等。按聚焦和扫查方式分类,有机械扫查、电子扫查。多阵元探头主要用于电子扫查,有凸阵(convex array)、微凸(micro-convex)、线阵(linear array)、环阵(annular array)等类型。一维阵列换能器的阵元数量大都在64~256之间,可进行电子聚焦扫查实现二维成像。二维阵列探头具有高达3 000~8 000阵元数,可在方位角(也称为水平方向)和仰角(也称为高程方向或垂直方向)两个方向进行电子聚焦、变迹、偏转扫查,从而实现快速实时三维成像,也称为电子扫查实时三维成像探头,但加工工艺复杂,成本很高。介于一维和二维阵列换能器之间,还有1.25D、1.5D、1.75D,也称为面阵探头。1.25D指仰角方向孔径可变,但固定聚焦的多排阵列换能器。1.5D指仰角方向孔径可变,动态聚焦但以中心线对称的多排阵列换能器。1.75D指仰角方向孔径可变,动态聚焦且无中心线对称限制可略微偏转扫查的多排阵列换能器。

机械扫查探头通过换能器的机械运动实现成像平面的超声波束扫描。如图3-16所示典型的单阵元机械扇扫探头,单阵元换能器固定在以轴心做旋转运动的基座上,该基座通过机械传动机构由电机驱动在一定角度范围内做往复扇形扫查,换能器的每一次扇形旋转扫描形成一帧图像。机械扇扫探头在旋转的换能器和人体之间有一个带透声窗的外壳做隔离,在外壳与换能器之间的密闭腔隙内充满抽真空后的透声液,透声液声阻抗应与透声窗材料、人体相近,声衰减小,其黏度应适中不影响换能器摆动,热胀冷缩系数、凝固点、沸点满足探头使用温度范围,对换能器透镜和其他与之接触的材料无溶胀、腐蚀等副作用,对人体无毒性或刺激性。为了获取换能器运动定位以与超声扫查同步,通常在行程中间放置位置传感器,例如霍尔传感器。除了典型的扇形机械扫查,还有直线运动、环形运动等其他形式。机械扫查探头由于有运动部件容易产生磨损,因而扫查帧率不高。

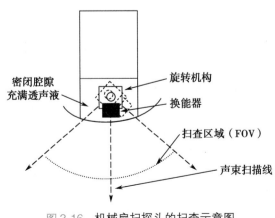

图 3-16 机械扇扫探头的扫查示意图

　　由于换能器技术在频率带宽上的限制，单一超声探头无法兼顾图像穿透深度和分辨力对工作频率范围的要求，医用诊断超声探头依据不同临床应用部位的特点有各种不同频率的类型，常用频率范围从 1MHz 到 20MHz 不等。临床上应用于腹部器官的探头由于目标器官较大较深采用低频凸阵类型，一般中心频率 3~4MHz，以获取更好穿透和更大扫查范围（扇形）的图像，应用于小器官的探头采用高频线阵类型，一般中心频率 7.5~10MHz，以获取更好分辨力的图像。应用于心脏的探头由于心脏被肋骨遮挡而透声窗较小，采用相控阵类型以较小的换能器尺寸获取高达 90°扫查角的扇形图像，成人相控阵探头采用低频，一般中心频率在 3MHz 左右，儿童相控阵探头采用中频，一般中心频率在 5MHz 左右，婴幼儿相控阵探头采用高频，一般中心频率在 7.5MHz 左右。

　　除了以上常规体表应用的探头，还有腔内探头应用于妇科或泌尿科，术中探头应用于介入或手术中，经食管探头应用于心脏手术中。广泛应用于产科的机械扫查实时三维超声成像探头（3D/4D，3D 即静态三维，4D 即实时三维）是用凸阵换能器加以仰角方向机械扇扫而成，机械 4D 探头也有线阵、经腔、经食管等类型。二维阵列探头（电子 4D 探头）由于高容积扫查速率常应用于成人 / 胎儿心脏或胎儿实时三维成像。具有两个阵元的笔式探头，专用于心脏或颅脑的连续波频谱多普勒模式，此外还有血管内超声探头、消化内镜超声探头，应用于浅表组织的超高频探头等。专用于眼科超声的探头有眼科 B 超的单阵元机械扇扫探头、眼科 A 超的单阵元 A 超探头、超声角膜测厚仪的测厚探头。

（二）超声诊断设备的信息采集

　　1. 超声诊断设备结构及发展　医用超声诊断设备（图 3-17）利用回波成像原理工作，自从 20 世纪 50 年代出现回波法医用超声诊断技术以来，超声诊断设备及技术经历了多个发展阶段。最初的设备除了换能器，系统模块包括发射电路、接收电路、同步信号发生器、显示器完全以模拟电路方式工作，最初的显示器实际上是示波管，后发展为阴极射线管（cathode ray tube，CRT）。

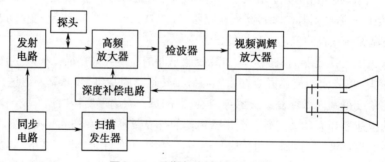

图 3-17　早期超声诊断设备结构

　　70 年代末随着微型计算机和数字集成电路的使用，出现了图像数字扫描变换器（digital scan converter，DSC），使超声诊断设备向高技术性能迈进了一大步。其模数转换器（analog to digital converter，ADC）一般不大于 8bits 位宽，位于模拟波束合成、模拟对数放大器、检波器之后，因此被称为传统模拟 B 超。

　　80 年代末高采样率高位宽 ADC 和高速数字信号处理电路的发展推动了全数字化超声诊断设备的诞生，其关键标记是计算机控制的数字波束合成技术，波束合成前的每一个接收通道有一个 ADC。全数字化技术使超声图像质量大幅提高，使设备具有更高的稳定性和可靠性，促进了多普勒彩超设备的发展和普及。

　　90 年代中后期随着大规模集成电路和计算机的发展，大量软件技术应用于超声诊断设备的设计实现，使超声诊断信息的采集硬件高度集成化，信息的检测和成像处理越来越软件化。软件化超声技术将实时采集的原始数据直接送到计算机用软件处理，并被存储起来。操作者后期可回放图像，并通过用户界面调节各种信号处理和成像算法的参数获取更多感兴趣的细节，进行各种自动或手动测量、标识，输入患者信息形成报告。信号采集链路的软件化程度是技术先进性的关键标记，第一代软件化超声设备将解调后的基带信号送到计算机由软件完成后处理,第二代软件化超声设备将波束合成后的射频信号送到计算机由软件完成包括中处理在内的所有工作,最新的第三代软件化技术平台能将 ADC data 送到计算机完成包括波束合成在内的所有工作,其 Software-Beamforming 技术将大大促进超快成像等新技术的快速发展。以下是软件化数字超声诊断设备的信息采集和处理框图(图 3-18):

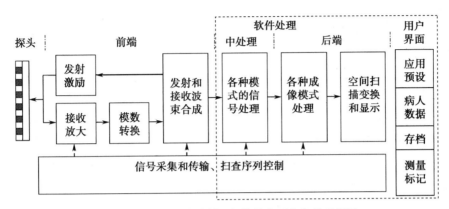

图 3-18　数字超声诊断设备的信息采集和处理框图

　　虽然不同生产商的产品设计实现结构差异较大,不同扫查成像模式的算法和技术各不相同,但是超声声场聚焦及波束合成、扫查同步控制、空间扫描变换及显示是超声成像系统的最基础技术。其中波束合成技术是各种超声成像获得帧频高、空间分辨力好、动态范围大的关键,在近一二十年取得了很大的发展。

　　2. 超声诊断设备波束合成和电子聚焦　当一束超声波从换能器表面发出向前传播的时候,超声能量场的分布在不断变化。超声波声强或声压在轴向中心线上随着传播距离的增加逐步减弱,在垂直于传播方向的侧向平面上从中心向外快速减弱,离开换能器较远后,超声波大体上呈现发散状态。超声波束就是用来描述超声波从源头开始随传播距离改变的声强或声压空间分布。超声波束形状和指向性受换能器尺寸形状、超声波频率、聚焦的影响。

　　一个非聚焦单阵元发出的典型超声波束如图 3-19 所示:

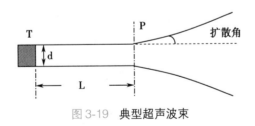

图 3-19　典型超声波束

　　在换能器 T 和波平面 P 之间波束宽度 d 基本与换能器直径相等,这个声场区域称为近场,也叫菲涅尔区(resnel zone),工作在发射或接收状态的换能器的直径称为孔径(aperture)。超过菲涅尔区的距离 L,波束越来越发散,称为远场,也叫夫琅禾费场区(Fraunhofer zone)。L 与 d 满足以下近似公式:

$$L=\frac{d^2}{4\lambda}=\frac{d^2 f}{4c} \qquad (3-13)$$

　　其中,λ: 超声波波长; f: 频率; C: 速度; λ=C/f

　　换能器直径(孔径)越大,近场波束越宽,但菲涅尔区越长,且扩散角也小。反之,换能器直径(孔径)越小,近场波束越窄,但菲涅尔区越短,且扩散角变大。频率越高,菲涅尔区越长,且扩散角也小。但频率越高,随深度衰减越大。

超声波束的形状可以通过聚焦来改变，聚焦有多种方法。把换能器压电晶体形状做成凹面镜或者加上一层不同折射率的材料做成透镜都可以聚焦，这些属于几何聚焦的方法。几何聚焦具有固定的焦点，固定焦点相对换能器的距离总是小于菲涅尔区的长度，当焦点位置非常靠近换能器时，典型2～4cm，属于强聚焦，其波束宽度非常窄，但大于焦点距离后，波束快速发散，通常仅用于小器官等需要高分辨力成像应用的高频探头上。当焦点位置离换能器较远时，典型8cm以上，属于弱聚焦，远场发散较慢，具有更大范围的较窄波速，在中低频探头上广泛采用。

利用电子技术，多阵元换能器每个小的阵元被加以经过精确计算的相对延时脉冲激励，每个阵元发射的超声波到达特定（焦点）位置时相位相同，波与波相干叠加形成一个高声强区，称为电子聚焦。与之对应，每个阵元接收到的回波信号加以精确计算的延时后再相加形成接收聚焦，不同于每次发射的焦点位置是不变的（虽然不同次可以选择不同焦点），接收电子聚焦可按一定间隔在每个距离上切换对应位置的延时，整个接收期间都是聚焦的，称为动态聚焦（dynamic focusing），因此电子聚焦可以获得更好的聚焦效果。电子聚焦延时时间遵循几何光学原理，发射和接收相同。假设声速在传播介质中恒定为 c，如图 3-20 超声波垂直于阵元表面发射为例，第 n 阵元发射声波在焦距为 F 的焦点 P 处聚焦的延时时间关系为

$$t_n = \frac{F}{c}\left[1 - \sqrt{1 + \left(\frac{nd}{F}\right)^2}\right] + t_0 \tag{3-14}$$

式中 t_0 为中心阵元的最大延时时间，d 为阵元间距。设定当次聚焦的孔径最大时可知 n_{max}，孔径边缘处阵元延时为 0，代入上式得

$$t_0 = \frac{F}{c}\left[\sqrt{1 + \left(\frac{n_{max}d}{F}\right)^2} - 1\right] \tag{3-15}$$

以下图 3-20 为超声波垂直于阵元表面时发射脉冲延时示意图，延时以中心阵元对称。

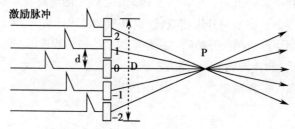

图 3-20　超声波垂直于阵元表面时发射脉冲延时示意图

在焦点位置（图 3-21），超声波束宽度最窄、强度最大，具有最好的空间分辨力，此特征分布在焦点附近一定区域范围内，称为焦区（focal zone）。

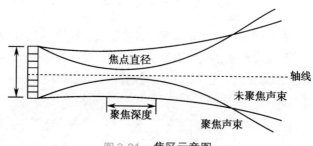

图 3-21　焦区示意图

超声波声压在垂直于传播方向的侧向平面上从中心向外快速减弱，中间声压最大的是超声主波束，也称为主瓣，通常将其 −6dB 的宽度定义为主瓣宽度，即焦点直径，将主波束轴向焦点两侧 −6dB 的长度定义为焦点深度。在主瓣旁向外会存在一些次大波瓣，称为旁瓣（图 3-22）。

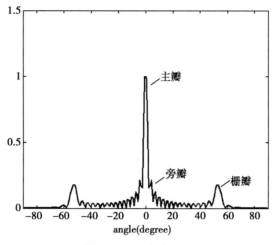

图 3-22　超声波瓣图

在电子聚焦系统中，由于延时网络的非连续性，各阵元之间产生相位延时量化误差，同时实际人体各种组织中的声速不同导致折射也有相位误差，在侧向距离主瓣较远处产生栅瓣。旁瓣和栅瓣都是影响超声图像质量的重要因素。为了抑制或消除旁瓣和栅瓣带来的图像伪像，减小主瓣宽度，波束合成技术常采用动态孔径和动态变迹。动态孔径是指在超声波接收过程中按一定间隔在不同深度上控制参与接收的换能器尺寸（相邻多个阵元的数量），使接收孔径动态变化，靠近换能器表面孔径最小，深度越深孔径越大，直到系统能支持的最大孔径，焦距与孔径之比值称为 F#，是图像优化的重要参数。类似于动态聚焦，动态孔径只能在接收过程中实现，单次发射时其孔径是固定的，不同的发射焦点其孔径才能改变。变迹是指对不同阵元施加不同的加权系数，接收变迹通常用幅度加权变迹，其加权系数随深度可变，称为动态变迹。发射变迹可用幅度加权变迹，也可用脉宽加权变迹。中心阵元的加权系数相对最大，向两边系数逐渐减小，称为变迹窗，其分布曲线称为变迹窗函数，常用变迹窗函数有高斯窗、汉宁窗、矩形窗（无变迹）等。

波束合成技术实现的传统方法是延时并相加，采用大规模数字集成电路可实现较为复杂的延时相加接收波束合成，在动态聚焦的同时叠加动态孔径和动态变迹。其影响图像质量的重要指标有延时精度、最大延时、延时更新间隔、通道数等，为了取得更好的延时精度，同时不使 ADC 采样率过高，采用内插的方法等效提高采样率，内插算法常用的有线性、补零、采样保持等插值方法。下图3-23 为延时相加接收波束合成的示意图：

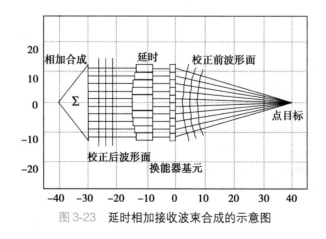

图 3-23　延时相加接收波束合成的示意图

3. 电子扫查同步控制

（1）常规电子扫描：电子扫查以电子聚焦为基础，超声波束以一定几何位置和方向聚焦按序形成空间或时间上的多根扫描线即为电子扫查。以 B 型成像为例，实时以连续采集很多帧超声信号去处理成像，每帧图像由很多根扫描线组成，每根扫描线对应发射接收波束的空间位置。所有信号采集、传输、处理、成像都由扫查序列控制器触发同步，采集控制模块计算产生各级信号处理、成像的参数传给扫查序列控制器按时间序列进行同步控制。前述波束合成器按事先设定的扫描线号定义的换能器阵元几何参数、中心位置、焦点位置、波束角度等计算动态延时、孔径、变迹进行控制形成该扫描线的发射接收波束。如图 3-24 所示线阵探头的扫查控制，所示扫描线在两个阵元之间，与换能器平面垂直，当切换到下一根扫描线时，按换能器总宽度以线密度平均分割决定扫描线位置，可以是两个阵元之间或阵元的 1/2、1/4 等位置点，不同扫描线以不同位置阵元为中心，例如扫描线 0 以 0 阵元中心为中心，扫描线 1 以 1 和 2 阵元之间为中心，以此类推按序扫描形成矩形扫查平面。当系统通道数少于探头阵元数时，高压开关用来切换与系统通道对应的工作阵元，如图例 128 通道接 192 阵元，通道 0 经 2 个开关分别接阵元 0 和阵元 128，通道 1 经 2 个开关分别接阵元 1 和阵元 129，以此类推，当扫描线 0 扫查时，通道 0～127 分别接阵元 0～127，当扫描线 1 扫查时，通道 1～127～0 分别接阵元 1～128，以此方式切换扫查全部探头阵元，系统通道数为探头可同时工作的最大孔径。

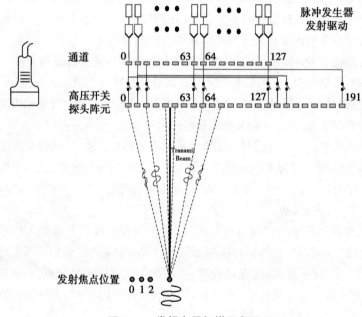

图 3-24　常规电子扫描示意图

凸阵探头的扫查与线阵类似，但扫描线以垂直于阵元弧的切线扇形分布。相控阵探头以所有的阵元发射或接收，中心阵元固定不变，完全靠延时改变波束的方向形成不同扫描线，扫描线按扇形分布。扫描线形成的图像区域如图 3-25 所示。

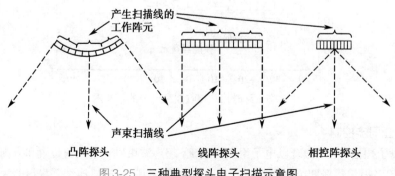

图 3-25　三种典型探头电子扫描示意图

每根扫查线同步控制的间隔时间称为脉冲重复周期（pulse repetition time，PRT），其倒数为脉冲重复频率（pulse repetition frequency，PRF）。不同扫查模式的 PRT 不同，但都以设计好的序列依次同步触发扫查参数，PRT 触发信号称为 TRIG，如图 3-26 所示。每个 PRT 可分为 4 段区域：①主要为参数设置时间；②为发射最大延时（TX offset）；③为接收最大延时（RX offset）；④为扫查深度时间。

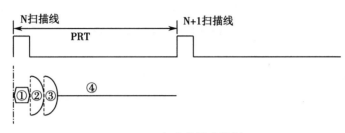

图 3-26　扫查线同步控制

（2）相控阵扇形扫描：电子扇形扫描也常称相控阵扫描。它采用尺寸较小的多阵元换能器发射和接收声束，使声束很容易通过胸部肋骨间小窗口透入体内作扇形扫描，以达到探测整个心脏的目的。它运用雷达探测目标的相控技术，使得线列阵元换能器受到等级时间延迟脉冲的激励，从而使得叠加后的合成声波束方向发生特定角的偏移，来实现扇形扫描。

在扫描中各阵元之间如果同时被激励，各子波的包迹组成平面波垂直于换能器表面；若相邻各阵元被激励时依次有一个时间差 τ，所发射声束将偏离原垂直方向，依次激励的各阵元组之间有一个顺序变化的位相差 δ，合成的波前不再与阵列平行，即其波束方向不再垂直于阵列，而是与阵列的法线形成一夹角 θ。时间差 τ 变化时，θ 角也变化。其中，当 τ 幅值不变，只是正负符号发生变化时 θ 角幅值也不变化，只是正负符号发生变化，如图 3-27 所示，如果保持 τ 幅值不变，颠倒阵元激励顺序，合成声束将偏转到阵列法线另一侧。

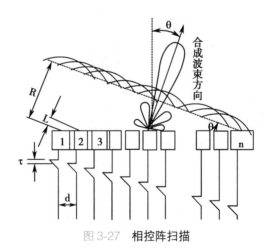

图 3-27　相控阵扫描

相控阵超声诊断仪常通过延迟时间差 τ 的切换，使扫描声束在 $\theta=\pm45°$ 的范围内扫描。有些扫描角度变化甚至更大。

设相邻阵元间的发射延迟时间为 τ，阵元中心间距 d，则偏转角 θ 与 τ 之间关系为：

$$\tau=\frac{1}{c}d\sin\theta \tag{3-16}$$

式中 c 为人体中的声速，改变 τ 值即可使声速偏转角 θ 变化。

当探头发出的超声波束在空间传播遇到目标物时，将产生回波信号。回波信号到达各晶片的时间有差异。这个时差与超声波的传播速度和目标物与阵元的空间相对位置有关。如果能准确地按时差对各晶片接收到的回波信号进行时差补偿，并且将其叠加在一起，才能获得目标空间位置的正确信息,这就是"相控"接收原理。因此,要获得目标物的空间位置几何形状的信息,需要完成两个步骤:超声波的相控发送和相控接收。应该指出,在发送和接收的全过程中,晶片阵元是静止不动的,并处在最佳的发送和接收位置,这是电子扇形扫描的特点之一。

(三) 超声诊断设备的信号和图像处理

现代超声诊断设备主机在超声信息采集和处理链路上常常划分为三部分:前端(frond end)、中处理(mid-processing)、后端(back end)。前端主要包括发射波束合成、波形发生器、发射激励驱动、接收放大、滤波、模数转换、接收波束合成;中处理按不同扫查模式的要求对扫描线上的数字信号进行时域处理,主要包括正交解调、时间频率控制(time-frequency control, TFC)基带滤波、增益控制、对数压缩、时间增益控制(time gain control, TGC)、解包络、动态范围调整、降采样、多焦点拼接等;后端主要是各种扫查模式算法和相关成像处理,包括二维模式的空间滤波、帧相关、空间扫描变换、灰阶映射、空间复合、边缘增强、去斑点噪声,多普勒模式的傅里叶变换、频谱动态范围控制、频谱灰阶映射等。

前端部分主要由硬件电路实现,在下一小节中介绍。中处理通常指对一根扫描线上的波束合成后的射频数据(RF data)进行各种信号处理,解调滤波、解包络、对数压缩和动态范围调整是最基本的信号处理功能之一。前一小节中讲过单次发射聚焦只能有一个焦点,为了同时获得较浅区域和较深区域的窄波束,可以采用多次发射不同深度焦点进行拼接的方式,取发射焦点较近的回波前部拼接上发射焦点较远的回波后部成一根扫描线,多焦点拼接后的图像在交接处有界线,需对过渡区域进行平滑处理。显然多焦点拼接使一根扫描线所需的时间成倍增长,有成像帧频大幅降低的不足。

1. 滤波　射频带通滤波器主要是为了滤除超声回波频带以外的噪声,对于谐波成像技术需要滤除基波信号而保留二次谐波信号。利用组织谐波的相位非线性特性,通过两次发射不同极性的脉冲波,回波中的基波成分相位相反,而谐波成分相位相同,两次回波信号相加即可消除基波保留谐波,此为脉冲反转谐波成像。谐波成像具有更好的图像分辨力和对比度,因此得到广泛的临床应用。

2. 解调检波　通常正交变换用来把射频信号解调成 I、Q 正交复数信号,再加以基带低通滤波器。由于超声传播过程中频率越高衰减越快,设计解调频率和解调带宽随深度变深而降低,称为时间频率控制,深度较浅的地方获取高频成分使图像分辨力较好,较深的地方获取低频成分使图像穿透较好。检取正交信号的包络幅值用于成像,称为检波。

3. 对数压缩和动态范围调整　用于二维成像显示的动态范围通常只有 256 级灰阶(8bits),而回波信号取决于 ADC 位数和波束合成的通道数,通常大于 16bits,因此需进行对数压缩使信号符合显示的动态范围。不同组织的信号动态范围有较大不同,因此还需要用户可操作的动态范围调整和时间增益控制,此处 TGC 不同于前端放大电路的 ATGC(analog TGC),是用户在操作面板上可调节的 TGC 增益。

此外,用于成像显示的轴向点数通常小于扫描线采样率,对信号经抗混叠低通滤波后抽取降采样,使信号点数符合显示的要求。

4. 帧平均　在时间轴上对多帧图像信号进行加权平均,可降低随机噪声,提高信噪比,称为帧平均。

5. 空间复合和频率复合　空间复合和频率复合技术都是为了减小超声成像固有的相干斑噪声。空间复合是通过从不同角度组合相同区域的图像进行加权叠加以创建复合图像(图 3-28)。

频率复合是在检波前经由多个带通滤波器将信号分为有重叠的多个频率,然后分别经各检波滤波器输出,并且进行对数压缩,最后加权相加(图 3-29)。

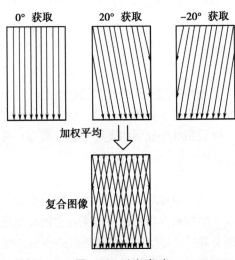

图 3-28　空间复合

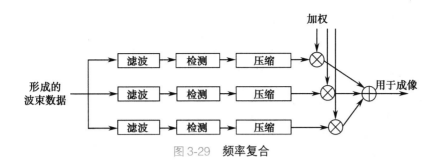

图 3-29　频率复合

6. 斑点抑制　散斑噪声是一种与图像信号无关的乘性噪声。相干斑在图像上表现为一种粒状图案的斑点，是由于来自散射体的反向散射回波的构造性和破坏性的相干干涉而形成的，通常比医学超声系统的空间分辨力（即超声波的波长）小得多。相干斑图案取决于成像组织的结构和各种成像参数，例如超声换能器的频率和几何形状等。在相同条件下捕获的两张图像将会显示出相同的相干斑图案。

（1）基于多尺度变换斑点抑制：首先对图像进行多尺度变换，如小波变换等。然后对多尺度分解后的各个尺度图像进行滤波处理，如阈值处理等。最后进行多尺度反变换，获得斑点抑制后的超声图像。多尺度几何分析发展的目的和动力正是要致力于发展一种新的高维函数的最优表示方法。目前，除了小波变换外，人们提出的多尺度几何分析方法主要有：1998 年 Candes 和 Donoho 提出的脊波变换（ridgelet transform），1999 年的单尺度脊波变换（monoscale ridgelet transform）和曲波变换（curvelet transform），2000 年 Pennec 和 Mallat 提出的 Bandelet 变换，2003 年 Do 和 Vetterli 提出的 Contourlet 变换以及 2006 年 Cunha 等提出的非下采样 Contourlet 变换（nonsubsampled contourlet transform，NSCT）等等。

（2）基于偏微分方程的热扩散方法：传统的图像平滑算法如均值滤波，高斯滤波属于各向同性扩散（isotropic diffusion），因而在去除噪声的同时会模糊甚至破坏图像的边缘信息。基于偏微分方程的非线性扩散是一种保边扩散，对于在图像中梯度幅值小的区域，扩散系数较大，而在梯度值较大处如边界，其扩散系数接近于零。这样可以较好地保留边界而平滑区域内部。

1）非线性各向同性扩散去噪：各向同性非线性扩散是一种保边扩散，在图像中梯度幅值小的区域，扩散系数较大，而在梯度值较大处如边界，其扩散系数接近于零，这样可以较好地保留边界而平滑区域内部（Weickert，1999）。

如果对一幅图像 f 进行扩散，期望在此过程中保留图像重要信息如边界，同时去除噪声，平滑区域内部，可用如下变分能量来描述：

$$E(u)=\left\|u-f\right\|_{L^2(R)}^2+h\iint\hat{g}\left(|\Delta u|^2\right)dxdy \tag{3-17}$$

式中，第一项相当于条件能量 $E(f|u)$，第二项相当于先验能量 $E(u)$。由变分原理，图像演变的 PDE 为

$$\begin{cases}\dfrac{\partial u}{\partial t}=\operatorname{div}\left(g\left(|\Delta u|^2\right)\cdot\Delta u\right)+\dfrac{1}{h}\left(f-u\right) & \text{（在 }\Omega\text{ 内部）}\\[2ex]\dfrac{\partial u}{\partial n}\bigg|_{\partial\Omega}=0 & \text{（在 }\partial\Omega\text{ 上）}\\[2ex]u(\cdot,0)=f(\cdot)\end{cases} \tag{3-18}$$

式中，$g=\hat{g}'$ 是扩散系数

2）非线性各向异性扩散去噪：各向同性扩散是沿梯度方向进行的，其扩散程度根据梯度值来调节。在有些图像处理任务中，需要保持图像中的流线型结构以及闭合断开的弱边界线，形成一致性扩散，如对医学血管图像的增强。此时需要借助于定向扩散才能完成。定向扩散属各向异性扩散，其思想是将扩散通量旋转到期望的一致性方向上，使扩散沿着此方向进行（Weickert et al，1997）。

各向异性反应扩散是极小化下面的能量函数：

$$E(u) = \|u-f\|^2_{L^2(\Omega)} + \alpha \iint_\Omega tr\phi(\Delta u \cdot \Delta u^T)$$ (3-19)

由变分原理可以推出非线性各向异性反应扩散方程：

$$\begin{cases} \dfrac{\partial u}{\partial t} = \text{div}\left(\phi'(J) \cdot \Delta u\right) + \dfrac{1}{\alpha}(f-u) \overset{\triangle}{=} \text{div}\left(D(J) \cdot \Delta u\right) + \dfrac{1}{\alpha}(f-u) \\ <D(J)\Delta u, n>\big|_{\partial\Omega} = 0 \\ u(\cdot, 0) = f(\cdot) \end{cases}$$ (3-20)

式中，第二项 $\dfrac{1}{\alpha}(f-u)$ 是反应项。由方程可以看出，各向异性反应扩散方程是由扩散张量 D 来控制的。D 通常是基于结构张量：

$$J = G_\rho \cdot (\Delta u_\sigma \otimes \Delta u_\sigma^T)$$ (3-21)

来构造的。其中 G_ρ 表示方差为 ρ 的高斯核函数，$\Delta U_\sigma = G_\sigma \cdot \Delta u$。J 的特征值和特征向量可以提供对扩散的一致性方向及一致性度量的估计。

扩散张量 D 的设计思想是使其具有与结构张量 J 相同的特征向量，而 D 的特征值设计成沿一致性方向的扩散系数与其一致性度量成正比，垂直于一致性方向的扩散系数接近于 0。设结构张量 J 的特征值为 μ_1, μ_2($\mu_1 \geq \mu_2$)，相应的特征向量为 e_1, e_2。选取 D 的特征值为

$$\lambda_1 = c$$

$$\lambda_2 = \begin{cases} c, \text{ if: } \mu_1 = \mu \\ c + (1-c)\exp\left[-\dfrac{\beta}{(\mu_1-\mu_2)^2}\right], \text{ else} \end{cases}$$ (3-22)

式中，c>0 是常数。

7. 扫描变换 扫描变换（图 3-30）是将扫描线原始数据插入到显示格式的数据。原始数据坐标可以是线阵探头的笛卡尔坐标或凸阵和相控阵探头的极坐标。根据显示分辨率，需要坐标变换在显示区域上准确地插入数据，插值算法通过相邻点来计算插值点，例如基于相邻 4 个点的线性插值（2×2 插值）。

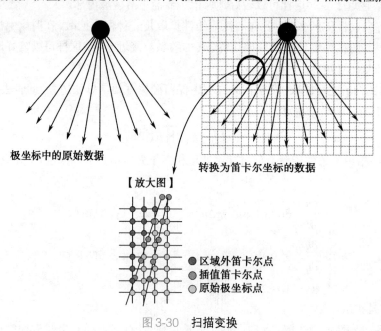

极坐标中的原始数据

转换为笛卡尔坐标的数据

【放大图】

● 区域外笛卡尔点
● 插值笛卡尔点
● 原始极坐标点

图 3-30 扫描变换

（四）超声诊断设备的主要电路

现代超声成像设备中大量采用了软件技术，运行软件的基础硬件平台是典型的计算机系统，包括主板、CPU、显卡、内存、硬盘及外围电路，基础的外围电路是显示器、操作键盘、触摸屏、输入输出

接口等。前端电路与计算机的通讯和数据传输接口常采用 PCIe、USB 等高速接口,前端电路中的同步控制和数据接口普遍采用了大规模数字集成电路,包括 FPGA(现场可编程门阵列)、DSP 和 ASIC(专用集成电路)。支撑这些电路工作的电源电路有 ACDC、DCDC 等不同类型,开关电源技术的普遍应用使电源系统转换效率越来越高,体积越来越小。上述电路大多数采用通用电路技术,而超声诊断设备中具有超声特定技术特点和要求的是发射电路和接收放大电路,此外还有高压开关用于系统通道数少于探头阵元数时的扫查切换,继电器用于多个探头口的选择切换。典型软件化多普勒彩色超声诊断仪的总体电路和处理模块框图 3-31 如下:

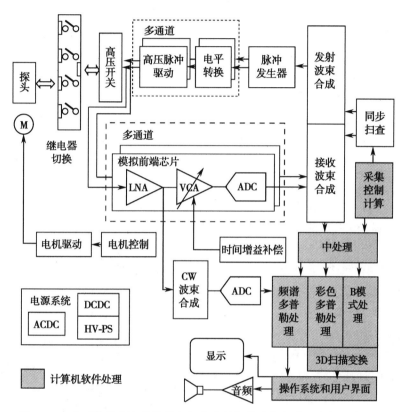

图 3-31　典型软件化多普勒彩色超声诊断仪的总体电路和处理模块框图

三、超声诊断设备分类

(一)超声诊断设备的种类

超声医学成像诊断设备根据其原理、任务和设备体系等,可以划分为很多类型。

1. 以获取信息的空间分类

(1)一维信息设备:如 A 型、M 型、D 型。

(2)二维信息设备:如扇形扫查 B 型、线性扫查 B 型、凸阵扫查 B 型等。

(3)三维信息设备:即立体超声设备。

2. 按超声波形分类

(1)连续波超声设备:如连续波超声多普勒血流仪。

(2)脉冲波超声设备:如 A 型、M 型、B 型超声诊断仪。

3. 按利用的物理特性分类

(1)回波式超声诊断仪:如 A 型、M 型、B 型、D 型等。

(2)透射式超声诊断仪:如超声显微镜及超声全息成像系统。

4. 按医学超声设备体系分类

（1）A 型超声诊断仪：将产生超声脉冲的换能器置于人体表面某一点上，声束射入体内，由组织界面返回的信号幅值，显示于屏幕上，屏幕的横坐标表示超声波的传播时间，即探测深度，纵坐标则表示回波脉冲的幅度（amplitude），故称 A 型。

（2）M 型超声诊断仪：将 A 型方法获取的回波信息，用亮度调制方法，加于显示灰阶上，并在时间轴上加以展开，可获得界面运动（motion）的轨迹图，尤其适合于心脏等运动器官的检查。

（3）B 型超声诊断仪：又称 B 型超声断面显像仪，它用回波脉冲的幅度调制显示器亮度，而显示器的横坐标和纵坐标则与声速扫描的位置一一对应，从而形成一幅幅辉度（brightness）调制的超声断面影像，故称 B 型。B 型超声诊断仪又可分为如下几类：①扇形扫描 B 型超声诊断仪——包括高速机械扇形扫描、凸阵扇形扫描、相控阵扇形扫描等；②线性扫描 B 型超声诊断仪；③复合式 B 型超声诊断仪——它包括线性扫描与扇形扫描的复合以及 A 型、B 型、D 型等工作方式的复合，极大地增强了 B 型超声设备的功能。

（4）D 型超声多普勒诊断仪：利用多普勒效应，检测出人体内运动组织的信息，多普勒检测法又有连续波多普勒和脉冲多普勒之分。

（5）C 型和 F 型超声成像仪：C 型探头移动及其同步扫描呈"Z"字形，显示的声像图与声束的方向垂直，即相当于 X 线断层像，F 型是 C 型的一种曲面形式，由多个切面像构成一个曲面像，近似三维图像。

（6）超声全息诊断仪：它沿引于光全息概念，应用两束超声波的干涉和衍射来获取超声波振幅和相位的信息，并用激光进行重现出振幅和相位。

（7）超声 CT：超声 CT 是 X-CT 理论的移植和发展，用超声波束代替 X 射线，并由透射数据进行如同 X-CT 那样的影像重建，就成为超声 CT，其优点：①无放射线损伤；②能得到与 X-CT 及其他超声方法不同形式的诊断信息。

（二）A 型超声诊断仪

1. 仪器的基本组成　A 型超声仪是最早出现的超声诊断仪，它实际上是一种显示界面脉冲反射波的专用仪器。探头以固定位置和方向对人体发射并接收声波，声束不进行扫查。超声在人体内传播时，遇到声特性阻抗不同的界面，便产生反射，探头接收到反射回波，将其转换为电信号，经处理后送显示器显示。显示器屏幕的纵坐标显示的是反射回波的幅度波形，横坐标代表回波波源的深度。根据回波出现的位置，回波幅度的高低、形状、多少和有无可确定被检体病变或解剖部位的有关信息。图 3-32 为 A 型超声结构框图。

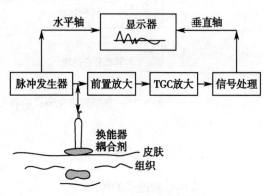

图 3-32　A 型超声结构框图

2. 超声回波定位原理　A 型超声仪属幅度调制显示型。假定有一装满水的水槽（壁厚忽略不计），其中有一待测方块，要求用超声的方法测出方块左右方位的宽度，为此，使探头紧贴水槽的左侧壁。当探头发射超声波时，一部分被水槽的左侧壁反射，在示波屏上出现第一个反射波脉冲（又称为始波），而另一部分则透入水槽内。进入水槽的超声波匀速前进，当遇到待测方块的左侧面时，又有一部分超声波被反射，在示波屏上出现第二个反射波脉冲，与方块的左侧面相对应。同样第三个反射波脉冲与方块的右侧面相对应，第四个脉冲与水槽的右侧壁相对应。第二个与第三个脉冲之间的间隔时间 t 与方块左右侧面之间的宽度 D 成正比，$D = c \times t/2$，根据已知超声波在水中的传播速度 c，可以间接测出方块左右方位的宽度。

20 世纪 60 年代初，A 型超声仪已在我国普及，临床应用范围相当广泛，它在厚度或距离的测量上有很高的精度。但 A 型回波对某些病变反映的特异性不突出，又缺乏解剖学特性，随着实时 B 型断层显像技术的广泛应用，A 型超声已退居次要地位。目前临床已较少使用，主要用于眼科，眼科 A 型超声对眼轴长度、眼前房深度、晶状体厚度、玻璃体长度进行测量，眼轴长度作为一个主要参数用于因白内障而置换人工晶体时对人工晶体屈光度读数的计算，通常采用频率 10MHz 或以上的探头，测量精度可达 0.1mm 以下。

（三）M 型超声诊断仪

1. M 型超声成像原理 M 型超声诊断设备是在 A 型诊断设备的基础上发展起来的，其工作原理是：将 A 型回波图加至示波管的 z 轴亮度调制极上，回波幅值以亮度显示，将 A 型仪的时间基线加至 y 轴上，与脉冲发生器同步，表示扫查深度。x 轴加一慢时间扫描电压。如图 3-33 所示，一个作钟摆运动的点目标先后在 a、b 和 c 位置出现，在 M 型图像上可以清楚地看到它的运动轨迹曲线。不同深度的目标运动就可构成一幅 M 型超声图像。

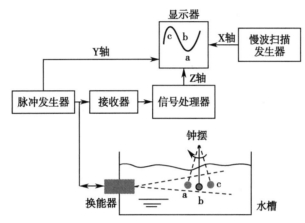

图 3-33　M 型超声成像系统方框图

M 型超声图像有利于探测运动器官，如心脏等。由于 M 型超声诊断设备检查心脏的一些特殊优点，目前 M 型超声诊断设备几乎专用来对心脏的各种疾病进行诊断，例如对心血管各部分大小、厚度、瓣膜运动情况的测量等。同时，在输入其他生理信号后，还可以进行比较研究，如研究心脏各部分运动和心电图、心音图的关系，研究心脏的搏动与脉搏之间的关系等。

通常将 M 型超声诊断仪称为超声心动图仪。常用的频率为 2～7MHz。M 型超声诊断仪除了可用来对人体心脏进行检查外，还可用来研究体内其他各运动界面的活动情况，如对胎儿胎心的检查以及对一些动脉血管搏动情况的检查等。利用 M 型超声诊断仪还可以做一些简单的人体断层图。

早期 M 型诊断仪的工作时序如下图 3-34 所示，由同步脉冲（1）发出所需的各路同步信号去同步发射（2）、深度展开（3）、深度标距（4）以及深度补偿（5）和游标电路（6）。由发射器产生脉冲激励换能器，产生超声波，射向被检查的部位。由深度方向展开部分，产生一线性锯齿电压，加至显像管的垂直偏转板上，使光点沿 y_1 轴展开。由距离标志信号发生器产生一校准的距离标志信号，送至显像管的 z_2 轴进行调亮。人体被查部位反射的回波经衰减器后，送至接收器进行放大，再经图像信号处理输出图像信号，送至显像管 z_1 轴进行调亮。深度补偿信号被加至接收放大器，以弥补声传播的衰减。与此同时，将慢扫描电压（7）加至显示器 x 轴上，则深度已展开的亮度调制信号，将以较慢的速度沿水平轴展开。因此，在显示器上显示出界面运动情况的曲线图。为了与其他生理信号比较，同时利用双枪示波管（或者用电子开关进行切换），将其他生理信号也输入到另一枪的垂直偏转板上。

为了对慢扫描时间进行校准，可将时间标志信号送进显示器进行调亮。测量显示屏上任一段的时间，也可采用游标的方法。如果将时间游标（8）和慢扫时基（9）进行符合运算，即可指出时间。而用时间游标和深度展开符合运算即可得到距离指示，再将时间指示和距离指示进行符合运算，即可得到界面的运动速度。采用拍照或光导纤维记录的方法，可将 M 型诊断图记录下来进行分析并保存。

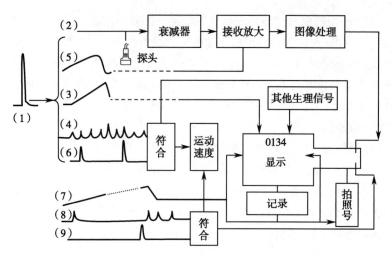

图 3-34　M 型超声诊断仪的工作时序

随着超声心动图检查技术的发展,又出现了双导超声心动图仪。双导仪从原理上比单导仪多出了一套超声的发射和接收换能器及放大器,其他部分为共用部分。双路超声的发与收可以采用电子开关进行轮换工作。有些双导仪为了避免两路之间的相互干扰,也可采用两路相互独立的结构。利用这种仪器,可以同时观察心脏两个部位的运动情况。对早期 M 型诊断仪的技术结构和时序的了解有利于理解 M 型成像的基本原理。

2. M 型超声图像　在现代超声设备上常常与 B 型图像同时显示,M 型扫查按一定时间间隔穿插在 B 型扫查序列中,其发射、接收、信号处理链路与 B 型相同,但控制参数不同。在 B 图像上有一条 M 线指示相应切面位置,M 型图像就是该位置上按时间轴展开的辉度图像,如文末彩图 3-35 所示,图上辉度以伪彩显示。

对于 M 模式超声成像,一般有以下用户可调参数:

1)扫描循环时间:屏幕上 M 图像展开显示的时间轴长度,也就是一次刷新显示的时间。

2)动态范围:允许用户加强灰度范围使得病理更容易显示。

3)声功率:通过调节发射电压改变声输出功率。

4)刷新率:M 模式图像在显示时间轴刷新一次的扫查时间。

5)灰阶滤波:它设定了一个阈值,高于这个值的超声波回声才能显示在屏幕上,以此来抑制小一点的回声。抑制值显示在触控面板菜单上的相应区域里。

6)增益:用户可以调节 M 模式轨迹的总体亮度。增益调节决定了对接收到回声的放大倍数。M增益功能只会影响 M 轨迹。顺时针调节 M 键,整个图像变亮,逆时针调节整个图像变暗。

3. 全方向 M 型成像系统　如前所述,M 型超声成像是在同一位置重复发射超声脉冲,不同脉冲产生的回波亮度调制后按照时间先后平行排列,形成横轴为时间轴、纵轴为深度轴的 M 型超声心动图。由于解剖结构的关系,对心脏的非介入超声成像只能通过肋骨间隙进行扇形扫描完成。因此,M 型取样线只能在 B 型的扇面内,以顶点为原点进行摆动。其所能观察的主要是心脏与声束方向较一致的运动。而对于心室侧壁,其运动方向和声束基本垂直,因此无论如何摆动取样线,都很难观察。为了弥补 M 型成像的这个不足之处,一种基于序列 B 型图像的全方位 M 型成像方法被提出(曹培杰,1999),其 M 型取样线可以任意旋转和平移。

实现全方位 M 型成像有以下三种方法:

(1)改进 B 型超声诊断仪的回波处理通道,M 型成像不再由同一位置重复发射脉冲,而是结合 B型声束扫查,通过控制各扫描位置接收延迟,实现取样线的旋转和平移。

(2)增强 B 型超声诊断仪数字扫描处理(digital signal processing, DSP)的能力,通过一定算法,从帧存储器中读取像素,产生可旋转、平移的取样线及 M 型图像。

（3）利用计算机技术，从目前 B 型超声诊断仪的视频输出端获取图像，数字化后用时间连续图像的帧相关性，通过内存访问产生新的 M 型图像。采用该方法实现全方向 M 型成像，需采用性能较高的计算机。

全方向 M 型成像尽管时间分辨力可基本满足临床需要，但时间轴过少的像素点会带来较大的测量误差。分析可知，测量图像上两点的间隔时，最小分辨力为每像素代表的时间或几何距离，由于随机因素，通常会偏离 1 或 2 个像素点。为减小时间测量误差，必须对全方向 M 型图像沿时间轴进行插值。需要提出的是，无论采取何种插值方法，全方向 M 型图像都无法达到传统 M 型的分辨力，这是其成像原理决定的。但全方向 M 图像仍具有重要的临床价值。随着高帧频超声成像仪的研制和应用，全方向 M 型图像的低时间分辨力的问题相信会得到解决。全方向 M 型成像如文末彩图 3-36。

在全方向 M 型模式下，基本可调参数和 M 型模式相同，此外用户可以选择各种角度的 M 线以更好地适应解剖结构。用户可以通过键盘上的旋转控制键来改变 M 线的角度。

（四）B 型超声诊断仪

1. B 型超声诊断仪的基本原理　B 型超声成像技术是将组织的一个断面层上的超声回波信息按照亮度调制形式显示其二维分布，并利用图像来确定相应的组织位置进行诊断。B 型超声波诊断仪由于其特有的无创性检查技术，信息量丰富，具有灰阶的切面图像，接近于解剖真实结构，对活动界面能作动态的实时显示，因而广泛用于人体内部脏器的轮廓及其内部结构、表浅器官内部组织的探测、诊断及术后观察和治疗上。

自 1952 年首次应用 B 型超声对肝脏标本显像开始，B 超就在医学诊断中占有了重要地位。20 世纪 70 年代，由于采用电子计算机技术、灰阶显示和实时成像方法，声像图质量明显改善，使超声诊断有了质的飞跃。随着现代信号处理技术的发展，各类高性能、低价格的集成芯片的广泛应用，现代全数字 B 超直接对超声回波信号进行数字化处理，保证了超声诊断设备图像更清晰、更准确，大大提高了超声诊断的分辨力，增大了动态范围，提高了超声诊断设备的整体质量。

与 M 超相同，B 超的回波信号加在电子枪阴极或控制栅极上，不同深度上的回波对应图像上一个个光点。光点的亮度由回波幅度线性控制，所以 B 超的名字就来源于这个特点，即辉度调制型。和 M 超一样，与发射脉冲同步的时间扫描电压是加在垂直偏转板上的，即时间基线是在 Y 轴上，这样自上而下的一串光点表示在各个深度界面上的回波。

当声束沿一直线移动时，由于荧光屏采用长余辉荧光材料，相应图像将表现为二维断层形态图像。为保证探头平移时电子束或光点也能平移，在 X 轴偏转板加扫描电压，随探头的移动同步变化。B 型和 M 型的主要差别在于声线扫描的产生与显示器上对应的断层图像的形成。M 型帧扫描加的是一个与时间呈线性关系的慢变化，它的变化速率只要能使心脏等器官的动态状况显示清楚即可；而 B 超的帧扫描则一定要和声扫描线的实际位置严格对应，否则显示的断层图像就会失真，无法根据断层图像来确定组织的相应位置。

2. 全数字 B 型超声诊断成像系统（图 3-37）　随着现代信号处理技术的发展，以及人们对 B 超性能的要求不断提高，传统的模拟 B 超便表现出明显的不足，例如：易受到外界的干扰，性能不够稳定；精度较低，难以实现现代信号处理算法；无法高保真地传递、转换图像信息，等等。全数字 B 超可以有效地解决上述问题，直接对超声回波信号进行数字化处理，保证了超声诊断设备图像更清晰、更准确，大大提高了超声诊断的分辨力，增大了动态范围，直接决定着超声诊断设备的整体质量。

全数字 B 超利用高速 A/D 直接对前置放大后的回波信号进行采样，使得模拟信号提早转换成数字信号，即模拟信号早期数字化，再利用可编程逻辑器件对采样所得到的数据进行滤波、对数放大及检波等各种处理，有效地维护了信号的完整性，降低失真，避免伪像。

全数字 B 型超声系统信号处理流程如图 3-38 所示。

（1）动态滤波：超声成像中的一个基本问题是人体软组织对超声衰减与频率大致呈线性关系。因此，当所发射超声波具有较宽的频带时，所接收回波中的频率成分必然与距离有关。在近场，回波

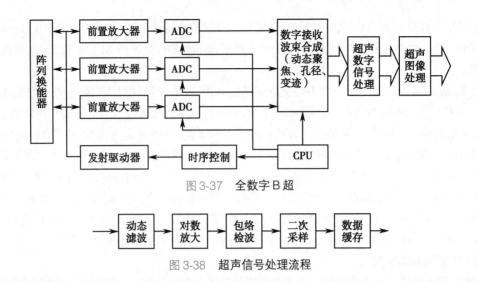

图 3-37　全数字 B 超

图 3-38　超声信号处理流程

频率成分主要集中在频带的高端,随着探测深度的增加,回波频率成分逐渐向频带的低端偏移,这是因为随着深度的增加,高频成分的衰减要比低频成分的衰减大。

为了获得全探测深度内最佳分辨力的回声图像,希望所接收回声仅选择体表部分具有良好分辨力的高频分量,以及容易达到体内深部的低频分量,动态滤波电路就是用于自动选择回声信号中有诊断价值的频率成分,并滤除近体表以低频为主的强回声和远场以高频为主的噪声的一个频率选择器,从而提高了近场分辨力和远场信噪比,使回声图像的质量得到改善。

(2)对数放大:对数放大电路用于压缩回波信号的动态范围,它是保证图像实现灰阶显示以突出有诊断意义的图像信息的基础。超声回波幅度的动态范围很大,通常可达 100～110dB。其中,组织界面的差异所引起的动态范围约为 20dB;而作为终端设备的一般的 CRT 显示器的动态范围只有 20～26dB。解决办法就是对回波信号进行对数压缩,经过对数压缩的回波图称为灰阶显示回波图。

(3)包络检波:对于全数字 B 型超声系统中的包络检波,有很多不同的方法。

1)绝对值低通滤波:这种方法算法实现较简单,低通滤波器可以采用 FIR 滤波器。

2)HILBERT 变换法:这是一种很传统的包络检波方法,但它有一个缺点,就是变换信号的长度受 FFT 变换长度的限制。即使时域变换借助于快速卷积算法实现,也会由于希尔伯特变换的冲击响应函数为非因果系统的无限冲击响应,计算时只能取有限项而带来一定的截断误差。

3)垂直滤波器法:这是对 HILBERT 变换法的一种改进方法。用一对垂直滤波器 H 和 G 将高频信号带通滤波提取和信号的包络检波过程合并一起进行。这样做的好处是使希尔伯特变换由非因果系统转变为因果系统,提高了计算精度;其次由于信号滤波和包络检波过程合并在一起进行,信号处理时的计算量反而比传统的方法更小;另外这种算法实时性强,包络检波长度不受限制,为后续包络信号的重采样,提高包络谱分析精度提供了极大的方便。

4)正交数字包络检波法:这种方法直接采用中频采样和数字 I/Q 解调方法,可使乘法器和滤波器的一致性很好,并且可以比模拟正交解波节省一个 A/D。

5)逐阶极大值拟和包络线法:这种方法的具体做法如下:①在信号中找出所有极大值(或极小值)点,作为一阶包络特征点;②在一阶包络特征点中找出所有极大值点,作为二阶包络特征点;③在 m 阶包络特征点中找出所有极大值点,作为 m+1 阶包络特征点,直至得到的相邻两特征点所构成直线的斜率基本相等为止(即包络特征点基本在一条直线上),假定此时为 n 阶包络特征点。用这种方法进行包络线拟合时,由于所得特征点都是极值,使包络线均值产生了漂移,同时特征点之间间距较大且不相等,还要进行去均值和插值处理。用这种方法进行包络线分析,对如 B 超回波信息此类各种频率成分的复合信号都是行之有效的。

(4)二次采样:在实际的超声信号处理中,常需要根据有用信号来调整采样率,即对采样后信号进行抽取或插值处理,也称为二次采样技术。

3. 全数字 B 型超声系统的发展方向 全数字 B 型超声系统的飞速发展体现在数字编码、解码、谐波成像和三维成像技术的应用上。数字编码、解码技术可以在一定程度上缓解传统超声成像系统中系统的"空间分辨力"、信噪比、与超声波的"穿透能力"之间的矛盾,能在显著增加波束穿透能力的同时保持有较高的空间分辨力和信噪比。谐波成像技术能够改善以往对于肥胖、肺气过多、肋间隙狭窄及腹壁较厚等患者显像困难的问题,改善组织对比分辨力来提高图像清晰度。三维成像技术的应用可以使图像更清晰逼真,分辨力更强,临床应用更广泛。

全数字 B 型超声系统发展的一个最大变化是仪器的小型化和计算机软件技术的应用。小型化带来的好处是改变了患者迁就仪器的局面,而且特别适用于医院外的现场急救,同时也在基层普查、社区医疗及战地医疗等方面具有更加明显的优势。而基于 PC 平台、Windows 系统等计算机技术的应用大大降低了总系统的硬件成本,给系统的维护和升级带来了方便。同时,各种分析软件、外部设备(打印机、刻录机等)及 USB 接口的集成,使 B 超主机功能变得更加强大并易于使用,影像资料更易于保存。

(五)超声多普勒诊断仪

作为超声成像技术中非常重要的一支,超声多普勒成像系统最早由日本的 Aloka 公司于 1982 年研制成功,Kasai et al 在 1985 年对系统采用的信号处理方法进行了详细地介绍。这一技术结合了超声 B 型成像与多普勒血流测量技术,在反映探查对象结构的二维灰度图上叠加彩色编码的流速图,能够在较大范围内实时显示血流速度分布情况,得到了广泛的临床应用,成为目前高端超声诊断设备中不可缺少的部分。

近十多年来,随着电子技术和制造工艺的提高,超声多普勒成像技术在各方面都有了长足的进步。数字电路和数字信号处理技术的发展使得超声多普勒成像系统的数字化程度逐渐提高,如今全数字化多普勒成像系统以其更加稳定、精确、结构简单易于实现和升级等优势,已取代模拟系统成为商业超声多普勒成像系统的主流。

多普勒血流成像系统对超声换能器进行激励产生超声波,产生的超声波通过血流中散射子的背向散射,再经换能器接收就会得到一段回波信号(也叫背向散射信号);按照一定的时间间隔(脉冲重复周期,pulse repetition time/interval,PRT/PRI)重复发射脉冲和接收回波信号,并把同一个方向上各次发射得到的信号对应相同的采样深度(sample depth)依次排列起来,就可以得到回波信号时间—空间的二维分布形式,如图 3-39 所示。

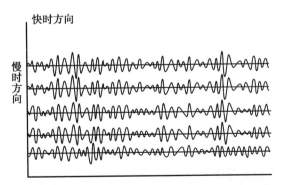

图 3-39　背向散射信号时间 - 空间的二维分布形式

图中横轴方向是一次脉冲发射得到的回波信号,采样频率一般为换能器中心频率的 4 倍以上,通常被称为射频(radio frequency,RF)回波信号,也叫快时信号(fast time signal);纵轴方向是相同采样深度不同次脉冲发射接收到的信号,相邻点时间间隔为 PRI,即采样率为脉冲重复频率,一般只有几千赫兹,所以称为慢时信号(slow time signal)。背向散射信号中的流速信息可以通过慢时方向上多普勒信号的相位变化得到,也可以通过快时方向上 RF 信号特征回波的时移得到。具体来说,前者是利用相同采样深度的多普勒信号自相关（autocorrelation）对流速进行估计的，采用这一算法的多普勒成像系统称为相域（phase domain）多普勒成像系统，或窄带（narrow-band）多普勒成像系统；后者是通过不同次回波间的互相关（cross-correlation）进行流速估计的，采用这一算法的多普勒成像系统称为时域（time domain）多普勒成像系统，或宽带（wide-band）多普勒成像系统。相域自相关和时域互相关是多普勒成像中经典的流速估计算法，至今仍被绝大多数商业多普勒成像系统所采用。下面就分别介绍这两种系统的构成及其采用的经典算法的原理。

（1）窄带彩色血流成像系统

图 3-40 是窄带彩色多普勒血流成像系统的结构框图。传统的窄带系统一般发射较长的脉冲（大于两个周期的方波或正弦波），由波形发生器产生经发射电路放大后激励换能器，组织和血流的背向散射信号由换能器接收。再经过放大、时间增益补偿、波束合成以及 A/D 转换电路，得到 RF 数字回波信号，这几个环节的顺序可能随具体的系统设计而有所变化。之后，再对各次（8～16 次）脉冲 RF 回波信号进行正交解调，低通滤波（low-pass filter, LPF），各采样门（multi-gate）信号积分后经过缓存排成多普勒信号的二维分布形式，再按照相同采样深度形成慢时信号。各深度的慢时信号通过壁滤波（clutter filter）滤除静止或缓慢运动组织产生的杂波（clutter）信号，就得到了血流多普勒信号，再利用相域自相关算法估计出平均流速（mean velocity）、功率和方差。把各个方向扫描得到的流速信息进行汇总，再经过数字扫描变换器，就得到了二维平面的血流信息分布图。二维流速信息通过空间和时间平均等后处理（post processing），结合结构灰度信息，通过优先编码确定何处显示结构信息，何处显示血流信息，最终得到了灰度和彩色叠加的彩色血流图。

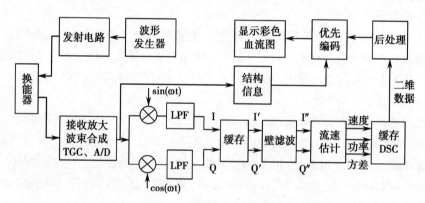

图 3-40　窄带彩色多普勒血流成像系统结构图

设经正交解调并滤除血管壁运动多普勒低频信号和其他噪声信号后的多普勒信号为：

$$z(t)=x(t)+jy(t) \tag{3-23}$$

式中，$x(t)$ 和 $y(t)$ 是 $z(t)$ 的两个正交分量。$z(t)$ 的功率谱和自相关函数分别为 $P(\omega)$ 和 $R(\tau)$。对于一个功率谱为 $P(\omega)$ 的平稳随机多普勒信号，它的平均角频率 $\overline{\omega}$，可由下式得到：

$$\overline{\omega}=\frac{\int_{-\infty}^{+\infty}\omega P(\omega)d\omega}{\int_{-\infty}^{+\infty}P(\omega)d\omega} \tag{3-24}$$

Kasai 指出，可将自相关函数写成如下形式：

$$R(\tau)=|R(\tau)|e^{j\varnothing(\tau)}=A(\tau)e^{j\varnothing(\tau)} \tag{3-25}$$

其中 $A(\tau)$ 是 τ 的偶函数，$\phi(\tau)$ 是 τ 的奇函数，则可得到下面的近似表达式：

$$\overline{\omega}=\varnothing(0)\approx\varnothing(T)/T=\frac{1}{T}\arctan\frac{Im[R(T)]}{Re[R(T)]}\equiv\frac{1}{T}argR(T) \tag{3-26}$$

$$\sigma^2\approx\frac{2}{T^2}\left(1-\frac{|R(T)|}{R(0)}\right) \tag{3-27}$$

其中 T 是 PRI，所以多普勒信号的平均角频率和方差可以通过它的延迟为 $\tau=0$ 和 $\tau=T$ 的自相关函数计算得到。可以看出，这种算法是通过自相关函数的相位近似估计的，这也是相域多普勒成像系统得名的原因；由于该算法只用到了一个 PRI 延迟和零延迟的自相关函数，因此也被称作一维自相关算法。

自相关流速估计算法在信噪比较低的情况下仍能取得比较理想的效果，而且计算量小、便于实现，采用这种算法的窄带系统也是多普勒成像中相对比较成熟的系统，为商业彩色血流成像仪所广泛采用。需要额外指出的是，虽然被称为窄带系统，为了保证一定的轴向分辨力（axial resolution），系统发射的脉冲并不能太长，因此带宽也不很窄，而且自相关算法并不是直接提取回波信号的频偏，对带宽要求不是非常严格，因此所谓的"窄带"也是相对宽带而言的。

（2）宽带彩色血流成像系统：宽带多普勒成像系统结构框图如图 3-41 所示，图中仍然省略了 B 型和 Doppler 频谱等相关环节。与窄带多普勒成像系统不同，宽带系统发射窄脉冲，接收到背向散射信号后不经过解调，直接把滤除壁信号的两次 RF 回波信号做互相关进行流速估计。

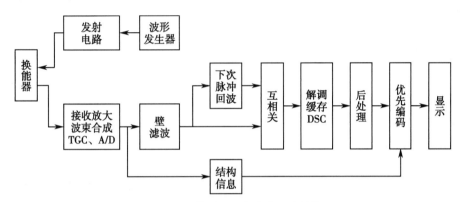

图 3-41　宽带彩色血流成像系统结构图

时域互相关算法原理如图 3-42 所示，假设一组散射子沿着波束方向，朝换能器运动，相隔 PRI 为 T 的两次 RF 回波中与散射子对应的特征回波向时间原点方向平移了 τ_0（其中 τ_0 可以通过两次回波信号互相关函数最大值位置求得，如图中所示 $\tau=\tau_0$），则这组散射子运动速度为：

$$v = \frac{\tau_c}{2T\cos\theta} \tag{3-28}$$

其中，c 为超声传递速度，θ 为散射子运动方向与波束方向夹角。

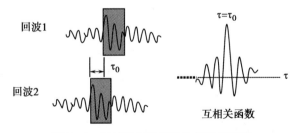

图 3-42　时域互相关算法的原理示意图

尽管上式求血流速度的公式看起来非常简单，但是实际上互相关流速估计受信噪比、特征回波的相关性等因素的影响较严重。此外，虽然时域互相关方法只需要较少的脉冲回波，但流速估计针对的是 RF 回波信号，而且由于采样率的限制一般都需要经过插值才能得到更精确的时移，因此计算量要远大于窄带自相关方法。研究表明，当系统的信噪比较高（大于 20dB）时，时域互相关算法流速估计效果优于一维自相关算法。且由于宽带多普勒成像系统成像的轴向分辨力普遍比窄带系统高，随着制造工艺和处理器性能的提高，目前已经出现了部分（近场成像）或全部采用这种算法的商业多普勒成像系统。

当然，除这两种经典流速估计算法之外，还有二维自相关、扩展自相关以及最大似然等，这些方法试图将两种经典算法结合起来或更充分的提取回波信号中的流速信息。

文末彩图3-43是肾脏超声多普勒血流成像。图中黄线小框称为彩色ROI框，框内显示彩色血流图像，叠加在B模式灰阶图上。红色表示迎向探头方向的血流信号，蓝色表示离开探头方向的血流信号。红色或蓝色越亮表示血流速度越快。红蓝混合色表示血流有紊流，方向分散。

对于超声多普勒血流成像一般包含以下可调参数：

频率：此设置控制传输频率。频率越高，在给定的PRF低速血流速度显示得更好，但是穿透深度会减少。频率越低，特定深度上的灵敏度会增强。

脉冲重复频率：控制显示速度的范围。PRF增加会扩大可显示速度的范围。高PRF值可以避免血流的混叠现象，但同时会失去对低速血流的灵敏度。

壁滤波：壁滤波用来去除血管壁和心脏的运动引起的低流速、高强度的噪声。

采样包：控制单个彩色血流矢量的取样数。增加打包尺寸可以改善彩色灵敏度和彩色平均的精度。较少打包尺寸可以增加帧频。

彩色阈值：消除小的彩色噪声或运动伪像信号。

彩色图：允许用户为血流显示选择不同的颜色。

线密度：决定了彩色多普勒成像感兴趣框中的线密度，高线密度可以提高分辨力但降低帧频。

帧平滑：通过时域平均来平滑图像，能改善彩色图像的表现力。

声功率：调节传输功率。高功率会带来更好的穿透率。

（六）超声诊断设备的常规维护方法

现代数字化超声诊断设备由于大规模采用了数字集成电路，较少的模拟电路，一般不再有可调模拟器件，所以已经没有必需的日常维护工作。但定期的检测和清理清洁将有助于设备保持完好的工作状态。表3-4为定期检测可以做的常规项目。

表3-4 定期检测常规项目

步骤	项目	描述
1	询问	询问操作者是否遇到过问题，并记录问题
2	记录	记录下设备的型号、探头名称、软件版本
3	启动	①打开系统，检查风扇和附件是否工作正常 ②在启动过程中确认显示屏幕上没有警告或者错误信息提示
4	探头	确认系统可以识别所有的探头
5	显示	确认显示器和触摸屏上显示正常
6	保存数据	在合适的存储器上保存图片和患者信息
7	功能检查	按使用说明书检查各种扫查成像模式功能
8	服务诊断	运行"服务诊断"

不同超声设备设计的"服务诊断"差别较大，大多数设计按电路或功能模块做自动诊断，提供内部电源电压、温度、电池状态、风扇速度、软硬件版本、运行日志等信息，自动诊断结束发现故障的提示故障代码或错误信息。由于电路设计的高度集成化和功能复杂性，故障维修按电路板或模块级做现场可更换部件（FRU）的更换维修，一般不再做电子元器件级的维修。

定期清理对维护电子设备的使用状态和寿命质量是比较重要的，尤其在环境较差、空气粉尘较严重的区域，可一周清理一次。一般建议的清理步骤如下：①关闭电源，拔掉电源线，等待至少30s；②取出防尘网，用水清洗擦干；③使用防尘刷对整个设备进行清理，清洁设备上的灰尘和污物；④使用干的无尘软布轻轻地清洁显示器。如果污物依然附着在显示屏上面，将布用酒精或者异丙醇蘸湿拧干，然后小心擦拭显示屏表面；⑤清洁键盘，将无尘软布蘸上中性洗涤液拧干，擦拭键盘表面，之后软布用清水清洗拧干再擦拭一遍，最后用干棉布擦干键盘。键盘上轨迹球的球体可以取出用清水冲洗擦干后再装回去；⑥将所有清洁后的外壳或部件复原后，执行定期检测项目。

超声诊断设备常具有强大的患者数据管理和图像存储等功能，内部存储空间大，外部接口多，可连接的外部设备种类多。这些功能在极大地方便了临床应用的同时，带来了操作和软件维护的复杂性。

在超声临床应用中，超声医生会在有临床价值的图像上根据临床特征做一些测量，这些测量对于辅助临床诊断很重要。有些测量参数是伴随着测量的结果计算产生的，这些计算算法要求输入一些患者的基础信息。有些检查需要比对患者在治疗前和治疗后的图像差异以确定疗效或进展，在每次检查前输入患者的姓名、编号、年龄等信息，系统会自动记录检查日期、时间，医生在图像上会注释一些说明、标出体标位置等。这些患者信息或测量计算结果随图像一起记录存储在仪器的内部硬盘上，这些存储的信息可以在本机上调出查看，每隔一定时期需要导出到外部媒介上永久保存。

软件是现代数字化彩色超声诊断设备的重要组成部分，操作者可以用 DVD 软件光盘或 U 盘升级或重新安装仪器软件。在升级或重新安装软件前需要通过导出功能备份原仪器里存储的患者数据和图像，避免丢失或损坏的可能性。当仪器出现黑屏、蓝屏或显示提示出错要求关机或重启时，需关机并重新启动观察问题是否还有出现。如果还有出现，就首先考虑是否软件问题，此时可以通过重新安装软件来观察问题是否能解决。

现代超声诊断设备的结构形式大致可分为台车式、便携式、手持式三大类型，便携式又可分为笔记本式、平板型、桌上立式等几种，便携式可独立使用，也可放在专配推车上使用。以典型的台车式为例，主机可分为显示器、操作面板、主机箱、机架、带脚轮的底座等模块。显示器一般安装在可左右旋转和上下升降的支臂上，操作面板包括键盘、轨迹球、触摸屏，在重量较大的中高端机型上操作面板一般可通过支臂升降、推拉、旋转以提高操作的人机工程学。主机箱可能包括所有主要的超声前端电路、各种通用或专用处理器、存储器、电源、接口电路等，不同厂家的电路板形设计差异很大，传统背板式设计通常分探头接口板、发射板、接收板、控制板、电脑主板等，探头接口支持 3～5 个不等，而集成度高的设计可能只有很少几块电路板。在中国的大患者量应用环境中，超声主机都需通过视频接口或网络接口把图像传送到超声工作站以并行完成诊断报告。

以下（图 3-44）是国内厂家较常见的超声主机式样。

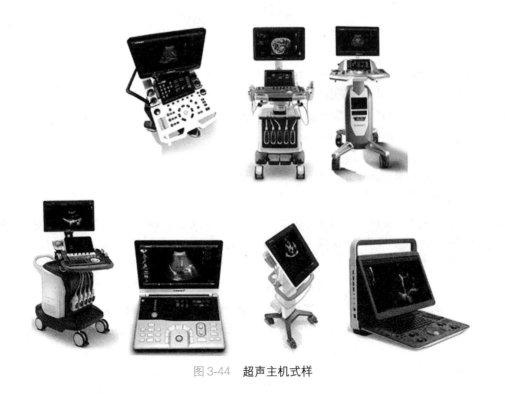

图 3-44　超声主机式样

第三节　超声治疗仪器

一、超声生物效应机制

超声波是机械振动在媒质中的传播,当它在生物媒质中传播且辐照剂量超过一定阈值时,会对生物媒质产生功能或结构上的影响,这种影响称为超声生物效应。超声生物效应的机制主要有机械效应(机制)、热效应、空化效应,此外,上述三种效应会激发出一些理化效应。

超声波是一种机械波,故机械效应是原发效应,热效应和空化效应则是超声波与传声媒质相互作用的结果,故属于次级效应。实际上,在发生生物效应的实际过程中,这三种作用机制常常是密切相关的。例如,发生瞬态空化时,肯定会伴随发生局部高温高压,从而会引发热效应和机械效应。

(一)机械效应

超声波是一种机械波,其波动过程可用多种参数描述,如频率、波长、波速、质点位移、质点振动速度、加速度及声压等。倘若生物效应的发生与一个或多个上述的力学参数有关,我们便可以把产生的这种生物效应归结为机械(力学)效应。

超声波的机械效应是超声最基本的原发效应,不管超声强度大小均产生此种效应。它的来源包括两个方面:一方面是超声在介质中前进所产生的机械效应,称为行波场中的机械效应;另一方面是超声在介质传播时因反射而产生的机械效应,称为驻波场中的机械效应。行波场中的机械效应基于超声振动使人体组织中各质点受到交替变化的压缩和伸展所产生的正压和负压,由此而得到巨大的加速度。在一般的治疗强度下,人体组织内的压力变化约为 $\pm 304\text{kPa}$(3 个大气压),如此时的超声频率为 1MHz,则每一个细胞所承受的压力变化为 $0.4\sim0.8\text{Pa}$($4\sim8\text{mg}$)。驻波场中的机械效应是反射波和前进波的干涉形成的,可影响人体组织的张力和压力,使机体质点获得更为巨大的加速度,使离体的液体内不同质量的离子获得不同的加速度,质量大的离子落后于质量小的离子,离子之间将会发生相对运动,产生摩擦而形成能量。驻波场的机械效应主要是由运动速度差引起的。

当生物系中的大生物分子、细胞结构处于一个激烈变化着的超声机械场中时,其功能、生理过程甚至结构都会受到影响。尤其重要的是,当辐射声较高时,声场中的一些二阶声学参量会变得明显起来。二阶声学参量主要是辐射压力、辐射扭力、声流等,这些非线性现象对生物效应的产生有重要影响。

超声波所产生的高频振动以及辐射压力可以在生物传输介质中产生有效的搅动和流动,空化气泡所产生的冲击波和射流均能显著影响细胞表面或生物大分子表面,进而影响其他生物学功能。超声振动或辐射压力所产生的超声界面效应也可改变细胞膜的有序过程,进而在细胞代谢水平上产生相应的生物学效应。在超声波产生的振动和压力的作用下,细胞器也可能会被高强度超声波产生的剪切力所破坏甚至粉碎。此外,超声波在生物组织中传播时,其压力和温度的变化可以引起组织化学特征的变化,如化学动力特征和化学通路的变化等。

(二)热效应

1. 热效应的定义　超声波在组织内传播过程中,超声波能量不断被组织吸收而转变为热量,使组织温度升高。当强度为 I 的平面波超声在声吸收系数为 α_a 的媒质中传播时,单位体积内超声作用时间 t 产生的热量为:

$$Q = 2\alpha_a I t \tag{3-29}$$

超声在人体组织中传播时,人体组织对超声有较高的衰减,其内部反射回波较弱,因此可近似看成行波。实验研究表明:动物软组织的声吸收系数 α 为超声频率 f 的指数函数,它们之间的关系可近似为:

$$\alpha_a = \alpha_0 f^{1.1} \tag{3-30}$$

式中, α_0 为一实验常数。

超声波在组织中传播时,可造成组织温度的升高。假设 $\alpha_0 = 0.026$,组织的密度 $\rho = 1.00\text{g/cm}^3$,比热容 $C_m = 4.14\text{J/(g·℃)}$,产生的热量不散失,那么辐射时间 t 后,升高温度可由以下公式表示:

$$\Delta T = \frac{2 \times 0.026}{\rho C_m} Itf^{1.1} \tag{3-31}$$

如取 $f = 1\text{MHz}$, $I = 1\text{W/cm}^2$,则超声波辐照 1s 引起的温升为 0.012℃。

由此可见,组织温升取决于超声的频率、声强、组织吸收系数等因素。声强越大、频率越高、组织吸收系数越大,超声能量就越容易转化为热量,组织温度上升就越快。超声在人体或其他介质中均可显著产热,产热过程即机械能在介质中转变成热能的能量转换过程,这是内生热的一种。超声作用下热的形成主要是由于以下几点:①超声通过机体时,声能在介质中损耗(吸收)而产热;②超声通过介质时,由疏密交替的压力变化——压缩相位中产热;③不同组织界面上超声能量的反射而产热。

除此之外,在不同组织介质中形成的驻波所引起的质点、离子的摩擦也是产热的原因。

2. 影响超声热效应的主要因素 超声在机体内产热量的大小与许多因素有关。不同剂量超声作用下产热程度不同,剂量越大,产热越多;同一剂量作用下,各种组织对超声能量吸收亦不同,如神经组织比肌肉高大约 2 倍(表 3-5),再如,肌肉与骨及骨髓组织动力黏性的差异也会导致超声温升有所不同,黏性越高吸收能量越多,产热也越多(表 3-6)。

表 3-5　不同组织对 1MHz 超声的吸收比值

组织	吸收比值
水	1
血浆	23
全血	60
脂肪	390
肌肉	663
周围神经	1193

表 3-6　不同强度作用下组织温度升高情况

组织	5W/cm² 持续 5min	10W/cm² 持续 1.5min
肌肉	+1.1℃	+2.2℃
骨皮质	+5.9℃	+10.5℃
骨髓	+5.4℃	+10.3℃

其次,不同频率的超声在介质内穿透能力不同,即超声频率与介质吸收超声能力密切相关。频率越高,穿透越浅,吸收越多,产热越高。例如,3MHz 超声较 1MHz 超声的吸收率高 3~4 倍(表 3-7、表 3-8)。

表 3-7　不同频率超声在肌肉与脂肪中的吸收率

频率	肌肉	脂肪
1MHz	0.12	0.04
2MHz	0.24	0.10
3MHz	0.36	0.16
4MHz	0.48	0.30

表 3-8　不同频率超声在血液中的吸收率

频率	0.7MHz	1MHz	2MHz	3MHz	5MHz	7MHz	10MHz
吸收率	0.12	0.18	0.40	0.58	1.25	2.00	3.00

由于超声在机体内吸收产热与介质黏性和频率成正比，因此常用半价层（或半吸收层，即能量一半时介质厚度）表示介质吸收超声的能力。例如，肌肉与脂肪对不同频率的超声有不同的半价层（表3-9）。

表3-9 不同频率超声通过肌肉、脂肪时的半价层

频率 /MHz	组织	半价层 /cm
0.2	肌肉	5.5
0.8	肌肉	3.6
0.8	脂肪	6.8
0.8	脂肪 + 肌肉	4.9
2.4	脂肪 + 肌肉	1.5
2.5	肌肉	约 0.5

另外，不同治疗方法引起局部组织升温也不同，例如 0.8MHz，$4W/cm^2$ 的超声，使用固定法，20s 后 2～3cm 深度的温升 3～4℃；若频率、强度、时间不变，改用移动法时，2cm 深度的温升只有 0.5℃，3cm 深度则仅升高 0.1℃。用 $1.2 W/cm^2$、5min，分别以固定法和移动法作用于正常皮肤，结果前者比后者温升高 1.5℃。

3. 超声热效应的应用 超声波的热作用可使组织温度升高、血液循环加快、代谢旺盛、增强细胞吞噬作用，提高机体防御能力和促进炎症吸收，还能降低肌肉和结缔组织张力，有效地解除肌肉痉挛，使肌肉放松，达到减轻肌肉及软组织疼痛的目的。超声波治疗温热效应可以预防和解除小动脉痉挛，增加毛细血管的开放数，促进侧肢循环的建立，促进血瘀的吸收；高强度聚焦超声的工作原理主要也是利用超声的热效应，以及高强度聚焦超声穿透性、方向性、聚焦性好的特点，将超声波聚焦于肿瘤，使之瞬间产生65℃以上的高温，致使组织不可逆凝固性坏死，从而杀死肿瘤细胞。

超声的热效应与高频透热或其他温热疗法相比，主要具有以下特点：

（1）超声在组织内的产热是不均匀的，在不同组织的界面上有较多的热生成，如皮下组织与肌肉组织交界处，肌肉组织与骨组织交界处。因此人体内的肌腱、韧带附着处、关节的软骨面以及骨皮质等处产热较多；接近骨组织的软组织比靠近超声探头但远离骨组织的软组织产热要多。这在运动创伤治疗上具有重要实际意义。

（2）超声在组织内的产热约有80%经血液循环带走，平均每秒耗散3%～3.5%；另有20%由毗邻组织传导散失。因此，当超声作用于血循环旺盛的组织器官，如肝、脾、肾脏时，实际上温度并不会有明显升高，只是开始时温度上升较快，随后温度逐渐缓慢，甚至温升低于邻近组织；当作用于缺少血循环组织如角膜、晶体、玻璃体或血循环障碍组织时，超声的热效应则会明显加强，从而产生局部热聚积。

（三）空化效应

1. 空化的定义 空化是强超声在液体媒质中引起的一种特有的物理过程。当足够强的超声波作用于液体媒质时，若交变声压的幅值 P_m 大于液体中的静压力 P_0，则在声压的负压相中，负压的峰值（$-P_m$）不但可以抵消静压力，还可以在液体中形成局部性负压作用区，当这一负压（$-P_m + P_0$）足以克服液体分子之间的内聚力时，液体被拉断而形成空腔，即产生空化气泡。在声学中，空化的定义为液体中由于某种原因（例如强声波作用）形成局部气体或蒸汽空穴，空穴（气泡）的形成、发展及溃灭的过程叫空化。

超声空化是指超声引起的空化，具体是指液体中的空化泡在超声作用下产生、生长、崩溃、消亡的周期性过程。

2. 空化的分类 根据气泡的动力学行为可将空化分为稳态空化和瞬态空化。

（1）稳态空化：当液体声场中存在有适当大小的气泡时，它们在交变声压作用下可能进入共振（即体脉动）状态。当声波频率接近气泡体共振的特征频率时，体脉动的幅度达到最大。这种气泡的动力学过程即称为稳态空化。

对于水中的球形自由气泡，其体共振频率 f_0 由下式给出：

$$f_0 = \frac{1}{2\pi R_0} \sqrt{\frac{1}{\rho}\left[3\gamma\left(p_0 + \frac{2\sigma}{R_0}\right) - \frac{2\sigma}{R_0}\right]} \tag{3-32}$$

式中：R_0 为气泡初始半径，γ 为泡内气体比热容比，σ 为表面张力系数，p_0 为静压强，ρ 为液体密度。

这些气泡在进行体共振过程中，伴随着一系列二阶现象发生。首先是辐射力作用，如固体表面受到的空化现象的损伤往往是来源于受到颤动的气泡表面驱动水对固体产生的直接冲击；其次是伴随气泡脉动而发生的微流，这是与声学辐射力密切相关的一种现象。"声流"即由于声波在液体中传播而建立起来的一种稳定的循环运动，气泡的振动在液体中产生的一种小规模的循环，有时也被称为微流，它可使脉动气泡表面存储很高的速度梯度和黏滞应力，其作用于细胞和生物大分子表面的剪切力足以在该处产生生物学效应。类似这样的生物学效应包括细菌 E.coli 的裂解、DNA 分子质量的降低以及单个气泡产生的溶血现象等。

（2）瞬态空化：较高强度的声场中气泡的动力学过程更为复杂而激烈。当超声波声压幅值超过空化阈值时，在声场负压相存在于介质中的空化核迅速膨胀，达到其最大半径，随即又在正压相突然收缩以至崩溃，该过程称为瞬态空化。在气泡体积缩至极小时，该情况可能仅持续零点几个纳秒（ns），温度可高达几千度。气泡中的水蒸气在高温下分解为 H^+ 和 OH^- 自由基，它们又迅速与其他组分相互作用而发生化学反应。

空化崩溃过程引发的效应主要有以下几种：

1）高温效应：Atchley 等将他们获得的单气泡声发光的光谱和黑体辐射进行拟合，发现它和温度高达 16 000K 的黑体辐射光谱符合得很好。这意味着空化气泡闭合时，泡内气体的温度可以高达 16 000K。

2）放电和发光效应：空化气泡闭合的瞬间有电磁辐射产生，即存在放电效应。两种辐射可能源于相同的原因，气泡闭合时由于气泡壁运动极快，超过了气泡内气体的声速从而在泡内产生微骇波，并向中央汇集，因正离子和电子质量不同，发生电荷分离形成很强的内部电场，同时产生高温和发光。

3）压力效应：超声空化气泡闭合时会产生很高的压力。在 10~25kHz 频率范围内，空化在水中产生的压力在几百到上万个大气压之间。在液体中这种局部的极高压力正是形成以气泡为中心向外传播冲击波的原因。

4）化学效应：如自由基作用，主要是指气泡中水蒸气在高温下分解为 H^+ 和 OH^- 自由基，自由基的活化引发的生物学效应，大多源自于瞬态空化。

上述两类空化的产生，都必须存在气泡。当气泡大小合适时，可在低声强下产生稳态空化。当气泡太小时，只能作为空化核，这时要求较高的声强以产生瞬态空化。总之，气泡在压缩—闭合阶段，由于受到液体中静压力、正声压和液体表面张力的共同作用，泡壁的闭合速度将越来越快，并在气泡快速闭合的瞬间产生一系列放电、发光、高温（>5 000K）、高压（>5×10^7Pa）、高能量密度冲击波、微冲流、微聚变等极端物理条件。这也是超声空化产生生物效应的物理基础。

此外，在空化崩溃时还常常有声致发光、冲击波及高速射流等现象伴随发生。因此处于空化中心附近的细胞等生物体都会受到严重的损伤乃至破坏。

（四）理化效应

理化效应由超声的热效应、机械效应和空化效应促发，为激发效应，以下为几种常见的理化效应。

1. 弥散作用　治疗剂量超声可增强生物膜的通透性，促进物质交换，进而加速代谢，改善组织营养，对病变组织有促进其恢复的作用；超声可以提高半透膜的渗透作用，有利于营养物质进入细胞内，同样可使药物更易进入病菌体内，增强药物功效。

2. 触变作用　主要指超声作用可以使凝胶转化为溶胶状态。超声对肌肉、肌腱的软化作用，以及对一些与组织缺水有关的病理改变，如类风湿性关节病变和关节、肌腱、韧带的退行性病变的疗效,一般认为与超声的触变作用有关。

3. 空化作用诱导的理化效应　空化泡在压力改变时可以使空腔破灭,其瞬间产生巨大的冲力可冲断高分子的化学链,同时还伴随局部高温、高压、发光和放电等现象。这些都是促使理化效应的因素,因此大多研究者认为超声的理化效应与空化作用密切相关。

4. 聚合作用与解聚作用　超声的生物学作用大多与此有关。聚合作用指将许多相同或近似的分子合成一个较大的分子的过程。在超声作用下:①水分子分解,产生 H^+ 和 OH^-、原子氢、原子氧等,能诱导水中稳定的化合物形成自由基;②分子胶体化合物之间或溶剂和大分子化合物之间的摩擦力使 $C=C$ 键或 $C=O$ 键断裂,形成不饱和的、具有高活性的自由基。其后引起的一系列生化反应,可产生聚合作用。解聚作用与聚合作用恰恰相反,它是将大分子分解成小分子,使大分子化合物黏度下降,分子质量减小的过程。解聚作用有两种情况:一是当超声作用时大分子化合物黏度暂时下降,超声作用停止后又恢复原状,称为可逆性解聚;另一种是大分子化合物的黏度下降,分子质量也减小,且无法恢复,称为不可逆性解聚。解聚程度与超声强度有关,而大分子之间的摩擦力也可引起化学键断裂。

5. 与炎症、修复过程有关的细胞、分子机制　长期以来人们认为,超声作用可使组织 pH 向碱性变化,并把它看成是缓解急性炎症所伴随的局部酸中毒及疼痛症状的根据,因此超声可治疗急性炎症。另外,超声在水溶液空化后所产生的自由基,与体内许多生理及病理体制有关,其可影响血流量、产生炎症作用、使白细胞移动等,这些高活性的分子可以促进或抑制炎症过程。不仅如此,超声也可以直接或通过自由基作用,促使血管生成、胶原合成、成熟以及伤疤形成等。在不同的剂量和时机,超声还可促进或抑制损伤的修复和愈合过程。

二、超声治疗仪器的基本结构

超声治疗仪器的基本结构包括控制系统、超声驱动系统、扫描运动系统、影像监控系统、超声换能器(治疗头)及耦合介质。其中控制系统为整个仪器的大脑,控制着超声驱动系统、扫描运动系统及影像监控系统的工作;超声驱动系统又可称为超声波发生器,其功能是将标准市电电压转换为换能器相应的高频交流电以驱动换能器进行工作;超声换能器亦被称为治疗头,其功能是发射超声波,可根据换能器的种类发射聚焦或非聚焦两种不同形式;影像监控系统用于超声治疗过程中的定位、监控和术后评估;扫描运动系统在影像监控系统的引导下控制治疗头运动和定位,实现精确定位和适形治疗;耦合介质的作用是实现超声波到人体的高效透射,可选择耦合剂或脱气水。这里扫描运动系统和影像监控系统为可选项,如 HIFU 治疗系统及冲击波碎石系统就需要影像监控系统将,并通过扫描运动系统实现靶点的定位和运动,而对于一些对治疗精度要求不高的超声治疗设备则不需要扫描运动系统及影像监控系统。图 3-45 为常规超声治疗仪器的基本结构。

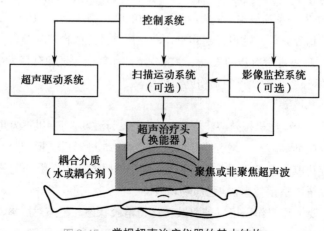

图 3-45　常规超声治疗仪器的基本结构

三、典型应用

（一）理疗类超声治疗仪

理疗即物理疗法。理疗这一概念最早在中医中提出，临床上，中医非常重视通过刺激穴位以疏通经络、调理气血。利用一些物理的方法刺激人体，激发体内的自我愈合能力，有助于疾病的康复。

超声治疗的历史始于超声理疗，1922 年，德国出现了首个超声治疗机（即超声理疗机）的发明专利。1933 年 Pohlman 曾指出，只要适当控制辐照剂量，超声波将有可能用于多种疾病的治疗。1939 年出现了有关超声治疗取得临床效果的文献报道，开创了超声治疗学的先河，但是直到 1949 年在国际医学超声学术会议上才出现了超声治疗论文的交流，有会议发表的资料统计，当时接受超声治疗的患者人数已经超过 10 万，治疗的病种包括腰疼、肌痛、挫伤、炎症、坐骨神经痛、关节炎、腱鞘炎、冻疮、小腿溃疡、硬皮病、疣等数十种之多。1956 年召开第二次国际医学超声学术会议时，超声理疗的临床应用已经日趋广泛和成熟，为超声治疗学的发展开拓了道路。

由于超声理疗仪器具有设备简单，适用范围广、操作方便及价格低廉等特点，如今它作为康复保健设备在医院、诊所、医疗中心、护理室、体育室、保健室及私人办公室等地方得到了广泛应用。

1. 理疗类超声的作用机制　理疗类超声设备的原理是超声波在组织中传播时，会在组织中发生反射、折射、散射和衍射作用，因为这些物理现象的发生，组织会吸收一部分超声的能量从而产生热能。超声波在组织中传播时产生的机械效应、温热效应、理化效应等刺激人体的相应部位，通过人体的神经系统、神经体液系统等调节作用，使生物体的生理功能受到刺激和改变，激发起生物体的自我修复功能，从而起到治疗疾病的作用。

2. 理疗类超声的工程结构　一般超声理疗仪由高频功率发生器和超声换能器（治疗头）两大部分组成。高频功率发生器提供的高频电能驱动治疗头中的压电晶片，使其发射超声波，超声波经过耦合剂便可有效地进入人体，辐照病变部位以达到治疗目的。图 3-46 为超声理疗仪的外观结构。

超声治疗仪使用的超声频率大都取 800kHz，因为 800kHz 的超声波既有良好的定向特性，又可透入人体较深的部位。最高频率可到 3MHz，多用于表浅的部位。超声波的波形通常采用连续波（图 3-47）和脉冲波（图 3-48）两种，连续超声波主要通过热机制作用于人体组织，脉冲波则较多地利用其机械（力学）机制。超声理疗仪的输出声强一般在 $0.1\sim3.0\text{W/cm}^2$ 范围内分段可调，一次超声治疗的辐照时间视输出声强、辐照部位及辐照方式（固定或移动式）而定，一般取几分钟、几次治疗为一疗程，治疗方案视具体病例而定。

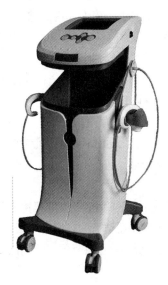

图 3-46　超声理疗仪

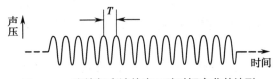

图 3-47　连续超声波的声压随时间变化的波形

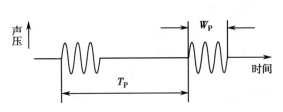

图 3-48　脉冲超声波的声压随时间变化的波形

3. 理疗类超声仪器的临床应用 超声理疗在临床上应用已逾半个多世纪,治疗面非常广,如超声理疗与我国传统针灸疗法相结合研制出超声针刺治疗仪和穴位超声治疗仪等。以下为超声理疗的临床应用范围:

(1)内科

1)呼吸系统:支气管哮喘,慢性支气管炎。

2)消化系统:胃、十二指肠溃疡,慢性胃炎,慢性肝炎,肠胃功能紊乱,习惯性便秘。

3)循环系统:冠心病,高血压病,急性心肌梗死。

(2)外科

1)损伤:软组织扭、挫伤,神经挫伤,瘢痕组织,注射后局部反应与吸收不良,冻伤与冻疮。

2)劳损:腰肌劳损,腰骶劳损与骶髂劳损。

3)感染:急性乳腺炎,肢体溃疡。

4)骨、关节疾病:四肢慢性关节炎,脊椎、脊柱炎,骨折,腰椎间盘突出,半月板损伤,髌骨软化症。

5)腱鞘疾病:狭窄性腱鞘炎,腱鞘囊肿。

6)泌尿生殖系统病:前列腺症,附睾淤积症,阴茎硬结,上尿道结石,尿潴留。

7)颈、肩、腰、腿痛。

(3)神经科

1)中枢神经系统疾病:脑脑血管意外后遗偏瘫、癫痫、痴呆综合征、脑外伤、蛛网膜炎、急性脊髓炎、脊髓灰质炎。

2)周围神经系统疾病:三叉神经痛、肋间神经痛、坐骨神经痛、灼性神经痛。

3)面神经炎自主神经系统疾病:雷诺氏病、红斑性肢痛症。

(4)儿科:支气管肺炎、消化不良、遗尿病、小儿舞蹈症。

(5)皮肤科:带状疱疹、瘙痒症、硬皮病、疣。

(6)眼科:青光眼、白内障、玻璃体混浊、中心性浆液性脉络膜视网膜病变、视网膜震荡症。

(7)耳鼻咽喉科:鼻窦炎、扁桃体炎、乳突炎。

(8)口腔科:颌关节功能紊乱症、牙周病。

(9)妇科:外阴瘙痒症、慢性盆腔炎、输卵管闭塞。

(二)超声与冲击波体外碎石仪器

结石症是当今人类的常见疾病之一,它的发病率和复发率均比较高。常见的人体结石有肾脏结石、输尿管结石、膀胱结石、尿道结石、胆囊结石。按结石化学成分可分为含钙结石、感染结石、尿酸结石、胱氨酸结石四类。将不同表现形式的机械波(如超声波、冲击波)用于击碎人体内的结石,是近几十年来医学领域迅速发展应用的一项新技术。目前,用机械波粉碎人体内结石,在方法上分为体内超声波碎石和体外冲击波碎石两种,在实施方案上分体内接触式与体外非接触式两种。

1950年,Lamport和Newman首次发表了用连续超声波非接触粉碎人体结石的报道;20世纪70年代,德国Dornier公司发现,冲击波进入动物体内可以击碎较硬的材料,而对软组织没有明显损伤。最早提出体外冲击波碎石术(ESWL)思想的是Anmin、Bebrends等人;1985年,我国第一台ESWL样机由中科院电工所与北医大附属医院研制成功,同年8月应用于临床;与此同时,上海交通大学也研制成功了ESWL机,并于年底投入临床应用。

1. 碎石原理

(1)超声碎石原理:超声碎石是腔内治疗结石的一种方法,原理是首先借助超声换能器将电能转换成机械能(振动),即超声波,然后通过金属探针将超声波直接传给结石,在结石的表面产生反射波,在结石前界面会产生压力作用,在结石后界面超声波被再次反射,这一反射产生张力作用,当结石表面的压力和张力大于结石的抗压强度和抗张强度时,结石碎裂。

图3-49为超声碎石的原理示意图。通过使用超声换能器,产生20kHz的超声波并通过变幅杆使

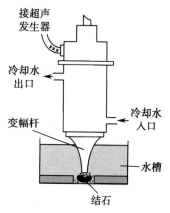

图 3-49　超声碎石的原理示意图

振动能量增强（振动 15～20μm），直接作用于结石上，使其碎裂。

（2）冲击波碎石原理：水中高压放电产生的冲击波，经椭球反射体系反射会聚在第二焦点处，形成高达几百万乃至上千万大气压的冲击波力，它足以粉碎人体内的结石而不致明显损伤人体组织。有关冲击波的碎石原理，有若干解释，归纳起来大致有如下两点：

1）冲击波在结石前后界面上产生的压力：一般来说，结石的声阻抗不同于其周围组织的声阻抗。当冲击波传播到结石前后界面时都要发生反射。冲击波在结石前界面上作用以压力，而在结石后界面的反射则表现为张力（因为一般结石的声阻抗都大于周围组织的声阻抗）。我们知道，结石是一种脆性物质，其抗压强度在 100 个大气压强（约为 10^7Pa）左右，而抗张强度只有抗压强度的 1/10，即约 10 个大气压强（10^6Pa）。当冲击波在结石前后表面上作用的压力与张力大于结石本身的上述耐受强度极限时，冲击波的反复作用就会使结石从前后两表面上被逐层压碎和裂解。此外，人体软组织能够承受更高的冲击波压力而不致损伤，这就解释了为什么冲击波能够击碎软组织中的结石而又不损伤周围组织。冲击波作用于人体结石前后界面的情况如图 3-50 所示。

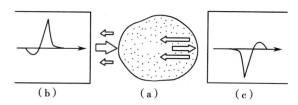

图 3-50　冲击波在结石前后界面的作用力
(a)冲击波进入结石的情况；(b)冲击波作用于结石前界面的压力波；
(c)反射冲击波作用于结石后界面的张力波

2）空化机制的作用：结石的内部结构常常是较为稀疏而含有许多孔隙的。在孔隙中充满液体，倘若在液体中含有空化核，则进入结石的冲击波及其界面反射波就可能会激活空化核，而产生空化现象。在空化过程的反复作用下，将会从破坏结石内部的基质开始并进而导致整个结石的疏松与破裂。冲击波碎石的原理，很可能是上述两种因素的综合作用结果，如图 3-51 所示。

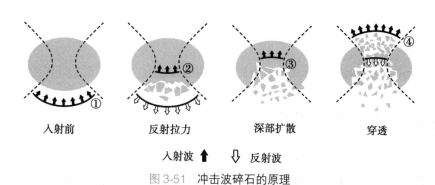

入射前　　　　反射拉力　　　　深部扩散　　　　穿透

入射波 ↑　　反射波 ⇩

图 3-51　冲击波碎石的原理

2. 超声碎石装置的工程结构

（1）体内超声波碎石装置：采用顶端装有超声换能器的探杆通过内镜接触结石，利用超声发生器产生的电振荡使超声换能器产生高频机械振动。超声波传递进结石，在结石的表面产生反射波，结石表面会受压而破裂，当超声波完全穿过结石时，在后界面被再次反射，这一反射产生张力波，当张力波的强度大于结石的抗拉强度时，结石碎裂。

超声波碎石装置部件有振子、振动棒、超声发生器、灌流液吸引泵、脚踏开关等。其结构如图3-52所示，其中振动棒中空的作用是冷却振动棒、排出结石碎片、吸附小结石碎片。

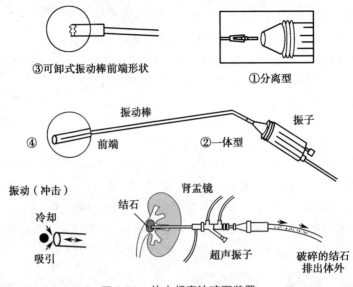

图3-52 体内超声波碎石装置

（2）体外冲击波碎石装置：体外冲击波碎石机（图3-53）主要由七部分组成：

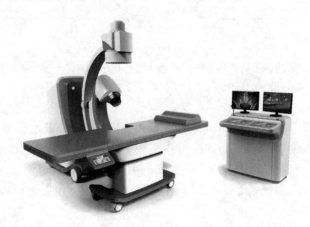

图3-53 体外冲击波碎石机

1）体外冲击波发生源：这是体外冲击波碎石术的核心技术，它决定着粉碎结石的效果、治疗工作的效率及对患者身体的影响。

冲击波是由于物体的高速运动或爆炸而在介质中引起强烈压缩并以超声速度传播的过程。由于发生源不同，冲击波的产生原理也有一定的差异。目前，临床使用的体外冲击波碎石机按其振波波源主要有三种：液电式、压电式和电磁式。

①液电式冲击波波源：目前碎石机的波源以液电式居多，因其发展早、技术成熟、碎石效果好而被广泛采用。液电式冲击波源（图3-54）是一个半椭圆形金属反射体，反射体内安置电极并充满水，当高压电在水中放电时，在电极极尖处产生高温高压，因液电效应而形成冲击波。冲击波向四周传播，碰到反射体非常光滑的内表面而反射，电极极尖处于椭球的焦点F1处，在焦点F1处发出的冲击波经反射后就会在焦点F2处聚集，形成压力强大的冲击波焦区，当人体结石处于焦点F2处时就会被粉碎。

②压电式冲击波波源：压电式冲击波波源是一个内壁安装很多压电晶体的半球，如图3-55所示，

当有高频高压电通过压电晶体时，压电晶体就会收缩产生振动，从而使水介质产生超声冲击波，冲击波在圆球的球心 F 处聚焦，当结石处于焦点处时，就会被强大的冲击波粉碎。

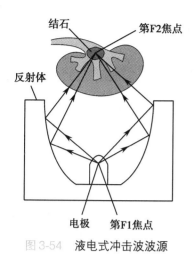

图 3-54　液电式冲击波波源

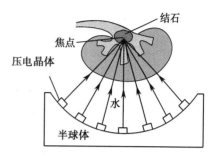

图 3-55　压电式冲击波波源

③电磁式冲击波波源：电磁式冲击波波源可分为平板式和圆筒式两种。

平板式电磁波波源是一个中空圆柱体，圆柱体一段放置一组高频线圈，当高频高压脉冲电流通过时，线圈产生脉振磁场。根据电磁感应定律，靠近线圈前端的平板金属膜就会发生振动，从而使水介质产生冲击波，平行直线传播的冲击波穿过双凹面的声透镜后在透镜的焦点 F 处聚焦，强大的冲击波可把处于焦点处的结石粉碎，如图 3-56 所示。

圆筒式电磁波波源是在一个圆筒形绝缘体外壁安装若干组高频线圈，线圈外是一个圆筒形金属振膜，整个装置安放在一个旋转抛物线形反射体底部当有高频高压电流通过线圈时，线圈周围产生脉振磁场。根据电磁感应原理，圆筒形金属振膜就会产生振动，从而使水介质产生冲击波，冲击波平行向四周传播，碰到反射体非常光滑的内表面而反射，然后在抛物面的焦点 F 处聚焦。当结石处于焦点处时，就会被强大的冲击波粉碎，如图 3-57 所示。

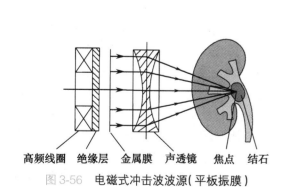

图 3-56　电磁式冲击波波源（平板振膜）

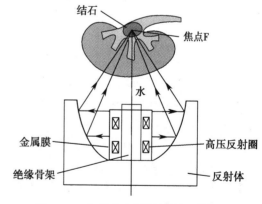

图 3-57　电磁式冲击波波源（圆筒振膜）

三种冲击波波源各有各自的优缺点，如下表 3-10 所示。

2）冲击波的触发系统：冲击波的触发产生必须保证对患者各器官功能无损害，确保患者安全，同时又要使冲击波进行有效冲击，命中率高。冲击波的触发方式有五种：心电 R 波触发、呼吸触发、呼吸与心电 R 波同步触发、自动连续触发和手动触发。

3）冲击波与人体耦合系统：冲击波必须经由某种声阻抗和人体组织声阻抗相近的介质耦合无障碍地进入人体以避免冲击波在进入人体的界面处产生反射导致应力而损害人体。理想的耦合介质为

表 3-10 三种冲击波波源的比较

	优点	缺点
液电式	利用很低的能量即可获得很高的脉冲功率,碎石效果好	随着电极逐步损耗,放电极间隙增大,焦点逐步变宽,噪声大,治疗一例患者必须更换一支电极,才可确保治疗效果
压电式	焦区很小,碎石颗粒小,便于排出体外,治疗小结石有独特的优越性	治疗较大结石效果较差,造价较为昂贵,在国内很少使用
电磁式	不需要更换电极,放电波形较为稳定,噪声小	使用电压、电容是液电式的2倍以上,所需能量大、焦斑的压力低,碎石效果比液电式差

水。耦合方式有三种(图3-58):①浴缸式耦合:患者、冲击波源在水槽中。需要大量的水,装置很大。②水瓶式耦合:冲击波源在水槽中,患者身体部分接触水,水槽缩小。③水囊式:耦合体是薄膜水囊。优点是装置小型化,缺点是薄膜会有部分反射。有冲击波源下置式,冲击波源上置式两种方式。

目前采用最多的是水囊式,它用软水作为传导介质,并有水循环、去气泡和加温装置以及耦合压力控制模块。

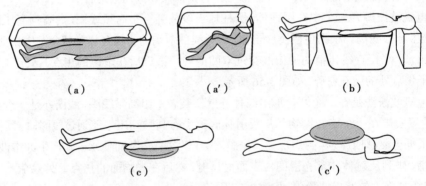

图 3-58 体外冲击波碎石波源与人体的耦合技术
(a)浴缸式耦合;(a')日式浴缸式耦合;(b)水瓶式耦合;
(c)水囊式耦合(波源下置);(c')水囊式耦合(波源下置)

4)结石定位系统:用于结石和冲击波聚焦焦点的重合,要求结石图像清晰,能方便迅速地寻找结石、准确地进行结石的定位并监测碎石的过程。它分为定位影像系统和机械调整系统两部分。

①定位影像系统:在早期的肾结石体外碎石机系统中,几乎一律是采用两台X线机进行交叉定位。其定位的示意图如图3-59所示。

X线机包括X线发生器、影像增强器和监视器等。两台X线机置于同一平面上,且两束X射线以一定的角度(一般为45°~90°)交叉,它们的轴线交叉点应刚好落在反射体的第二焦点上。进行定位操作时,只需通过机械调整装置调整人体位置,使体内结石与两束X线轴线焦点重合,也即使结石与反射体第二焦点在空间相重合。这可以从X线机监视器上的结石图像是否达到预置位置来予以判断。

使用扇形扫查B型超声显像仪定位时,定位器与反射体的相对配置如图3-60所示。在进行临床碎石时,只需从B型超声图像显示上测得结石在人体内的深度,就可以从图中的几何关系推算出准确定位所需的调整参数,再通过机械调整系统调整反射体的空间位置,进行空间定位,即使反射体的第二焦点与体内结石的空间位置准确重合。

②机械调整部分:作用是调整反射体与人体的空间相对位置,满足定位要求。机械调整类型有齿轮传动、液压移动。

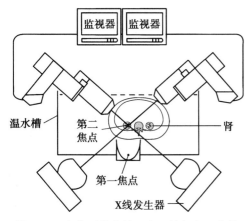

图3-59　定位系统中的两台X线机交叉定位

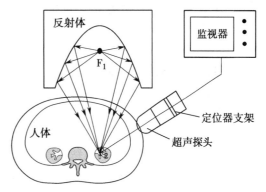

图3-60　超声定位时定位器与反射体的配置图

5）计算机控制操作系统：计算机控制结石定位，X线曝光时间和剂量，X线图像的数据采集、储存，水处理系统以及打印病历报告、监测整机运转情况和安全性。

6）治疗床：体外冲击波碎石机的治疗床已从最初用作支撑患者发展到多功能治疗床。其也可作为泌尿检查床或进行其他泌尿科治疗操作使用。

体外冲击波碎石机的优点是：治疗过程基本是非侵入式的，患者易于接受。而且它的治疗成功率高，对人体组织的损伤较小。其缺点是：体外冲击波碎石机在治疗嵌顿的输尿管结石和完全性鹿角形结石等仍比较困难，X线定位治疗时患者还要受到X射线辐射。

3. 超声碎石仪器的临床应用

（1）体内超声波碎石装置

1）适应证：适用于膀胱结石、输尿管结石、肾盂、肾盏结石。治疗的结石以尿酸结石疗效最佳。线径大于1cm为宜。

2）并发症：主要并发症有感染、渗出性出血，但较少出现碎石梗阻现象。

3）禁忌证：有高热、出血倾向等。

（2）体外冲击波碎石装置：体外冲击波碎石术的出现，推动了泌尿外科治疗技术的发展，为治疗尿路结石，特别是包括肾结石在内的上尿路结石提供了崭新的治疗手段，它被誉为"肾结石治疗路上的一次革命"。

1）体外冲击波碎石术适应证：①肾脏及输尿管的单个或多个结石；②部分性或完全性鹿角状结石；③感染性肾结石；④孤立肾中的结石；⑤膀胱结石、胆石，以及X线可透过的其他结石等。

2）在禁忌证方面，有以下情况之一者禁止进行超声碎石：①出血性疾病；②心力衰竭失代偿者；③重症心律失常；④肾动脉硬化；⑤输尿管及尿道阻塞病变、上尿路解剖变异、尿流动力学异常伴输尿管运动功能损害，以致阻碍碎石排出者；⑥孕妇和肥胖幼儿。前者绝对禁用体外冲击波碎石术（extracorporeal shock wave lithotripsy, ESWL），后者如肥胖过度，则使结石定位非常困难，宜慎重对待；⑦胱氨酸β组结石；⑧其他：胆囊收缩功能丧失、胆石症伴胰腺炎、大于2.5mm的胆石或充满胆囊的泥沙状结石等。

（三）超声热疗系统

肿瘤是危害人类健康的严重疾病，传统治疗癌症的方法是手术、放化疗及药物。临床研究表明，癌变组织加热升温到43～45℃之间并维持一定时间，癌细胞即可被杀死。用物理因子治疗癌症历史悠久，其中最先采用的即是热疗。公元前6世纪，通过灼烧烙铁于体外升温以治癌。近代19世纪，德国医生观察到1例感染丹毒的肉瘤患者，因发高热肉瘤居然消失。1893年，美国医生人为地使患者感染丹毒以治疗晚期癌症。20世纪初期已发现体内高温对于恶性肿瘤有选择破坏作用。热疗法再兴于20世纪60年代初期，由于现代升温治癌技术的发展已较为完善，治疗也相对地较为安全可靠，升温又便于控制和调节，因此，近年来在癌症治疗中热疗法又重新得到重视。通过美国 FDA 认证并用于临床的 Sonotherapy System 超声波热疗设备是超声肿瘤热疗仪的代表。

目前就治疗大多数表浅性癌和某些较深在的癌而论，超声温热疗法治癌仍是较为安全有效的一种物理治癌方法。

1. 超声热疗的作用机制

（1）癌组织由于在解剖组织学上的缺陷，供血不足、缺氧、偏酸、不耐热。癌瘤内血流量仅为周围正常组织的 2%～15%，这种在血循环方面的显著差别，是超声升温和其他物理方法升温治癌的理论基础。

（2）当超声能量为组织吸收转变成热能而使组织温度升高时，正常组织可通过有效的血循环散热，而癌组织血循环差，升温后无法及时散热，致使癌内温度升高可超过健康组织 5～9℃，有时甚至高达 10～11℃，且维持较长时间。故利用超声对癌的选择性加热作用，可以达到杀灭癌细胞而不损伤正常组织的目的。

（3）超声升温，改变癌细胞的周围环境，增加酸度。一方面加强溶酶体酶的活性；另一方面在 pH 降低的情况下，溶酶体活性也大为增强，从而加速溶酶体以细胞质为目标的对恶性肿瘤细胞的破坏，同时细胞核、染色质以及细胞膜脂质部分也受到损害。

（4）关于超声对癌组织的升温作用机制，认为可能由于细胞核的超声衰减系数为整个细胞和组织的近 2 倍，因而细胞核中局部温度更容易升高。

（5）对 BEL-7402 肝癌细胞研究表明，加热首先使以类脂双分子层为支架的细胞膜结构发生相变，由液晶态转向无序态，使其功能破坏，最后导致整个癌细胞解体而死亡。

2. 超声热疗仪器的结构
用于肿瘤治疗的超声热疗设备结构如图 3-61 所示。

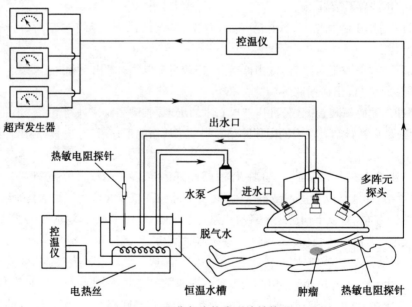

图 3-61　聚焦超声热疗系统结构图

用平面超声波加热，会呈现空间不均匀性，而使用聚焦超声波时，则还会使人体的表浅层、深部及骨骼处等均可得到均匀的加热。

采用平板型超声振元布阵的方法来达到聚焦的要求，即把各个振元发射的声束从不同的角度同时对准欲加热的肿瘤靶体，使多个振元发射的声束在此相交会聚，起到重叠加热作用。多振元探头剖面结构如图 3-62 所示。

超声探头的开口处用富有弹性乳胶薄膜封闭，内部注满循环除气冷却水。水的作用有：①作为传声媒质把各振元发射的超声波耦合到人体；②冷却振子与人体表面处，以抑制升温。

超声探头中多个振元的发射声束截面图如图 3-63 所示，每个振元均为直径 30mm 的压电陶瓷片。其中六个振子置于曲面上构成圆形聚焦，另一个振子则置于中心轴线上。

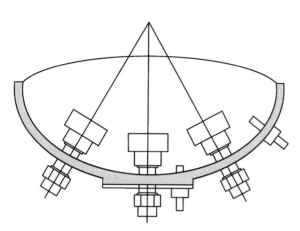

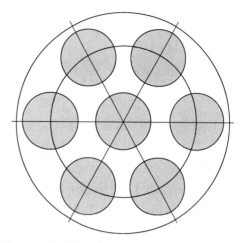

图 3-62　多振元超声探头结构剖面图　　　　　图 3-63　超声探头中各振元发射声束截面示意图

用于循环的冷却水量要大，水温及循环速度应可以调节，因此在水的循环系统中包括有水温控温仪、恒温水槽、循环水槽及水泵等部分。整个循环水系统中的各个部件均采用非金属材料加工制成（包括水泵），以防止金属离子吸收气体，导致水中出现气泡影响超声波的传播。

肿瘤被加热的温升通过探针式热敏电阻感温元件监测。温度变化 1℃ 可使热敏电阻的阻值变化数百欧姆，只要组成电桥的电阻选择适宜，相应的输出电压足可与基准电压比较，从而使控温及测温电路简化。肿瘤加热温度控制在 (43±1)℃ 范围内，即温控的上下限取为 44℃ 与 42℃，将对肿瘤的实测温度予以显示并与设定的温度上、下限进行比较，比较的结果反馈给发射机以控制其工作状态，该系统的温度控制精度为 0.5℃ 左右。

（四）聚焦超声手术设备

HIFU 技术是现代工程技术和医学相结合并发展的产物。利用超声波的热效应，通过一定技术手段，将体外发射的声波聚焦于体内病变组织。由于聚焦部位产生能量沉积，组织内温度瞬间即可上升到 65℃ 以上，可以靶向破坏病变组织，这种技术可达到精确外科所要求的精确"切除"病变组织的目的，因而又称为 HIFU 外科。

1942 年，Lynn 等医生提出了用超声聚能方法进行肿瘤治疗的可能性并且采用超声损伤脑组织，这是高强度聚焦超声在生物组织中的最早应用。1955 年，美国伊利诺大学的 Fry 教授第一次在实验室尝试用超声聚焦技术治疗脑肿瘤，发现当将颅骨部分浸入水中时可使离颅骨较远处脑组织损伤，但实际部位与理论值有偏差，发生了焦点偏移现象。随着影像监控技术的成熟、压电材料的改进及聚焦技术的完善，20 世纪 90 年代，对聚焦超声生物学效应的研究和应用成为热点。研究主要集中在乳腺疾病、甲状腺疾病、中枢神经系统疾病、脑肿瘤、眼疾患以及前列腺等部位的小块肿瘤上的人体实验与治疗，同时开始研究在 HIFU 技术用于手术切除的肿瘤中的有效性和安全性问题。在 1995 年和 1998 年的世界超声医学大会和美国声学学会上，学者们认为超声治疗将为超声医学带来第二次飞跃。20 世纪末，重庆医科大学超声治疗研究所发明了世界首台高强度聚焦超声肿瘤治疗系统，真正做到了高强度聚焦超声体外非侵入人体消融体内良、恶性实体肿瘤，疗效肯定，明显提高了晚期恶性肿瘤患者的生存质量和生存期，使高强度聚焦超声治疗技术逐步成为临床治疗肿瘤的主要物理治疗手段之一。

HIFU 技术无需采用侵入性手段即可将机体内病变组织破坏，属于无创治疗技术，同时它在治疗的彻底性、有效性、安全性都得到了有效的临床验证。与传统的超声热疗相比，HIFU 技术为一次性适形切除，且治疗时间短，不同于超声热疗需要多次治疗才能达到预期效果，它们的区别如表 3-11 所示。

表 3-11　传统温热疗法与 HIFU 技术的区别

项目	传统的温热疗法	HIFU 技术
严格测温与控温	要求	不要求
辐照时间	时间长（50～60min）	时间短
治疗机制	逐渐消亡	急性热坏死
治疗原则	多次治疗	一次适形切除
温升要求	43～45℃	65℃以上

1. 聚焦超声手术设备工作原理　HIFU 外科手术设备统称"聚焦超声手术设备"，其工作原理（见文末彩图 3-64）是将体外发射的超声波以无创的方式穿透皮肤及组织后聚焦于人体内部，利用焦点处超声波的热效应，在靶区形成 >60℃的高温，导致蛋白质变性及组织细胞凝固性坏死，从而杀灭靶区内的肿瘤细胞而不损伤周围正常组织，实现对肿瘤疾病的无创治疗。

2. 聚焦超声手术设备的工程结构　聚焦超声手术设备属于大型治疗设备，其设备工程研究层出不穷，按照不同标准有着不同分类，按照监控影像方式可分为超声监控和磁共振成像（magnetic resonance imaging, MRI）监控；按照与人体接触的方式可分为体外和体内。总体上讲，任何一个聚焦超声手术设备（图 3-65）须包括聚焦超声发生系统、扫描运动系统、影像监控系统、水处理系统及智能控制系统等主要部件，其功能如下图 3-66 所示。

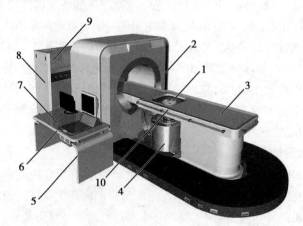

图 3-65　聚焦超声手术设备外观及主要部件
1. 治疗头；2. 超声驱动电源；3. 治疗床；4. 扫描运动装置；5. 超声影像监控装置；
6. 计算机自动控制和处理装置；7. 中央控制台；8. 电源控制装置；
9. 介质水处理装置；10. 患者体位固定装置

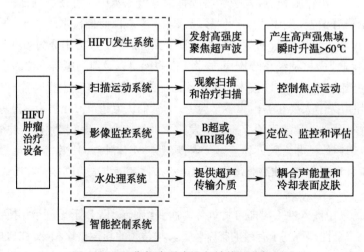

图 3-66　聚焦超声手术设备结构及功能框图

（1）HIFU 发生系统：该系统是 HIFU 肿瘤治疗设备的关键技术部分，主要用于产生聚焦超声波，并由机械运动装置带动 HIFU 发生器（治疗头）的运动来达到适形"热切除"肿瘤的目的，其中 HIFU 发生是由压电换能器实现的，根据聚焦形式有透镜式、球面自聚焦、相控式及反射式四种。按照《高强超声聚焦治疗机产品标准中必须包括的技术要求》中的规定，高强度聚焦超声治疗中采用的超声波换能器/治疗头，其工作频率在 0.5～5MHz 之间，治疗头旁瓣低 −8dB 以上，声焦域横截面以声压降 −6dB 为界。

（2）影像监控系统：HIFU 治疗可致靶区组织瞬间凝固性坏死，因而对焦点打击精度要求更高，既要不遗漏病变组织，又要尽可能地减少对正常组织不必要的伤害，这要求在治疗过程中能实时监控，对治疗情况及治疗后效果进行实时评估。现有应用于 HIFU 肿瘤治疗设备的监控方式主要是基于超声和 MRI 两种。

影像监控系统作为 HIFU 肿瘤治疗设备的一个重要组成部分，是 HIFU 治疗安全性的重要保证。目前，影像监控主要应用于 HIFU 治疗计划的制定、靶区定位、治疗中的监控及疗效评价。

（3）扫描运动系统：由于 HIFU 形成的单个生物学焦域是毫米级，消融大体积的实体肿瘤需要进行点-线-面-体的三维运动覆盖，因此，需要扫描运动系统按照一定的路径和次序进行定位和位置移动，文末彩图 3-67 为 HIFU 治疗肿瘤三维扫描过程图。

（4）水处理系统：由于超声波是在体外发射，超声波在从换能器到体内传输过程中需要耦合介质。由于水具有优良的传输特性，能与人体组织实现良好的声阻抗匹配，因此一般采用水作为传输介质。但是水中的微小气泡容易空化且造成声波传输损耗，容易造成皮肤灼伤等副作用，因此需要水处理系统对水进行脱气处理。一般情况下，经过脱气处理的水保持 25℃ 以下，可以对皮肤、正常组织进行保护，防止灼伤。

（5）智能控制系统：智能控制系统是整个 HIFU 肿瘤治疗系统的大脑，与设备的每个单元进行紧密联系，用于实现各个单元的信息交换和控制，同时该系统具备对患者的诊断、筛选、治疗方案制订、治疗中控制与监控、术后评估以及数据库服务等功能。

其中，聚焦超声换能器是 HIFU 设备的核心部件，现有的超声聚焦方法主要有四种：声透镜聚焦、球壳式聚焦、声反射聚焦、相控阵聚焦。

1）声透镜聚焦：该类换能器的聚焦原理与光学中透镜聚焦相类似。声学透镜由两个反射面组成，透镜材料的声速为 c_1，周围介质材料的声速为 c_2，则声波的折射系数定义为 $n = c_2/c_1$。借助于改变声波路径的长度和利用透镜边界上的折射来实现声聚焦。下图 3-68 为超声透镜聚焦示意图。

2）球壳式聚焦：球壳式聚焦换能器是将 PZT 材料加工成球冠状，或多个球壳形振元组合成球冠状，其结构如图 3-69 所示。它可根据需求设计，目前已有成熟的工艺和设计方法。球面自聚焦换能器在设计控制系统和理论分析方面较为简单，能够实现理想焦域形态的单焦点，焦距固定，工作时一般采用机械扫描的方式，球壳型聚焦换能器具有较高自聚焦性能。

3）声反射聚焦：在声学设备中，某些场合下经常需要反射镜以实现改变声波路径或使声能聚焦与发散。声波反射镜由一块或多块近乎全反射的镜面组成，反射镜的声学性能取决于它的几何形状、表面光滑程度和表面反射系数。从形状上可将反射镜分为平面、球面、圆柱面、椭圆面以及抛物面等。反射镜聚焦系统是通过系统的反射镜面将平面超声波反射形成会聚波，从而实现超声聚焦的目的。超声反射镜有抛物面反射镜、椭圆面反射镜、双锥面反射镜以及双曲面反射镜等，下图 3-70 为反射式超声聚焦示意图。

4）相控阵聚焦：相控阵换能器的设计根据惠更斯原理，它由多个独立的压电陶瓷片（振元）在空间内按一定规则排列而成，当给予每一振元相同频率的电信号激励时，各阵元产生的声波在空间内进行相互干涉后形成特定的聚焦，如图 3-71 所示。相控阵换能器分为平面阵列和球面阵列，平面阵列是振元按一定规律均匀排列在平面上，常见平面振元的排列方式有线型阵列、二维矩形阵列、分割圆环阵列、平面圆环阵列等。线型振元换能器主要用于工业，其成本较低、设计简单、容易制造、方

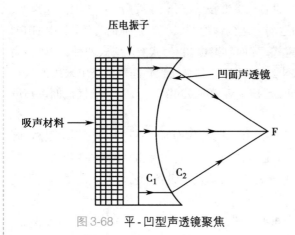

图 3-68　平-凹型声透镜聚焦

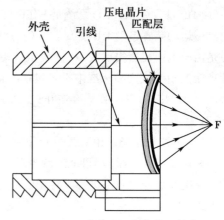

图 3-69　球壳式聚焦换能器结构

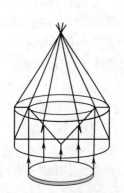

图 3-70　反射式聚焦换能器

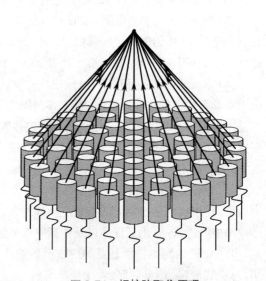

图 3-71　相控阵聚焦原理

便实现。另外，线阵换能器可用于 HIFU 治疗腔内疾病。二维矩形阵列式是线型阵列的特殊形式，目前已有圆形振元代替矩阵式振元的相控阵换能器。平面圆环阵换能器是由同心的圆环形振元组成，具有较强的轴向聚焦能力，形成良好的声场。分割圆环阵是将圆环均匀分成若干个子振元，在实现轴向聚焦的同时，横向上还能实现声束偏转，因此具有一定的灵活性和声束可控性。球面阵列换能器是将振元按一定方式均匀排列在凹球壳表面上，常见的振元有环阵、扇蜗阵、圆片阵等。

3. 聚焦超声手术设备的临床适用范围

（1）临床适应证与禁忌证

1）临床适应证：目前聚焦超声手术设备已应用于良性、恶性实体肿瘤的治疗，是最具有广泛发展前景的无创、绿色治疗技术之一。在 2005 年中华医学会发布的《高强度聚焦超声肿瘤治疗系统临床应用指南（试行）》中规定，聚焦超声手术适用于治疗组织器官的实体肿瘤，包括肝脏肿瘤、骨肿瘤、乳腺肿瘤、胰腺癌、肾脏肿瘤、软组织肿瘤、子宫肌瘤、子宫腺肌病、良性前列腺增生和前列腺癌、腹膜后或腹盆腔实体肿瘤。聚焦超声手术是肿瘤综合治疗方法之一，是对传统肿瘤外科手术治疗的有效补充。

在非肿瘤性疾病治疗方面，聚焦超声手术技术在也得到了广泛的应用，如过敏性鼻炎、慢性宫颈炎、外阴白斑病变等。此外，利用聚焦超声的不同作用机制，在基因治疗、止血、溶栓等多种良性疾病的治疗方面都有一定的作用。

2）禁忌证方面：有以下情况之一者禁行 HIFU 肿瘤治疗：①含气空腔脏器的肿瘤；②中枢神经系统的肿瘤；③治疗相关区域存在皮肤破溃或感染时；④治疗相关区域皮肤接受过 45Gy 以上放疗时；⑤超声治疗的通道中存在腔静脉系统栓子时；⑥超声治疗的通道中存在显著钙化的动脉血管壁时；⑦有重要脏器功能衰竭的患者；⑧有严重凝血功能障碍的患者；⑨不能耐受相应麻醉的患者；⑩机载定位影像系统不能清晰显示的肿瘤。

（2）临床应用规范

1）聚焦超声手术治疗肝脏肿瘤：用于原发性或转移性肝肿瘤患者；合并肝内门静脉或肝静脉侵犯，除外下腔静脉癌栓的肝癌患者；肿瘤位于肝门区、尾状叶、邻近大血管等手术切除困难的肝癌患者。小于 5cm 肝癌单纯 HIFU 或联合 TACE（经动脉化疗栓塞，transarterial chemoembolization）治疗；5cm 以上肝癌联合 TACE 综合治疗。禁用于：伴有下腔静脉癌栓者；活动性细菌感染者；活动性消化道出血者；肝性脑病者；椎体高危骨折的脊柱转移患者。

2）聚焦超声手术治疗骨肿瘤：用于不能手术、拒绝手术或手术后复发的四肢、躯干的骨肿瘤患者的局部治疗，以及转移性骨肿瘤的局部止痛治疗。禁用于严重溶骨性破坏的骨肿瘤伴病理性骨折未愈合者；患肢血管已明显受压，又没有足够的侧支循环代偿者。化疗不敏感的肿瘤行单纯 HIFU 消融；化疗敏感的肿瘤，采用新辅助化疗联合 HIFU 消融，HIFU 后给予辅助化疗，如骨肉瘤。

3）聚焦超声手术治疗乳腺肿瘤：乳腺癌保乳治疗用于肿瘤最大直径小于 4cm（或经过化疗后小于 2cm）的单发肿瘤；乳腺纤维腺瘤治疗适用于年龄 16～35 岁女性；肿瘤大小不超过 3cm；数目不超过 4 个；肿瘤深面距皮肤距离 15mm 以上。禁用于乳晕区肿瘤；多个或弥漫性肿瘤；监控超声不能清楚显示肿瘤边界；声通道皮肤有侵犯、破溃。需要根据肿瘤特征和治疗目的确定综合治疗模式，包括新辅助化疗、超声消融、腋窝淋巴结清扫、化疗、放疗和内分泌治疗等的联合治疗。

4）聚焦超声手术治疗胰腺癌：用于预期生存期 > 3 个月、手术不能切除者或不能耐受手术的患者。禁用于梗阻性黄疸不能解除；声通道上大血管有钙化；肠系膜血管受侵（包括癌栓），肠系膜上动静脉被肿瘤明显压迫（肠系膜上动静脉远端明显扩张者）；声通道范围内曾经接受过 > 45Gy 的放射治疗者。

5）聚焦超声手术治疗肾脏肿瘤：适用于肾脏良性实体肿瘤，以及拒绝外科手术治疗或不适宜外科手术切除的 I 期、II 期肾癌，或 III、IV 期肾癌的减瘤、姑息性治疗；特别适用于孤立肾或双侧肾肾癌的治疗。禁用于肾乳头状囊性瘤或病灶内有囊性出血（血肿）者；治疗超声声通道上有肾静脉或下腔静脉癌栓者；治疗超声声通道上的肾盂内结石，或有输尿管内结石者；有脊柱转移、椎体有高危骨折风险者。一般宜采用综合治疗的方案：介入治疗＋HIFU 消融＋免疫治疗。有肋骨遮挡的肾肿瘤可通过切除肋骨建立超声通道。

6）聚焦超声手术治疗恶性软组织肿瘤：用于不能手术、拒绝手术或手术后复发的侵袭性纤维瘤、脂肪肉瘤或其他对超声敏感的实体软组织肿瘤患者的局部治疗。禁用于声通道上皮肤有大量的瘢痕者或有严重的放射性损伤者；肿瘤侵犯主要神经者；有肠梗阻未解除的腹腔、腹膜后及盆腔恶性软组织肿瘤患者；血管和淋巴来源的肉瘤，以及以水、浆液或黏液成分为主的肿瘤。化疗不敏感的肿瘤行单纯 HIFU 消融；化疗敏感的肿瘤，采用新辅助化疗联合 HIFU 消融，HIFU 后给予辅助化疗，如恶性纤维组织细胞瘤、横纹肌肉瘤等。

7）聚焦超声手术治疗子宫肌瘤：适用于声通道无骨骼及固定的含气脏器遮挡的子宫肌瘤，其适应证基本同手术治疗，适用于要求保留子宫者，尤其适合于不能耐受或不愿意手术者。禁用于生殖道恶性肿瘤者。

8）聚焦超声手术治疗前列腺增生和前列腺癌：适用于良性前列腺增生；局灶性前列腺癌；前列腺癌手术后复发或放射治疗失败后的补救治疗以及前列腺癌姑息减瘤治疗。禁用于前列腺体积≥40ml；肿瘤侵犯直肠者；放射治疗后有局部损伤未愈合者，如直肠放射损伤、直肠炎。早期前列腺癌病灶局限于前列腺一叶或单侧腺体，可行整叶或单侧腺体消融；如病灶多发，可行次全或整个前列腺消融，但增加尿道狭窄或尿失禁等发生风险。前列腺体积≥40ml 者宜采用内分泌辅助治疗后行 HIFU 治疗。

（五）浅表组织类超声治疗仪

浅表组织主要是指脉管、肌肉、皮下纤维以及皮肤等软组织，浅表组织肿块则是指肌体各部位皮肤、皮下等软组织产生的钙化硬状物质，主要包括乳头状瘤、黑色素瘤、囊肿、血管瘤、脂肪瘤以及纤维瘤等 20 多种，但是绝大多数属于良性肿瘤，极少部分属于恶性肿瘤。对于浅表组织肿块，其传统的治疗方法是手术切除、放射治疗或硬化剂注射等。

随着超声学的发展，超声治疗技术被越来越多地应用于治疗浅表组织肿块。传统的手术切除会有大的创伤，易引起感染，放射治疗和硬化剂注射会有一定的副作用，而超声治疗却有其独特的优势。

1. 浅表组织超声治疗的生物学原理　超声波的生物学作用是由它的热作用、化学作用和机械作用产生的。超声波作用于人体组织产生热作用、机械作用和空化作用，导致人体局部组织血流加速，血液循环改善，血管壁蠕动增加，细胞膜通透性增加，离子重新分布，新陈代谢旺盛，组织中氢离子浓度减低，pH 增加，酶活性增强，组织再生修复能力加强，肌肉放松，肌张力下降，疼痛减轻或缓解。超声波治疗中局部组织的变化可以通过神经体液途径影响身体某一部分或全身，起到治疗作用。

（1）热作用：由于生物组织的声吸收特性，入射到人体组织的部分超声能量不断被组织吸收变成热能，导致组织的自身温度升高，组织受热作用后，产生一系列的反应，如组织温度升高、局部血管扩张、血液循环加快、代谢旺盛、增强细胞吞噬作用，不仅可以提高机体防御能力和促进病理产物的吸收，还能降低肌肉和结缔组织张力，有效地解除肌肉痉挛，使肌肉放松，达到减轻肌肉及软组织疼痛的目的。

（2）机械作用：超声波传播于组织中产生的机械振动。当超声波声强较低时，生物组织产生弹性振动，其位移幅度与声强的平方根成正比。生物组织产生的弹性振动会使其在平衡位置附近作往返运动，使介质内部发生有规律的疏密变化，这种疏密变化形成了压力变化，能对人体组织细胞产生微细按摩作用。微细按摩作用是超声波治疗疾病的最基本的机制。这种对细胞的微细按摩作用可以改变组织细胞的体积，减轻肿胀，改变细胞膜的通透性，使通透性增强，弥散过程加速，从而影响细胞的物质代谢过程，加速代谢产物的排出，改善细胞缺血、缺氧状态，改善组织的营养，提高细胞组织的再生能力。高能量冲击超声波以及高强度聚焦超声，则可以粉碎体内结石以及直接杀死病灶组织。超声波的机械作用还可以使坚硬的结缔组织延长变软、粘连的组织松懈，也可促进组织再生、血管形成。可见，超声波的机械作用可软化组织、增强渗透、提高代谢、促进血液循环、刺激神经系统以及细胞功能，因此有重要的治疗意义，在超声治疗机制上占重要地位。

（3）超声空化效应：当超声达到一定剂量在生物体系内传输时，可以通过它们之间的相互作用而引起生物体系功能或结构的变化。实验证明，超声的空化作用可引起肌张力变化、肌源纤维凝聚，使其中出现空泡、变形；可引起消化液增加、胃肠蠕动增强、水肿、渗出、淤血，甚至出血；高强度超声冲击波的空化效应产生直接的细胞毒作用较少，大多是损伤微血管和上皮细胞，引起血管破裂以及自由基产生，导致缺氧以及对靶组织的间接作用。

2. 浅表组织超声治疗的工程结构　图 3-72 为浅表组织超声治疗仪工程原理图。其中主机产生高频信号，通过特制的换能器将高频电能转换为超声波，超声波作用于人体组织，产生热效应、机械效应和空化效应等生物学效应，利用这些效应使病变组织微循环改善或变性而达到治疗目的。

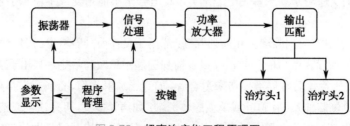

图 3-72　超声治疗仪工程原理图

程序控制是治疗仪的指挥中心,当按键信息送入程序管理器后,程序管理器自动识别信息的类型,并发出指令对相应的部分进行调节。如按键信息为调节信号频率到某一数值,程序管理将输出指令到振荡器,使振荡器的频率被设定在预定值上。治疗仪的工作参数显示在主机液晶显示屏上,主要包括治疗部位、功率挡位、治疗枪选择、设计时间和累计时间。振荡器发生的信号被放大和输出匹配后送到治疗头 1 或治疗头 2 压电换能器,换能器发出所需超声波。

超声波工作路径如图 3-73 所示,治疗头 1 和治疗头 2 的压电换能器经逆压电效应会产生超声波。产生的超声波进入人体组织,并发生热效应、机械效应和空化效应等生物效应。

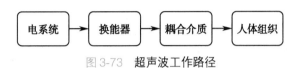

电系统 → 换能器 → 耦合介质 → 人体组织

图 3-73　超声波工作路径

治疗仪产生的超声波与声波的本质相同,都是物体的机械振动在弹性介质中传播所形成的机械振动波。超声波向周围介质传播时,产生一种疏密的波形。这种连续的压缩层和稀疏层交替形成的弹性波和声源振荡的方向一致,是一种弹性纵波。由于超声波具有非常短的波长,可以聚集成狭小的发射线束而呈束状直线播散,故传播具有一定的方向性。

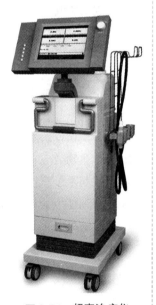

超声在介质中传播时,强度随其传播距离而减弱,这说明超声能量被吸收,超声的吸收与介质的密度、黏滞性、导热性及超声的频率等有关。超声在气体中衰减最大,液体中被吸收较小,固体中被吸收最小,在空气中的吸收系数比在水中约大 1 000 倍。且介质的吸收系又与超声波频率的平方成正比,因而高频超声在空气中衰减异常剧烈,所以采用耦合剂阻断探头与空气的接触。

如图 3-74 所示,超声治疗仪主要由主机、显示器、治疗枪、可拆卸水枪、脚踏开关组成。为了更好地适应不同的使用环境和不同的使用者的具体要求,仪器主机设有四个脚轮便于移动;显示器可以左右、上下转动以调整最佳的观看位置;水箱可以方便地拆卸和安装,以更换冷却水;治疗枪与主机采用快速插接头连接,使用者可以方便地取下治疗枪单独保管或维修、更换。

图 3-74　超声治疗仪

3. 浅表组织超声治疗设备临床应用

(1)慢性宫颈炎:慢性宫颈炎是妇科门诊的一种常见病及多发病,60%～80% 的生育年龄妇女一生中曾患过此病。在过去的 20 年中,对慢性宫颈炎的治疗多倾向于局部破坏性的保守治疗,即局部"切除"。常用的治疗方法有冷冻治疗、电凝、二氧化碳激光汽化、微波、波姆光及电圈切除术(LEEP)等。

聚焦超声治疗技术是近年来发展起来的一种新型治疗技术,与传统的消融治疗方式比较,即由病变表面向病变深面治疗变为由里向外治疗,其最大的特点是由病变深面向浅面治疗,并保留表面组织,即由里向外治疗。

(2)外阴上皮内非瘤样病变:外阴上皮内非瘤样病变是外阴皮肤和黏膜组织发生变性及色素改变的一组慢性疾病,主要包括外阴鳞状上皮增生及外阴硬化性苔藓。外阴上皮内非瘤样病变的临床治疗多用清洁外阴皮肤、局部止痒、激素及中药等治疗方法。长期以来,临床医师还先后采用过单纯外阴切除或局部外阴切除、CO_2 激光、氦氖激光、波姆光以及液氮冷冻法等多种方法治疗该疾病。

聚焦超声治疗是近年发展起来的一种非侵入性治疗外阴上皮内非瘤样病变的新方法,其作用机制是将超声波束经表皮透入真皮组织内聚焦,在该处释放能量,产生的热效应、空化效应和声化学效应,使真皮内病变组织包括病变的微血管和神经末梢发生变形。

(3)外阴尖锐湿疣:尖锐湿疣是由人乳头状瘤病毒引起的鳞状上皮增生性病变,多数由低危型病毒感染引起。目前,尖锐湿疣的诊断已不难,治疗方法也很多,包括表面化学药物治疗、高能治疗、外科切除以及全身治疗等。各种疗法的疗效文献报道不一,但都存在治愈率不高、容易复发等问题。

聚焦超声治疗外阴尖锐湿疣:①通过超声波生物组织相互作用后产生的热效应、空化效应等生物效应直接杀灭生物组织内的病毒和彻底改变病毒的自下而上环境促使其死亡;②促进正常细胞增殖,促进新血管形成和组织的修复再生,恢复感染区的正常结构,提高局部免疫能力。

(4)变应性鼻炎:变应性鼻炎是发生在鼻黏膜的炎症,主要表现为阵发性喷嚏、鼻痒、大量清水样鼻分泌物以及不同程度的鼻塞;部分患者可并发鼻窦炎、鼻息肉、分泌性中耳炎或哮喘。变应性鼻炎的传统治疗措施包括:①避免接触变应原;②药物治疗:包括抗组胺药、糖皮质激素、减充血剂和色酮等;③抗原特异性免疫治疗;④外科治疗;⑤补充和替代疗法等。

聚焦超声应用于变应性鼻炎的治疗是一大创新,丰富了该疾病的治疗手段,为鼻炎患者提供了一种新的治疗选择。聚焦超声具有汇聚特性,在人体组织中具有良好的穿透性,人体组织具有良好的吸声特性,后者吸收声能转变为机械能和热能,使组织升温至蛋白变性阈值温度而发生凝固性坏死或细胞功能或细胞结构的改变,从而达到治疗目的。

(王智彪 杨增涛 奚 水)

思考题

1. 简述 B 型超声成像原理。
2. 超声成像仪器的分类有哪些?
3. 超声生物效应有哪些?
4. 简述超声诊断设备与超声治疗设备的异同点。
5. 超声热疗与高强度聚焦超声治疗的区别是什么?

第四章　X线成像诊断与治疗仪器

第一节　X线成像诊断仪器

一、普通X线成像设备概述

1895年11月8日，德国物理学家伦琴（Wilhelm Conrad Roentgen，1845—1923）在做真空阴极射线管高压放电实验时，偶然发现了一种肉眼看不见但具有很强穿透能力、能使某些物质发出荧光的新型射线，因无法解释它的原理，不明白它的性质，故借用数学中代表未知数的"X"作为代号，称为"X"线，并沿用至今。

伦琴的这一伟大发现在人类历史上具有极其重要的意义，为自然科学和医学开辟了一条崭新的道路，为世界科技史增添了光辉的一页。为此，伦琴于1901年12月10日荣获首次诺贝尔（Nobel）物理学奖。世人为纪念他的不朽功绩，又将X线称为伦琴射线或伦琴线。伦琴利用X线为其夫人拍摄了一张手的照片，成为世界上的第一张X线照片（见文末彩图4-1）。

1967—1970年，英国（England）EMI公司工程师豪斯菲尔德（G.N.Hounsfield）博士提出了体层成像（tomography）的具体方法。

1971年，在豪斯菲尔德博士及其同事们的不懈努力下，第一台CT在EMI公司诞生。

1972年，豪斯菲尔德和阿姆布劳斯在英国放射学年会上发表正式论文；同年11月，在北美放射学会（Radiological Society of North America，RSNA）年会上向全世界宣布了他的研究成果，宣告了CT扫描机的诞生。

二、普通X线成像原理

1912年，德国物理学家劳厄（Max Von Laue，1879—1960）等人利用晶体做光栅进行试验，成功地观察到X线的衍射现象，证实了X线的本质是一种波长很短、能量很大的电磁波。X射线是在管球内的真空条件下，高速运动的电子撞击到金属原子内部，使原子核外层轨道电子发生跃迁而放射的一种能量波，X线的产生示意图（图4-2、图4-3）。X线除具有可见光的一般性质外，还具有自身的特性。

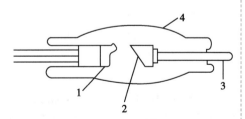

图4-2　X射线的产生管球的设计示意图
1. 灯丝；2. 靶面；3. 阳极；4. 玻璃壳

（一）普通X线的本质与特性

1. 物理效应

（1）穿透作用（penetration effect）：穿透作用是指X线通过物质时不被吸收的能力。X线能穿透一般可见光所不能透过的物质。可见光因其波长较长，光子具有的能量很小，当射到物体上时，一

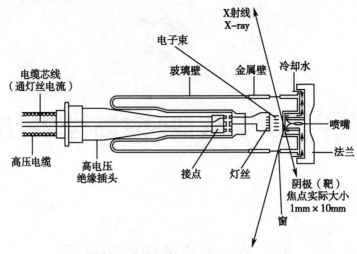

图 4-3　X 射线的产生示意图

部分被反射,大部分为物质所吸收,不能透过物体。而 X 线则不然,其波长短,能量大,照在物质上时,仅一部分被物质所吸收,大部分经由原子间隙透过,表现出很强的穿透能力。X 线穿透物质的能力与 X 线光子能量有关,X 线波长越短,光子能量越大,穿透力越强。X 线的穿透力也与物质密度有关,密度大的物质,对 X 线的吸收多,透过少;密度小者,吸收少,透过多。利用差别吸收这种性质可以把密度不同的骨骼、肌肉、脂肪等软组织区分开来。这正是 X 线透视和摄影的物理基础。

(2)电离作用(ionization effect):物质受 X 线照射时,使核外电子脱离原子轨道,这种作用叫电离作用。在光电效应和散射过程中,出现光电子和反冲电子脱离其原子的过程叫一次电离,这些光电子或反冲电子在行进中又和其他原子碰撞,使被击原子逸出电子叫二次电离。在固体和液体中,电离后的正、负离子将很快复合,不易收集。但在气体中的电离电荷却很容易被收集起来,利用电离电荷的多少可测定 X 线的照射量,X 线测量仪器正是根据这个原理制成的。由于电离作用,使气体能够导电,某些物质可以发生化学反应,在有机体内可以诱发各种生物效应。电离作用是 X 线损伤和治疗的基础。

(3)荧光作用(fluorescence effect):由于 X 线波长很短,因此是不可见的,它照射到某些化合物如磷、铂氰化钡、硫化锌镉、钨酸钙等时,由于电离或激发使原子处于激发状态,原子回到基态过程中,由于价电子的能级跃迁而辐射出可见光或紫外线,这就是荧光。X 线使物质发生荧光作用,这种作用是 X 线应用于透视的基础,荧光强弱与 X 线量成正比。在 X 线诊断工作中利用这种荧光作用可制成荧光屏、增感屏、影像增强器(image intensifier,I.I)中的输入屏等。荧光屏用作透视时观察 X 线通过人体组织的影像,增感屏用作摄影时增强胶片的感光量。

(4)干涉、衍射、反射、折射作用:这些作用与可见光一样,在 X 线显微镜、波长测定和物质结构分析中都得到应用。

2. 化学效应

(1)感光作用(photosensitization):同可见光一样,X 线能使胶片感光,当 X 线照射到胶片上的溴化银时,能使银粒子沉淀而使胶片产生感光作用。胶片感光的强弱与 X 线量成正比,当 X 线通过人体时,因人体各组织的密度不同,对 X 线量的吸收不同,致使胶片上所获得的感光度不同,从而获得 X 线的影像,这就是应用 X 线作摄片检查的基础。

(2)着色作用(pigmentation effect):某些物质如铂氰化钡、铅玻璃、水晶等,经 X 线长期照射后,其结晶体脱水而改变颜色,这就叫做着色作用。

3. 生物效应　当 X 线照射到生物机体时,生物细胞受到抑制、破坏甚至坏死,致使机体发生不同程度的生理、病理和生化等方面的改变,称为 X 线的生物效应。不同的生物细胞,对 X 线有不同的敏感度，可以治疗人体的某些疾病，如肿瘤等。另一方面，它对正常机体也有伤害，因此要注意人体的防护，线的生物效应归根结底是由X线的电离作用造成的。由于X线具有如上效应，因而在工业、农业、科学研究等各种领域，获得了广泛的应用，如晶体分析等。在医学上，X线技术已成为对疾病进行治疗的专门学科，在医疗卫生事业中占有重要地位。

（二）普通X线成像的人体理论模型

当X线通过物质时，由于光子与物质中的原子可发生多种相互作用，一部分光子被吸收，另一部分光子被物质散射而改变了前进方向，损失一部分能量，X线在原入射方向上强度减弱的现象称为X线强度的衰减。

X线射入人体后，由于人体各种组织、器官在密度和厚度等方面的差异，对X线的衰减作用各不相同，一部分被吸收和散射，另一部分透过人体沿原始方向传播，但X线强度分布发生了变化，从而携带人体信息，形成X线影像。透过的光子与衰减的光子对成像具有同等的重要性，如果光子没有衰减而全部透过，则没有任何影像，胶片呈现均匀黑色；如果所有光子都被吸收，同样也不能形成影像，则照片呈现一片白色，可见X线影像是人体的不同组织对射线衰减的结果。研究X线在人体中的衰减规律，应首先了解人体各组织器官的成分和衰减系数等基本情况。

1. **X线与人体成像的特点**　X线射入人体中，主要通过光电效应（photoelectric effect）和康普顿效应（Compton effect）两种作用形式使其衰减。X线的穿透性不但与自身波长 λ 有关，还与物质的性质有关，质的原子序数 Z 越高、密度 ρ 越大，对X线的吸收作用越强，则X线对该物质的穿透性就弱。人体组织中，骨骼的密度最大，骨骼中的钙占50%～60%，钙的原子序数（Z＝20）较高，所以骨骼吸收的X线最多，属于不透过性组织；各种软组织占人体组织的大部分，它包括肌肉、脂肪和碳水化合物等，软组织内的水约占75%，属于中等透过性组织；人体内肺部、胃肠道等均含有气体，密度小，透过性最好，属于易透过性组织。人体各组织对X线的衰减作用由大到小排序为骨骼、肌肉、脂肪、空气。为了增加组织间的对比度，常用各种人工造影检查，来扩大X线的诊断范围。

2. **X线在人体内的衰减**　诊断用的X线是宽束、连续的，因此X线在人体中的衰减规律不能简单地用单能窄束X线的衰减公式来描述。人体各种组织器官密度、有效原子序数、厚度等不同，对X线有着不同的吸收作用。当X线穿过人体组织时，由于透过量的不同，从而形成带有信息的X线影像，这种影像是肉眼看不见的，当它到达荧光屏或X线胶片时，将不可见的X线影像变成可见光影像。观察分析这种密度不同的影像，就能帮助判断人体各部分组织器官的正常或病理的形态，这是X线诊断的物理学基础。

骨骼、肌肉、脂肪等密度差别大，对X线的衰减系数不同，低千伏摄影时，X线以光电效应为主，组织间呈现出强烈的黑白对比，随着千伏的增高，X线以散射作用为主，各组织对X线的衰减差别变小，组织间的对比度明显下降。

（三）普通X线机的基本结构和功能

1. **基本结构**　医用X线机因用途不同，结构组成也存在很大差别，但其基本结构都是由主机和外围装置两大部分组成。主机又称X线发生装置，由高压发生装置、X线管装置、控制装置等构成。其主要功能是产生并控制X线的"质""量"和"曝光时间"，外围设备是根据临床检查需要而装配的各种机械装置和辅助装置。X线机的基本结构如图4-4和图4-5所示。

2. **功能**　X线透视主要用于胃肠道透视、胸部透视等，分为荧光屏透视和医用电视式透视两种。

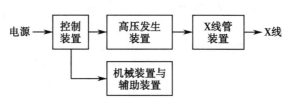

图4-4　普通X线机结构图

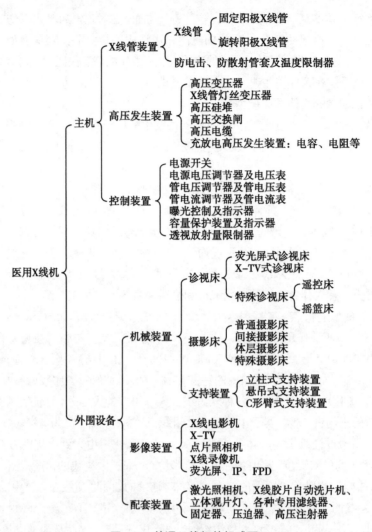

图 4-5 普通X线机的组成图

（四）普通X线成像设备

普通 X 线机是医学影像设备的重要组成部分,在医学影像检查中占有重要的地位,适用范围广、普及率高。随着计算机技术的高速发展、新型材料的不断出现、制造工艺的不断提高,普通 X 线机也得到了飞速发展,具有以下特点:①结构紧凑、外形美观、安装方便;②专用与通用功能完善;③操作自动化;④图像质量高;⑤对患者的辐射剂量低;⑥全面数字化。

诊断用 X 线机由于结构不同、用途不同,分类方式亦有区别:

1. 按管电流大小分类 医用 X 线机输出管电流有多种不同挡位,可分为小型X线机、中型X线机、大型X线机。

（1）普通小型 X 线机:X 线管最大输出管电流≤100mA,如图 4-6 所示。

（2）普通中型 X 线机:X 线管最大输出管电流为 200～400mA,如图 4-7 所示。

（3）普通大型 X 线机:X 线机主机标称功率≥500mA,如图 4-8 所示。

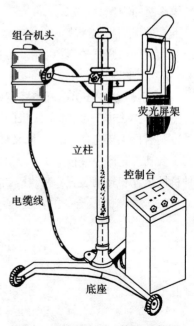

图 4-6 普通小型 X 线机示意图

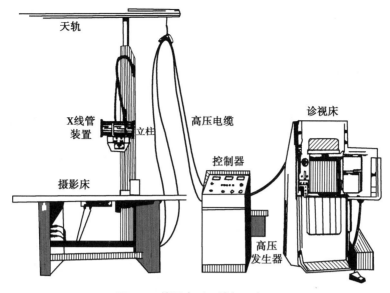

图 4-7 普通中型 X 线机示意图

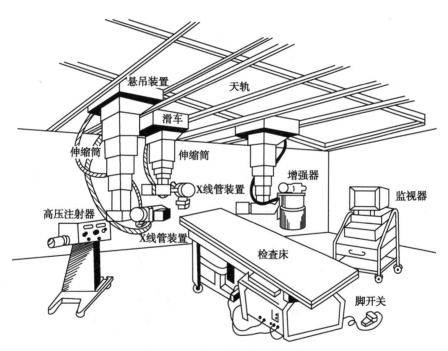

图 4-8 普通大型 X 线机示意图

2. 按整流方式分类 按高压发生装置的整流方式不同,医用 X 线机分为自整流、单相全波整流、三相全波整流、倍压整流四种。

(1)自整流 X 线机:指高压发生装置直接为 X 线管提供交流高压,用 X 线管自身的整流作用而工作的 X 线机。小型 X 线机常采用此种整流方式。

(2)单相全波整流 X 线机:指高压发生装置采用单相全波整流方式,将交流高压整流成高压直流电,供给 X 线管工作的 X 线机。中型 X 线机常采用此种整流方式。

(3)三相全波整流 X 线机:指高压发生装置采用三相全波整流方式,将交流高压整流成高压直流电,供给 X 线管工作的 X 线机。大型 X 线机常采用此种整流方式。

(4)倍压整流 X 线机:指高压发生装置采用倍压整流方式,将交流高压整流成高压直流电,供给 X 线管工作的 X 线机。

3. 按高压发生器的工作方式分类　按高压发生器的工作方式不同,诊断X线机可分为工频X线机、高频X线机、电容充放电X线机三种。

（1）工频X线机:指高压变压器采用工频交流电（50Hz或60Hz）作为工作电源的X线机。目前,这类X线机在我国广大基层医院仍占主体地位。程控X线机是计算机控制的工频X线机,是工频X线机发展的方向。

（2）高频X线机:指高压变压器采用高频交流电（20kHz以上为高频）作为工作电源的X线机。这类X线机主电路采用逆变技术,先将工频交流电整流成直流电,再将直流电逆变为高频交流电供给高压发生器,灯丝电路也采用逆变技术,高频X线机是数字X线机的发展方向。

（3）电容充放电X线机:采用栅控三极X线管,曝光前先对高压电容充电至所需高压且加在X线管阳极和阴极两端,曝光时控制栅极电位（由负电位变零）使X线管产生X线。此种X线机对电源要求低,主要用于病房进行床旁摄影或安装在流动车上工作。

4. 按用途分类　按用途不同,诊断X线机可分为通用X线机和专用X线机两种。

（1）通用X线机:指具有透视、点片摄影、多部位拍片与胃肠透视功能,主要用于综合性医院。

（2）专用X线机:指功能专一,主要用于专科性医院或综合性医院的某一科室。如口腔X线机、乳腺摄影X线机、床边X线机、手术X线机等。

（五）普通摄影X线机辅助装置

普通摄影包括一般摄影和滤线器摄影,一般摄影是X线通过患者后直接到达胶片、IP（image plate）板或平板探测器而获得影像的方法,多用于较薄部位或诊断要求不高的摄影检查;滤线器摄影是X线通过患者后先经过滤线器将散射线"过滤",然后到达胶片、IP板或平板探测器获得影像的方法,多用于较厚部位的摄影。如图4-9所示。

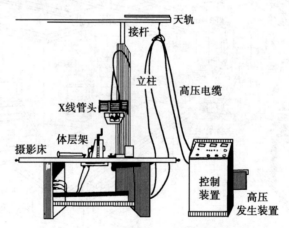

图4-9　普通摄影X线机结构图

1. X线管支撑装置　X线管支撑装置用于把X线管锁定在摄影所需的空间位置和角度上,在X线摄影中,根据不同的被检部位,要求X线中心线以不同的入射方向和规定的焦片（焦点 - 胶片）距进行摄影。为了尽量避免移动患者,要求X线管能做上下、左右和前后等空间位置移动,并能绕X线管长轴和短轴转动。这些功能都由X线管支撑装置来完成,其结构形式有立柱式、悬吊式和C形臂式等。

（1）立柱式支撑装置:多用于中、小型X线机X线管的支持,其结构有两种。

1）天地轨立柱式:主要组件有天轨、地轨和立柱,如图4-10所示。

2）双地轨立柱式:其主要结构与天地轨立柱相同,所不同的是该立柱没有天轨,改用两条平行的地轨支持立柱的纵向移动,如图4-11所示。

3）轨道附着式:立柱由附着在摄影床侧面的轨道或转轴支持,较落地式更为紧凑,安装维修也方便,如图4-12所示。

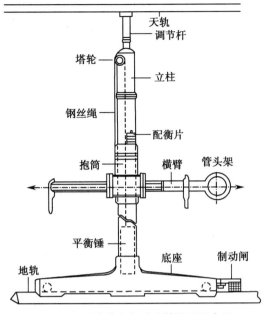

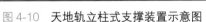

图 4-10　天地轨立柱式支撑装置示意图

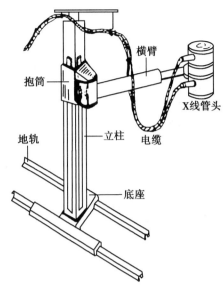

图 4-11　双地轨立柱式支撑装置示意图

（2）天轨悬吊式支撑装置：主要用于大型固定式 X 线机，其主要组件有天轨、滑车、伸缩器和 X 线管横臂等，结构如图 4-13 所示。滑车由框架和滚轮组成，伸缩器由伸缩筒及其升降传动平衡装置或电机驱动装置组成。

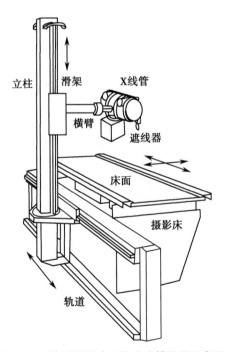

图 4-12　轨道附着式立柱式支撑装置示意图

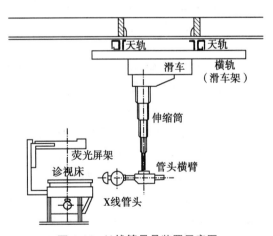

图 4-13　X 线管悬吊装置示意图

这种支撑装置的结构特点是，能充分利用空间，不占地面位置，有利于诊视床、X-TV 的组合，方便工作人员的操作。由于 X 线管能在较大的范围内做纵横、上下移动和转动，从而能满足 X 线摄影检查中各种位置和方向的需要。

（3）C 形臂支撑装置：20 世纪 60 年代，为了适应各种不同的 X 线特殊检查，设计了 C 形臂这种新型的 X 线管支撑装置，因形状而得名。C 形臂的一端装有 X 线管和遮线器，另一端则装有 X 线影像转换和记录系统,如X线影像增强器、电视摄像机等。C形臂也可以和悬吊装置结合,组成悬吊式C形臂支撑装置,如图4-14所示;还可以与专用底座结合,组成落地式C形臂支撑装置,如图4-15所示。

　　由于C形臂结构紧凑,占据空间少,并能沿槽移动和绕水平轴转动,活动范围大并且灵活,因而特别适用于心血管系统的X线检查,其最大优点是检查时无需移动患者。近年来,小型移动式X线机装配C形臂后,进行床边X线检查非常方便。

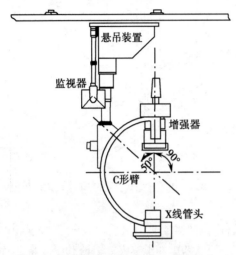

图4-14　悬吊式C形臂支撑装置示意图

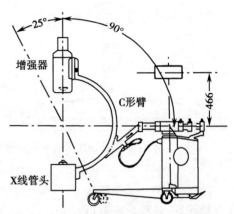

图4-15　落地式C形臂支撑装置示意图

　　2. 遮线器　遮线器就是利用可调空隙的铅板,遮去由窗口射出的不必要的原发射线,从而控制了射束的大小,改变实际使用的X线照射野。

　　(1)工作原理:X线自X线管焦点发出,向周围辐射。检查中使用的X线只是其中一个方向上的一束,由管套窗口射出。这束X线考虑到实际使用所需要的最大范围,不能在窗口过分限制,而是在窗口外加遮线器并通过遮线器进行控制。

　　(2)基本结构:遮线器根据其结构形式有多种类型,效果和用途也有所不同。包括遮线板、活动遮线器(图4-16)、多层遮线器、可变圆形照射野遮线器。

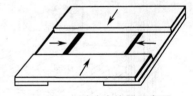

图4-16　活动遮线器示意图

　　(3)分类:现在使用的多为多层式活动遮线器,以驱动方式不同分为手动式、电动式和自动式。手动式多用于X线摄影,电动式多用于透视。

　　1)手动式:直接以人工手动开闭遮线器的遮线铅板。

　　①灯光照射野指示:其安置位置和指示原理如图4-17所示。用灯泡模拟焦点位置,灯光经镜面反射进入X线通道,经下组遮线板遮挡指示出照射野范围。

　　②照射野预示:手动遮线器的旋钮或拨杆,在活动范围多设有位置指示,指示相应位置在不同距离上对应的照射野尺寸。如图4-18所示。

　　熟练使用照射野预示,可在照射野指示灯开启之前就大致调准预定距离上照射野的大小,可减少开灯时间。

　　2)电动式:多用于透视装置,便于远距离控制。

　　3)自动式:全自动式遮线器是在电动式遮线器的基础上发展起来的。①透视检查时控制方式:全自动遮线器内部设有遮线板位置检测装置,随着控制杆的移动,遮线板作开闭动作,检测器送出检测信号。该信号与控制杆的位置信号相比较,不同时发出动作指令,相同时停止动作。②适时摄影时的控制方式:事先进行胶片规格、分割方式选择,这些信号即被馈送到控制板。

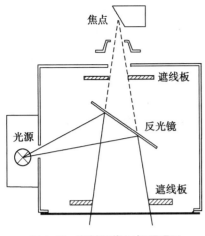

图 4-17　照射野指示灯原理图

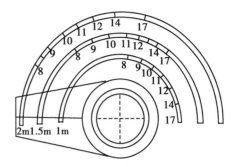

图 4-18　旋钮式照射野预示示意图

3. 栅板

（1）功能：在较高千伏 X 线摄影中肢体接收照射时会产生散射线，呈随机方向辐射。

（2）基本结构：滤线栅外观为一厚 4～8mm 的平板，其内部结构为许多薄铅条向焦排列。相邻两铅条间用易被 X 线穿透的物质填充定位，并黏合到一起。如图 4-19 所示。

（3）规格：焦距（f_0）指栅板铅条会聚线到栅板的垂直距离。常用的栅板焦距有 100mm、180mm 等，该指标表明栅板的使用距离，应选用 f_0 与所使用焦点 - 介质距离相符的滤线栅板。

栅比（R）：指铅条高度与间隙之比，$R = b/a$。如图 4-20 所示。常用栅板栅比有 8∶1、12∶1 等。该规格表明滤线栅的滤线性能，比值越大，滤除散射线的效果越好。100kV 以下选用（8～10）∶1，100kV 以上选用（12～14）∶1。

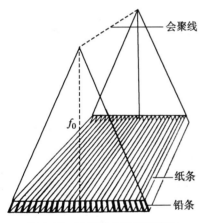

图 4-19　栅板基本结构示意图

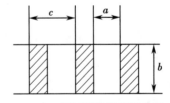

图 4-20　栅板规格结构示意图

栅密度（N）：即单位距离内的铅条数。其数值为图 4-20 中的 $1/c$，单位为条 /cm。同样栅比的栅板，栅密度越大，栅板越薄，要求制作工艺越精密。当栅密度超过 60 条 /cm 时人眼即看不出照片上铅条的影像，常用的栅板有 28 条 /cm、44 条 /cm 等。

4. 活动滤线器

上述滤线栅可以直接使用，但多在照片上留下铅条的影像，形成暗条相应。特别在栅密度较低时，甚至会影响诊断观察，活动滤线器就是为解决这一问题而出现的。

（1）原理、功能：其基本原理是在曝光时使铅板处于活动状态，从而将铅条影像抹除。这样，栅板既能发挥滤除散射线的作用，又没有影像留在照片上。

（2）基本结构：活动滤线器由栅板、驱动装置、暗盒托盘和框架组成，用栅板尺寸较大，以适应较大尺寸的暗盒横竖放置使用。栅板设安装框，以便更换栅板。

（3）类型：以栅板驱动方式的不同，活动滤线器有减幅振荡式和电机式两种。

1）减幅振荡式：这种形式的滤线栅板由四个弹簧片支撑悬浮。在曝光预备阶段电磁线圈得电，吸动连接栅板的衔铁，将栅板拉向一侧储能。曝光信号发出后线圈失电，栅板被释放而开始振荡并接通曝光。其典型结构如图4-21所示。

2）电机式：栅板由小型电机带动，沿轨道移动。可以由一侧移向另一侧，也可以作往复运动。

5. 滤线器摄影台　使用活动滤线器摄影时，患者肢体不能置于滤线栅板上，用的方式是将滤线器安装在专用检查台下方。

（1）卧式滤线器摄影台：有固定台面和活动台面两种。

1）固定台面式：如图4-22所示。

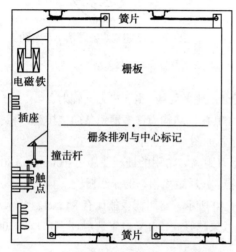

图4-21　减幅振荡式滤线器结构示意图

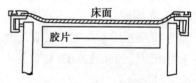

图4-22　凹形床面断面图

台面应具有一定承重能力、密度均匀、易透X线的材料制作。常用有胶合木板、酚醛聚板和有机玻璃。台面正中标有台面中线，其与滤线栅中心（暗盒托盘中心，滤线栅板活动范围中心）重合。

2）活动台面式：滤线器摄影台的台面能沿自身长轴移动一定范围。有的还能沿横轴移动一定范围，此类台面称为浮动台面。

（2）立位滤线器摄影架有些部位摄影需要患者取立位，又需要使用滤线器，如胸部摄影。外形如图4-23所示。

立位滤线器摄影架的出现使胸部高千伏X线摄影质量明显提高。

为了适应胸部摄影使用，其托盘的暗盒夹持方式有向心定位型和向上边缘定位型。后者靠弹簧将暗盒提升靠近托盘上缘，左右的中心要人为定位。

6. 摄影床　在普通X线摄影时，摄影床用于安置患者，摆放体位。摄影床主要由床架、床面构成，床面可沿床纵轴方向移动，有些摄影床的床面还可沿床面横轴方向移动，靠手柄和电磁阀固定。床边有手动控制开关，床下有脚踏开关，可控制床面的电动升降及床面水平各方向的锁止。摄影床上一般配有活动滤线器和简易体层摄影装置等，用于滤线器摄影和简易体层摄影。其结构如图4-24所示。

（六）普通X线发生装置

产生X线需要三个必要条件：电子源、靶面、强电场，这三个条件由X线管、高压发生装置提供。

X线管是X线机的核心部件，其作用是将电能转化为X线，线管的结构经过不断改进，先后出现了固定阳极、旋转阳极以及各种特殊X线管。

1. 诊断用X线管

（1）固定阳极X线管：固定阳极X线管是诊断用X线管中最简单的一种，如图4-25所示，其结构主要由阳极、阴极和玻璃壳三部分组成。

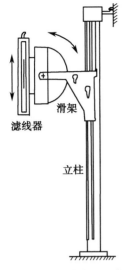

图 4-23　立式滤线器示意图

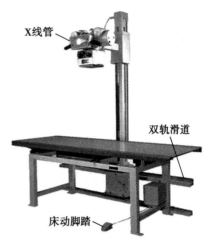

图 4-24　摄影床结构图

1）阳极：主要作用是阻挡高速运动的电子束而产生 X 线，同时将曝光时产生的热量散发（辐射、传导）出去；其次是吸收二次电子和散乱射线。

如图 4-26 所示，固定阳极 X 线管的阳极结构由阳极头、阳极帽、玻璃圈和阳极柄四部分组成。

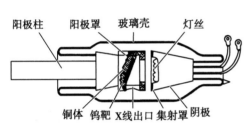

图 4-25　固定阳极 X 线管结构图

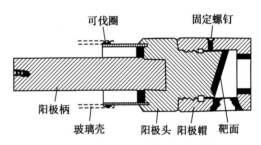

图 4-26　固定阳极 X 线管的阳极结构图

①阳极头（anodic head）：它由靶面和阳极体组成。靶面的作用是承受高速运动的电子束轰击，产生 X 线，称为曝光。曝光时，只有不到 1% 的电子束动能转换为 X 线能，其余均转化为热能从而使靶面工作温度很高。靶面材料常采用产生 X 线效率高且熔点高的金属钨，称为钨靶（tungsten target）。为便于散热，常将钨靶嵌入到导热率较大的无氧铜制成的阳极体上。这样制成的阳极头不但产生 X 线效率高，而且具有良好的散热性能。

②阳极帽（anodic cap）：它又称为阳极罩或反跳罩，固定在阳极头上，并罩在靶面的四周。因它与阳极等电位，故它可吸收 50%～60% 的二次电子，并可吸收一部分散乱 X 线，从而保护 X 线管玻璃壳并提高影像清晰度。阳极帽的头部圆口面对阴极，是高速运动的电子束轰击靶面的通道；下部圆口是 X 线的辐射通道。有的 X 线管在此圆口处加上了一层金属铍片，其作用是吸收软 X 线，降低患者皮肤剂量。

③可伐圈（Kovar ring）：它是阳极和玻璃壳的过渡连接部分，由 4J29 膨胀合金（镍 29%，钴 17%，余为铁）圈与玻璃喇叭两部分封焊而成。其中，玻璃端与玻璃壳封接，膨胀合金端与阳极头焊接在一起。

④阳极柄（anode handle）：其作用是固定 X 线管并将曝光时产生的热量传导出去。它与阳极头的铜体相连，其管外部分浸在管套内的变压器油中，通过与油之间的热传导，将靶面的热量传导出去。

2）阴极：主要作用是发射电子并使电子束聚焦，使轰击在靶面上的电子束具有一定的大小、形状。其结构主要由灯丝、阴极头、阴极套和玻璃芯柱四部分组成，如图 4-27 所示。

①灯丝：其作用是发射电子。由于钨在高温下有一定的电子发射能力、熔点较高、延展性好、便于拉丝成形、抗张力性好、且在强电场下不易变形等特点，因此灯丝由钨制成。诊断用X线管的灯丝都绕成小螺线管状。

灯丝电压一般为交流5～10V、50Hz，灯丝电流一般为2～9A，3～6A的占多数。灯丝通电后，温度逐渐上升，到一定温度（约2 100K）后开始发射电子。对于给定的灯丝，在一定范围内，灯丝电压越高，灯丝加热电流越大，灯丝温度就越高，灯丝发射的电子数量就越大。调节灯丝加热电压的大小即可改变灯丝发射的电子数量，灯丝加热电压越高，灯丝温度越高，钨的升华越快，灯丝寿命越短。所以，X线管使用灯丝加热电压超过额定值，特别是在大mA挡调整时更应小心。

X线管阴极常装有2根长短、粗细不同的灯丝，长的灯丝可发射较多的热电子，形成大焦点；短的灯丝可发射较少的热电子，形成小焦点，这种具有两个焦点的X线管称为双焦点X线管（twin focus X-ray tube）。阴极一般有3根引线：1根为公用线，其余2根分别为大、小焦点灯丝的引线。如图4-28所示。

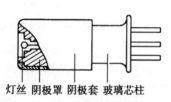

图4-27 固定阳极X线管的阴极结构示意图

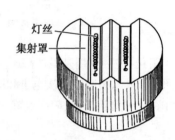

图4-28 双焦点阴极结构示意图

②阴极头：又称聚焦槽、聚焦罩或集射罩。它由纯镍或铁镍合金制成长方形槽，其作用是对灯丝发射的电子进行聚焦。灯丝发射的大量电子，在电场的作用下，高速飞向阳极，但由于电子之间相互排斥，致使电子束呈散射状。为使电子聚焦成束状飞向阳极，将灯丝装入被加工成圆弧直槽或阶梯直槽的阴极头内，灯丝的一端与其相连，两者获得相同的负电位，借其几何形状，形成一定的电位分布曲线，迫使电子呈一定形状和尺寸飞向阳极，达到聚焦的目的。在自整流X线机中，在整流至负半周时，聚焦罩还可以吸收二次电子，以保护灯丝和玻璃壳的安全。

③阴极套：又称管壳，用来固定支撑阴、阳两极并保持管内的真空度，通常采用熔点高、绝缘强度大、膨胀系数小的钼组硬质玻璃制成。由于钼组玻璃壳与阴、阳两极的金属膨胀系数不同，两者不宜直接焊接，故在铜体上镶有含54%铁、29%镍、17%钴的合金圈作为中间过渡体，再将玻璃壳焊接在合金圈上，使合金圈与硬质玻璃膨胀系数相近，以避免因温度变化而造成结合部的玻璃出现裂缝或碎裂。

为防止X线管管内气体放电，保证阴极发射的电子能畅通无阻挡地高速飞向阳极，管内的真空度应保持在1.3×10^{-5}Pa（10^{-7}mmHg）以下。

固定阳极X线管的主要缺点是：焦点尺寸大、瞬时负载功率小。

④玻璃芯柱：在固定阳极X线管的阴极结构中起支撑和绝缘作用。

X线管的焦点：在X线成像系统中，对X线成像质量影响最大因素之一就是X线管的焦点。因此，实际工作中对X线管的焦点要求比较严格。

实际焦点（actual focal spot）是指靶面瞬间承受高速运动电子束的轰击面，呈细长方形，也称为线焦点。实际焦点的宽度，主要取决于聚焦罩的形状、宽度和深度。实际焦点越大，X线管的容量就越大，曝光时间就可以缩短。我国生产的X线管大多数采用单槽或阶梯槽结构，聚焦罩及其电位分布。如图4-29所示。

有效焦点（effective focal spot）是指实际焦点在X线投照方向上的投影，它对影像的清晰度影响很大，也称为作用焦点。因有效焦点在不同X线投照方向上的大小、形状是不同的，故常用有效焦点的标称值来描述焦点的大小。标称焦点是指实际焦点在垂直于X线管长轴方向的投影。X线管特性参数表中标注的焦点为标称焦点。虽然标称焦点为一无量纲数值，但是目前仍用习惯标注法描述焦点的大小，如：2.0mm×2.0mm、1.0mm×1.0mm或0.3mm×0.3mm等。有效焦点与实际焦点之间的关系，如图4-30所示。设实际焦点宽度为a，长度为b，则投影后的长度为$b\sin\theta$宽度不变，即

$$有效焦点 = 实际焦点 \times \sin\theta \tag{4-1}$$

（式中θ表示阳极靶面与X线投照方向的夹角）

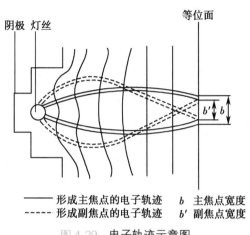

图4-29　电子轨迹示意图

——— 形成主焦点的电子轨迹　　b　主焦点宽度
- - - 形成副焦点的电子轨迹　　b'　副焦点宽度

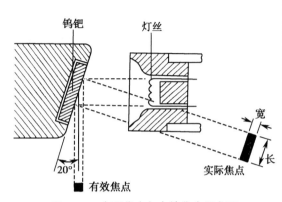

图4-30　实际焦点与有效焦点示意图

当投照方向与X线管长轴垂直时，θ角称为靶角或阳极倾角，一般为7°～20°。例如，有一个靶角为19°的固定阳极X线管，实际焦点长为5.5mm，宽为1.8mm。根据上式可以计算出有效焦点的长是：$5.5 \times \sin\theta \approx 5.5 \times 0.33 = 1.8$mm，其宽度不变，即有效焦点近似为1.8mm×1.8mm的正方形。

X线成像时，为减小几何半影模糊而获得清晰的影像，要求有效焦点越小越好。减小有效焦点面积可通过减小靶角来实现，但靶角太小，由于X线辐射强度分布的变化，投照方向的X线量将大量减少，因此靶角要合适，一般固定阳极X线管的靶角为15°～20°，也可以通过减小实际焦点面积以减小有效焦点面积，但实际焦点面积减小后，受200W/mm²的限制，X线管的功率也将随之减小。

有效焦点与成像质量的关系：有效焦点尺寸越小，影像清晰度就越高，如图4-31所示。

当有效焦点为点光源时，图像的边界分明，几何模糊小，影像清晰度高；有效焦点越大，图像边界上的半影也越大，几何模糊大，影像清晰度降低。减小有效焦点，势必减小实际焦点，X线管的功率随之减小，曝光时间需增加，这将会引起运动模糊。由此可见，减小焦点面积以减小几何模糊、改善影像清晰度和增大X线管的功率以缩短曝光时间、减小运动模糊是一对矛盾。固定阳极X线管常采用双焦点的办法来折中几何模糊和运动模糊之间的矛盾，另一更有效的方法是采用旋转阳极X线管。

焦点的方位性：X线呈锥形辐射，在照射野内，不同投影方向上有效焦点的大小、形状不同，如图4-32所示。投影方位愈靠近阳极，有效焦点尺寸愈小；愈靠近阴极，则有效焦点尺寸愈大（宽度不变）。而且，若投影方向偏离管轴线和电子入射方向组成的平面，有效焦点的形状还会出现失真。使用时应注意保持实际焦点中心、X线输出窗中心与投影中心三点一线，即X线中心线应对准影像中心。

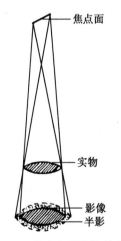

图4-31　焦点与影像清晰度的关系示意图

　　焦点增涨：当管电流增大时，电子束的电子数量增多，由于电子之间库仑斥力的作用，致使焦点尺寸出现增大的现象，称为焦点增涨。用针孔照相法拍摄焦点像，如图 4-33 所示。由图可见，管电压一定时，随着管电流的增大，焦点增涨的程度变大。管电压的变化对焦点增涨大小的影响远较管电流的变化影响小，但管电压的变化将改变电位分布曲线，使主、副焦点的形成发生变化，一般情况下，对小焦点增涨影响较大。

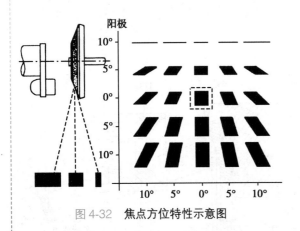

图 4-32　焦点方位特性示意图

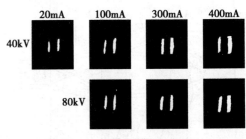

图 4-33　焦点增涨示意图

　　（2）旋转阳极X线管

　　1）特点：旋转阳极X线管较好地解决了提高功率和缩小焦点之间的矛盾，它也由阳极、阴极和玻璃壳等三部分组成。其结构如图 4-34 所示。

　　高速运动的电子束由偏离X线管中心轴线的阴极射出，轰击到转动的靶面上。如图 4-35 所示。由于高速运动的电子束轰击靶面所产生的热量，被均匀地分布在转动的圆环面上，承受电子束轰击的面积因阳极旋转而大大增加（实际焦点的尺寸不变、空间位置不变），使热量分布面积大大增加，因此可有效地提高X线管功率，并通过适当减小实际焦点尺寸和靶角，以使有效焦点减小成为可能。

　　旋转阳极X线管的最大优点是瞬时负载功率大、焦点小。目前，旋转阳极X线管的功率多为 20～50kW，高者可达 150kW，而有效焦点多为 1mm×1mm、2mm×2mm，微焦点可达 0.05mm×0.05mm、0.3mm×0.3mm，从而大大地提高了影像的清晰度。

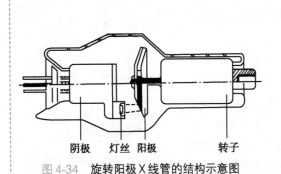

图 4-34　旋转阳极X线管的结构示意图　　　　　图 4-35　旋转阳极X线管的焦点示意图

　　2）阳极基本结构：旋转阳极X线管与固定阳极X线管相比，除了阳极结构有明显不同外，其余相差不大。旋转阳极X线管的阳极主要由靶面、转子、转轴和轴承组成，如图 4-36 所示。

　　①靶盘与靶面：靶盘为直径 70～150mm 之间的单凸状圆盘。其中心固定在转轴（钼杆）上，转轴的另一端与转子相连。要求靶盘具有良好的运动平衡性；靶面具有一定的靶角，一般为 6°～17.5°。以前，采用纯钨制成的靶盘与靶面，因其热容量较小、散热性和抗热胀性都比较差，故在交变热负荷使用条件下，表面与内层之间的温差所产生的热应力，将使靶面产生裂纹；另外，钨在 1 100℃ 以上

会发生再结晶,将使靶面使用不久就会出现表面龟裂、粗糙现象,致使 X 线管辐射 X 线的能力下降。现在采用铼钨合金(含 10%～20% 铼)做靶面,钼或石墨作靶基,制成钼基铼钨合金复合靶及石墨基铼钨合金复合靶,如图 4-37 所示。铼钨合金靶面晶粒细致,抗热胀性高,再结晶温度高,使靶面龟裂、粗糙情况减轻。有的还在靶盘上开几条径向的细膨胀缝以消除机械应力。

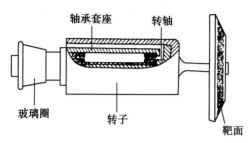

图 4-36 旋转阳极 X 线管的阴极结构示意图

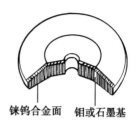

图 4-37 合金复合靶结构示意图

在相同曝光条件下曝光 2 万次,对铼钨合金靶与纯钨靶进行比较,X 线输出剂量分别下降 13% 和 45%。铼钨合金靶与纯钨靶的剂量对比曲线,如图 4-38 所示。由图可见,铼钨合金靶面明显优于纯钨靶面。钼和石墨与金属钨相比,具有密度小、热容量大(石墨的比热比钨的比热约大 10 倍)、散热率(heat-removal rate)好(石墨的辐射系数接近 1,导热系数与钨、钼相近)等特点,使铼钨合金靶重量轻、热容量大、散热快,有效地提高了 X 线管连续负荷能力,使 X 线管达到了 50kW 大功率和 1.0mm×1.0mm 小焦点。

②转子(rotor):它由无氧铜制成,通过钼杆与靶盘和靶面连为一体,转子转动时,靶盘和靶面随之转动。其表面黑化,热辐射能力较强。旋转阳极 X 线管的启动电机与小型单相异步电机的结构和原理相似,只是转子装在 X 线管的玻璃壳内,而定子线圈装在 X 线管玻璃壳的外面。

③轴承与轴承的润滑:轴承由耐热合金钢制成,可以承受较高的工作温度(约 400℃),但不能超过 460℃。为避免过多的热量传导到轴承,常将阳极端的转轴外径做得较细或用管状钼杆,以减少热传导。

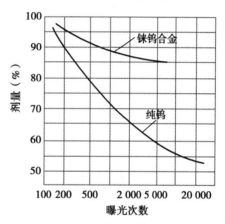

图 4-38 铼钨合金靶面与纯钨靶面辐射剂量对比曲线示意图

轴承的润滑剂都采用固体润滑材料,如二硫化钼、银、铅等。选用不同的润滑材料,转子的静转时间亦有不同。

3)大功率 X 线管:大功率 X 线管与普通旋转阳极 X 线管基本相似,但有其特殊性。例如,阳极靶盘直径大(120mm)、转速高,靶角小(9°～14°,普通旋转阳极 X 线管的靶角为 17°～21°),使给定焦点尺寸的 X 线管功率变大。当需要短时间曝光并承受大负载时,如短时间多次连续 X 线摄影,可使用大功率 X 线管。

(3)特殊 X 线管

1)金属陶瓷大功率 X 线管:为延长 X 线管的寿命,研制了一种金属陶瓷大功率旋转阳极 X 线管。金属陶瓷大功率 X 线管的灯丝和阳极靶盘与普通旋转阳级 X 线管相似,如图 4-39、图 4-40 所示。只是玻璃壳改为由金属和陶瓷组合而成,金属部分位于 X 线管中间部位并接地,以吸收二次电子,对准焦点处开有铍窗以使 X 线通过。金属靠近阴极一端嵌入陶瓷内,采用铌(Nb)过渡,用铜焊接。金属靠近阳极一端嵌入玻璃壳中,玻璃与陶瓷部分起绝缘作用。

2)三极 X 线管:三极 X 线管是在普通 X 线管的阳极与阴极之间加了一个控制栅极,故又称为栅控 X 线管(grid-controlled X-ray tube)。三极 X 线管的其他部分与普通 X 线管类同,只是阴极的结构

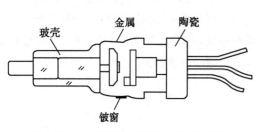

图 4-39　金属陶瓷大功率X线管示意图

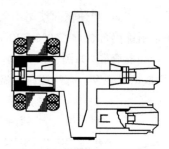

图 4-40　陶瓷X线管示意图

比较特殊，如图 4-41 所示。在聚焦槽中装有灯丝，灯丝前方装有栅极，灯丝与聚焦极之间相互绝缘，栅极电位就加在灯丝和聚焦极之间。

三极X线管的控制原理如图 4-42 所示。当栅极对阴极加一个负电压（-2～-5kV）或负脉冲电压时，可使阴极发射的热电子被完全抑制或被完全阻断，完全飞不到阳极上，形不成管电流，不会产生X线。当负电压或负脉冲电压消失时，阴极发射的热电子在阳极与阴极之间的强电场作用下飞向阳极，形成管电流，产生X线。由于脉冲电压信号无机械惯性延时，控制灵敏，因此可实现快速连续X线摄影，摄影频率可达 200 帧/s。

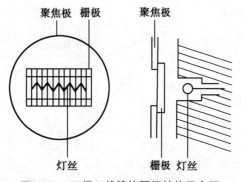

图 4-41　三极X线管的阴极结构示意图

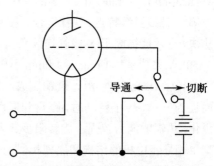

图 4-42　三极X线管控制原理示意图

三极X线管有时还可制成一个没有实体栅极而有特殊形状的阴极头，它也具有三极X线管的栅控特性，通过负偏压可以控制X线管的电子束，当负偏压较小时，将有一部分电子飞向阳极，并能聚焦起来形成很窄的电子束，以获得很小的焦点，即微焦点，如图 4-43 所示。例如，给阴极头加一个小于X线管截止电压的负偏压，如 -400V，那么该负偏压将使阴极发射的电子聚焦，从而可获得 0.1mm×0.1mm 的微焦点。若负偏压值再小一点，可获得更小的焦点，这就是微焦点X线管的工作原理，微焦点X线管常用于放大X线摄影。

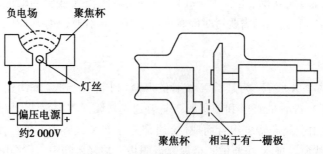

图 4-43　无栅三极X线管示意图

3）软X线管：①特点：当对乳房等软组织进行X线摄影时，用普通X线管得不到满意的摄影效果。为提高X线影像的对比度，须使用大剂量的软X线，为此一般使用软X线管来产生软X线。

②基本结构：铍窗、钼靶及极间距离。

4）CT用X线管：CT用X线管与普通X线管相比，其构造、性能具有较大的差异。特别是螺旋CT在容积薄层扫描时，X线管在大功率情况下连续辐射X线，阳极在短时间内将积聚巨大的热量。为了减少靶面上的钨升华，防止轴承在高温下磨损，CT用X线管在结构上采用大的靶盘直径、厚的钼基或石墨基、小的靶角，且对轴承及润滑剂提出了更高的要求。

（4）管套：管套是放置X线管的一种特殊容器，现代X线管管套均为防电击、防散射、油浸式，其结构常随用途不同而有所差别。

1）固定阳极X线管管套：如图4-44所示，整个管套是由薄铜板或铝等金属制成。这种管套体积小，管套内高压部件对地的距离很短，靠变压器油绝缘。管套的一端或两端装有耐油橡胶或金属制成的膨胀器，以适应油的涨缩，防止管套内油压增加。

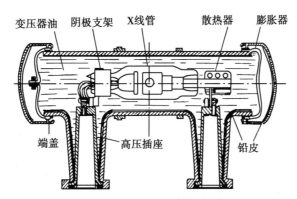

图 4-44　固定阳极X线管管套结构图

整个管套内充满变压器油，作为绝缘和冷却用，油孔多在窗口附近或管套两端，有的管套无专用灌油口，可用窗口兼之。

2）旋转阳极X线管管套：如图4-45所示，此类管套需在阳极端内侧设置旋转阳极启动电机定子线圈，其引线接线柱固定在阳极端内层封盖上，便于和控制台电机启动电路连接，且与高压绝缘。

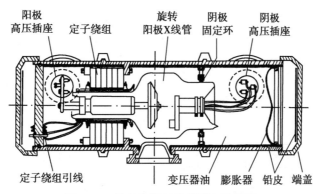

图 4-45　旋转阳极X线管管套示意图

3）组合机头：为了使小型X线机轻便，将X线管、灯丝变压器以及高压变压器等共同组装在一个充满变压器油的密封容器中，称为组合机头。管套多为圆筒形，因无高压电缆，故无高压插座，其结构简单，如图4-46所示。

20世纪80年代出现的中、高频X线机，因高压变压器、灯丝加热变压器以及高压整流器等部件的体积成倍减小，使X线管、高压变压器、灯丝加热变压器装在一起成为可能，形成了新一代的大功率组合机头。

2. 高压发生装置　高压发生装置是X线发生装置的重要组成部分,其作用是:①为X线管灯丝提供加热电压;②为X线管提供管电压;③如配有两只以上X线管,还要完成灯丝加热电压和管电压的切换。

高压发生装置由高压变压器、X线管灯丝变压器、高压整流器、高压交换闸、高压插头和插座等高压元器件构成,按要求组装后置于方形或圆形钢板制成的箱体内,如图4-47所示。箱体内充以变压器油,以加强各部件之间的绝缘和散热,箱体应接地,以防高压电击造成的危害。

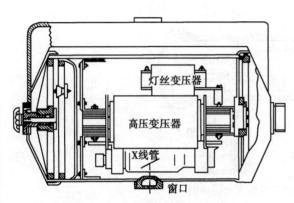

图 4-46　组合机头结构示意图

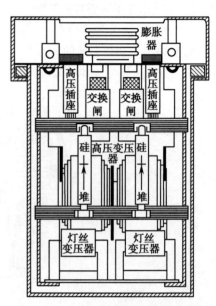

图 4-47　高压发生装置的结构示意图

(1)高压变压器

1)特点:①高压变压器次级中心点接地:采用两个次级绕组同相串联,中心点接地的方式;②设计容量小于最高输出容量;③变压比小;④体积小、重量轻。

2)结构:高压变压器由铁心、初级绕组、次级绕组、绝缘材料和固定件等组成。要求结构紧凑、体积小、重量轻,具有良好的绝缘性能和散热效率,负载时内部不产生过大的电压降。诊断X线机高压变压器都采用两个次级绕组同相串联,次级中心点接地的方式,这样可使高压变压器的绝缘要求降低一半,如图4-48所示。

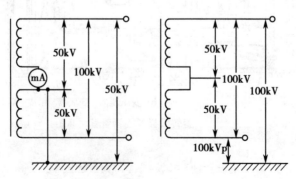

图 4-48　高压变压器次级中心点接地原理图

(2)灯丝变压器:灯丝变压器为X线管提供灯丝加热电压的降压变压器。双焦点X线管需配备两个结构相同、规格不同的灯丝变压器。

1)基本结构:灯丝变压器由铁心、初级绕组和次级绕组构成,如图4-49所示。

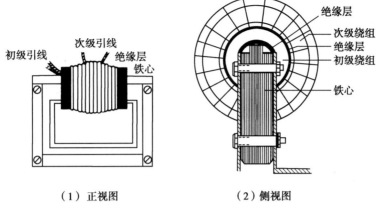

（1）正视图　　　　　（2）侧视图

图 4-49　灯丝变压器的结构示意图

2）特点：①次级绕组电位很高：灯丝变压器次级绕组为 X 线管灯丝提供电源，曝光时，灯丝具有负高压，致使灯丝变压器次级绕组电位很高，这就要求灯丝变压器初、次级间具有良好的绝缘，绝缘强度不能低于高压变压器最高输出电压的一半。②变压比大：灯丝变压器初级电压在 100～220V 之间，次级电压在 5～12V 之间，功率在 100W 左右。③次级电流较大：灯丝变压器次级电流为 8～20A，以保证 X 线管灯丝正常加热。负载时次级电压比空载时低，一般低 10%～20%。

（3）高压整流器（high voltage rectifier）：高压整流器是一种将高压变压器次级输出的交流高压变为脉动直流高压的电子元件。

目前，高压整流器都采用高压硅整流器，也称为高压硅堆（high-voltage silicon stack）。它具有体积小、机械强度高、绝缘性能好、寿命长、性能稳定、正向电压降小等优点。在使用高压硅堆时，要求将其浸入油内，油温不得超过 70℃，且反向峰值电压不得超过额定值，以防击穿损坏。

高压硅堆的结构如图 4-50 所示，它是由许多单晶硅做成的二极管以银丝串联而成，外壳一般采用环氧树脂。由于硅和环氧树脂的热膨胀系数差别很大，同时考虑到耐压，每个硅二极管首先用硅胶加以密封，然后填充环氧树脂。两端有与管内相接的多种结构的引出线端，以便根据需要装上不同形式的插脚。使用中，高压硅堆常出现接触不良故障。高压硅堆的反向耐压很高，一般不会反向击穿。

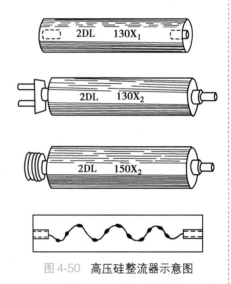

图 4-50　高压硅整流器示意图

（4）高压电缆、高压插头与插座：作用是把高压发生装置产生的灯丝加热电压输送到 X 线管的灯丝，同时将高压发生装置产生的直流高压输送到 X 线管的两端。高压插头、插座是高压电缆与 X 线管和高压发生器的连接器件。装卸方便，并保证高压绝缘，高压电缆的两端各装有一个高压插头，而 X 线管和高压发生装置上都设有相应的高压插座，连接时将高压插头插入相应的高压插座内。

连接时应特别注意"+"对"+"，"−"对"−"。否则，X 线管不会曝光。如管电压很高，X 线管甚至会因所加反向电压过高而击穿损坏。

1）高压电缆：按芯线分布位置的不同分为两种形式，即同轴高压电缆（图 4-51）和非同轴高压电缆（图 4-52）。考虑到加工和制造的方便，目前多用非同轴高压电缆。其各部分构造如下：即导电芯线、高压绝缘层、半导体层、金属屏蔽层及保护层。

2）高压插头与插座：高压插头与插座工作在高电压下，对耐压的要求很高，多由机械强度大、绝缘性能好的压塑性材料或橡胶制成，如图 4-53 所示。

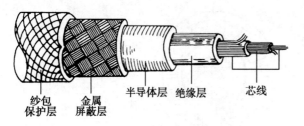

图 4-51　同轴高压电缆的结构示意图

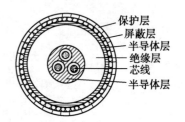

图 4-52　非同轴高压电缆的结构示意图

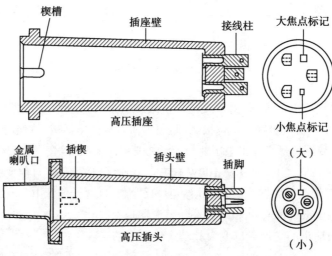

图 4-53　高压插头与插座的结构示意图

高压插头插入高压插座时，常出现高压插头的插脚与高压插座的接线柱接触不良现象，此时可用小刀将插脚的开口轻轻撑开，使其与高压插座的接线柱接触良好。

（5）高压交换闸：大、中型诊断X线机，为适应不同诊断工作的需要配置双床双管球。由于两只X线管共用一个控制台和高压发生装置，它们又不能同时工作，所以高压变压器产生的灯丝加热电压和管电压必须经过交换装置分别送到不同用途的X线管上，这种交换装置称为高压交换闸（high voltage switch）。

（6）变压器油：变压器油又称为绝缘油（insulating oil），是碳氢化合物，属矿物绝缘油，是高压发生装置和X线管管套内的绝缘和散热物质，性能如下：

1）电介质强度（绝缘强度）高：电解质强度一般应达到30kV，用一种高压陶瓷制的油杯（容量约600ml）做变压器油耐压试验，如图4-54所示。

2）燃烧点高：要求在150～160℃。

3）闪燃点高：要求在135～150℃。

4）导热系数高：能起到良好地散热作用，把高压变压器和X线管产生的热量散发出来。

5）化学性能稳定：在工作温度时不碳化，不起电解反应，不产生胶粘沉淀物，无水分，含硫黄、石蜡等杂质少，酸度不大于0.05。

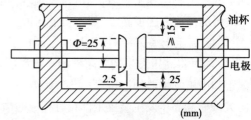

图 4-54　高压油杯和电极示意图

6）黏度低：要求易于对流和散热，在20℃时，用恩格尔黏度计测量不大于5度。

7）凝固点低：一般要求在 −45～−15℃ 之间，变压器油凝固点温度即为油的标号，如45号油其凝固点为 −45℃。

8）比重：要求在15.5℃时为0.895g/cm³。

9）颜色：一般为浅黄、暗红或水白，透明无悬浮物。

变压器油在工作过程中，由于受到电场、光线、高温、氧气、水分、杂质（如铜屑、铁屑、铅屑）等影响，其性能会逐渐变差，使电介质强度下降，这种现象称为变压器油的老化。对于老化的绝缘油，一般再生后可继续使用。简单的处理可采用过滤法，具体方法是：先将滤油纸加热、烘干，再放在滤油机或真空注油机内过滤变压器油，反复更换滤油纸，直到电介质强度合乎标准为止。若无滤油设备，也可用干燥方法处理，处理好的绝缘油应及时装入容器内密封，勿长时间暴露在空气中，以免吸潮。

（七）普通X线成像设备的基本电路

普通X线机其电路结构一般应由下列单元电路构成。

1. 电源电路

2. X线管灯丝加热电路

3. 高压发生电路

4. 控制电路

5. 辅助装置电路

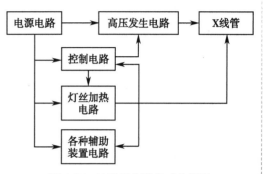

把上述五个单元电路有机地组合在一起，就构成了X线机的完整电路。它们之间互相配合、谐调工作。各单元电路之间既因其作用不同而有各自的独立性，又因其内在联系而有相互制约性，任一单元发生故障，都将影响X线机的正常工作。X线机电路构成方框图如图4-55所示。

图4-55　X线机电路构成方框图

（八）普通X线成像设备的日常维护

X线机的机械精度高，电路结构复杂，功能广泛，造价高，属大型贵重精密医疗设备。加强对X线机的维护，做好日常保养工作，保证X线机的正常运转，延长X线机的使用寿命，提高X线机的使用效率，是X线技术人员的职责。

X线机的维护一般包括：正确使用、部件维护和定期检修三个方面。

1. 正确使用和日常维护

（1）明确使用原则：X线机的使用原则是：①X线机使用人员必须是经过专门培养，具有一定专业基础，熟悉机器结构和性能的专业技术人员；②各类X线机的结构及性能差别很大，各有自己的使用说明和操作规程，使用者必须严格遵守；操作必须谨慎、熟练、正确，不可随心所欲，草率行事；③曝光前应根据室内温度情况和机器结构特点，确定适当的预热时间。在室温较低时，防止突然大容量曝光，以防损坏X线管；④曝光过程中应注意观察控制台上的各种指示仪表的指示情况，倾听各电器机件的工作声音，以便及时发现故障；⑤摄影曝光过程中，不得随意调节曝光参数调节旋钮；⑥严禁X线管超容量使用，并尽量避免不必要的曝光。

（2）遵守操作规程：①操作机器前，应首先检查控制台上各种仪表、调节器、开关等是否处于正常位置；②合上墙闸，开机，机器预热；③根据工作需要，进行技术选择，如台次交换、工作方式、透视或摄影的条件选择；④操作脚闸或手开关时，动作要迅速，用力要均衡适当；⑤机器使用完毕，按程序关机，最后分开墙闸。

（3）认真做好日常维护：日常维护工作包括谨慎操作、保持机房干燥、做好清洁卫生、注意安全检查等方面。

1）谨慎操作。

2）保持机房干燥。

3）做好清洁卫生。

4）注意安全检查。

2. 主要部件的维护

（1）机械部件的维护：机械部件包括轴承、电镀部分、钢丝绳、暗盒、限位开关、固定螺钉、螺母、销钉、床面等。

（2）控制台、高压发生器、高压电缆、X线管的维护。

3. 定期检查　X线机在使用过程中，除了一般的日常维护外，应进行定期的全面检修，以便及时排除故障隐患，防止重大事故的发生，延长机器的使用寿命。

定期全面检修，通常一到两年进行一次，其检修内容主要有以下两个方面。

（1）机械部件的检修：X线机的机械部件较多，如各种床的机械部分、X线管的支撑装置和悬吊装置、荧光屏吊架、天地轨等。在这些机件中，有些长期工作在承重状态，如钢丝绳、滑轮等；有些则处于频繁活动中，如轴承。它们的故障往往是逐渐形成的，从局部的损伤渐变为整件的损坏。对机械部件的定期检查，不仅要检查有无明显损伤的部件，更重要的是把那些已有隐伤的部件查出来，以防患于未然，其检查重点是：

1）活动及传动部件的检修检查并清洗所有滑轮、轴承、齿轮变速装置、传动装置和各种导轨。

2）钢丝绳的检修检查各种平衡用和传动用钢丝绳。

3）紧固螺钉的检修检查各紧固螺钉。

（2）电气部分的检修

1）电路检查：包括电缆线的检查、接地装置的检查和控制台的检查三个方面。

2）性能测试：X线机经电气部分的检修包括电路检查和性能测试两个方面。

过一定时间的运行后，其性能可能有所变化，主要参量如管电流、曝光时间等可能出现不准确或不稳定，因此应对反映X线机性能的一些主要参量和电路进行测试。

机器经过定期检修之后，应对检修中发现的问题，更换的元件或改动的电路作详细的记录，以方便日后的检修。

三、数字成像设备

（一）数字X线成像设备概述

成像过程也是图像的记录过程。X射线经过人体不同组织的吸收而穿过人体后，这些带有人体内部信息的X射线可以被记录在胶片、成像板（image plate，IP板）、DR板或经过转换最终成像于电荷耦合元件（charge-coupled device，CCD）上。数字X射线机系统中，X射线探测器是最为重要的关键部件之一。数字化探测器的成功应用将X射线机带入数字化阶段。完整的数字化X射线机成像部件包括了探测器图像采集器、控制器和影响监视器三部分（图4-56）。

CR是IP板可移动性摄片后，再读取数字成像，可在床旁及手术室完成数字化摄片；DR是直接数字化摄片，DSA则是通过数字化减影手段，呈现单一的血管图像，主要用于心、脑血管及四肢血管数字减影成像及介入手术治疗的主要设备之一。

数字成像设备是指把X线透射图像数字化并进行图像处理，再转换成模拟图像显示的一种X线设备。根据成像原理的不同，数字X线设备可分为CR（computed radiography）、DR（digital radiography）、DSA（digital subtraction angiography）。传统的X线摄影采用增感屏/胶片方式，无法进入PACS（picture archiving and communication systems）。因此，常规X线影像数字化或记录在胶片上的信息数字化，对实现医学影像信息管理的现代化和实用化具有重要意义。

（二）数字X线成像设备成像原理

CR是用IP记录X线图像，通过激光扫描使存储信号转换成光信号，此光信号经光电倍增管转换成电信号，再经A/D（analog to digital converter，ADC）转换后，输入计算机处理，形成高质量的数字图像。

DR可分为直接数字X线摄影（direct DR，DDR）和间接数字X线摄影（indirect DR，IDR）。DDR是采用X线探测器直接将X线图像变成电信号，再转化为数字图像。IDR是先从I.I-TV成像链或照片获得X线信息的模拟图像，再转换成数字图像。随着技术的发展，DDR得到广泛的应用。

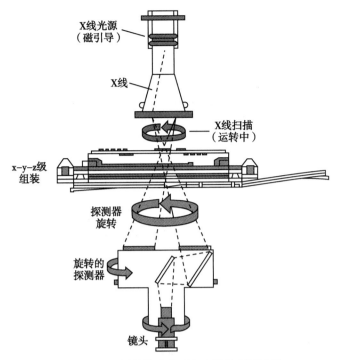

图 4-56　X射线的成像过程和接收探测装置

数字 X 线成像与传统的增感屏 - 胶片成像相比有许多优点：①对比度分辨力高，对低对比度的物体具有良好的检测能力，动态范围可达 $10^4 \sim 10^5$，而屏 / 胶成像的动态范围约 10^2；②辐射剂量小，这是因为数字 X 线成像设备对 X 线能量的利用率高，其量子检出效率可达 60% 以上；③图像的后处理功能强，能用计算机进行图像后处理，以便更精细地观察感兴趣的细节；④可利用大容量的光盘存储数字图像，消除用胶片记录 X 线图像带来的种种不便，并可方便地接入 PACS，实施联网，更高效、低耗、省时间、省空间地实现图像的储存、传输和诊断。

数字 X 线设备的空间分辨力不如胶片，为 2～4LP/mm，胶片的空间分辨力在理论上能达到 5～7LP/mm，但散射光使胶片的感光范围发散，导致锐度（与空间分辨力有关）下降。数字 X 线设备使用的探测器采取特殊技术减少了漫射，较好地避免了锐度下降，使对比度分辨力明显提高。在实际应用中可满足绝大多数的诊断需要。

（三）数字 CR 和 DR 基本结构和功能

1. CR 设备

（1）基本结构：CR 用 IP 作平面探测器，其结构如图 4-57 所示。

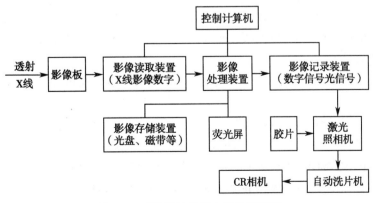

图 4-57　CR 系统的基本结构示意图

（2）影像板：CR 的 X 线图像不是直接记录于胶片上，而是先记录在 IP 上，IP 可重复使用，但没有显示图像功能，IP 结构如图 4-58 所示。

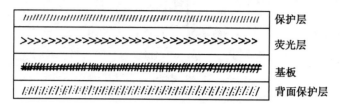

图 4-58　IP 结构示意图

（3）读取装置

基本结构：CR 系统的读取装置可分为暗盒型和无暗盒型两种。①暗盒型读取装置：如图 4-59 所示，其特征是将 IP 置入与常规 X 线摄影暗盒类似的盒内，它可代替 X 线胶片在任何 X 线机上使用。目前带暗盒的 IP 尺寸有四种：14″×17″、14″×14″、10″×12″ 和 8″×10″。②无暗盒读取装置：该装置配备在专用 X 线机上，集投照、读取于一体，有立式和卧式两种形式。IP 在 X 线曝光后直接被传送到激光扫描和残影消除部分处理，供重复使用，需采用如图 4-60 所示的激光扫描系统。

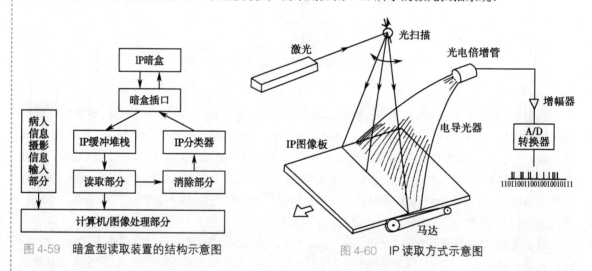

图 4-59　暗盒型读取装置的结构示意图　　　　　图 4-60　IP 读取方式示意图

2. DR 设备　DR 研究始于 20 世纪 70 年代末，在 I.I-TV 系统的基础上，利用 A/D 转换器将模拟视频信号数字化，进行计算机图像处理。随着微电子、光电子和计算机技术的发展，X 线摄影平板探测器快速发展，1997 年 11 月在北美放射学会上推出了早期机型。

DR 设备的特点是：①辐射剂量低，DQE 高；②空间分辨力可以达到 3.6LP/mm；③工作效率高，省去了屏 - 胶系统更换胶片的繁琐程序；④应用 DR 系统的后处理功能，可获得优异的图像质量。

DR 系统的不足是兼容性和价格等方面较 CR 差。

（1）基本结构：DR 由 X 线探测器、图像处理器、图像显示器等组成。

1）X 线探测器将带载人体信息 X 线转换为电信号的器件，探测器将 X 线模拟信号转换为数字信号，送至计算机进行处理。

2）图像处理器主要功能包括各种图像处理，如灰阶变换、黑白反转、图像滤波降噪、放大、各种测量、数字减影等。

3）显示器用于摄影图像的重现、阅读。

（2）分类与工作原理：X 线探测器是 DR 的关键部件。根据探测器的不同 DR 可分为：非晶硒平板探测器型（amorphous selenium sensor panel）、非晶硅平板探测器型（amorphous silicon sensor panel detector）、多丝正比室扫描型（multiwire proportional chamber）和电荷耦合元件摄像机型（charge-coupled Device，CCD）四种。

1）非晶硒平板探测器：如图 4-61 所示，它主要由基板、集电矩阵、硒层、电介层、顶层电极和保护层等构成。集电矩阵由按矩阵排列的接收电极和薄膜晶体管（thin-film transistor，TFT）组成。非晶态硒层涂覆在集电矩阵上，其上是电介层、顶层电极。因放大器和 A/D 转换器都置于探测器封装扁平外壳内，故称为平板探测器（flat panel detector，FPD），因为探测器是接收 X 线照射而直接输出数字图像信息，所以称作直接 X 线摄影。

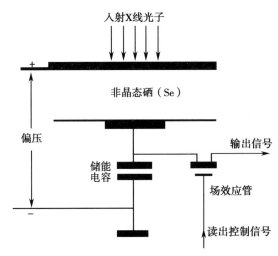

图 4-61　非晶硒 FPD 结构示意图

工作原理：入射 X 线光子在硒层中产生电子 - 空穴对，在顶层电极和集电矩阵间外加高压电场的作用下，电子和空穴向相反方向移动，形成信号电流，被相应单元（像素）的接收电极所收集，形成信号电荷，存储在电容中，电容存储的电荷量与入射 X 线强度成正比。每个像素都有一个场效应管，起开关作用。在读取控制信号的作用下，场效应管依次导通，把各像素电容存储的电荷或电压依次传送到外电路，经读取放大器放大后被同步转换成数字图像信号。信号读取后，扫描电路自动清除各像素电容中的残余电荷，以保证非晶硒 FPD 能反复使用。

2）非晶硅平板探测器：如图 4-62 所示，它由基板层、非晶硅阵列、碘化铯层等构成。

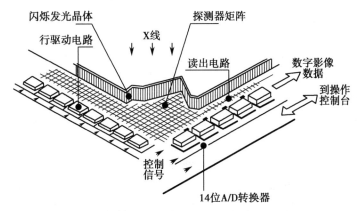

图 4-62　非晶硅 FPD 结构示意图

工作原理：穿透患者被检部位后的 X 线光子，照射到非晶硅 FPD 上，由碘化铯晶体层将 X 线图像转换成荧光图像，荧光沿碘化铯针状晶体传递到由非晶硅光电二极管构成的探测器矩阵，将荧光信号换成电荷信号。计算机控制读出电路依次读出各像素电荷信号信息，再经 A/D 转换后，获得数字图像信号，传送到图像处理器进行处理和存储后，在监视器上显示，曝光 5s 后即可快速浏览图像。

3）多丝正比室扫描型 DR：如图 4-63 所示，主要由高压电源、水平狭缝、多丝正比室、机械扫描系统、数据采集、计算机控制及图像处理系统组成。

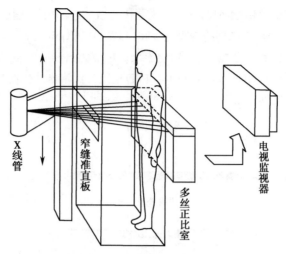

图 4-63　多丝正比室扫描性 DR 的结构示意图

　　多丝正比室是一种气体探测器，可看作成由许多独立的正比计数管组合而成，其基本结构是在两块平行的大面积金属板之间平行并列许多条金属丝。这些金属丝彼此绝缘，各施加一定的正电压（1kV 左右），形成许多阳极，金属板接地形成公共的阴极。室内充以惰性气体，如氩（Ar）气，或有机气体，如 CH_4，室壁装有薄金属（如铝）窗。当穿透患者被检部位的 X 线光子经金属窗射入正比室后，使气体分子电离。电离电子在金属丝与金属板之间的电场作用下向金属丝移动，并与气体分子碰撞，如果电子从电场获得的能量大于气体的电离能时，将会引起气体进一步电离。电子越接近金属丝，电场越强，这将导致气体雪崩式电离，使金属丝收集到的电子比原始气体电离所产生的电子多 $10\sim10^3$ 倍。

　　因正比室对电离电子有放大作用，故具有较高的探测灵敏度（detection sensitivity）。另外每根金属丝上收集的电子正比于初始气体电离电子，亦即正比于入射 X 线强度。

　　扫描投影 DR 的工作原理：X 线管辐射的锥形 X 线束经水平狭缝准直后形成平面扇形 X 线束。X 线通过患者被检部位，射入水平放置的多丝正比室窗口，在被探测器接收后，机械扫描装置使 X 线管头、水平狭缝及探测器沿垂直方向作均匀的同步平移扫描，到达新位置后再作水平照射投影，如此重复进行，就完成一幅图像的采集。多丝正比室的每根金属丝都与一路放大器相连，经 A/D 转换器将电压信号数字化后，输入计算机进行图像处理。监视器既可显示存储器内未经处理的图像，又可显示计算机处理后的图像。

　　4）CCD 摄像机型 DR：主要由荧光板、反光板、CCD 摄像机、计算机控制及处理系统等构成，其结构如图 4-64 所示。

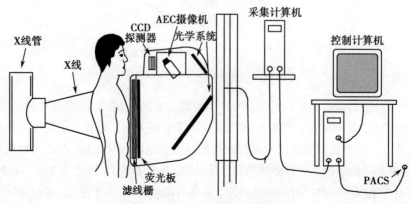

图 4-64　CCD 摄像机型 DR 结构图

工作原理：X线透过人体被检部位后，经滤线栅滤除散射线到达荧光板，由荧光板将X线图像转换成荧光图像，荧光经过一组透镜反射，进入CCD摄像机光敏区，由CCD摄像机将荧光图像转换成数字图像信号，送图像处理器进行图像后处理、存储，由显示器显示或激光相机打印。

四、DSA 成像设备

（一）DSA 概述及成像原理

DSA是20世纪80年代兴起的一种医学影像学新技术，是计算机与常规X线血管造影相结合的一种新的检查方法，称之为数字减影技术。目前DSA技术广泛应用在全身各部的血管和肿瘤的检测和介入治疗。医学界公认，DSA检查是所有血管疾病检查的"金标准"。

减影技术的基本内容是把人体同一部位的两帧图像相减，从而得出它们的差值部分，不含对比剂的图像称为掩模像（mask image）或蒙片，注入对比剂后得到的图像称为造图像或充盈像。广义地说，掩模像是被减的图像，而造影像则是减去的图像，相减后得到减影像。由DSA的成像理论可知：减影后的图像信号与对比剂的厚度成正比，与对比剂和血管的吸收系数有关，与背景无关。在减影像中，骨骼和软组织等背景图像被消除，只留下含有对比剂的血管图像。数字减影处理流程如图4-65所示。

实施减影处理前，常需对X线图像做对数变换处理。对数变换可利用对数放大器或置于A/D转换器后的数字查找表来实现，使数字图像的灰度与人体组织对X线的衰减系数成比例。由于血管像的对比度较低，必须对减影像进行对比度增强处理，但图像信号和噪声同时增大，所以要求原始图像有高的信噪比，才能使减影像清晰。

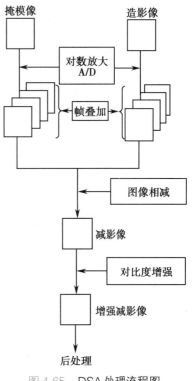

图 4-65　DSA 处理流程图

（二）DSA 基本结构和功能

1. 基本结构　图4-66是DSA系统中数字图像部分的硬件结构框图。图中查找表是一种实时的数字变换功能模块，输入查找表用于输入图像的对数变换等，输出查找表做实时的图像增强变换、图像的显示变换等。帧存储器用于存放掩模像、系列造影像和减影像，它和计算机之间的数据交换决定图像后处理的速度。ALU是实时算术逻辑运算器，它是实时减影的关键部件，运算速度快，减少与计算机的互访，使处理速度与视频信号刷新速度同步。

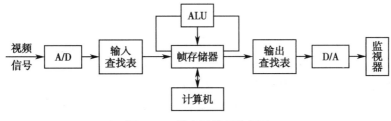

图 4-66　数字图像硬件框图

2. 对X线机的要求　心血管造影时对比剂注入血管后随血液流动很快被冲淡稀释，必须在短时间内集中注入，并在稀释之前迅速多次采集取像。每幅图像的采集时间很短，为使图像达到足够的质量，X线发生系统必须在有限时间内输出足够剂量。X线发生系统应满足下列要求：

（1）主机大功率：X线机在心血管造影时，采集频率高，单幅图像采集时间短，要求所用的X线机能在如此短时间内输出足够大的功率，从而获得满意的X线图像。

（2）千伏波形平稳：为保证每幅图像感光量均匀一致，除照射参数一致外，还要求千伏值输出稳定，多采用逆变高频高压发生器，波纹系数小。

（3）脉冲控制：采用脉冲控制曝光，可减少心脏等脏器因活动带来的图像模糊。多采用高压初级控制方式，使用了逆变技术，电路简单，工作稳定，控制比较容易。

（4）对X线管的要求：DSA连续透视和曝光采集，要求X线管容量大、阳极热容量高。

（5）X线管的散热：金属陶瓷管壳X线管可以提高散热率，还可以吸收由于靶面气化成的粒子，提高图像质量和X线管的寿命。X线管组件内的绝缘油采用外部循环散热方式或冷水进入组件内循环散热，保证X线管的连续使用。

（6）三焦点：采用三焦点，以适应不同的照射方式和照射部位。

3. X线管专用支架

（1）支架结构：现在DSA系统的支架大都采用C形臂。其安装方式主要有落地式和悬吊式两种。如图4-67所示，这两种方式各有利弊，可根据工作特点和机房情况选择。

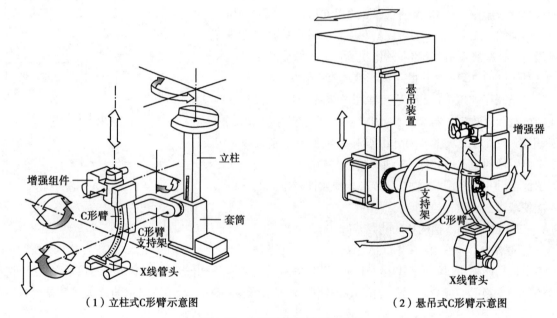

（1）立柱式C形臂示意图　　　　　　　　（2）悬吊式C形臂示意图

图4-67　C形臂支架结构示意图

现以落地式C形臂说明其结构，C形臂的两端分别安装X线管和I.I，二者的中心线始终重合在一起。C形臂由托架支持，设有驱动电机，使C形臂能在托架上绕虚拟轴心转动，托架安装在立柱（固定或活动）或L支架上，通过安装轴，托架可带动C形臂一起转动。这两个转动使X线管形成球面活动范围，L形臂能绕活动球心垂直轴转动，则活动范围更大。

落地式C形臂也称为三轴支架，C形臂可围绕患者的水平长轴转动，托架带动C形臂可围绕患者的水平短轴转动，L形臂带动C形臂整体可围绕患者的垂直轴转动。围绕三轴的转动可以单独转动，也可联动，实现球面范围内对人体任意部位、角度进行透视。

为了扩大活动范围，悬吊式和部分落地立柱具有活动轨道，救护患者时可以使C形臂完全离开导管床。还有一种四轴结构，其落地支架具有双轴，可以形成横向直线运动，在救护患者时也可以使C形臂完全离开导管床。

C形臂的特点是：能在患者不动的情况下，完成对患者身体各部位多方向的透视和摄影检查。

当肢体位于 C 形臂转动中心时,在 C 形臂活动过程中,受检部位一直处于照射野中心。C 形臂 X 线焦点至增强器的距离是可调的,一般是增强器移动,因此,在增强器输入屏前设有安全罩,在支架活动和增强器单独活动过程中,一旦触及患者,可立即停止动作,保护患者和设备的安全。

（2）支架功能

1）角度支持:C 形臂可方便地进行各种角度的透视和摄影。

2）角度记忆:当 C 形臂转到需要的角度进行透视观察时,系统能自动搜索并重放该角度已有的造影像,供医生诊断或介入治疗时参考;也可根据图像自动将 C 形臂转到采集该图像时的位置重新进行透视、造影。这种技术特别有利于心、脑血管的造影,尤其是冠状动脉介入治疗手术。

3）体位记忆技术:专为手术医生设计了体位记忆装置,能存储多达 100 个体位,各种体位可事先预设,也可在造影中随时存储、调用,使造影程序化,加快了造影速度。

4）快速旋转:C 形臂能在托架中快速旋转运动,达到每秒 45°～60°。要求 C 形臂具有精确的角度重现性,与图像处理软件配合完成。

5）岁差运动:利用 C 形臂支架两个方向的旋转,精确控制其转动方向和速度,形成了 X 线管焦点在同一平面内的圆周运动。增强器则在支架的另一端做相反方向的圆周运动,从而形成岁差运动。

6）安全保护:C 形臂支架还配有自动安全防撞装置。计算机能根据机架、床的位置自动预警和控制 C 形臂的运动速度,利用传感器感受周围物体的距离,自动实现减速或停止(例如离物体 10cm 时减速,离物体 1cm 时停止)。

4.导管床　导管床具有浮动床面和升降功能,适应手术和透视两种需要,配合 C 形臂使用,床内无需设 X 线管,如图 4-68 所示。

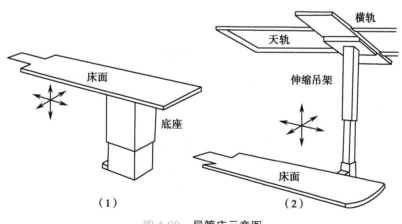

图 4-68　导管床示意图

（1）高度:高度需适应不同手术者的要求进行调整,与 C 形臂相配合,在有微焦点 X 线管的情况下可以完成不同放大倍数的放大摄影和放大血管造影。

（2）浮动床面:为了迅速改变透视部位,床面设计为在水平面内可做较大活动范围横向、纵向移动。配合 C 形臂使用时,床面能把患者送入 X 线照射野,且床座不会影响 C 形臂在反汤氏位(reverse Townes position)方向倾斜时的活动。床面在两个方向都有电磁锁,以便将床面固定在指定位置。

为了适应下肢血管造影跟踪采集的需要,有些导管床附加有床面驱动装置。借床面移动可以进行跟踪采集,注入一次对比剂完成腹部血管摄影后,继续采集下肢的全部血管像。

（3）床面材料:采用碳纤增强塑料,具有较低的 X 线吸收系数和较高的机械强度。

（4）吊床:吊床由纵横天轨和可移动的升降吊架支持,除具有落地式导管床的全部功能外,活动范围更大,地面更整洁。

（5）防护帘：DSA导管床旁边设有防护帘等屏蔽装置，对球管在床上的屏蔽效果达60%～90%。

5. 高压注射器　DSA系统在血管造影时要求在短时间内将对比剂集中注入血管内。对比剂的注射总量、注射流率以及与曝光的时序控制，是关系到检查成败及患者安全的大问题。人工注射对比剂无法达到要求，高压注射器能够确保在确定时间按要求将对比剂注入血管，形成高对比度图像。高压注射器一般为两种类型：一种为定压力型，另一种为定流率型。定压力型的注射流率不能精确控制，现已少用；定流率型高压注射器的注射流率可任意选择并精确控制，使用较普及。

6. DSA系统的特殊功能

（1）旋转DSA：旋转DSA是在C形臂旋转过程中注射对比剂、进行曝光采集，达到动态观察的检查方法。它利用C形臂的两次旋转动作，第一次旋转采集一系列蒙片像，第二次旋转时注射对比剂、曝光采集充盈像，在相同角度采集的两幅图像进行减影，以获取序列减影图像。旋转DSA的优点是可获得不同角度的血管造影图像，增加了图像的观察角度，能从最佳的位置观察血管的分布，有利于提高病变血管的显示率。

（2）岁差运动DSA：岁差运动DSA是类似于旋转DSA的另一种运动形式。它利用C形臂和托架两个方向的旋转，精确控制其转动方向和流率，形成了X线管焦点在同一平面内的圆周运动，增强器（检测器）则在C形臂的另一端做相反方向圆周运动，从而形成岁差运动。在运动中注射对比剂、曝光采集，形成系列减影像。它对于观察血管结构的立体关系十分有利。在临床应用中，岁差运动主要用于腹部、盆腔血管重叠的器官，以观察血管立体解剖关系。

（3）3D-DSA：3D-DSA是旋转血管造影技术、DSA技术及计算机三维图像处理技术相结合的产物。其作用原理为通过旋转DSA采集图像，在工作站进行容积重建（volume rendering，VR）、表面图像显示等后处理，显示血管的三维立体图像，可以任意角度观察血管及病变的三维关系，在一定程度上克服了血管结构重叠的问题，能提供更丰富有益的影像学信息。

（4）RSM-DSA：实时模糊蒙片（real-time smoothed mask，RSM）DSA是一种减影方式。它是利用间隔很短的两次曝光，第一次曝光时增强器适当散焦，获得一幅适当模糊的图像，间隔33ms再采集一幅清晰的造影图像，两者进行减影可以获得具有适当骨骼背景的血管图像。在对比剂注射后，可在一次运动中获得减影图像，避免了普通DSA需要两次运动采集的麻烦和两次采集间患者移动造成减影失败的可能，于蒙片像随时更新，且相间隔仅为33ms，因此不会产生运动伪影。

（5）步进DSA：步进DSA即下肢血管造影的跟踪采集。主要技术环节是：控制床面移动速度分段采蒙片像，以同样程序分段采集血管造影图像，计算机减影后拼接连成长腿，并实时显示DSA图像。该项功能用于双下肢血管病变的诊疗，特点是对比剂用量少，追踪显影，显示双下肢血管并可行双侧对比，利于病变血管的显示及正常变异的识别，尤其适用于不宜多用对比剂的患者。

（6）自动最佳角度定位系统：从两个投影角度大于45°的血管图像，计算出两条平行走向的血管在360°球体范围内的最佳展示投射角度。在临床应用中可利用正侧位DSA图像，测算指出某一段迂曲走行血管的最佳显示投照角度，可控制C形臂一次调整到最佳角度来显示此段血管。

（7）C形臂CT成像：C形臂CT成像是平板探测器DSA与CT技术高度融合的产物。一次旋转可获得区域信息，重建出多个层面的图像。由于平板探测器DSA每个像素的面积很小，采集数据的信噪比差，目前它的技术水平是空间分辨力优于CT，而对比度分辨力不及CT。图像可与3D血管图像相重叠，更直观。这一技术解决了介入治疗过程中需进行CT检查的需求。

（8）3D路径图：3D路径图技术则是对该部位进行血管重建，形成三维血管图像后，随着对三维图像的旋转，C形臂支架则自动地跟踪，自动调整为该投射方向的角度，这样使透视图像与三维图像重合，可以最大程度显示血管的立体分布，以利于引导导管或导丝顺利地进入到欲进入的血管内。

五、CT 成像设备

（一）CT 概述

1967—1970 年，英国 EMI 公司工程师豪斯菲尔德（G.N.Hounsfield）博士提出了体层成像（tomography）的具体方法。

1971 年，在豪斯菲尔德博士及其同事们的不懈努力下，第一台 CT 在 EMI 公司诞生。

1972 年，豪斯菲尔德和阿姆布劳斯在英国放射学年会上发表正式论文；同年 11 月，在北美放射学会（Radiological Society of North America, RSNA）年会上向全世界宣布了他的研究成果，宣告了 CT 扫描机的诞生。

CT 设备的问世，是 X 线在医学应用中的一次重大革命，是 X 线设备发展史上的又一个里程碑。豪斯菲尔德因此获得 1979 年诺贝尔生理学或医学奖。

（二）CT 的成像原理

常规 X 线摄影是人体三维结构的二维重叠显示，人体内部组织影像互相重叠，不易分辨出病灶的确切位置和细节。此外，常规 X 线摄影对于吸收系数很接近的肝脏、胰脏中的病变难以区分，这些部位在临床上被视为常规 X 线诊断的盲区。而 CT 设备对被检人体进行横断面扫描，克服了常规 X 线摄影的二维重叠影像所带来的不足。

CT 设备成像的工作过程：X 线经过准直器形成很薄的扇形 X 线束，穿透人体被检部位一定厚度的扫描层面到达探测器，探测器将带载人体组织信息的 X 线转换成相应的电信号，经测量电路积分放大后再由 A/D 转换成可供计算机处理的数字信号进行图像重建，在显示器上表示出不同的灰度，形成扫面层面上的组织器官影像。

人体各组织对 X 线的衰减系数不同，一个方向入射后各组织衰减系数不能一次求得，不能以平均法求得，而且密度均匀体和非均匀体衰减系数之和有许多概率可能相同。因此，需要从一个横断面的许多视角射入 X 线，以便测得大量"衰减系数之和"，即所谓数据采集过程，随后建立 n 元一次方程组求解，即可得到各单元体的衰减系数。若一幅图像有 $n \times m$ 个像素，则需解 $n \times m$ 个 n 元一次方程，方能求出一个层面各单元体的衰减系数。

一幅较好的图像至少由几十万至上百万个单元体（像素）组成，这么大数量的计算量是由计算机完成的。在医学上，由于总是涉及吸收系数不甚方便，为了定量衡量组织器官对于 X 线的吸收率，豪斯菲尔德定义了一个新的概念"CT 值"，为了表示对他的敬意，后人将 CT 值的单位定位"Hu"。

CT 值的计算公式为

$$CT 值 = \frac{\mu_\chi - \mu_水}{\mu_水} \times \alpha \qquad (4\text{-}2)$$

（式中 α 为分度因子，是一个常数，其值等于 1 000）

（三）CT 的基本结构和功能

1. 基本结构　一台 X-CT 设备由三部分构成，由数据采集系统、计算机及图像重建系统、图像显示、记录和存储系统构成。基本构成方框图如图 4-69 所示，CT 设备系统框图如图 4-70 所示。

（1）数据采集系统：包含 X 线管、准直器、滤过器、探测器、扫描架、扫描床、前置放大器及接口电路等。

1）X 线管：CT 设备中最重要的组成部件，价格昂贵，是带载人体信息的信号源。因扫描层数多，工作时间长，所以要求 CT 用 X 线管功率高、热容量大、散热效率高。

2）准直器：决定扫描层厚，降低患者辐射剂量，减少进入探测器的散射线。准直器的材料要求是对 X 线吸收强、易加工、经济，一般采用铅或含有少量的锑、铋的铅合金等。

3）滤过器：吸收低能 X 线（软射线），降低患者皮肤表面的辐射剂量，使穿过滤过器和被检体的X 线束能量分布达到均匀硬化，减小被检体与周围环境的密度差。

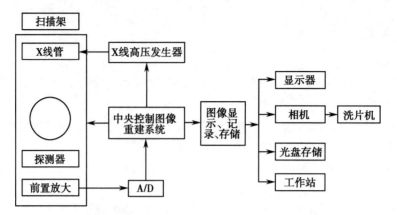

图 4-69　CT 设备的基本构成方框图

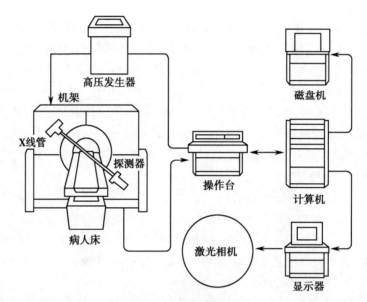

图 4-70　CT 设备系统框图

4）探测器：是一种将 X 线能量转换为电信号的装置，由许多性能相同的小探测器单元排列而成，每个探测器对应着一束 X 线。CT 设备常用的探测器有两种：气体探测器（如高压氙气探测器）、固体探测器（如闪烁晶体探测器、稀土陶瓷探测器、宝石探测器等）。探测器要具备检测效率高、稳定性能好、时间响应性快等特性。

5）扫描架：包括旋转部分和固定部分。旋转部分：包括 X 线管及其冷却系统、准直器及其控制系统、滤过器、探测器、数据处理装置、滑环部分、高压发生器、位置标尺等组成。固定部分：包括旋转支架、旋转控制电机及其伺服系统、机架主控电路板、位置信号探测器等组成，如图 4-71 所示。

高压发生器一般均采用高频逆变式（high-frequency contravariant），体积小，分阴极高压和阳极高压两部分，分别装于机架旋转部分的左右两边，使旋转部分较为平衡。

CT 设备的扫描孔径一般为 60～70cm，大孔径 CT 可达 80cm，借助于安装在扫描孔中的激光定位装置对患者进行扫描定位。

CT 设备的扫描架可做偏离垂直平面的前后倾斜，以满足患者进行不同部位检查的需要，倾斜角度一般在 ±20°～±30° 之间。

6）扫描床：支撑并运送患者进出扫描孔。由电机驱动床体上下运动、床面水平运动。为使扫描定位准确，床面定位精度一定要高，不大于 0.1mm。床面板由碳素纤维制成，具有强度高、重量轻且对 X 线衰减小等特点。

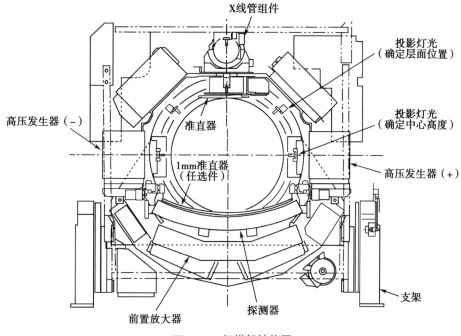

图 4-71　扫描架结构图

（2）计算机及图像重建系统：包含显示器、激光照相机、洗片机等。

1）计算机控制整个 CT 设备的协调运行，统筹安排扫描期间内各种事件的顺序和时间，并监控整个设备的运行状态，及时发现故障并报错。

2）图像重建系统负责求解多元一次方程组，获得几十万至上百万个像素的 CT 值，重建图像并进行图像后处理。

（3）图像显示、记录和存储系统

1）图像显示系统：CT 设备显示系统常用黑白监视器或彩色显示器。常用 15 英寸（1 英寸 =2.54cm）普通显示器，512×512 显示矩阵；另有 19 英寸高分辨力显示器，1 280×1 024 显示矩阵。

2）图像记录系统：CT 图像的记录介质主要是胶片，要求有好的密度分辨力和高的空间分辨力，以区分组织在密度上的细微差异。常用胶片有：①多幅相机胶片；②激光相机成像胶片。

3）图像存储系统：CT 图像以数字数据形式存储，与胶片相比具有存储空间小、方便图像处理和转换、可接入 PACS 方便传输和诊断等优点。常用存储载体为移动硬盘或光盘。

2. 功能　CT 是人体横断面解剖的呈现，真实地反映人体组织结构在横断面上的二维结构，是目前临床医学被广泛使用的影像学设备之一。

（四）CT 的主要性能参数

1. 分辨力　按国家标准，高对比度分辨力的定义是：物体与匀质环境的 X 线线性衰减系数差别的相对值大于 10% 时，CT 图像能分辨该物体的能力。低对比度分辨力的抽象定义是：物体与匀质环境的 X 线线性衰减系数差别的相对值小于 1% 时，CT 图像能分辨该物体的能力。

（1）空间分辨力：是指 CT 图像在高对比度条件下分辨两个距离很近的微小组织或病灶的能力。

（2）密度分辨力：是在感兴趣区域内观察细节与背景部分之间具有低对比度时，将一定大小的细节部分从背景中鉴别出来的能力。

2. 基本参数

（1）扫描时间：获得一幅 CT 重建图像所需的 X 线辐射时间。通常是指：扫描过程中，X 线管旋转一周所用的时间。

（2）重建时间：重建一幅完整 CT 图像所需时间。

（3）层厚：是指X线扇形束在横断面上的放射厚度，它由准直器设定的X线束的厚度来决定。

（4）矩阵

1）采样矩阵：它由探测器的采样通道数和采集一幅图像的投影数决定。

2）重建矩阵：它由一幅重建图像的各个像素构成。

3. 螺旋CT的专用参数

（1）数据采集：单次螺旋扫描中被扫描的整个体积数。

（2）周数：一次数据采集中X线管的旋转周次。

（3）螺距：X线管旋转1周时扫描床移动的距离（mm），是一般意义上的螺旋概念。

（4）螺旋因子（helix factor）：螺距除以层厚，或螺距除以探测器准直宽度。

（5）成像范围：一次采集中成像的第一层面中点与成像的最后一层面中点之间的距离（mm）。

（6）重建间隔：连续两张重建图像的层面中心点间的距离，即螺距除以每周成像数。

（五）CT的日常维护及故障分析

1. 扫描机房室内环境温湿度要求

（1）温度范围应保持在18℃～24℃之间，并时刻保持在此温度范围。

（2）恒温范围内最大温度变化为±1.5℃。

（3）相对湿度范围应为40%～60%。

如不能满足以上环境要求，温湿度变化范围过大，会增加CT设备的故障率。为有效控制机房内的工作环境，建议在机房设计时为CT设备机房设立可独立控制的空调，避免受中央空调工作状态变化影响。

2. 供电电源要求 电源电压、容量必须符合厂家要求，并要保证输出稳定，如偏差超出允许范围，请及时与厂家服务中心联系。大型精密的医学影像设备，应配备不间断电源（uninterruptible power supply，UPS），以免突然断电对设备造成伤害。

3. 根据扫描机房的具体位置情况决定做3～6面的X线防护，防护要求达到2mm铅当量。接地装置建议使用铜板制作，面积大于50mm×50mm，厚度≥3mm，按标准埋设，接地电阻要求≤4Ω，且稳定可靠，并按要求每年定期检测。

4. CT机房要求干净整洁、防止扬尘，大量灰尘的积累导致散热不及时，将造成计算机工作效率下降。定期保养清洁机盖，扫描床，机械运动部件要加以紧固润滑。

5. 计算机软件维护保养需在做好患者信息备份情况下，重建数据库。由专业工程师定期清理C盘下面一些临时文件和日志文件，可以减少软件出现故障的概率。

6. 扫描架的维护和保养

（1）滑环是供电的必经通路，也是高速旋转的前提条件，保养时一定要按照要求断电，触碰滑环前一定要用万用表测试，确保没电再作清理。碳刷在高速旋转中不断磨损，同时产生大量碳粉滑落到机架中，保养时一定要充分做好清洁，用吸尘器除尘，切记带好口罩，因为碳粉对人体的伤害很大，清理滑环要用专用橡皮，不能用手触碰，避免手上的油脂黏附在滑环表面造成通讯故障。碳刷要定期检查，磨损到标记处要及时更换，避免碳刷太短磨损滑环并引起打火损伤滑环及电路设备。

（2）检查球管及冷却单元是否有漏油及固定是否牢固，曾出现过球管及冷却单元漏油而引起滑环通讯故障的案例。

（3）由于扫描机架是高速旋转部件，因此机架内的部件固定及电缆连接都要定期做好检查，确保牢固且没有摩擦。

第二节　X线治疗仪器

一、放射治疗的生物学原理

由于射线具有电离特性,当射线与生物机体发生作用时,会使生物细胞受损或死亡,致使机体发生不同程度的生理、病理和生化等方面的改变。放射损伤的靶点是DNA,由于射线致使DNA受到损害,从而使细胞分裂受到阻碍,导致细胞分裂失败或细胞损伤,从而达到治疗肿瘤的目的。

肿瘤放射治疗是利用放射线治疗肿瘤的一种局部治疗方法。放射线包括放射性同位素产生的α、β、γ射线和各类X线治疗机或加速器产生的X线、电子线、质子束及其他粒子束等。大约70%的癌症患者在治疗癌症的过程中需要用放射治疗,约有40%的癌症可以用放疗根治。放射治疗在肿瘤治疗中的作用和地位日益突出,已成为治疗恶性肿瘤的主要手段之一。

放射疗法发展较快,在CT影像技术和计算机技术发展的帮助下,现在的放疗技术由二维放疗发展到三维放疗、四维放疗技术,放疗剂量分配也由点剂量发展到体积剂量分配,及体积剂量分配中的剂量调强。现在的放疗技术主流包括立体定向放射治疗(stereotactic radiotherapy,SRT)和立体定向放射外科治疗(stereotactic radiosurgery,SRS)。SRT包括三维适形放疗、三维适形调强放疗;SRS包括X刀、γ刀和射波刀等,X刀、γ刀和射波刀等设备均属于立体定向放射治疗的范畴,其特征是三维、小野、集束、分次、大剂量照射,它要求定位的精度更高、靶区之外剂量衰减更快。

二、X线治疗机

(一)X线治疗机的工程学原理

X线自1895年被伦琴发现以来,早期主要用于临床影像诊断。到20世纪初,随着科学技术的进步和发展,X线治疗机产生的X线能量可以进一步提高,为治疗人体部分组织的病灶奠定了技术基础。20世纪40~50年代,X线治疗机在临床上得到了较广泛的认可。

X线治疗机是最原始的放疗技术,按X线治疗机的能量高低,可分为以下几种类型:①接触X线治疗机10~60kV;②浅层X线治疗机60~120kV;③中层X线治疗机120~160kV;④深层X线治疗机180~400kV。

X线管灯丝通电加热以后,形成局部电子云团,即电子源。这时,如果在阳极与阴极之间施加正向高电压(管电压),在正向强电场的作用下,电子源向钨靶高速运动并与之碰撞,产生用于治疗病灶的千伏级X线。

电子轰击靶面将动能的1%转变成X线,其余99%转变成热。一般浅层X线治疗机用风冷或水冷;中层和深层的要用油冷,并用水对油进行冷却。在X线球管两极施加不同的管电压,就会产生不同能量的X线。千伏决定X线的"质",即X线的穿透能力。管电压越高,X线的质就越高,穿透力越强。除了管电压之外,影响X线质的因素还很多。就两台X线治疗机来说,尽管它们的管电压相同(kV相等),但由于结构上的差异、球管管壁吸收的影响、过滤板材料及厚度的差异等因素的影响,所产生的X线的质就会不同。因此,对千伏级X线治疗机而言,不能用管电压来表示X线的质。临床上,一般是用"半价层(HVL)"来定义低能X线的射线质。一般120kV以下的浅层X线用铝表示半价层,120~400kV的中、深层X线用铜加铝表示半价层(HVL)。

X线治疗机的适应证和禁忌证:

(1)适应证:由于治疗效果不理想,射线骨吸收度大,只适合于身体浅表部位的肿瘤,如体表淋巴瘤、血管瘤、乳腺癌等。

(2)禁忌证:X射线治疗机的副作用比较大容易造成正常细胞的损害,且骨吸收较高,所以深层肿瘤均不宜使用。

X射线治疗机的优缺点：

（1）优点：最早用于肿瘤的放射治疗，在当时起到了一定的效果，随着科技的发展，X射线治疗机的优势也被后来发展起来的放疗设备所代替，只有在皮肤浅表的肿瘤才有治疗价值。

（2）缺点：造成蛋白分子链断裂，核糖核酸（ribonucleic acid，RNA）或脱氧核糖核酸（deoxyribo-nucleic acid，DNA）的断裂，破坏一些对物质代谢有重要意义的酶等，甚至可以直接损伤细胞结构。X线对人体细胞的损伤，只限于个体本身，可导致人体脱发、皮肤烧伤、视力障碍、白血病等。X线对生殖细胞的损伤则会影响到受照个体的后代，产生遗传效应。

（二）X线治疗机的基本组成

X线治疗机与X线诊断机基本结构大致相同，X线治疗机由X线管、机架、治疗床、高压发生器等组成，但由于X线治疗机的作用是提供治疗用的X线，所以不需配置影像增强器和相关的影像处理器件。

1. **X线管**　由于治疗用X线机管电压和管电流都较高，且治疗需要持续一定时间，属于连续高负荷。为防止X线管过热而损坏，需要在X线管外设置水循环和油循环系统，以便对X线管进行冷却，这与一般诊断X线机结构有所区别，如图4-72所示。

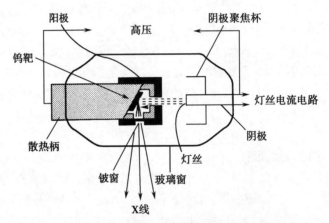

图4-72　深部治疗X线管结构示意图

X线管产生的光子能量并不均匀，放射治疗时需要加滤过板滤除低能X线来改变能谱的分布，提高X线的硬度。滤过板通常用铝、铜、铅等金属制作，也可采用复合板。另外可以通过调整X线管电压来改变X线的硬度，调整X线管电流来改变X线的强度。

2. **机架**　机架用于支撑X线管，使X线管能够实现空间位置及角度的改变。

3. **治疗床**　治疗床用于支撑患者，方便医生摆位，床面具有承载患者的能力，并对X线衰减作用较低。

4. **高压发生器**　X线管阳极有几百kV的高压作为电子加速场，从高压发生器输出的电压是正弦交流电，需通过一个整流器将它改成直流电以保持阴、阳极间电场方向的恒定，否则反向加速的电子会熔断灯丝并无法形成极间电流以产生X线。调节kV，可得到相应的X线的峰值能量（不是平均能量），从而改变X线的质。

三、医用电子直线加速器

（一）工程学原理

带电粒子加速器是用人工方法借助不同形态的电场，将各种不同种类的带电粒子加速到更高能量的电磁装置，常称"粒子加速器"，简称为"加速器"。要使带电粒子获得能量，就必须有加速电场，依据加速粒子种类的不同，加速电场形态的不同，粒子加速过程所遵循的轨道不同被分为回旋加速器、直线加速器。目前国际上，在放射治疗中使用最多的是医用电子直线加速器。

医用电子直线加速器是医学上用来对肿瘤进行放射治疗的粒子加速器装置。采用微波电场将电子加速到高能的一种射线装置，能够根据患者病变部位治疗深度的要求提供不同能量的光子和电子，从而输出不同的辐射剂量以达到治愈疾病的目的。

为了满足不同部位和不同深度病灶的放疗需求，现代医用电子直线加速器可以设计成为输出高能和低能双光子，甚至三光子X线，并有多挡电子射线可供选择。腹部或胸部较深部位的病灶可选用高能X线；较浅部位的病灶选用低能X线；而皮肤或皮下较浅部位的病灶则按照需要选择不同能量的电子射线进行放射治疗。这样就可以做到一机多用，可以充分满足不同的临床需求。另外，为了能够实现多角度、全方位照射，现代医用加速器的机架、辐射头和治疗床都可以做360°旋转，并且三条中心轴线相交于一点，称为"等中心"。当把病灶置于等中心位置时，就可以在任何角度和任何方位进行照射，以达到最佳的剂量分布，从而得到最好的治疗效果。

1. 用于常规放疗时其适应证为 医用加速器适应证广泛，可用于头颈、胸腔、腹腔、盆腔、四肢等部位的原发或继发肿瘤，以及手术后残留的病灶。

（1）单纯根治的肿瘤：鼻咽癌、早期喉癌、早期口腔癌、鼻窦癌、早期恶性淋巴瘤、髓母细胞瘤、基底细胞癌、肺癌、精原细胞瘤、食管癌等。

（2）与化疗合并治疗肿瘤：小细胞肺癌、中晚期恶性淋巴瘤等。

（3）与手术综合治疗：上颌窦癌、耳鼻喉癌、胶质神经细胞瘤、肺癌、胸腺瘤、胃肠道癌、软组织肉瘤等。有计划性的术前放疗、术中放疗、术后放疗。

（4）姑息性放疗：骨转移灶的止痛放疗、脑转移放疗、晚期肿瘤的姑息减症治疗。

2. 用于三维适形放疗（3D-CRT）及调强放疗（IMRT）时其适应证为：

（1）颅内肿瘤：特别是位于重要解剖结构，形态不规则不适合外科手术或手术难切除的肿瘤。

（2）头颈部肿瘤：包括术后、常规放疗后残留或复发的肿瘤，如鼻咽癌、颅底肿瘤。

（3）脊柱（髓）肿瘤。

（4）胸部肿瘤：如纵隔肿瘤、肺癌、胸壁肿瘤。

（5）消化、泌尿、生殖系统肿瘤：如肝癌、胰腺癌、前列腺癌。

（6）全身各部位转移癌。

（二）基本组成

医用电子直线加速器是利用微波电场沿直线加速电子到较高能量，从而获得高能X射线或电子线的放射治疗装置，如图4-73所示。根据电子与微波电场的作用方式不同，电子直线加速器分为行波电子直线加速器和驻波电子直线加速器。

行波电子直线加速器和驻波电子直线加速器的具体结构虽各有其特点，但主要系统大致相同，由电子产生及加速系统、真空系统、应用系统、监测控制系统以及恒温系统几大部分组成。

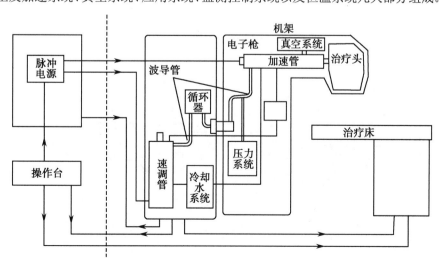

图 4-73　医用直线电子加速器的基本结构示意图

四、模拟定位机

（一）模拟定位机的工程学原理

1. 模拟定位机的工作原理　放射治疗需要在精确的靶区和精确的剂量控制下实施,治疗前的靶区确定需要通过各种影像手段来实现。这种通过影像方法确定靶区,以二维或三维方式呈现,确定多角度体表投影,依次制订合理计划与模拟治疗的方式、方法均称为模拟定位(simulation)。常规医用加速器本身没有摄影和透视功能,无法观察人体内部的组织结构和病变部位。因此,在对患者进行放射治疗之前,必须使用另外的诊断设备确定患者体内病变的部位、大小、形状、深度以及病变部位与重要器官之间的相对位置等。同时,还要确定加速器的照射方向、照射野的大小和形状,确定机架、机头和治疗床的旋转角度等相关的机械参数,这些工作都在模拟定位机上进行。

模拟定位机是模拟放射治疗机(如医用加速器、^{60}Co治疗机)治疗的几何条件而定出照射部位的放射治疗辅助设备,实际上是一台特殊的X线机。

2. 对模拟定位机的技术要求

（1）提供有关信息为放射治疗医生和放射治疗计划设计者,提供放射治疗患者在放射治疗机治疗状态的体位和源轴距(source-axis distance,SAD),有关肿瘤和相邻重要器官的影像信息以及肿瘤和相邻重要器官的运动范围,包括:

1）清晰的靶区中心指示标记图像。

2）清晰的"井"形界定线影像,为了得到上述清晰影像信息,放射治疗模拟机X线发生装置的设计要求和诊断机同功率X线发生装置的要求应该有所不同。

（2）提供方便快捷的操作放射治疗模拟机的操作系统应能尽量方便操作、直观、快捷、准确,这种设计理念还应贯彻到准直器的旋转、四条界定线的移动、光野的操作和光距尺的操作等,要充分发挥放射治疗模拟机在放射治疗计划设计过程中的功能。

（3）放射治疗模拟机至少能提供下列安全保护连锁装置:

1）急停开关。

2）影像增强器防碰开关。

3）准直器防碰开关。

4）机房门上的中止射线开关。

（4）放射治疗模拟机至少应有可控数字显示数据。

（二）模拟定位机的基本组成

模拟定位机主要由机架、界定器、治疗床、X线发生装置、医用X线电视系统组成,如图4-74所示。

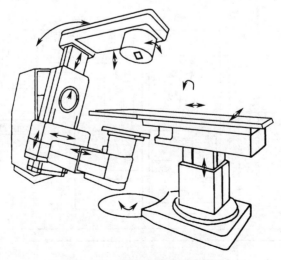

图4-74　模拟定位机示意图

（三）模拟定位机的应用及维护

1. 模拟定位机在整个放射治疗计划设计过程中有着重要的作用

（1）靶区及重要器官的定位。

（2）确定靶区（或危及器官）的运动范围。

（3）治疗方案的确认。

（4）勾画射野和定位、摆位参考标记。

（5）拍射野定位片和证实片。

（6）检查射野挡块的形状及位置。

这些功能的实施通过两个步骤来完成：一为医生和计划设计者提供有关肿瘤和重要器官的影像信息，这些信息区别于来自常规诊断型 X 线机的影像信息，能直接为治疗计划设计用，如根据 BEV 片，可以设计出射野挡块；或通过垂直于射野中心轴方向的 X 线片，可以设计出组织补偿器等。二是用于治疗方案的验证与模拟，经过计划评估后的治疗方案在形成最后治疗方案前必须经过验证与模拟，验证与模拟是附加上治疗附件如射野挡块等之后，按治疗条件如机架转角、准直器转角、射野界定线大小，进行透视的模拟和摄影的验证，并与治疗计划系统给出的相应的 BEV 图进行比较，完成治疗方案的模拟与验证。一旦治疗计划被确认，医生在患者皮肤或体位固定器上标出等中心的投影位置。

模拟机除了上述功能外，尚有测量靶区深度的功能，将靶区置于模拟机机架旋转轴心上，则在患者的皮肤上可见射野的十字中心点，开启测距灯可读得源皮距，将 SAD 减去读得的源皮距即为靶区深度，患者坐起则从床上或体模内可读得射线自靶区穿出皮肤深度，所以利用模拟机可精确地测定患者的体厚、肿瘤深度等数据。

2. 模拟定位机的日常保养与维护

（1）制订有效的定期保养和质量控制计划。

（2）保持机房干燥。

（3）保持机房和机器内部及操作台清洁。

（4）谨慎操作。

（吴　非）

思考题

1. 简述 CT 设备成像的工作过程。
2. 简述 CT 主要性能的基本参数。
3. 简述 X 线治疗机的适应证和禁忌证。
4. 简述 X 线治疗机的基本组成。
5. 简述医用加速器适应证。
6. 模拟定位机在整个放射治疗计划设计过程中有哪些重要的作用？

第五章　核医学仪器

核医学主要是指放射性核素(即同位素)在医学中的应用,也包括核射线的应用。核医学仪器是从事核医学工作必需的工具,射线不能被直接感知,只有借助某些测量手段才能得知放射性核素的存在、分布和数量。核医学常规仪器包括显像仪、脏器功能测定仪、体外样本分析测量仪器、辐射防护仪器和放射性核素治疗仪器等,本章将逐一进行介绍。

第一节　核医学诊断仪器与设备

一、核医学成像设备

自20世纪50年代γ照相机发明至今,核医学成像设备经历了从模拟图像到数字图像,从二维平面图像、三维断层图像到容积图像,从提供单纯功能图像到获得功能/结构融合图像,特别是近年应用越来越多的PET/CT、PET/MR,通过组织器官功能、结构的有机融合实现了对疾病的定位、定性、定期、定量诊断,大大提高了临床对疾病的诊断与治疗水平。

(一)γ照相机

1958年美国加利福尼亚大学的Hal Anger发明了第一台带针孔准直器的γ照相机,可获得人体二维图像;1962年第一台商用γ照相机于俄亥俄州立大学投入使用,核医学成像由静态成像步入了动态影像时代。

γ照相机包括NaI(TI)单晶体、多晶体以及半导体探头的γ照相机,NaI(TI)单晶体探头仍是主流(图5-1),以下主要介绍NaI(TI)单晶体探头γ照相机的结构、原理及应用。

1. 基本结构　NaI(TI)单晶体探头的γ照相机主要由准直器、晶体、光导、光电倍增管矩阵、位置电路、能量电路、显示存储装置和数据处理系统等组成(图5-2),其中准直器、晶体和光导、光电倍增管矩阵等构成可单独运动的部分,称为探头。

(1)准直器:准直器是由单孔或多孔铅或铅钨合金从中央打孔或者是四周合拢制作而成的装置,位于探头的最下层,患者与晶体之间。准直器只允许一定方向入射的γ射线通过,阻挡并吸收其他方向入射的γ射线,保证仪器的分辨率和病灶定位的准确性。然而,由于受检者体内发出的γ射线90%左右被准直器阻挡吸收,仅有小部分射线能够被探头捕捉产生显像信号,所以γ照相机成像的灵敏度较低。

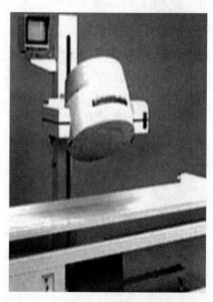

图5-1　γ照相机

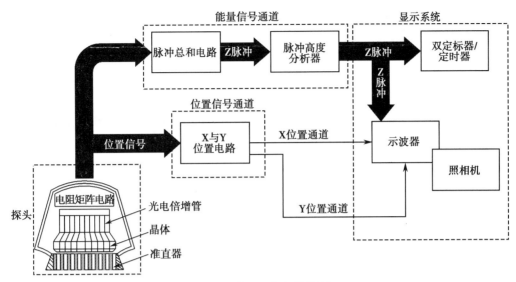

图 5-2　伽马照相机结构图

准直器分类较多,选择合适的准直器对于临床诊断尤为关键。准直器总体分为多孔型准直器和针孔型准直器两大类(图 5-3),前者又分为平行孔准直器、发散孔准直器和汇聚孔准直器,平行孔准直器应用最广泛,特点是通过平行孔准直器投射到晶体上的 γ 射线分布与被显像物体的大小相同;发散孔准直器可在小晶体的照相机上对大器官进行成像;汇聚孔准直器主要用于小器官显像。针孔型准直器则只适合于小器官如甲状腺、腕关节等,分辨率高。针对所使用的放射性核素衰变产生 γ射线能量的不同,准直器又有低能、中能和高能之分,每种能量的准直器又有通用型、高分辨率型和高灵敏度型,需要依据临床目的进行选择。

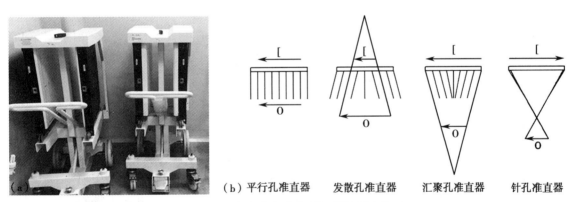

（b）平行孔准直器　　发散孔准直器　　汇聚孔准直器　　针孔准直器

图 5-3　γ 照相机常用准直器(a)及示意图(b)

准直器的性能参数如下:①几何参数,包括准直器的孔数、孔径、孔长及孔间壁厚度,其决定准直器的空间分辨率、灵敏度和适用 γ 射线的能量范围;②空间分辨率,是指准直器能够区别两个邻近点源的能力,评价指标通常为点源或线源响应曲线最大高度的一半处的全宽度,全半高宽度越小表示空间分辨率越好;③灵敏度,是指准直器允许 γ 射线的通过率,准直器越厚,准直孔越小,孔间壁越厚,灵敏度就越低;反之灵敏度则越高。

(2)晶体:晶体位于准直器与光电倍增管之间,其作用是将通过准直器的入射 γ 射线转换为闪烁光。晶体形状取决于 γ 照相机的探头视野,圆形和矩形应用最多,矩形大视野 NaI(TI)晶体尺寸可达 50cm,晶体厚度为 2/8～4/8 英寸(6.4～12.7mm),最常用的为 3/8 英寸(9.5mm)。

晶体厚度是影响 γ 照相机成像性能的重要因素之一,厚晶体可增加探测灵敏度,但图像分辨率降低。大多数 γ 照相机采用的是较薄的 NaI(TI)晶体,以获得较高的图像分辨率,对于高能核素则采用 5/8 英寸（15mm）NaI（TI）晶体，并通过对晶体进行特殊切割处理以获得较高的探测灵敏度，同时保证低能核素成像的分辨率。

（3）光电倍增管（PMT）：PMT 是一种光电转换器件，由光阴极、聚焦电极、数级电子倍增极（打拿极）和阳极等组成，密封于真空状态的玻璃壳内，其作用是将晶体探测到的微弱光信号通过光电效应按比例放大，转换成可被精确分析的电信号。PMT 的工作原理见图 5-4。入射 γ 射线与 NaI（TI）晶体相互作用产生的闪烁光打在光阴极上，通过光电效应产生一定数目的光电子，经电场加速聚焦后带着更高的能量撞击第一级倍增极，发射更多低能量的电子，这些电子在各倍增极递增的外加电场作用下被有效放大，经十级以上倍增即可放大 $10^8 \sim 10^{10}$ 倍，最后在高电位的阳极形成很大的电子流，通过负载电阻得到易于测量的电压脉冲。由于此过程产生的输出电流与入射到 PMT 光阴极上的闪烁光子数成正比，因此 PMT 输出的电压脉冲幅度与 γ 射线在晶体中的能量损失成正比，PMT 的数量越多，γ 照相机的分辨率越高。

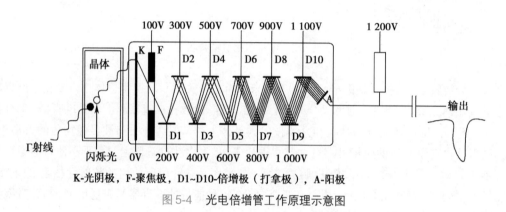

K-光阴极，F-聚焦极，D1~D10-倍增极（打拿极），A-阳极

图 5-4　光电倍增管工作原理示意图

（4）位置电路和能量电路：位置和能量电路是 γ 照相机的核心组件，其作用是将 PMT 输出、转换和放大后的数字脉冲信号，再转换为确定晶体闪烁光产生位置的 X、Y 信号及确定入射 γ 射线的能量信号（Z 信号）。Z 脉冲信号通过脉冲高度分析器（pulse-height analyzer, PHA）进行能量鉴别，选择有效闪烁事件记录进入预设核素能量窗的目标脉冲信号，同时排除本底及其他干扰信号，进而形成放射性核素的客观分布图像。实际应用过程中，会根据显像所用放射性核素能量的不同，通过调节 PHA 的阈值和测量道的窗宽以获得高质量图像。

现代 γ 照相机的位置电路和能量电路均利用计算机对 X、Y、Z 信号作进一步校正，其中对 X、Y 信号所作的校正称为线性校正，以纠正闪烁点计算位置的偏差，对 Z 信号所作的校正称为能量校正，目的是使相同能量的入射 γ 射线在晶体的任何位置所产生的能谱相同。通过线性校正和能量校正，能够有效地避免能量响应和线性因素对图像均匀性的影响，从而提高 γ 照相机系统的性能。

（5）显示存储装置和数据处理系统：目前使用的 γ 照相机均通过计算机实现对采集信号的显示、存储和处理。一个入射 γ 光子所产生的 Z 信号通过脉冲高度分析器后，与该 γ 光子的 X、Y 位置信号一起进入计算机的显示与记录装置。通过预置计时或计数采集方式，在采集期间内，进入 γ 照相机探头并通过 PHA 的 γ 光子被显示在采集计算机的显示屏上，形成一幅完整的放射性核素在人体内的分布图像。

图像原始数据以文件形式自动存储于采集计算机的硬盘中，并同时传输至后处理计算机工作站存储和进一步处理。由于计算机硬盘容量有限，检查患者的图像原始数据需定期拷贝到其他存储介质以便长期保存。

2. 工作原理　γ 照相机工作原理如图 5-5 所示。放射性显像剂通过口服或静脉注射引入受检者体内，其放射性核素衰变产生的 γ 射线通过准直器，按一定规律将放射性核素的分布投射到晶体。γ 射线与晶体相互作用产生的闪烁光被呈矩阵排列的各光电倍增管（PMT）接收。对每一次闪烁事件，各 PMT 接收闪烁光子的数目随闪烁点距离的增加而减少，因此输出的电脉冲幅度不同。位置电路根据各 PMT 的位置和输出脉冲幅度确定闪烁点的位置，并输出相应幅度的 X、Y 位置信号，其经能量信号归一化处理。能量电路将各 PMT 脉冲累加，其幅度与入射 γ 射线能量成正比，作为能量（Z）信号经脉冲高度分析器（PHA）处理，以甄别是否符合显像 γ 射线的能量。当 γ 射线的能量处于 PHA 设定的测量道宽内，PHA 即输出一个脉冲，使计算机图像矩阵中与 γ 射线入射位置对应的像素的计数增加 1。通过预置计时或计数采集足够的入射 γ 射线，图像矩阵中的计数分布则代表受检者体内的放射性核素分布。计算机将像素计数分布经色表转换为灰度或颜色分布，并显示在显示器屏幕上，从而得到一帧图像。

随着 SPECT、PET 核医学成像仪器的广泛应用，γ 照相机应用已经非常少，其在医学中的应用与维护在此不做阐述。

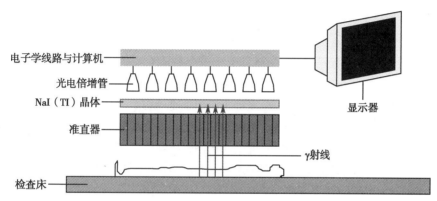

图 5-5 γ 照相机成像原理示意图

（二）单光子发射计算机体层成像设备

单光子发射计算机断层成像（single-photon emission computed tomography，SPECT）是由 γ 照相机发展而来。γ 照相机显像为平面显像，获得的是机体内放射性核素分布的二维图像，SPECT 在 γ 照相机的基础上增设了机械旋转装置和相应的数据采集、处理系统，既可进行平面显像，又可进行断层显像。无论是设备的组成还是仪器的用途，SPECT 已逐步替换了 γ 照相机，是目前最重要的核医学仪器。

1. 基本结构 基于 NaI(TI) 晶体的 SPECT 的基本结构与 γ 照相机相似，由探头、机架、主机和计算机四部分组成，但其电子学线路的数字化比 γ 照相机更高，主要区别是增加了探头的旋转装置和断层重建的软件系统。旋转机架由机械组件、运动控制电路、电源保障系统、机架操控器及运动状态显示器等组成，其主要作用包括：①根据操作控制命令，完成不同显像采集条件时探头所需的各种运动；②将心电 R 波触发信号、预置的探头位置及角度信号等传输至计算机，并接受计算机指令完成相应的动作；③为整个系统提供稳定的各种规格高低压、交直流电源。

SPECT 检查床板采用低衰减材料制成，可最大限度地降低对 γ 射线的衰减作用，检查床的上下运动及其床板的伸缩移动可通过自动或手动控制方式完成。SPECT 配备的计算机工作站及其专用软件则能实现对机架运动的控制、系统性能检测、各种方式成像采集及其处理等。这些改进在使设备具有断层成像功能的同时，也提高了平面成像的性能。SPECT 探头可以为单探头、双探头和三探头，双探头最多见（图 5-6），相比单探头明显提高了全身显像和断层显像的采集速度及效率。

2. 工作原理 SPECT 工作原理与 CT 成像不同，CT 系球管发射 X 线，穿透人体后由对侧的探测器接收，依据人体不同组织对 X 线的衰减吸收不同，获得的是人体组织密度分布图，反映人体解剖学结构。SPECT 成像是将显像剂引入体内，通过体外探测放射性核素发射的 γ 射线获得组织、器官整体或局部摄取显像剂的增加或减少以及随时间变化的规律，反映人体病理生理状态，进行疾病诊断。

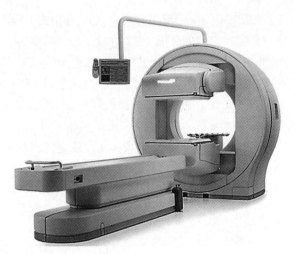

图 5-6 双探头 SPECT

SPECT 分为平面成像和断层成像，平面显像又分静态显像和连续动态显像，显像原理与 γ 照相机基本相同，所得图像为二维图像。断层显像中探头围绕机体做旋转运动并采集信息，获得显像剂在人体内空间分布和数量分布的三维图像，克服了组织重叠的影响，分辨率高，大大提高了对病变的检出率和诊断准确性。

断层显像中图像重建技术至关重要，目前使用的图像重建方法包括滤波反投影法、迭代法、傅里叶变换法等。其中滤波反投影最为常用，其基本过程为：①将投影图像数据作傅里叶变换，得到其频率分布；②投影的频率分布经斜坡滤波器滤波，得到修正的频率分布；③将修正的频率分布作傅里叶反变换，得到修正的投影；④将修正的投影作反投影，得到放射性实际分布的断层图像。通过对采集的一系列投影图像重建处理，首先得到横断层图像，以此为基础产生冠状断层、矢状断层或任意方向的断层图像。本方法的优点是快速和精确，但要求具有完整的采集数据，只适用于完全角度（360°采集）的投影图像重建。迭代法具有很多优点，如能较好地校正空间分辨率和探测效率变化的影响，有效地校正射线散射和衰减的影响，较好地抑制噪声等，故利用其重建的图像质量优于滤波反投影法。对一些不完全角度采集的投影可采用迭代法进行图像重建。

3. 主要性能参数 SPECT 的性能参数主要包括以下几种：

（1）均匀性：均匀性是指探头受到均匀照射时产生均匀图像的能力，是反映 SPECT 真实再现核素分布浓度变化的一项重要性能指标。影响均匀性的主要原因包括晶体不均匀、PMT 增益不一致、位置电路线性差及 PHA 峰位漂移等。系统的不均匀性将导致显像产生伪影，影响图像质量。对于 SPECT 平面显像，要求系统的非均匀性误差控制在 3%～5%。对 SPECT 系统的非均匀性误差则要求控制在小于 1%，因为采集的平面投影误差在图像重建过程中将被放大，如平面投影 1% 的误差，通过 SPECT 重建可放大到 20%，从而使断层图像产生严重伪影。

为了避免上述因素对系统均匀性的影响，需要定期对均匀性进行校正。用于校正的泛源图像，一般要求其采集矩阵的像素计数的统计涨落小于 1%，即像素的平均计数为 10^4。因此，对于 64×64 矩阵，总采集计数需约 $3×10^8$；而对于 128×128 矩阵，总计数则需约 $1.2×10^9$。通过自动计算视野内平均计数及每个像素计数，两者相除即为每一像素校正因子，并产生均匀性校正图像。患者接受 SPECT 检查时，系统在投影图像采集过程中或采集结束后重建前，校正电路对采集数据自动进行均匀性校正。对使用不同的准直器、核素和图像放大系数均应进行均匀性校正，常规要求每周一次。

（2）旋转中心：旋转中心是一个抽象的位于旋转轴上的机械点，SPECT 采集断层投影数据时，探头围绕该中心旋转。图像重建算法要求探头的旋转中心与每帧投影图像矩阵的中心重合在一起。旋转中心的漂移将导致断层图像轻则模糊，重则点源呈圆环状，重建断层图像则表现为分辨率和对比度降低。影响旋转中心漂移的主要因素包括探头或机架旋转运动过程中的不稳定性、电子学线路的不稳定性、A/D 信号的非线性及地磁场等。

旋转中心需要定期校正,将点源固定于旋转中心位置,探头旋转 360° 采集 120 帧投影图像,计算每一帧的漂移因子,得到校正数据。校正过程均由计算机自动完成,常规要求每周一次。

(3)像素 X、Y 增益:图像矩阵中的每一个像素与探头视野的一部分相对应,故每一个像素都有其物理尺寸,即像素大小,必须使每一像素在 X、Y 方向均保持同样的大小,才能从图像上测量出受检器官或病灶的实际大小。SPECT 系统的像素大小根据探头尺寸和图像采集矩阵的不同在出厂前设置,并配有相应的测量校正软件。测试方法通常是采集两个已知距离的点源图像,将此距离除以图像上两个点源之间的像素数目,即得该采集矩阵的像素绝对大小,单位用毫米(mm)表示。像素 X、Y 增益校正常规每季度一次。

(4)探头的匹配:对于双探头或多探头 SPECT,通过探头匹配使各探头间相关联,确保每个探头在同一位置对同一物体显像,所得图像位置相同。一般通过采集标准物体图像,经过计算并进行校正,使物体在各探头成像的位置相同,同时保证探头间的旋转中心和像素尺寸完全一致。

(5)断层均匀性:SPECT 断层成像的均匀性亦为影响图像质量的重要因素,需要定期检测。一般采用充满含放射性核素 ^{99m}Tc 溶液的圆柱体模型,置于视野中心,探头行步进式旋转采集,重建横断层图像,并进行衰减校正。通过目测观察模型横断层影像判断系统均匀性,如断层面影像无明显环状伪影和"冷"区或"热"区,表明均匀性好,满足临床诊断要求。断层均匀性校正常规要求每周一次。

(6)断层空间分辨率:空间分辨率是指仪器能分辨的两个点源或线源间的最小距离,是反映仪器真实再现核素分布细节的性能指标。空间分辨率常规检测尤为重要,它是在探头旋转中心附近放置一点源,以 20cm 为旋转半径采集投影并进行重建处理,通过剖面曲线计算点源在横断层图像上的全半高宽度。

(7)总体性能评价:总体性能包括系统断层成像的均匀性、分辨率、线性及对比度等指标,常规要求每月测试一次。测试采用 SPECT 模型,在模型内放置冷区分辨率、热区分辨率、均匀性和线线插件,进行断层采集和重建,通过对断层图像定性观察和半定量与定量分析,评价系统的相应性能。如模型放射性均匀分布区域在断层图像上出现圆环状伪影,表明均匀性校正不当;若图像经衰减校正,可通过剖面曲线分析评价其均匀性。观察模型断层图像上能够分辨的最小冷(热)区插件,以评价系统的分辨率。对可分辨的冷区通过剖面曲线分析或利用感兴趣区(region of interest,ROI)技术计算 T/NT 比值,评价系统的对比度。

4. 应用及维护

(1)临床应用:SPECT 检查项目很多,遍及人体所有组织、器官。最常用的有:①甲状腺显像,用于甲状腺结节性质判断;②全身骨显像,用于骨转移瘤的早期诊断;③心肌灌注显像,协助冠心病的早期诊断与危险度评估;④肾动态成像,用于分肾功能评价及上尿路梗阻定位诊断。

(2)设备维护:基于 NaI(TI)晶体的 SPECT 基本性能指标与 γ 照相机基本一致,但对系统的均匀性、线性、稳定性等要求均高于 γ 照相机,定期规范化保养及正确的质量控制尤为重要。

SPECT 质控包括仪器的验收测试、日常质控和性能检测三个方面,其主要内容就是按照 SPECT 的性能测试标准对其性能指标进行检测和维护。目前国际公认的性能测试标准是美国电气制造商协会(NEMA)颁布的 γ 相机性能测试标准,该标准定义了 SPECT 的各项性能指标及其测试方法和测试模型。SPECT 安装后的验收测试是 SPECT 质控的首要内容,是用户在厂家完成仪器安装后的质量验收,也是投入临床应用前的一次全面性能测试,验收测试项目包括平面固有性能、平面系统性能和断层性能三部分。日常质控项目依然包括平面固有性能、平面系统性能和断层性能三部分,与验收测试不同的是,日常质控着重于仪器性能的纵向比较,即同一台仪器在不同时间的测试结果的比较。性能检测是指 SPECT 经过维修、调试或更换部件后,对仪器的质控指标进行的测试,测试内容和强度往往介于验收测试和日常质控之间,参照验收测试和日常质控的方法进行。

5. SPECT 设备进展 基于 NaI(TI)晶体的传统 SPECT 探测器技术存在如下缺陷:①对 γ 射

线转换效率低,所获有效信息量有限,造成系统灵敏度低,SPECT 图像的信息量远低于 CT 和 MR;②γ射线由体内发射穿过软组织及骨骼时被吸收衰减,5cm 厚的软组织对 ^{99m}Tc 射线的衰减可达 50%,再加上衰减及散射影响,能量分辨率差,图像对比度降低;③SPECT 最佳系统平面空间分辨率为 8～10mm,最佳断层空间分辨率为 12～14mm,远低于 CT、MR 图像;④探测器体积大,屏蔽材料笨重,增加了探头的重量,对机架机械系统性能要求较高,增加了机械系统的制作难度,降低了系统的精确度,影响 SPECT 图像质量。

SPECT 技术进展主要体现在探头上,一方面是采用新型 CZT 半导体探测器,从根本上提高 SPECT 系统的整体性能;另一方面是减轻 SPECT 探头的重量,提高 SPECT 的性能。

（1）采用新型探测器:碲锌镉（CZT）半导体探测器是一种新型射线探测器,室温下可直接将 γ 射线转化成电信号,与传统基于 NaI（TI）晶体的探头相比,具有更高的探测效率和能量分辨率。CZT 探测器成像原理:当具有电离能力的射线与 CZT 晶体作用时,晶体内部产生电子和空穴对,其数量和入射光子的数量成正比;在外加电场作用下,电子和空穴分别向不同的电极运动,形成的电荷脉冲经前置放大转换为电压脉冲,其幅度与入射光子的能量成正比;前置放大输出的脉冲信号经过后续电路处理,然后进行图像重建（图 5-7）。CZT 探测器在室温下能够处理 2×10^7 光子 /（s·mm^2）,大大提高了系统灵敏度。

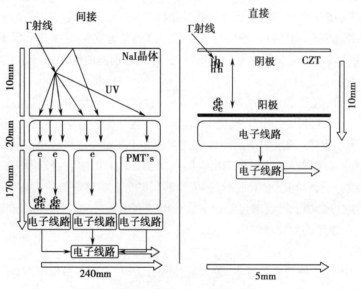

图 5-7 传统成像技术与 CZT 技术的比较

CZT 探测器具有模块结构特点,在 SPECT 探测器制作中可方便进行组合,以设计成各种专用的 SPECT。目前,已推出商品化的基于 CZT 半导体探测器的心脏专用 SPECT 和 SPECT/CT,以及乳腺专用 CZT 双探测器成像仪。CZT 探测器的应用使得显像时间明显缩短,图像质量明显提高,不足之处在于 CZT 探测器生产成本高,短期内难于广泛用于大脏器、全身显像等通用型 SPECT 设备。

（2）减轻探头重量:在不改变 SPECT 探头视野的前提下,通过采用高性能和短的光电倍增管,可一定程度减轻 SPECT 探头重量,减小其厚度（体积）,提高断层采集速度和探头旋转的稳定性,提高 SPECT 整体性能,有助于缩短断层显像时间,保证断层图像质量。目前该技术还处于研究中。

（三）正电子发射计算机体层成像设备

正电子发射断层成像（positron emission tomography,PET）是近年发展起来的一种先进的核医学成像设备。20 世纪 90 年代前主要安装在国外一些大学和研究机构用于科学研究,90 年代后,随着生产正电子核素设备的小型化和自动化合成正电子示踪剂技术的成熟,PET 逐渐在临床得以推广。

与 SPECT 成像技术相比,PET 具有两个重要特点:①显像剂所使用的是发射正电子的核素,常用的有氟 18（^{18}F）、碳 11（^{11}C）、氧 15（^{15}O）、氮 13（^{13}N），它们均是组成人体最基本元素的同位素，这些核素置换生物分子中的同位素，制备得到的显像剂保持了原有生物分子的生物学特性和功能，能够客观显示体内的生物代谢信息；②采用电子准直和符合探测技术定位正电子显像剂的分布，显著提高了系统的灵敏度和空间分辨率，图像质量好于 SPECT。

1. **基本结构**　PET 总体结构与 SPECT 基本相似，系统硬件主要包括机架、环形探测器、符合电路、检查床及计算机工作站等（图 5-8）。

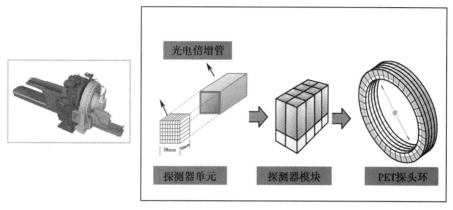

图 5-8　PET 结构示意图

（1）环形探测器：环形探测器是整个正电子发射显像系统中的主要部分，由多个探测器环并列构成，探测器环越多，轴向视野越大，一个床位成像获得的横断层面也就越多。探测器由晶体、光电倍增管、放大和定位电路组成，安装于有保护和光屏蔽作用的外壳内，以模块化方式按一定次序紧密排列在探测器环周上（图 5-9）。探测器环之间有可自动伸缩的栅隔，由射线屏蔽效率高的铅或钨等重金属制成，用于二维模式采集，以阻止来自其他环中的 γ 光子干扰。以下就 PET 探测器关键部分晶体和光电倍增管做一阐述。

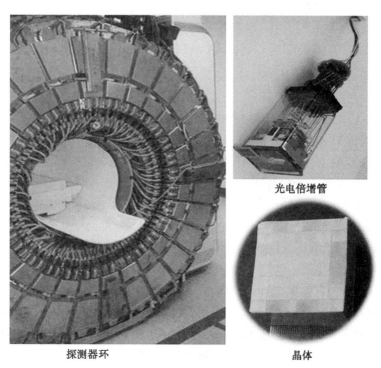

图 5-9　PET 探头组成

1）晶体：晶体的作用是将入射的高能γ射线转换为可见光。PET探测器常用的晶体有：①锗酸铋（BGO）晶体，其密度大，探测效率高，稳定性好，但衰减常数大，光子产额低；②硅酸镥（LSO）晶体，其密度大，探测效率高，光子产额高，但价格较高，有剩余荧光噪声；③硅酸钆（GSO）晶体，其密度大，探测效率高，光子产额高，无剩余荧光噪声，但价格较高。每个探测器模块中的晶体可由一块晶体切割成不同深度的小条晶体组成，也可直接用独立的小晶体条黏合而成，后者的分辨率特性优于前者。

2）光电倍增管（PMT）：PMT的作用是将晶体产生的微弱光信号转换、放大成脉冲电信号，放大倍数高达$10^6 \sim 10^9$。PMT基本组成与工作原理与γ相机相同。PET探测器模块大多由4个传统PMT与64条微晶体块构成，新型的位置灵敏光电倍增管（PSPMT）则可组合为1×64结构，即1个PSPMT通过锥形光导体与64块晶体构成一个探测单元，无须通过光分布计算来确定PMT的位置，使探测器的稳定性和系统的分辨率、灵敏度均得到提高，制造成本降低。

（2）电子学线路与计算机系统：PET的电子学线路包括放大、甄别、采样保持、符合线路、模拟/数字转换（A/D转换）、数据缓存、定位计算等。计算机系统的作用包括数据采集与处理、图像重建、图像显示与分析、参数计算及图像输出等。

2. 工作原理　PET成像原理如图5-10所示。

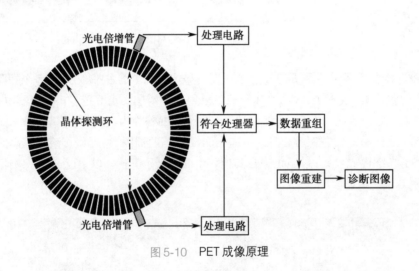

图5-10　PET成像原理

（1）γ光子的探测：正电子核素标记的显像剂经静脉注射，随血液循环进入人体后，该核素因衰变产生的正电子在人体组织中只能存在瞬间，在很短的距离内（约1mm）与组织中的负电子相互作用，生成两个能量均为511keV、方向相反的γ光子，这一过程称为湮没辐射。这一对方向相反的γ光子几乎同时到达探测器环上互成180°位置的两个探测器，通过与各自探测器晶体的作用转化为可见光，其产生的数量与入射γ光子的能量有一定的比例关系。可见光中小部分投射到与之紧密相连的PMT光阴极上，通过光电效应而转变为光电子，经逐级放大后以电流的形式输出至后续电子线路系统；电子线路系统综合来自同一探测器模块中各PMT信息，经脉冲高度分析器选择能量符合511keV的电脉冲，并分别输入符合线路进行甄别。

（2）符合探测技术：正电子湮灭辐射产生的反方向γ光子对，只有在两个位置相对的探测器所形成的立体角范围内才能被探测到，这两个探测器之间的连线称为响应线或符合线，实现该探测方式的过程称为符合探测技术。

符合线路中设置有一个时间窗（符合窗时间，通常≤15ns），只有在符合窗时间内进入的定时脉冲被认为是来自同一湮灭事件产生的γ光子对，从而被符合电路记录，否则被认为来自不同湮灭事件而不予记录（图5-11）。

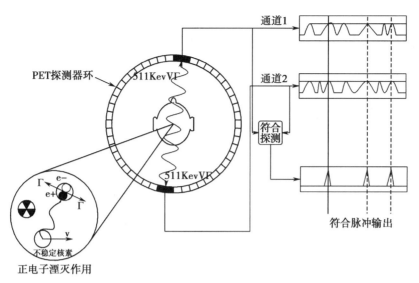

图 5-11　PET 符合探测原理示意图

符合探测所记录的事件有三种（图 5-12）：①真符合，指来源于同一湮灭事件的两个反方向的 γ 光子，在到达晶体前均未与介质发生任何相互作用，且在符合窗时间内被探测器捕获，被符合电路记录，真符合含有精确的定位信息，是 PET 成像真正需要的原始数据；②散射符合，湮灭辐射生成的 γ 光子在飞行过程中因康普顿效应而改变运动方向，形成散射光子，与其他飞行中的 γ 光子在符合窗时间内进入两个相对的探测器，并被记录；③随机符合，来源于不同湮灭事件的两个 γ 光子，在符合窗时间内被两个相对的探测器捕获并记录。散射符合与随机符合均含有错误的定位信息，严重影响重建图像质量，需加以校正。

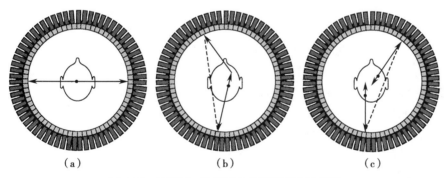

图 5-12　真符合、散射符合与随机符合示意图

（3）图像重建与显示：PET 探测人体内发出的放射性信号，经过符合和采集系统处理，形成投影线，并以 SINO 图方式存放于计算机硬盘中。计算机以 SINO 图为输入，调用图像重建模块，计算得出人体横切断层图像，用于后续的图像处理与临床分析。

图像重建是 PET 中的一项关键技术。其算法主要包括解析法和迭代法。解析法是以中心切片定理为基础的反投影方法，常用的是滤波反投影法（FBP）。在 FBP 中，将某一角度下的 Ramp 滤波和低通窗滤波后的投影数据，按其投影方向的反向，向回涂抹于整个空间，从而得到一个二维分布。FBP 的优点是操作简便，易于临床实现，但是抗噪声能力差，在采集数据为相对欠采样和热源尺寸较小情况下，往往难以得到令人满意的重建图像，并且其定量精度较差。迭代法是从一幅假设的初始图像出发，采用逐步逼近的方法，将理论投影值同实际测量投影值进行比较，在某种最优化准则指导下寻找最优解。迭代法优点之一是可以根据具体成像条件引入与空间几何有关的或与测量值大小有关的约束条件，如可进行空间分辨不均匀性的校正，物体几何形状约束，平滑性约束等控制迭代的操作，在某些场合下，比如在相对欠采样、低计数的核医学成像中可发挥其高分辨的优势。

PET 常用的迭代法包括最大似然法（MLEM）和有序子集最大似然法（OSEM），后者最为常用。PET 软件包均提供 OSEM 算法，将投影数据分成 n 个子集，每次重建时只使用一个子集对投影数据进行校正，重建图像更新一次，这样所有的子集都对投影数据校正一次，称为一次迭代。和传统迭代算法相比，在近似相同的计算时间和计算量下，重建图像被刷新了 n 倍，大大加快了图像重建速度，缩短了重建时间，OSEM 算法还具有空间分辨好、抗噪能力强等优点，在新型的核医学断层影像设备中广为应用。

3. PET 性能参数

（1）空间分辨率：空间分辨率指 PET 系统能分辨的两个点源间的最小距离，通常以点源扩展函数的半峰全宽（FWHM）来表示。空间分辨率受正电子成像理论及探测技术的限制，并与 PMT 性能、探测器设计、采集方式及重建算法等有关。

（2）灵敏度：灵敏度是指 PET 系统在单位时间内单位活度或比活度条件下所获得的符合计数。决定灵敏度高低的因素包括探测器的探测效率及其所覆盖的立体角，并与 PET 的设计构造及数据采集方式有关。2D 采集时被探测到的湮灭事件不超过 3%，3D 采集时可增加 5 倍。

（3）探测效率：探测效率是指当一个 γ 光子通过探测器时能够被记录下来的概率，用 $1-e^{\mu d}$ 表示（d 为晶体厚度，μ 为吸收系数），主要取决于晶体的性能。符合探测时两个光子均被吸收的概率为 $(1-e^{\mu d})^2$。通常光子被吸收就能被探测，故探测器的符合探测效率 $\eta=(1-e^{\mu d})^2$。

（4）死时间：PET 同时存在两种类型的死时间。①当两个 γ 光子几乎同时到达同一块微晶体时，由于"脉冲堆积"效应，导致计算出的光子能量因超出能窗上限不被记录，使这两个光子被"丢失"。刚好使两个 γ 光子入射产生的重叠脉冲的能量不超过能窗限制时的时间间隔称为死时间，又称"瘫痪"类型死时间。②若两个 γ 光子到达探测器晶体的时间间隔很短，在第一个光子被系统接受处理时，第二个到达光子因系统处在不应期，不被"接待"而丢失。此不应期称为"非瘫痪"类型死时间，使探测器的计数率具有饱和特性。

随着入射 γ 光子数量的增加，探测器的计数率呈现上升区、饱和区、"瘫痪"区变化。因此显像剂的用量应当适当，以保持探测器工作在上升区。死时间与晶体的荧光衰减时间及探测系统的设计和性能有关。

（5）时间分辨率：时间分辨率是指湮灭辐射 γ 光子对被探测记录到的时间间隔分布曲线的半高宽（t_{FWHM}），反映 PET 系统剔除随机符合计数的能力。t_{FWHM} 越小，时间分辨率越高，该指标与晶体、PMT、后续电路及探测系统的设计有关。

随机符合计数与符合时间窗宽成正比，而符合时间窗宽取决于时间分辨率，窗宽过小，则在降低随机符合计数的同时将损失过多的真符合计数。在时间响应为 Gaussian 分布时，符合时间窗宽一般选择为时间分辨率的两倍。

（6）能量分辨率：能量分辨率反映 PET 系统对散射符合计数的甄别能力，主要由晶体的光产额、阻止能力及 PMT 的性能决定。采用入射 γ 光子所产生的脉冲能谱分布曲线的半高宽（E_{FWHM}）与入射光子的能量比表示，比值越小，能量分辨率越高。利用能窗下限可排除低能量的散射光子。

（7）均匀性：均匀源在图像上各点会出现计数的偏差，用相对偏差大小（非均匀性）来评价 PET 的均匀性，相对偏差越小，均匀性越好。均匀性分为断层均匀性、体积均匀性和系统均匀性。

（8）噪声等效计数：噪声等效计数是指在无散射和随机符合计数条件下，达到相同的信噪比所需的真符合计数，即 NEC 相等的两幅图像的信噪比相等。

（9）散射分数：散射分数反映 PET 系统对散射计数的敏感程度，分为断层散射分数和系统散射分数。通过散射符合计数在总符合计数（真符合计数＋散射符合计数）中所占的百分比计算。

4. 应用与维护

（1）医学应用：PET 在恶性肿瘤的诊断与治疗方面相对其他影像技术具有独特优势，对于神经系统及心脑血管疾病的诊断与治疗亦有较大发展潜力。更为重要的是，PET 技术的应用实现了医学影像领域的功能显像和定量分析,而且具有灵敏度高、核素半衰期短、成像速度快等特点,为生物、基础研究、疾病的诊断、治疗预后的判断和保健提供了超前或提前的信息,对推动生命科学、现代医学和其他学科的发展具有重要的意义。

(2)质量控制与维护:高质量的重建图像,来自高质量的 PET 原始投影图像,任何不适当的图像采集,都可能导致意想不到的重建误差,从而使临床误诊。因此,针对 PET 系统的质量控制和日常维护尤为重要。

PET 的日常质量控制目的在于确保探头系统的完整性,一般用容积模型扫描,用于评估扫描仪的当前性能。PET 日常质量控制步骤如下:定位均匀性模型,用 CT 机架视野外激光灯将模型垂直居中,激光应刚好与模型的边缘相接,选择日常质量控制程序。系统将执行以下操作:根据输入的计数进行扫描,计算标准质量控制和日常质量控制模型扫描之间的卡方,通过比较日常质量控制扫描和标准质量控制扫描,逐个进行效率计算,并对超出效率范围的管进行标记。质量控制扫描完成后,将显示日常质量控制结果:模型参数、研究参数、正弦图、平面活动剖面图、日常质量控制趋势图、卡方值和消息。查看正弦图是否有明显伪影可提示关联的晶体有无故障,如果卡方值 >10,则不能实施检查扫描,需对 PET 进行维修。PET 的日常质量控制要求每天执行,在扫描计划开始前进行,以检验系统的完整性。

(3)检测指标:PET 质控检测指标很多,以下三个指标最为重要。

1)均匀度:在探头均匀度不佳状态下的图像采集,将导致重建后的断层图像出现冷区或环形冷区。在均匀度差的探头采集的平面显像图像中,可以明显发现这种伪影。但是,对均匀度在 3.5%~8% 之间的探头所采集的图像,视觉查看通常不能察觉异常,而重建后的图像中却会产生视觉上就能够发现的伪影。因此,对于 PET 的均匀度,不能单纯以肉眼查看,必须经过计算机分析,并根据分析结果确定均匀度是否合格。

2)旋转中心:旋转中心的确立是为了在图像重建的时候,将平面图像投影到正确的重建像素内。为避免在重建 PET 图像时的人为误差,要让旋转中心显像的矩阵中心和探头旋转中心一致。

3)探头和检查床的关系:探头的探测面必须和 PET 旋转的轴向平行,以保证每一个重建切面所包含的数据只来源于一个横断面。在探头探测面未能平行于旋转轴向的重建图像上时,很难发现有问题,但是,这种状况会明显损害重建图像的分辨率。

5. 飞行时间技术 传统 PET 技术利用了反方向光子运动的直线性,通过电子准直在符合时间窗内探测记录符合计数,但无法确定湮灭事件位于 LOR 上的具体位置,仅能通过间接图像重建方法(FBP 或 OSEM)来估算。PET 飞行时间(time of fly,TOF)技术于 20 世纪 80 年代初提出,旨在从采集和重建方面提高 PET 的空间分辨率和系统灵敏度,提高 PET 图像质量,目前已广泛应用于 PET 成像系统。

TOF 技术利用了 γ 光子对的直线性和同时性,通过计算直接确定正电子符合事件发生区域,湮灭辐射如发生在 LOR 的中点,则 γ 光子对同时达到各自探测器。发生在 LOR 其他位置的湮灭 γ 光子对达到探测器的时间均有差异,该时间差称为飞行时间。因此,通过测量湮灭辐射 γ 光子对的飞行时间和先到达探测器的光子,采用 TOF 重建可直接确定湮灭事件发生在 LOR 上的位置区域,此为 PET-TOF 技术(图 5-13)。PET 系统甄别飞行时间的能力即为时间分辨率(time resolution,TR)。TR 越高,一方面探测 γ 光子对时所丢失的计数相对越少,有助于提高系统的灵敏度;另一方面 PET TOF 定位湮灭事件的精度越高。研究显示,只有当系统 TR 提高到 300ps 以内时,TOF 技术才能显著提高 PET 图像的空间分辨率。

由于 LSO、LYSO、LGSO 晶体与 PMT 或 PSMT,以及 LSO、LYSO 晶体与雪崩光电二极管(avalanche photodiode,APD)组成的探测器的时间分辨率均未达到 400ps,因此,目前具有 TOF 技术的 PET 并不能明显提高系统的空间分辨率。但研究表明,采用 TOF 技术后确实提高了 PET 图像的信噪比(SNR),从而提高图像质量。

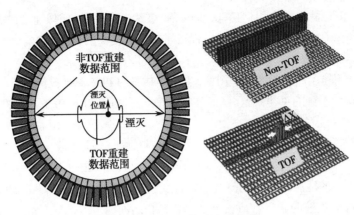

图 5-13　TOF 图像重建示意图

与传统 PET 相比，TOF PET 具有以下 4 个优点：①3D 采集能降低随机和散射符合计数率，有利于改善体重过高者的 PET 图像质量；②对相同活度放射源的采集数据量提高了几十万倍，因此采用低剂量示踪剂也能够获得高对比度图像质量，降低患者所受辐射剂量；③缩短显像时间，提高检查效率；④提高定量参数计算精度。

然而 PET TOF 技术亦存在如下问题：①并未明显提高系统的空间分辨率，仅提高了系统的定位精度；②并不能提高系统的真符合计数率，而是通过提高图像 SNR 来间接提高图像质量；③对小视野（如脑）图像重建质量的提高明显不如大视野（如胸、腹）。因此，进一步提高 PET 系统的时间分辨率，是提高 TOF PET 图像空间分辨率和系统灵敏度的基础。

（四）融合成像设备

核医学融合成像设备 SPECT/CT、PET/CT、PET/MR 的出现使得核医学成像技术进入了一个新时代。此类设备实现了将功能成像与结构成像技术相结合，充分发挥了 PET 探测疾病代谢功能变化的高敏感、高特异与高准确性的优势，以及 CT、MRI 扫描对病灶的精确解剖定位和清晰结构显示能力，有效弥补了各自成像技术的缺陷，大大提高了疾病探测效率与诊断的准确性。

1. 融合设备的基本结构　融合成像设备是将两种影像设备（SPECT 和 CT、PET 和 CT、PET 和 MR）有机结合在一起形成的核医学影像设备，由 SPECT 或 PET 系统、CT 或 MR 系统、患者检查床和计算机系统组成。

（1）SPECT/CT、PET/CT：SPECT/CT 是在单 SPECT 基础上配备了 CT，PET/CT 则在单 PET 基础上配备了 CT（以多排螺旋 CT 为主）（图 5-14）。CT 的作用是：①通过图像融合，对 SPECT、PET 显示的病灶提供准确的解剖定位；②利用 CT 扫描数据对 SPECT、PET 采集数据进行衰减校正，提高图像质量；③提供病灶解剖结构诊断信息。两种扫描方式采用同一机架、检查床和图像处理工作站，实现同机图像融合（图 5-15），保证了图像融合的精度与速度，同时 PET/CT 的整体结构设计保证了其中 PET 和 CT 仍能保持各自独立的功能。为减少受检者由于在探头封闭环内滞留时间过长而产生压抑感，有的厂家将 PET/CT 设计成 PET 与 CT 探头分开一定距离。

（2）PET/MR：PET/MR 融合成像的研发设想始于 20 世纪 90 年代，2006 年，美国田纳西州 Knoxville 医学中心在北美放射学年会上，报道了全球首例专用 PET/MR，同步采集人脑图像。2010 年，在北美放射学年会上正式发布了世界首款全身型同机 PET/MR（Biograph mMR），同年第一台 mMR 落户德国慕尼黑工业大学，标志着该技术正式进入临床。

根据两个采集系统相对位置的不同，PET/MR 有以下三种：

1）MR 与 PET 同轴前后串连排列安装于同一检查室，两者之间设置一旋转检查床。受检者先进行 MR 检查，完毕后保持体位不变，将检查床旋转换位再进行 PET 显像。

2）PET 与 MR 位于邻近不同的检查机房内，受检者先接受 PET 扫描，完毕后保持体位不变，通

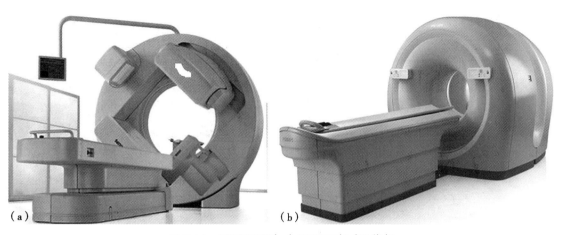

图 5-14 SPECT/CT（a）、PET/CT（b）显像仪

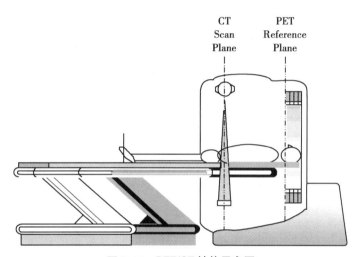

图 5-15 PET/CT 结构示意图

过特制的检查床转运装置送至另一检查机房进行 MR 检查。该系统与串联式的 PET/MR 系统都是一种可充分发挥其各自设备优势的集成解决方案，可避免 PET 与 MRI 间的相互干扰对彼此图像质量的影响。但两者均为非同步采集，属于异机融合，融合图像质量易受采集时间不同所致的体位移动、体内器官移位、图像配准等因素的影响。此外，由于 MRI 采集速度较慢，故这两种结构的 PET-MRI 检查时间相对较长，工作效率较低。

3）上述两种采集方式均无法实现同步扫描。一体化 PET/MR 成像设备是发展方向，一体化同步扫描 PET/MR 最关键的特点是具有同一个机架、同一个扫描床和同一个扫描控制系统，并且在功能和临床应用上实现了两机归一（图 5-16）。目前一体化 PET/MR 结构可以分成三类：简单 PET 和 MR 组合模式、PET 探测器嵌入体线圈的 MR 模式和 PET 探测器置入 MR 梯度线圈模式。这三种模式的一体化 PET/MR 设备在结构、功能和应用上各有其特点（表 5-1）。

表 5-1 一体化 PET/MR 三种模式性能比较

	PET、MR 简单组合	PET 探测器嵌入 MR 线圈	PET 探测器置入 MR 线圈
PET 性能	明显低于传统 PET	高于传统 PET	高于传统 PET
实现 TOF 技术	否	可以	可以
PET、MR 信号干扰程度	大	小	中
同步完成 PET 和 MR 扫描	不确定	可以	可以
具备 MRS 功能	不确定	可以	可以

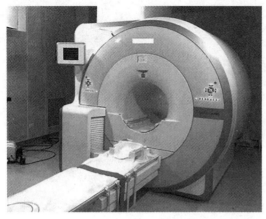 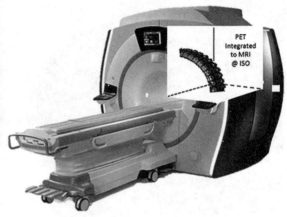

图5-16 一体化PET/MR

近年来,带有时间飞行技术的TOF-PET/MR一体化设备发展迅速。TOF-PET/MR是指将具有TOF技术的PET探测器嵌合在MR设备中,由于具有TOF技术,缩短了PET/MR整体扫描时间,提高了PET图像的信噪比,同时也为MR进行多序列扫描提供了可能性。TOF-PET的特点及优势在前面章节中已做阐述。表5-2列举了TOF-PET/MR与PET/MR的技术差异。

表5-2 TOF-PET/MR与PET/MR性能比较

	TOF-PET/MR	PET/MR
MR图像质量	高	低
PET图像质量	高	低
PET图像信噪比	很高	较差
PET空间分辨率	可达亚毫米	大于2mm
PET扫描速度	2～3min/床位	8～10min/床位
PET能量分辨率	小于12%	大于14%
PET/MR扫描速度(全身5个床位)	10～15min	40～50min
PET/MR同步扫描	可实现	很难实现
PET/MR融合图像	无PET部分容积效应	存在明显的PET部分容积效应

与单纯MR成像设备不同,一体化TOF-PET/MR中的MR需要考虑尽量降低PET探测器和其信号对磁场均匀度、RF功能的影响。MR中的RF体线圈或表面线圈对PET探测的γ射线具有明显的衰减影响,理想情况下需要使用专用于PET/MR的RF线圈或体线圈,目前有一种技术方案是仅仅采用RF体线圈获得MR图像信息,以便保证PET图像质量。但是,RF体线圈获得MR的图像质量要远低于表面线圈获得的MR图像质量。为此,有人采用多源发射射频技术的RF体线圈来提高MR图像质量,不但降低射频吸收率,而且明显提高了图像信噪比。

2. 工作原理及应用 融合成像是基于两种成像设备的工作原理进行成像,PET、SPECT、CT及MR在前面的章节中已有详细阐述,两种成像技术通过系统后处理工作站进行同机图像融合,反映组织、器官的功能代谢与解剖结构变化。融合成像技术是医学影像学发展的方向,在肿瘤、心脏、神经系统等重大疾病的诊断与治疗中具有重要的医学价值。

3. 质量控制与维护 融合成像设备结构与功能复杂,日常质量控制、维护与保养是核医学和医学工程科常规工作中的重要组成部分,主要包括工作环境的维护、机器的保养和仪器的检测校正三个方面。

(1)机房温度与湿度:机房应配备足够功率的空调、去湿机和加湿器,温度维持在20～22℃,湿度保持在40%～60%。若机房温度或湿度不合适,会导致探测器晶体受损,湿度大还可能导致电路短路,机房灰尘多、太干燥仪器表面易产生静电而损坏机器。此外,节假日或晚上要安排人员巡视,发现机房温度、湿度超出规定范围,要及时调整或报告。

（2）日常保养:预防性的仪器、设备保养可保证系统稳定,降低故障发生率。日常保养内容主要包括及时给机架或检查床的运动部件和轴承添加润滑油;清洁或更换设备上的空气过滤器;检测水冷机水压是否在正常范围内;检查各部位的螺丝是否拧紧;限位开关是否有效;各接插件连接是否牢靠等。依据设备类型、生产厂家及型号不同保养与维护项目不完全相同,在实际工作中应结合各厂家提供的保养项目综合制定详细的保养与维护项目表。

（3）质量控制:融合成像设备也需要定期对设备进行性能测试和校正,即质量控制,以确定设备的工作状态,并通过校正使偏移的参数重新回到标准要求的范围之内。质量控制可按照时间间隔划分为日、周、月、季和年度质控几种方式,每种质控的检测内容不同。融合设备是两种成像原理完全不同、结构差异较大的设备的有机组合,其质控包括功能成像（SPECT、PET）质控与结构成像（CT、MR）质控,以及两种图像配准与同机融合的质控,前两部分的质控在相应的章节里都已做过详细阐述,在此不做赘述。

要做到两种影像系统的准确对位,除了保证设备日常维护及各成像单元的质控外,在图像采集过程中,①要采取必要的措施以控制两者采集过程中因床板下沉而产生的不一致性所引起的两者图像失匹配,必须使床板高度的调节达到这一要求;②受检查者不能有任何的位置移动,如果受检者在PET采集过程中移动只有1.5个像素的位置,也可能导致本应正常的PET或SPECT图像出现异常,还可引起CT、MR和PET或SPECT几何位置失配准,最终图像采集失败。

二、核医学功能测定仪

利用放射性核素示踪技术进行脏器功能的动态检查,是核医学诊断的一个重要组成部分,相应的设备被称为核医学功能测定仪。根据检测目的的不同,功能测定仪器可分为甲状腺功能测定仪、肾图仪、多功能测定仪、γ心功能测定仪、局部脑血流量测定仪和γ射线骨密度仪等,以下主要介绍目前临床较为常用的甲状腺功能测定仪与肾图仪。

（一）甲状腺功能测定仪

1. 基本结构与工作原理　甲状腺功能测定仪是一种利用放射性核素示踪技术测定人体甲状腺功能的仪器,实际上是一台单探头γ射线计数测量装置（图5-17）。整个测量装置由准直器、闪烁体、光电倍增管、前置放大器和定标器组成。仪器的探头是带有张角型准直器的γ闪烁探头,通常选用NaI（TI）晶体,准直器张角角度为20cm,当患者颈部贴近准直器时,张口刚好把甲状腺完全覆盖。

检测前口服放射性核素^{131}I,一定时间后将探头对准甲状腺部位,放射性核素发射的γ射线进入闪烁探头,转换成电脉冲,经放大、甄别、成形、输出宽度规则的标准脉冲信号,直接送入自动定标器进行记录（图5-18）。

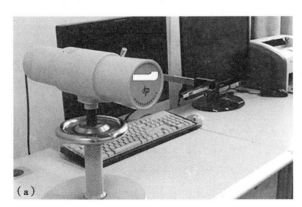
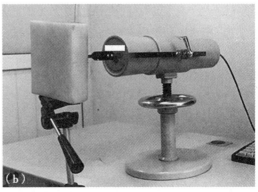

图 5-17　甲状腺功能测定仪

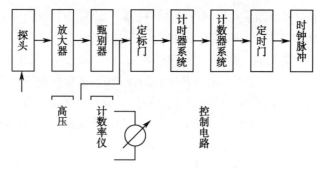

图 5-18 甲状腺功能测定仪工作原理

2. 应用与维护 甲状腺功能测定仪通过测定甲状腺对放射性碘的摄取、吸收与清除过程,反应甲状腺的功能状态,为临床甲状腺疾病的诊断提供直接依据,已得到广泛应用。

甲状腺功能测定仪的主要性能指标包括:①窗口本底,一般要求≤900CPM;②点源灵敏度,要求≥0.18(min×Bq)$^{-1}$;③窗口计数度,要求≥0.14(min×Bq)$^{-1}$;④8h 稳定性要求在 3% 以内。

日常维护由工程师根据仪器出厂要求进行。功能测定仪在使用一段时间或进行过维修后,其性能参数会发生变化,需要对其工作条件重新进行调试和选择,确保仪器正常使用。调试内容包括光电倍增管的电压、探测区域、甄别阈和放大倍数。

(二)肾图仪

1. 基本结构与工作原理 肾图仪也是临床上应用较多的核医学功能测定仪器,用于测定肾脏功能,协助疾病诊断。普通肾图仪有两个探头、两套计数率仪和一套自动平衡记录仪。两个探头分别固定在可升降和移动的支架上,用探头对准左、右肾进行测定。分别通过两套计数率电路,把双侧肾脏对显像剂积聚与排泄过程通过记录仪记录下来,描绘成曲线即为肾图。仪器的工作原理与过程与甲状腺功能测定仪基本相同。

2. 性能指标与维护 准直器是决定肾图仪性能的首要因素,理想的准直器应具备以下特点:①视野范围要足够大,多采用张角性准直器,可完全覆盖左、右肾脏;②灵敏度要高,自然本底尽可能低,以提高信燥比;③深度响应好,即探测的计数率随深度变化小;④两肾之间相互影响越小越好。其次,屏蔽罩应具有好的屏蔽效应,尽可能减少射线外漏。为了减少放射性示踪剂的用量,采用高灵敏度、低噪声的光电倍增管和发光效率高的晶体非常关键。目前国产肾图仪已具有较好的性能,操作简便、灵活,满足应用要求。

日常维护与调试与甲状腺功能检测仪相同。

三、核医学体外分析仪

体外放射性分析是生物医学、细胞生物学与分子生物学研究和临床体外放射分析中极为重要的基本技术之一,通过对样品放射性计数率的测量来确定样品中被测物质的含量,其具有灵敏度高、特异性强、精密度和准确度高等优点,应用广泛。核医学体外分析仪是用来测量体外放射性样品计数的仪器,根据所探测射线性质的不同分为两类:一类是探测 γ 射线的 γ 计数仪,另一类是探测 β 射线的液体闪烁计数仪。

(一)γ 计数仪

1. 基本结构 γ 计数仪可以为单管或多管测量(图 5-19),由探测器、电子学线路和计数与数据处理系统三部分组成(图 5-20)。根据探测器的数量,γ 计数仪分为单探头和多探头两类,多探头一次可测量多个样品,大大提高了工作效率。

(1)探测器:探测器由闪烁晶体、光电倍增管和光导构成,其中晶体的作用是将射线能转变为可见光。圆柱形晶体的中轴部位制作成一空心凹陷井形,故称为井型探测器,其几何条件接近 4π 立

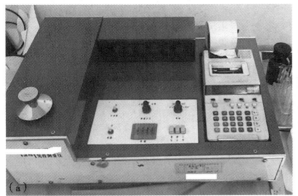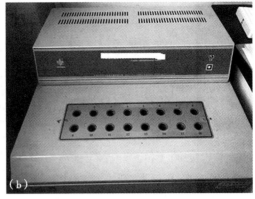

图 5-19　单管γ计数仪(a)、多管γ计数仪(b)

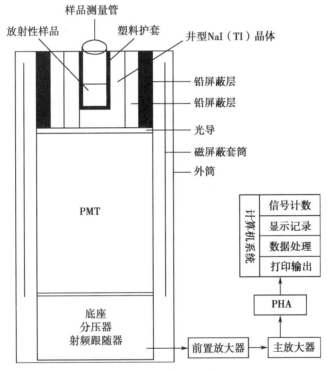

图 5-20　γ计数仪的结构图

体角,探测效率高。目前,γ计数仪最常用的晶体是以铊(TI)为激活剂的碘化钠 NaI(TI)晶体,属于无机固体闪烁体。

NaI(TI)晶体具有以下优点:①密度大,对γ射线的探测效率高;②光衰减时间短,发光效率高;③闪烁光子的产生数量与入射γ射线能量线性响应好、范围宽;④发光光谱最大强度的波长(410nm)与光电倍增管匹配;⑤易于制成各种大小和形状。其缺点是易潮解变黄,透明度降低而影响测量,因此必须封装在密闭的容器中。

光电倍增管(PMT)位于 NaI(TI)晶体之后,主要由封装在真空玻璃管中的光阴极、多个倍增极和阳极构成(图 5-21),其作用是将晶体产生的微弱闪烁光转换为电子,并放大成易于测量的电脉冲信号。在晶体与 PMT 之间为有机玻璃或光学玻璃制成的光导,以硅油作为光耦合剂将三者紧密连接。光导的作用是使晶体产生的闪烁光有效地投射到 PMT 的光阴极。

(2)电子学线路:γ计数仪的电子学线路主要有放大器和脉冲高度分析器,其中放大器又包括前置放大器和主放大器。前置放大器的作用是接收 PMT 输出的微弱电脉冲信号并进行放大,以防止其

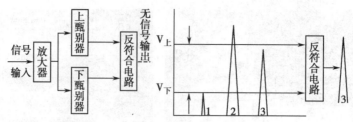

图 5-21　脉冲幅度分析器工作原理

传输过程中的畸变和损失,常与探测器组装在探头内。主放大器的作用是将来自前置放大器的信号通过滤波处理,转换为与后续电路匹配的脉冲波形,并将成形后的脉冲信号进一步放大。

脉冲高度分析器(PHA)也称脉冲幅度甄别器,其作用是选择性记录 γ 射线与晶体相互作用并经PMT 产生和放大器处理输出的脉冲信号。脉冲高度与射线能量成正比,通过 PHA 鉴别计数脉冲是否由所测核素产生,以保证放射性计数测量的正确性和精确性。PHA 主要由上、下两个甄别器和一个反符合线路组成。两个甄别器的电压阈值分别设定在目标脉冲的最大高度和最小高度,称为甄别阈,上、下两阈值的差称为道宽。如果输入脉冲幅度低于下甄别阈时,无信号输出;若脉冲幅度高于上甄别阈时,上、下甄别电路同时输出信号至反符合电路,也无信号输出;只有当脉冲幅度高于下甄别阈、低于上甄别阈,即落入道宽范围内的脉冲信号才能通过反射线能谱测量。

(3)计数与数据处理系统:目前使用的 γ 计数仪均已由计算机系统取代定标器,完成对脉冲计数的数据采集和处理工作,同时还可实施样品自动换样、测定结果打印输出等控制工作。

2. 基本工作原理　γ 计数仪所测量的是样品中 γ 射线的放射性活度,常用的标记核素为 ^{125}I。^{125}I 具有合适的物理半衰期(59.7d),发射出 γ 射线的能量也比较低,便于防护,是放射免疫测定的主要测量对象。

γ 计数仪测量过程如下:待测样品中核素衰变发射的 γ 射线,通过与 NaI(TI)晶体相互作用发生光电效应、康普顿效应,所产生的次级电子使晶体分子激发,激发态的分子回复到基态时产生荧光光子;光子穿过光导投射到 PMT 的光阴极发生光电效应而释放出电子,再经倍增极连续放大后形成电脉冲。在一定的时间内对样品进行脉冲信号的计数,最后由计算机对所得到的计数值进行分析和计算,输出测量结果。

3. 日常维护　γ 计数仪结构并不复杂,国内应用很普遍,故障率较低。除了按照精密仪器做好日常维护外,依据其进行放射性测量的特殊性还需注意以下三方面的维护。

(1)防止与去除放射性沾污:操作者在试管中加入放射性标记物时要防止溅漏在试管外壁。当仪器使用过一段时间之后,本底升高较多时应首先考虑排除放射性沾污,发生放射性沾污的主要部位是尼龙头,其次是防护套。取掉升降杆顶部的尼龙头,如果本底下降,则证明本底升高来源于尼龙头的沾污,如果取出防护套后本底下降,说明防护套也受到沾污,此时应取出尼龙头和防护套用无水酒精反复清洗以去除放射性沾污。使用好几年的 γ 计数仪如果在去放射性沾污后本底仍然居高不下又找不出其他原因时,应考虑光电倍增管或 NaI 晶体的性能是否变差。

(2)试管升降导向铜套的清洁和润滑:仪器使用一段时间之后环境中灰尘等会引起导向铜套的污染,严重时将造成在升降过程中产生异常声音或者升降无力,甚至无法升降。用无水酒精清洁升降铜套,加入少量缝纫机油润滑即可解决此问题。多数厂家为了防止试管在升降过程中被卡住时试管被升降杆顶碎,在 γ 计数仪的升降传动装置上设计了自动打滑机构,当升降阻力大到一定程度时,打滑机构发挥作用,使升降杆不再继续移动,有效防止装有放射性样品的试管碎裂产生的放射性污染。

(3)样品架水平传送链条的维护:仪器使用几年之后,样品架的水平传送链条的塑料夹子就会产生松动,还可能产生移位,造成样品架传送不能到位,测量无法进行,需要更换新的塑料夹子。目前新的机型已经不再采用塑料夹子,而采用金属牙,有效避免了夹子松动和移位。

（二）液体闪烁计数仪

液体闪烁计数器是使用液体闪烁体（闪烁液）接受射线并转换成荧光光子的放射性计量仪，主要用于测量低能 β 射线。由于样品与闪烁液直接接触，提高了对短射程射线的测量效率。

1. 基本结构 液体闪烁计数仪的基本结构与 γ 计数仪相似，其主要特点为：①探测器中无固定的闪烁体，闪烁体为液体，称为闪烁液；②探测器含有两个阴极灵敏度高、噪声低的光电倍增管（PMT），结合符合探测电子学线路，可明显降低噪声，提高信噪比（图 5-22）。

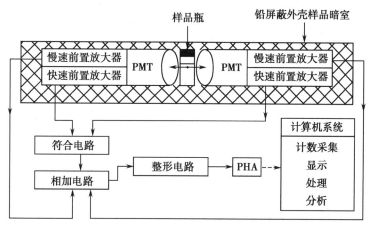

图 5-22　液体闪烁计数仪结构与工作原理示意图

（1）闪烁液的组成及作用：闪烁液由溶剂、闪烁剂和添加剂组成，其中溶剂的主要作用是溶解闪烁剂，吸收和传递射线能量。理想的溶剂应具有以下特性：①对闪烁剂的溶解度高；②对射线能量的转换效率高；③对产生的荧光光子透明度高；④易于溶解放射性样品；⑤能够形成均相的测量溶液。目前最常用的溶剂为甲苯和二甲苯。

闪烁剂的作用是从受激发的溶剂分子中吸收能量，退激时产生特征光谱的荧光。根据闪烁剂的荧光特性，分为第一闪烁剂和第二闪烁剂（波长转移剂）两类，常用的第一闪烁剂有 2,5- 二苯基噁唑、对联三苯。当第一闪烁剂发射光谱波长不能与 PMT 匹配时，需加入第二闪烁剂使发射光谱波长增加，常用的是 1,4- 双 -[2′-(5′- 苯基唑)]- 苯，其发射荧光的波长为 415nm，与 PMT 有良好的匹配特性。添加剂常用乙醇、乙二醇、乙醚、Triton X-100、萘等，其作用是提高闪烁液对水溶性样品的兼容性和淬灭耐受性。

（2）双 PMT 符合探测：射线作用于闪烁液产生荧光，在符合分辨时间内投射到两个相对的 PMT 光阴极，使其同时输出脉冲信号，经符合电路甄别后输出作为有效脉冲计数，而来自两个 PMT 的噪声输出不能在符合分辨时间内同时进入符合电路，从而不被记录，由此抑制噪声本底，提高信噪比。

2. 工作原理 液体闪烁计数仪利用射线与物质相互作用产生荧光效应。首先是位于闪烁液内样品中的核素衰变释放出 β 射线，闪烁溶剂分子吸收射线能量成为激发态，再回到基态时将能量传递给闪烁体分子，闪烁体分子由激发态回到基态时，发出荧光光子。然后该光子穿过透明的闪烁液、样品瓶壁及光导，投射到 PMT 光阴极产生光电子，经倍增极放大后被阳极接收形成脉冲信号，输送至前置放大器，通过符合电路甄别和相加电路处理，主放大器整形放大，再经 PHA 分析输出有效脉冲计数。最后计算机系统对脉冲计数进行采集、显示、记录，并完成对数据的处理及统计分析。

现在所用的液体闪烁计数仪均配备有连续测定上百个样品的自动换样装置，采用计算机系统自动执行淬灭校正、效率校正、本底扣除，数据采集、显示、记录、统计处理分析及测量结果打印输出，以及体外放射分析或其他检测分析的参数计算等，大大提高了检测速度与测量准确性（图 5-23）。

3. 应用与维护 液体闪烁计数器主要用于探测一些低能 β 核素示踪原子的放射性样品，目前已广泛应用于工业、农业、生物医学、分子生物学、环境科学、考古与地质构造等领域科研工作中的核

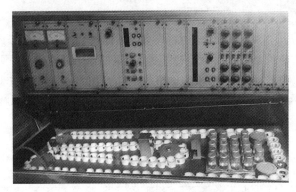

图 5-23　液体闪烁计数仪

素示踪与核辐射测量。主要包括以下几个方面：①研究细胞生物体内核酸、蛋白质等生物大分子的合成与降解代谢及其转化途径，尤其在核酸分子标记及分子杂交、探针制备方面应用更为广泛；②利用放射免疫分析技术测定动物或人体内激素等微量活性物质，研究动物和人体体内内分泌和其他生理代谢行为；③研究动物、植物对营养元素、矿质元素的吸收利用率、生理代谢及其缺素症，为研究防治对策提供依据；④研究有毒有害物质在环境体系的行为、去向和污染程度，包括用于重金属和农药等污染研究，以及在环境中水体、大气、土壤、居室内放射性天然背景值的监测；⑤研究生物体内发光与单光子事件和环境变化的关系。

　　液体闪烁计数器虽以测定低能 β 放射性核素为主，但近几年来，随着核技术应用领域的不断拓展，体外放射性样品计数测量仪器的性能不断完善提高、操作日益简便、数据处理和分析功能更强大。近年来，成功研制出集多种射线测量于一体的液体闪烁计数仪，可同机完成对 α、β、γ 射线及化学发光样品的测量，实现了"一机三用"，是生物技术、生命科学、医学及环境监测等领域的一种革命性新仪器。

　　与 γ 计数仪类似，液体闪烁计数仪结构简单，故障率较低，由厂家负责定期维护与校正。日常使用过程中应注意防止放射性污染对检测结果的影响。

第二节　核素治疗仪器与设备

一、放射性粒子植入治疗

（一）原理

　　放射性粒子植入技术现阶段主要用于肿瘤治疗，是一种组织间近距离放射治疗方法。所谓"近距离"是指将放射性同位素放置在距离肿瘤组织 5cm 范围内，甚至在肿瘤组织内。以常用的 ^{125}I 粒子为例，将其按照一定的排布植入人体内的肿瘤组织区域，^{125}I 粒子持续释放低剂量 γ 射线，连续不断地破坏肿瘤细胞的 DNA 双链，使之断裂，从而使肿瘤细胞失去增殖能力，同时由于粒子放射性活度小，可使肿瘤之外的正常组织所受剂量锐减，从而减少了周围正常组织的损伤。

（二）仪器和设备

　　完整的粒子植入过程包含术前诊断、获取患者信息、制订治疗计划、实施手术和术后随访等工作。为了实现这些功能，影像学设备、放射治疗计划系统（radiotherapy treatment planning system，TPS）、放疗计划验证系统、植入的辐射粒子与辅助设备等将被使用于相应的诊疗步骤中。

　　1. **影像学设备**　影像学设备主要用于获取患者体内的肿瘤形态、分布和结构信息。患者的影像信息通常会应用于以下几个方面：

　　（1）在诊断过程中使用 CT、4D-CT、PET 和 PET/CT 等医学影像设备获得肿瘤组织的影像信息，以便医生依据肿瘤的影像信息确定肿瘤的良恶性、分期、分布等信息,医生可依据这些信息制定初步的治疗方针。

(2)在放疗计划的设计和验证过程中,依据患者的影像信息,主要为患者的 CT 或者 4D-CT 影像信息,划分出患者体内的肿瘤靶区域、肿瘤组织周边的组织和器官,以及人体内其他重要的组织。基于这些分割出的区域设计植入粒子的布置方式,并计算在不同布置方式下,肿瘤组织和周围其他的组织器官所受到的辐射剂量。最终获得最优化的植入粒子数目与分布方法。

(3)在术中对手术过程进行实时监控。在医生实施手术的过程中,医生需要知道植入患者体内的辐射粒子是否按照放疗计划中的设计方式布置于患者体内。因此,通常会使用超声影像设备为手术的进行提供实时的影像支持。

(4)在完成粒子植入手术后,需要立即对患者进行 CT 扫描,以确定最终植入的粒子同放疗计划中设计的植入方式的一致性,并计算在真实的植入粒子的分布情况下,患者体内,特别是肿瘤区域的剂量分布状况。如果出现明显的偏差,则需要根据具体的原因采取补救措施。

2. 放射治疗计划与验证系统　放射治疗计划系统和放射治疗验证系统是基于患者的影像资料,模拟辐射粒子在人体内分布,并计算人体内不同组织、器官受到的辐射剂量的系统。具体细节将在下一小节中详述。

3. 植入粒子与辅助设备

(1)粒子源要求:根据患者病情的需要,医生会选择一种放射性粒子植入到患者体内。适用于近距离治疗的放射源必须满足:①在组织中有足够的穿透力;②易于放射防护;③半衰期不宜过长;④易制成微型源。目前应用到的放射性粒子有碘 125(^{125}I)和钯 103(^{103}Pd),其物理性质见表 5-3。

表 5-3　植入粒子参数

	碘 125	钯 103
半衰期	60.2d	17d
衰变模型	电子俘获	电子俘获
粒子种类	γ 粒子	γ 粒子
平均能量	27.4keV	21keV
源长	4.5mm	4.5mm
直径	0.8mm	0.8mm
标记物长度	3mmAg	1mmPb
初始计量率	7.7cGy/h	18cGy/h
半价层	0.025mmPb	0.008mmPb
释放 94% 剂量	240d	68d

放射性同位素被封装在长 4.5mm、直径为 0.8mm 的圆柱形胶囊中,胶囊的几何尺寸和放射源周围的辐照剂量场分布示意图见图 5-24。

(2)粒子植入方法:植入放射性粒子的主要方法包括超声引导术中粒子植入、影像学引导下经皮穿刺粒子植入及超声内镜引导粒子植入等。植入方法的选择主要取决于患者肿瘤的位置及与周围脏器的毗邻关系、脉管系统侵犯程度以及操作人员对不同引导方式的熟悉程度、仪器设备等。

对于术前评估可切除肿瘤可采取术中粒子植入的方法,影像学应采用术中超声引导,所选用的超声探头应尽量小巧,否则影响粒子植入精度。植入步骤如下:先通过手术暴露肿瘤,在超声引导下,按计划将穿刺针刺入肿瘤,各穿刺针应平行排列,再用粒子植入枪将粒子植入肿瘤的不同深度,边缘粒子应至少位于肿瘤表面下 0.5~1.0cm。种植前应将邻近脏器尽可能移开,以便最大限度地减少这些器官及组织的照射剂量。为了降低辐射源对工作人员的辐照,可使用专用的施源器布置胶囊。

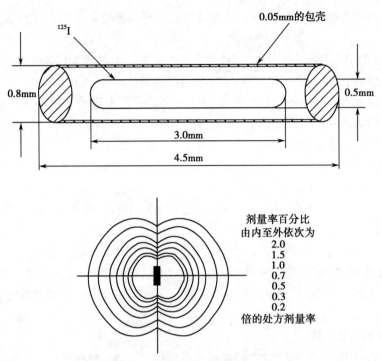

图 5-24 同位素外形与剂量场

对于术前判断无法手术切除的肿瘤,应采取影像学引导下经皮穿刺粒子植入或超声内镜引导粒子植入,选择何种方法主要取决于医院现有仪器设备及操作人员对不同影像学引导方式的熟悉程度。目前粒子植入的影像学引导方式主要包括超声、CT、磁共振等,不同的引导方式各有优势和缺陷(表 5-4)。

表 5-4 不同影像学引导方式的特点比较

	超声内镜	超声	CT	MR
图像分辨率	较高	低	高	高
穿刺角度	灵活	灵活	受限	灵活
粒子显示	清晰	清晰	清晰	模糊
射线辐射	无	无	有	无
实时性	是	是	否	否
操作时间	短	短	长	长
花费	低	低	高	高

随着粒子植入技术的发展,CT 引导下 3D 打印模板辅助穿刺技术的使用使粒子植入变得更为精准,能较好的遵从术前 TPS 计划,有效地缩短手术时间;对于位置固定、浅表的肿瘤使用 3D 打印模板辅助穿刺可较好的完成手术,但仍存在诸多亟待解决的问题。

(三)治疗计划

放射性粒子植入治疗的本质是一种放射治疗,因此必须为每一位患者制订与其病情相适应的放射治疗计划。完整的粒子植入治疗过程可大致分为两部分,包括治疗计划的设计和治疗计划的执行。此处重点介绍治疗计划的设计过程,包括四步:确定治疗方针,获取患者信息,计划设计,计划验证。

1. 确定治疗方针 放疗医师通过 X 线机、CT、SPECT、PET、MRI 和 B 超等成像技术获得患者的医学影像信息,结合肿瘤病理类型和分期,提出适合患者的治疗方针并初步设定治疗所需辐照剂量。

2. 获取患者信息 放疗医师、物理师和相关技术人员通过分析影像信息确定患者的身体轮廓特征、肿瘤大小、位置以及外形等特征,标记重要组织、器官,为下一步制订放疗计划提供参考数据。

3. 计划设计 计划设计需由医师和物理师配合完成,基于病变信息和放射源参数,在放射治疗计划系统上确定具体辐照过程的环节。

TPS 是基于三维影像进行的放疗计划设计和模拟评估系统。该系统包含了图像数据输入、图像数据处理、三维重建、照射野布置、剂量计算、计划验证、计划报告输出和数据资料管理等功能(图 5-25)。多种类型影像数据被导入 TPS,通过数据后处理与三维重建生成人体虚拟三维影像。医务人员基于三维影像对靶区及重要组织器官边界进行勾画,并设计辐照粒子能量、分布、入射方向等参数,形成初步的辐照计划。

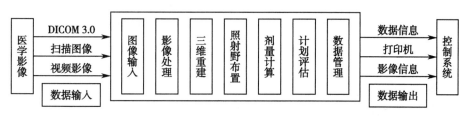

图 5-25 TPS 工作流程

4. 计划验证 初步治疗计划确定后需进行验证,测量并分析模拟辐照过程中人体特别是肿瘤组织辐照分布、肿瘤区域及周围重要器官可能受到的辐射剂量,评价辐照计划的准确性和可靠性,物理师和放疗医师依据验证结果对治疗计划进行修正,确定最终治疗计划,传递给放疗设备,进入治疗执行阶段。

完整的粒子植入流程如图 5-26 所示。

（四）靶区勾画

放射计划设计过程中最核心的步骤是依据患者的影像学资料勾画靶区边界。只有准确的划分出肿瘤区域,才能设计与之对应的辐照野,进行射线种类和能量选择,辐照剂量计算、评估和组织补偿等工作。准确定义与精确勾画靶区对于治疗效果及患者预后至关重要。

基于人体影像学信息可以获得肿瘤组织在人体内的几何形状、空间位置和运动特性等信息。基于不同的标准可以提取出代表不同意义的靶区域,包括:大体肿瘤体积(gross target volume,GTV)、临床靶区(clinical target volume,CTV)、内靶区(internal target volume,ITV)、内部大体肿瘤体积(internal gross target volume,IGTV)、计划靶区(planning target volume,PTV)。

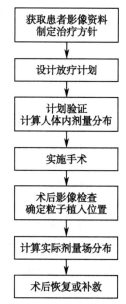

图 5-26 粒子植入流程图

国际辐射单位和计量委员会定义 GTV 为通过检查手段证实的肿瘤范围,通常是所有靶区域中体积最小的区域。CTV 是在 GTV 的基础上加入周边微小病灶后获得靶区域,通常 GTV 的基础上外放 5~8mm 获得。ITV 则是在 CTV 的基础上考虑对呼吸运动或胃肠道蠕动所致靶区移动进行修正后获得的靶区。随着门控技术的出现,通过勾画出特定时相的 GTV 并进行影像叠加,可获得肿瘤组织 IGTV。PTV 通常是最终需要接受辐照的靶区域,其综合考虑了引起靶区几何不确定性的诸多因素如运动误差、摆位误差等的影响,对于运动幅度较小者,PTV 在 CTV 基础上进行边界外放,而运动幅度较大时,则在 ITV 的基础上放大靶区。各种靶区示意图见图 5-27。

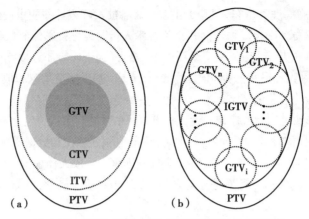

图 5-27 GTV、CTV、ITV、IGTV 和 PTV 的示意图

（a）基于三维影像划分的靶区示意图；（b）基于 4D-CT 影像划分的靶区示意图

（五）辐射剂量的估算

放疗计划的最终目标是设计一个剂量场分布状态，使得病变区域尽可能地被包裹在处方剂量范围内，尽可能避开正常组织。精确计算不同区域的剂量场强度是实现这一目标的有效途径。

1. 辐射剂量的概念 放射性粒子与物质相互作用可产生不同效应。在原子核层面，辐射粒子通过核反应，有可能改变原子核的能级与结构，产生新的粒子和原子核；在原子层面，通过电离过程，原子核外电子的能量会发生改变；在分子层面，由于原子核和电子的变化，会改变原分子的化学结构，产生新的分子和功能基团，其原有化学性质会有改变，进而影响分子的生物学特性。例如，DNA分子的双链或是单链被打断，引起蛋白质分子的变性，最终导致细胞死亡，大量细胞的同时死亡就会引起组织或器官功能的异常，对人体产生明确的辐射效应。

在以上过程中，放射性粒子对生物体的损伤跨越了以下尺度：原子核、原子、官能基团、生物分子、细胞、组织和器官、人体，这些过程中的一个共同点是辐射粒子将一部分能量传递给周围的介质，从而产生系列效应。目前主要通过检测辐射粒子在单位介质中沉积的能量的大小来评价辐射粒子对人体组织、器官或病变组织的损伤，通常用吸收剂量来表示。吸收剂量单位是格瑞（Gy），$1Gy = 1J/kg$，通常使用 cGy 来描述组织的吸收剂量，$1Gy = 100cGy$。

2. 辐射剂量计算方法 现有的在 TPS 中计算辐射剂量的方法有两种，一种基于确定论的辐射剂量计算方法，另一种基于蒙特卡洛方法，两种方法各有优势，前者计算速度快，但是精确度相对降低，并且在计算过程中对物理过程描述不够细致，后者能够模拟精细的物理过程，具有较高精度，但是计算速度却非常缓慢。两种算法最终目的都是要计算获得人体内特定组织或者器官内的放射性粒子的能量和通量信息，进而实现计算辐射粒子在人体内沉积的能量的目的。使用时应根据不同的应用场景选择相应的计算方法。

（1）基于确定论的计算方法：这一方法认为粒子在物体中的空间坐标、能量、次级粒子的产生与粒子本身的湮灭、核反应过程都可以用数学方程来表述。因此，当一个物体的几何形状、元素组分、密度和分布状态，以及不同离子的反应过程与反应概率被确定后，人们便可通过求解一系列的方程组最终确定辐射粒子在不同空间中能量和通量分布状态。当辐射粒子同人体组织、器官相互作用时，便可结合人体内的辐射粒子的能量、通量等参数，计算辐射粒子在特定人体器官内沉积的能量，即人体的吸收剂量。

常用的确定论方法分为两类：粒子输运法和粒子扩散法。前者的核心问题是一束具有一定能量和动量的辐射粒子同一定物质产生相互作用后，其粒子种类、能量和动量的变化量。后者则认为辐射粒子在介质中的迁移过程类似于气体的扩散过程，可通过分析粒子密度在空间中梯度分布确定粒子在不同方向上的变化的速率，从而求解获得辐射粒子在空间内浓度的变化情况。

两类方法虽然在数学描述上各有不同，但是其本质都是基于大量粒子的宏观统计结果进行计算的。在计算过程中，粒子同介质的反应过程可通过不同的数学方程进行描述，从而求解出辐射粒子在不同空间位置内沉积的能量，实现计算辐射剂量的目的。但是，如果射线穿过的介质几何外形过于复杂如人，那么算法过程则需消耗大量计算时间用于处理截面边界处的计算过程，从而极大地降低了计算速度。

（2）基于蒙特卡洛方法的剂量计算：蒙特卡洛算法简称为蒙卡算法，通过统计大量单个粒子在介质中的反应过程，最终获得粒子在一定介质内发生某一种反应或者在某一个区域内出现的概率。

蒙卡算法需要建模以模拟辐射粒子与物质相互作用的过程。建模过程主要涉及三项内容：辐射粒子源、辐射粒子通过的介质及探测器。辐射粒子源用于描述初始的辐射粒子的特性，其中包含了粒子种类、粒子能量分布、空间分布、初始角分布、粒子数量和粒子所具有的权重等信息。辐射粒子通过的介质是用于描述与辐射粒子发生相互作用的具有一定几何特征和物理属性的介质，如靶组织或器官的外形、组分和密度等，由此建立一个与之接近的数学模型，用于之后的剂量模拟。探测器则是统计在一定空间范围内到达靶区域的模拟粒子的计数器的统称，通常能够对特定空间内的指定辐射粒子进行计数。

蒙卡算法模拟计算过程分四步：第一步，由粒子源产生一个具有一定初始状态的辐射粒子，并规定初始粒子的权重系数，通常为1；第二步，按照辐射粒子的种类和能量，结合辐射粒子与经过的介质发生相互作用的反应截面，模拟计算这一相互作用过程，入射粒子的能量、动量、权重等参数都会按照反应发生的概率在这一过程中进行调整，同时模拟可能产生的次级粒子，并赋予次级粒子相应的能量、动量和权重等参数；第三步，重复第二步的过程，直至辐射粒子及次级粒子的空间位置或是计量时间超出截止范围，记录发生的全部核反应的过程；第四步，统计进入探测器范围内的待计数的辐射粒子的权重信息，最后对这些权重因子进行处理，便可得到最终需要的计数结果。

蒙卡算法计算过程中，随着粒子数的增减，计算精度会越来越高，计算结果也同真实的结果更为接近。但是，计算过程所消耗的时间也会相应地增加。所以这一算法通常用于对计算精度要求高，且对计算时间没有较高要求的粒子辐射过程。而在 TPS 系统中，因为对计算速度的要求远大于对精度的要求，所以蒙卡算法在 TPS 系统中使用较少。但是，随着计算机硬件技术的发展，CPU 计算速度飞速提升，制约蒙卡算法的计算时间问题有望得到解决。

（六）粒子植入方案的评估与验证

1. 方案评估　医生依据肿瘤的类型、分期和大小等参数给出初步处方剂量及相应治疗方案，植入患者体内的粒子的数目通过以下公式预估：植入的粒子数 =（肿瘤长 + 宽 + 高）/3×5÷ 每个粒子活度。物理师依此设计不同的粒子排布方案，并计算不同方案下的辐射剂量分布特性，最终选择最符合要求的治疗计划。

此后需要对治疗计划进行评估，结合肿瘤靶体积率、处方剂量体积、靶区域接受处方剂量的体积百分比等参数，通过等剂量曲线、剂量体积直方图进行表述。

2. 治疗后验证　治疗后还需要根据辐射粒子的实际分布情况对粒子植入治疗计划中涉及的评估参数进行验证，包含以下 5 个指标：

（1）实际剂量分布：包含靶区处方剂量比例，即达到处方剂量的靶体积占全部靶体积的比例，当 $D_{90} > PD$ 表示植入粒子的剂量质量较好。

（2）适形指数：对比治疗后辐照区域内达到处方剂量的靶体积同预估的靶体积的比值，计算二者的比例。

（3）剂量不均匀度：辐射源以粒子形式植入患者体内，越靠近粒子源的区域受到的辐照剂量越高。这种辐照不均匀性通常用实际受到的辐照剂量同处方剂量的比值来描述，例如，V100、V120、V150等，它们分别代表了实际受照剂量不小于处方剂量 100%、120% 和 150% 的区域的体积。当一个区域内受到的辐照剂量同处方剂量的偏差超过 20% 时，便认为这个区域属于剂量分布不均匀的区域。

（4）瘤周剂量分布：用剂量体积直方图表示。

（5）补充治疗与否：根据验证结果确定是否需要补充植入粒子或采取其他治疗手段。

（七）应用与维护

1. 临床应用 放射性粒子肿瘤内植入近距离放射治疗技术的实施具有严格的准入制度，对从业人员、场地、病房、医院、质量控制、辐射防护等均有相关要求。

现阶段我国放射性粒子植入治疗最主要应用的是 ^{125}I 粒子，源于其优良的物理学特性：①半衰期为 59.6 天，可提供 200 天左右的持续照射，便于临床使用和保存；②释放 γ 线，平均能量为 28keV，属于低能放射性同位素，具有穿透到局部组织间的作用，疗效好且损伤小；③半价层为 0.003cm 铅，操作人员易于防护；④外壳为钛合金封闭，辐射距离为 1.7cm，靶治疗体积以外放射剂量迅速衰减。通过多年的临床实践，^{125}I 粒子植入治疗技术已成熟应用于肺转移瘤、原发肺癌、肝癌、胰腺癌、卵巢癌、胰腺癌、直肠癌及颅内肿瘤中，主要用于晚期肿瘤患者，可一定程度缓解症状，提高生活质量。

2. 适应证与禁忌证 适应证：①未经治疗的原发肿瘤；②需要保留功能性组织，或者手术会累及重要脏器的肿瘤；③不能进行根治性手术者；④预防肿瘤区域性扩散者；⑤转移性病灶或术后出现孤立性转移瘤而失去手术价值者；⑥外照射失败或者外照射不满意，补充局部照射剂量；⑦术中残存肿瘤或切缘距肿瘤太近者。

禁忌证：①预计生存期不足 6 个月；②肿瘤部位有活动性出血、坏死；③肿瘤对放疗不敏感；④有麻醉禁忌证。

3. 维护 因为粒子植入技术使用的辐射源的结构相对简单，无需特殊维护。需要注意的是，放射性粒子碘 125 的半衰期为 60.2 天，因此植入粒子应当尽快使用，以减少因放射性衰变导致粒子活度的降低。

二、重粒子放射治疗

重粒子放疗是国际公认的尖端放射治疗技术，主要用于治疗恶性肿瘤。重粒子又称重带电粒子，是指具有一定质量的带电粒子，包含了质量大于或等于质子的所有原子的带电粒子如质子、氦离子、碳离子、氖离子、氮离子和硅离子等。重粒子治疗包括重离子放疗和质子放疗两种，前者利用的是碳离子超高速射出而形成的重离子射线，后者则是利用氢的原子核（质子）超高速射出形成的射线。

（一）重粒子放疗原理

当带电质子或重离子穿过物质时，在路径中通过电离与激发将能量转移至周围原子，在浅层部位剂量曲线相对保持恒定，形成低剂量平坦区，而在射程末端质子或离子速度瞬间变得很低，残余能量完全释放，从而形成一个高电离密度的峰，即布拉格峰（spread-out Bragg peak, SOBP）。医学中利用这一特性，结合肿瘤部位和形状，决定质子或重离子的速度和强度，使布拉格峰被调整嵌合在靶区，并在三维空间上与靶区形状尽可能吻合，在保证治疗效果的前提下尽可能减少对周围正常组织的损伤。重粒子放疗突破了低传能线密度（linear energy transfer, LET）射线的放射生物学瓶颈，使放疗技术再上新台阶。图 5-28 为不同类型射线在组织中的 LET 特性。质子和碳离子是目前最常使用的两种重粒子，就生物学和物理学特点来说，重离子治疗优于质子治疗，两者的区别见表 5-5。

表 5-5 碳离子和质子生物学和物理学特性比较

	质子	碳离子
物理学特点	具有布拉格峰； 能量较大，70～100Mev； 照射次数较常规放疗少	布拉格峰更为显著，剂量分布更佳； 能量更大，80～430Mev，杀伤力更强； 照射次数更少
生物学特点	低 LET； 存在亚致死损伤修复； 疗效存在周期依赖性和乏氧抵抗性	高 LET； 损伤无法修复； 疗效不存在周期依赖性，无乏氧抵抗性

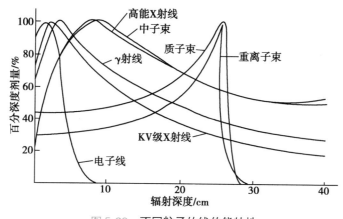

图 5-28　不同粒子的线传能特性

（二）重粒子放疗设备

1. 质子治疗系统　无论是质子还是碳离子治疗均需要专门的加速器对重粒子进行加速。由于质子的绝对质量明显小于其他重粒子，多种类型的回旋加速器和直线加速器都可用于质子的加速。其过程如下：通过电场对带电粒子加速，使得质子获得较高的能量；然后将加速后的粒子引出，根据患者肿瘤位置和周围组织的特性调节质子能量；最后利用引出的质子进行治疗。

完整的质子放疗设备包含了离子源、加速腔体、束流引出系统、真空系统、冷却系统和控制与检测系统等结构。其中，离子源用于产生待加速的粒子，并将带电粒子引入加速腔体中。当带电粒子进入加速腔体后，会在电场和磁场的共同作用下逐步提高粒子的能量。图 5-29 为质子质量装置的平面布局图，重离子放疗装置也采取类似的布局方案。

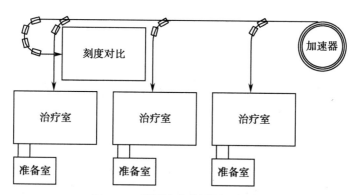

图 5-29　质子治疗装置平面布局图

2. 重离子治疗系统　重离子的质量明显大于质子质量，需要被加速到更高的能量才能穿透人体组织到达靶区，因此便需要加速能力更强的加速器系统。重离子加速器的加速部分通常会分为两段：直线加速器和回旋加速器。以碳离子（$^{12}C^{6+}$）为例，加速器工作过程如下：首先，碳离子中的每个核子经过直线加速器加速后，具有的能量可达到 10MeV；之后，这些被初步加速后的碳离子将被引入同步回旋加速器进一步加速，碳离子中单个核子的能量接近 100MeV；最后，高能碳离子被引出至治疗室，进入辐射治疗过程。

重离子放疗设备包括四个区域：离子源发生器、直线加速器、同步回旋加速器和治疗室。离子源发生器用于产生待加速的重离子，直线加速器和同步回旋加速器则是将重离子进行初步及进一步加速，使其获得高能量。

（三）重粒子放疗过程

重离子放疗过程与传统 X 射线放疗基本相同，分四步：第一步，采集患者的影像学资料；第二步，基于患者的影像资料划分涵盖体内肿瘤组织的靶区域；第三步，基于肿瘤靶区和周围组织的空间分布特性制订恰当的放疗方案并评估不同放疗方案产生的人体剂量分布特性；第四步，实施放疗计划。

（四）重粒子放疗临床应用

质子治疗的适应证：①对辐射耐受性差的肿瘤，主要指儿童肿瘤；②有长期生存可能的肿瘤；③邻近正常器官，不可切除或不能完全切除的局部侵犯性肿瘤；④老年患者，或因并发心肺疾病不适合手术的患者，或连常规光子放疗都无法耐受的患者。重离子治疗，主要指碳离子，最受公认的适应证是：不可手术的、对辐射高度抵制的且大量乏氧细胞存在的肿瘤。使用质子/重离子放射治疗的常见肿瘤见表5-6。

表5-6 质子/重离子放射治疗常见肿瘤

分类	名称
中枢神经系统肿瘤	脑膜瘤、垂体瘤、听神经瘤、星形细胞瘤
颅底肿瘤	脊索瘤、软骨肉瘤
头颈部肿瘤	鼻咽癌、咽喉癌、口腔癌
胸腹部肿瘤	肺癌、食管癌、肝癌、胰腺癌
盆腔肿瘤	前列腺癌、子宫肿瘤
骨和软组织肿瘤	骨肿瘤、软组织肉瘤

虽然重粒子放疗被国际认为是进一步提高肿瘤放疗疗效最有希望的新型技术，但是由于建立一个粒子放疗中心的投资巨大，需要多学科集成发展，到目前为止，全球重粒子放疗中心的数量很少。我国获得国家CFDA批准、正在运营的质子重离子放疗中心只有一家医院。此外，重粒子放射治疗也有局限性的，只适合治疗原发性肿瘤，尤其是早期发现的小肿瘤，治愈的概率较高。对于已经扩散的肿瘤则不太适用。原因在于质子或重离子治疗仅限于物理杀灭癌细胞，并不能防止肿瘤细胞的扩散和转移。

第三节 放射性探测与辐射防护仪器

放射性射线已经深入人类生活的方方面面，不仅局限于大家熟知的核电站、核武器等，在医学、工业、农业上都有大量的应用。但是放射性射线使用不当也会对人类造成伤害，如受照剂量过大会导致组织、器官损伤甚至死亡，所产生得基因突变可能会个体生长发育及繁衍造成不可逆的影响。更为严重的是人类无法通过自身感知到射线的存在，从而无法做到预防与早期发现，需要借助放射性射线探测设备或仪器探测放射性射线的存在，同时获得射线的类型、强度、能量等特性，确保公众辐射安全，此外保证放射性生产与使用中工作人员的安全。

一、放射性探测器工作原理及分类

放射性探测器是利用放射线在介质中传播时引起的电离、激发效应或其他的物理、化学变化进行放射性射线探测的器件，根据探头材料及探测原理不同，主要分为以下几类：气体探测器、闪烁探测器、半导体探测器、径迹探测器以及中子探测器。

（一）气体探测器

气体探测器以气体为探测介质，具有制备简单、性能可靠、成本低廉、使用方便等优点，在核医学、生物学、天体物理、凝聚态物理和等离子体物理等领域得到广泛应用。

入射带电粒子通过气体介质，使气体分子、原子电离和激发，并在通过路径的周围生成大量离子对，带电粒子在气体中产生一对离子平均所需能量称为电离能 W，对于各种核放射性射线粒子，不论其能量高低，在气体中平均电离能的数值都在30eV 左右。射线在气体中产生的总电离数与入射能量成正比,入射粒子的能量为 E_0,当其能量全部损失在气体介质中时,产生的平均离子对数为 N。反推即可以得到放射线的相关参数。

$$N = E_0 / W \tag{5-1}$$

1. 气体探测器工作分区　随着外加电场的增加,对电离粒子运动的影响也在改变,具体可以分为以下 6 个区(图 5-30):

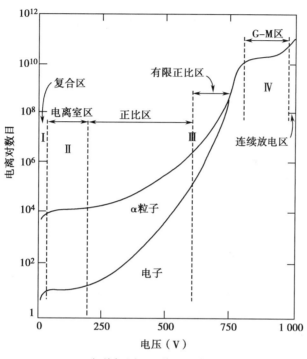

图 5-30　气体探测器工作区与电场强度关系

(1)复合区:外加电压很低,离子漂移速度很小,电子吸附效应、扩散效应和复合效应起主要作用。复合的结果,电子离子数目减少,电极收集到的离子对数目小于总电离数目。

(2)电离室区(饱和区):随着外加电压增大,离子漂移速度增大,电子吸附、扩散效应的影响减小,发生复合的机会减小,被收集的电荷数逐渐增加。当电压达到某一定值时,基本不存在复合,总电离全部被电极收集,达到饱和,同时在一定电压范围内,被收集电荷不再增加,达到饱和。

(3)正比区:工作电压大于电离室区上限时,由于外加电场很强,电离电子在漂移过程中获得的能量很大,使气体分子再电离,产生次级离子对,次级电子在漂移时又可能加速到足以再产生次级离子对,如此级联。随着电压的增大,气体放大倍数也随之增大。

(4)有限正比区:当电场强度大到一定程度时,产生的大量离子对中的正离子由于漂移速度很慢滞留在气体空间,形成空间电荷。由此产生的电场方向与外电场方向相反,从而限制了次级离子继续增加,产生空间电荷效应,同时也限制了气体放大倍数的增长。

(5)G-M 区:进入此区后,随着电压的增加,空间电荷效应越来越强,收集到的电荷又一次饱和,并且由于空间电荷效应的影响,收集的电荷与入射粒子的种类和能量无关。

(6)连续放电区:进入该区,收集的离子对数再次急剧增加,气体连续放电。

2. 气体探测器分类　根据探测器工作区域不同,气体探测器分为电离室探测器、正比技术管探测器、G-M 计数管探测器。

(1)电离室探测器:电离室探测器结构比较简单,主体是由两个处于不同电位的电极组成,电机的形状大多是平板或圆柱形。两个电极之间使用绝缘体隔开,并密封于充气容器内,当射线粒子通过电极之间的气体时,电离产生的正离子和电子分别顺着和逆着电场力方向运动,最终到达收集电极,收集电极与记录仪相连,进行数据收集、统计与分析(图5-31)。

电离室探测器工作在饱和区,没有正负电子的复合,也不存在气体放大,由待测射线电离产生的全部正负电子均分别被电极收集,输出信号与入射粒子的射线及能量均有关,由于输出信号较弱,需要较高的电子支持,对工作电压的稳定性有较高要求,工作较为稳定。

(2)正比技术管探测器:正比计数管探测器本身具有放大作用,主要用于探测电离作用较弱的粒子。其阴极采用圆筒形,阳极为一根极细的金属丝,半径为 r_a(数十微米),其中充以惰性气体(如氩)和有机气体(如 CH_4 和酒精的混合物),两极间电势差为 U_0,圆筒半径为 r_c(图5-32)。

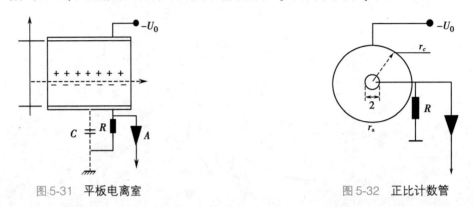

图5-31 平板电离室   图5-32 正比计数管

(3)G-M 计数管探测器:当电场强大到使放大倍数到大于 10^8 量级时,电子不断增殖,并且持续发展成为自激发电,此时增殖的离子对总数已与原始电离无关,基于这段工作区的计数管称为 G-M 计数管。其结构是在一密封的玻璃管内,以一根钨丝作为阳极,紧贴玻璃管的内表面装一金属圆筒作为阴极,在计数管内形成一个柱状的对称电场(图5-33)。

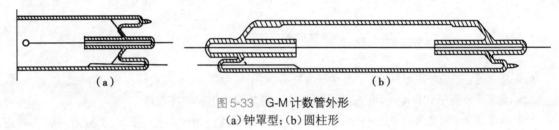

(a)   (b)

图5-33 G-M计数管外形
(a)钟罩型;(b)圆柱形

(二)闪烁探测器

闪烁探测器由闪烁体、光电倍增管和相应的电子仪器组成。其工作原理如图5-34所示:首先放射性射线射入闪烁体使闪烁体原子电离或激发,受激原子退激而发出波长在可见光波段的荧光,然后荧光光子被收集到光电倍增管(PMT)的光阴极,通过光电效应打出光电子,最后电子运动并倍增,并在阳极输出回路输出信号。

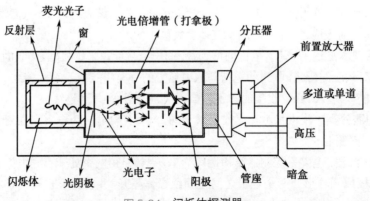

图5-34 闪烁体探测器

（三）半导体探测器

半导体探测器电离室以固体为介质，射线在半导体材料中产生电子 - 空穴对，电子 - 空穴对在外加电场的作用下形成电流，通过测量单个射线粒子产生的脉冲信号实现对射线的探测。此类探测器具有能量分辨佳，对 γ 射线探测效率高等优点。目前常用的半导体种类有 P-N 结型、锂漂移型和高纯锗半导体探测器。

（四）径迹探测器

此探测器在医学中应用较少，其特点是可观察到粒子在物质中留下的径迹，包括原子核乳胶、威尔逊云、气泡室和固体径迹探测器等。

（五）中子探测器

原则上以上所列出的带电粒子探测器都可以作为中子探测器使用，只需通过记录中子活化，即将中子转换成带电粒子即可。

二、放射性探测器的应用

放射性探测器在放射性工作，尤其是环境及个体辐射安全中有着重要作用。放射性探测器需要配合相应的电子电路及人机交互界面，方便日常应用。

（一）放射性活度计

放射性活度计广泛用于医院核医学科、正电子药物生产基地、奶站、科研单位等，其作用是准确测量目标源放射性活度，是放射性药物质控要求的重要保证，其外观如图 5-35 示。

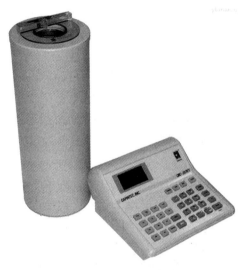

1. 性能与结构　活度计的具体性能包括能量范围、测量范围、重复性、反应灵敏度，可分辨能量在 KeV 量级上的 X、γ 射线或 1MeV 以上的 β 射线。不同型号的活度计对应的量程不一样，从 μCi（10^4Bq）到几个 Ci（10^{10}Bq）不等，视工作中具体要求选择。国家对放射性活度计有明确规定，如表 5-7 所列。

图 5-35　医用活度计

表 5-7　活度计性能特性要求（GB/T 10256—2013）

性能特性		要求	
		I 级	II 级
光子能量范围		25～3 000keV	
测量核素		^{125}I、^{125}I 粒子、^{99}Tcm、^{131}I、^{137}Cs、^{60}Co、^{18}F、^{11}C、^{13}N、^{15}O、^{89}Sr、^{67}Ca、^{153}Sm、^{103}Pd、^{90}Y、^{226}Ra、^{24}Na、^{57}Co 等	
测量范围	下限值	≤3.7×10^5Bq	
	上限值	>3.7×10^{10}Bq	
相对固有误差		±3%	±5%
重复性		≤1%	≤2%
非线性		≤2%	≤5%
不稳定性		≤2%	≤3%

2. 工作原理　活度计由离子腔、样品容器、测井套筒、控制台、信号传输线及电源线组成，还可以选配一些如打印机、钼测定组件等配件。离子腔为主体部分，为一个"井"型的气体电离室，电离室的两极是两个被密封于惰性气体中的同心轴圆柱体，通过连接的外部电源产生一定的电压差，保证

在电离室的轴心位置形成一个"井"型的测量室,轴心位置的圆孔直径为几个厘米。检测放射性活度时,将待测放射源样品容器放入测量孔内适当位置,放射线与电离室相互作用,产生电离电流,转换成了相应电信号,经过信号放大及后处理以数字方式显示于操作界面进行数据读取。

3. 应用与质量控制 为了确保放射性活度计测量准确性,规范日常使用与常规进行质控非常重要。

(1)日常应用:为了使活度计能保持良好的测量状态,活度计应远离有放射性核素的容器,放置在恒温、恒湿、通风的环境中,避免经常搬动影响电离室的密封性。每次开机以后,至少预热半个小时,使得电离电流完全工作在稳定状态下,确保测量结果的准确性。此外,离子腔壁都很薄,而且腔体内充满了气体,为了保证活度计有足够的灵敏度,尽可能避免经常搬动离子腔,否则极有可能造成仪器损坏。

(2)质量控制:根据医用放射性活度计的工作原理和放射性药物测量的基本要求,医用放射性活度计质量控制除日常的本底检查和活度响应曲线测量外,还应该包括重复性检查、稳定性测量、基本误差和放射性活度线性测量。

1)本底检查:每次开机均需先检查本底,目的是为了消除工作环境中存在的各种噪声对测量结果的影响。具体方法如下:在周围环境无放射性物质存在的情况下,连续测量 5 次,记录测量结果,计算均值,0～5μCi 内均为正常。如果超出范围,则需要考虑活度计周围是否仍存在放射性物质,或者在前次使用中活度计被污染,移除放射性物质或进行必要的清理,本底达标后方可使用。本底检查无需标准放射源,方便执行。

2)重复性检查:为了确保活度计各部件工作稳定性,需进行重复性检查,过程如下:选择中等能量的放射性核素 ^{137}Cs,活度大于 $2 \times 10^6 Bq$,连续测量 10 次,计算变异系数,作为重复性检查的判定依据。

3)稳定性测量:为了保证测量结果稳定性需进行稳定性测量,使用标准源 ^{137}Cs,7h 内等时间间隔测量放射源 10 次,每次测 3 个数取平均值。

4)基本误差:此项检查也是为了反映活度计测量的准确度,即核素测量值与其实际值之间的差异百分比。

5)放射性活度线性测量:一般使用衰变法进行,目的是为了检查活度计在测量范围内对活度响应的特性。

质量控制内容中第 2～5 条均需要购买标准放射源,建议定期送到有资质单位进行活度计质控。

(3)强制检定:医用放射性活度计属于国家强制检定仪器,必须定期由国家指定的有资质的单位对其进行检定,按照国家要求,活度计检定周期不得超过 2 年。

(二)环境放射性探测仪

在医疗实践过程中,安全使用放射源,确保工作人员及公众接受放射性射线剂量在安全限值以下,均需要进行严密的放射性射线监测工作,环境放射性探测仪必不可少。

1. 环境监测仪 环境监测仪外观如图 5-36 所示,主要用于测量工作场所中的放射性射线剂量率,通常会放置在各个重点部位。根据目标射线不同选择相应的探头,当探头接受到射线,会将射线的相关信息通过电子学电路转换成具体数字,显示于主控电脑屏上,工作人员可以在安全位置监测整个工作区域的放射性水平。同时可以设置安全阈值,一旦超过阈值会发出报警信号。多数环境放射性监测仪采用的是闪烁体探测器,也有使用 G-M 探测器或者 G-M 探测器与高压电离室共同组成的符合探头。

2. 手持式 γ 射线探测仪 手持式 γ 射线探测仪(图 5-37)实质上就是可移动的环境检测仪,是用于测量照射量、剂量当量率、吸收剂量率。其结构更简单、紧凑,功能齐全,方便携带,除能测高能、低能 γ 射线外,还能对低能 X 射线进行准确的测量。目前已广泛应用于环境监测、卫生防疫、进出口商检、放射医疗、建材、石油化工、地质普查、废钢铁、核实验室等领域的放射防护监测。

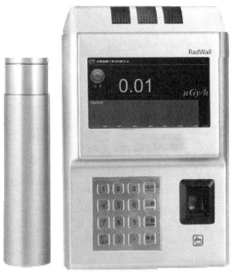

图 5-36　环境监测仪

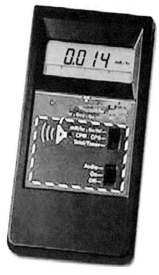

图 5-37　手持式探测仪

（三）个人剂量监测仪

个人剂量监测仪是一种便携式数字化个人放射性剂量测量装置，主要分为以下两种：

1. 热释光剂量仪　热释光剂量仪的工作原理如下：许多非导体物质受到电离放射性射线的作用，间接产生电子 - 空穴对，其中部分电子（空穴）被物质中的陷阱所俘获，只有受到热激发时，才以可见光及紫外线光释放出来，释放出的光强正比于最初吸收的电离放射性射线，通过反推即可知道最初接受的放射性射线剂量。

目前常用的热释光剂量仪如图 5-38 所示，其具有体积小、灵敏度高、能量响应好、组织等效性好、衰退小、重复性能好、光敏性小、线性范围宽的优点，缺点是不能随时读取剂量累计值，只能使用专业设备进行数据收集。热释光材料包括 $LiF(Mg、Ti)$、$li_2B_4O_7(Mn)$、$CaSO_4(Tm)$、$LiF(Mg、Cu、P)$ 等。

2. 数字化个人放射性射线剂量报警仪　该装置外观如图 5-39 所示，具有累积剂量、剂量率、阻塞、超时等阈值报警功能，主要用来监测 X 射线和 γ 射线，实现对射线的智能化管理。其优点可以实时读取放射性射线剂量率以及累计剂量，方便随时更改工作状态。目前多数装置采取的是 G-M 计数管探测器，也有使用闪烁体探测器及半导体探测器。

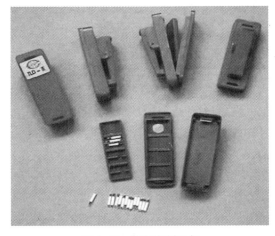

图 5-38　热释光剂量仪

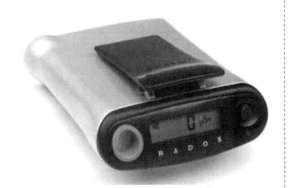

图 5-39　数字化个人剂量仪

3. 佩戴注意事项　佩戴的具体位置由所需监测目标器官决定。测量全身均匀受照时，一般把个人剂量仪佩戴在左胸部，而需要监测特定器官时，应把个人剂量计佩戴于相应的局部位置。同时工作人员离开工作场所时,个人剂量计应放置于本底照射区域,同时为了反映真实的个人受照剂量,个人的剂量计不得交换。

(段小艺)

思考题

1. 阐述核医学成像设备的结构与成像原理。
2. 简述核素治疗仪器设备的分类及各自工作原理。
3. 你所知的辐射监测设备有哪些?各自应用范围如何?

第六章　腔镜诊断与治疗仪器

人类面对各种复杂、多形态疾病有时候需要进行手术治疗，但是传统手术治疗带来的破坏组织的完整性、创伤大、恢复慢、合并症多等缺点是不言而喻的，追求创伤小、保留外表完整、组织修复快一直是外科医生的境界与追求，于是各种腔镜下微、无创手术便应运而生。腔镜的基本构造原理就是将可见光源借助人体自然生理通道进入体内，窥视器官组织内部的方法。

由于人体的各组织器官的生理通道结构不同，腔镜的设计结构不尽相同，腔镜也由硬镜、纤维内镜发展到当今的电子内镜，以下小节中各有所侧重。

1901 年法国人 Kelling 第一次进行动物性实验。

1910 年瑞典人 Jacobaus 等应用于临床观察膀胱内结构。

1938 年德国人 John Veress 发明弹簧充气针，Kurt Serum 设计了自动充腹机。

1966 年英国人 Hoopkins 将这一技术进一步完善。

1977 年 KOK 第一例腹腔镜下阑尾切除术。

直至发展到今天的各专科的微创外科技术，如胆道腔镜、食管镜、胃镜、十二指肠镜、肠镜、宫腔镜、肾镜、输尿管镜、膀胱镜、喉镜、支气管镜、胸腔镜等。

第一节　腹腔镜的原理与结构

腹腔镜是一种带有微型摄像头的器械，利用腹腔镜及其相关器械可进行腹腔镜手术。腹腔镜技术为外科提供了革命性的发展，微创手术是外科发展的总趋势和追求目标。目前，大部分普通外科手术，腹腔镜手术都能完成。如胆囊切除术、阑尾切除术、疝气修补术、结肠切除术、泌尿生殖系统疾病手术、妇科卵巢附件疾病手术、子宫切除等，继而产生喉镜、气管镜、胸腔镜的发明和使用，但其基本原理及结构基本相同。故此章节着重介绍腹腔镜的原理及结构。

一、腹腔镜设备的原理与结构

腹腔镜设备主要包括气腹（pneumoperitoneum）形成系统、摄像成像系统、动力系统、冲洗 - 吸引系统。

（一）气腹形成系统

建立气腹既有利于观察，还使腹腔内器官可以活动，气腹建立的质量是进行腹腔镜手术的关键，气腹形成系统由气腹机、CO_2 钢瓶、气体传输管道组成。

1. **气体**　一般采用 CO_2 气体，CO_2 在血液和组织中的溶解度是 O_2 的 10 倍，在腹膜扩散没有形成气栓的危险，CO_2 是正常新陈代谢的产物，容易经肺泡排出，价格便宜。

2. **气腹机**　气腹机（见文末彩图 6-1）是将 CO_2 注入腹腔的仪器。内镜手术需要有恒定的气腹条件才能顺利进行，气腹机由电脑控制，对镜下手术时气腹的产生和维持起了保障作用。一般病例腹腔内压力维持稳定在 1.6～1.8kPa 为宜。随着手术时间的延长，部分气体会被吸收掉或者由器械的装配处、腹壁的切口处泄漏,因此需要马上气体补充,充气速度太慢,腹内压力降低,肠管遮盖术野;充气太快,腹内压力太高,会造成患者生命危险。所以,CO_2充气量的调节和控制,是手术成败及患者安全的保证。新型气腹机还可对使用的CO_2气体进行加温,并设有自动排烟和保持术野清晰功能,以提高手术的安全性(见文末彩图6-2)。

(二)成像系统

整个成像系统包括五个部分:冷光源、腹腔镜、摄像机、监视器和光缆。

1. 冷光源　为腹腔镜手术视野提供照明,常用氙灯光源或卤素灯光源(见文末彩图6-3)。

2. 腹腔镜　应用于腹腔镜手术的内镜要产生明亮清晰的图像并且不失真。腹腔镜使用的是硬管型内镜,为柱状成像系统,其视角宽阔,图像明亮清晰,分辨率高,图像质量明显优于凹凸透镜。

用于诊断和手术腹腔镜有各种不同的尺寸和广角镜头。镜体长度30cm,直径1~12mm不等,镜面视角0°~90°,一般有0°、30°、45°、70°。临床上最常用直径10mm,视角0°或30°的腹腔镜(见文末彩图6-4)。

由于技术的不断改进,微型化腹腔镜问世。直径小的腹腔镜对患者损伤也小,但手术视野小,手术有时不方便。现已有直径仅2mm的腹腔镜,可以通过脐与耻骨联合中间的Verees针头插入,并且影像光度也非常好。此外,还可配备直径2mm的抓钳、剪刀等微型器械,进行多种腹腔镜手术。但现广泛应用于腹腔镜手术的仍是直径10mm的腹腔镜。

3. 摄像机　摄像机是外科医生的眼睛。CCD解决了摄像机微型化问题,连接腹腔镜目镜和监视器,将腹腔内的图像清晰地呈现在屏幕上,同时可以将手术过程记录下来,供以后复习研修。

20世纪80年代后,内镜摄像技术发展很快,目前的摄像机体积小、重量轻、分辨率高、色彩逼真、数字化摄像机的图像清晰度又有了很大的提高(见文末彩图6-5)。为适应现代外科无菌手术需求,摄像头可高温高压灭菌,更发展为电子腹腔镜及三维立体腹腔镜(见文末彩图6-6)。

4. 监视器　腹腔镜手术所用监视器宜采用彩色监视器,对图像质量影响很小,能达到450~700线的分辨率。监视器的大小一般为14~24英寸(1英寸=2.54cm)即可满足手术要求,取决于手术者的习惯。目前已问世的图像处理系统,可以处理手术图像,对图像进行采集、储存、编辑、数据管理以及储存等。

5. 光缆　又称为导光束,用于连接腹腔镜和冷光源。一般用光导纤维导光束。每根光导纤维直径10~25μm,每条光缆含有多达10万根光导纤维。常用光缆光导束直径有1.6mm、2.5mm、3.5mm、4.5mm等多种规格,选择光缆时应选择光导纤维束的直径略大于腹腔镜镜头。由于光导纤维纤细,使用过程中容易折断,故在使用时避免对折,以免损坏光导纤维,影响光线的输送。

(三)动力系统

1. 高频电流发生器(high frequency current generator)　是腹腔镜用于切开、凝固止血常用仪器。高频电流不刺激肌肉、神经,不会引起心室纤颤,但可使组织升温,炭化、汽化产生凝固、电切。

高频电流发生器有单极高频电流发生器,双极电流发生器以及单、双极混合一体的高频电流发生器三种(见文末彩图6-7、见文末彩图6-8)。并可以根据手术选择不同的电切、电凝或混合电切、电凝。电切为连续正弦波产生足够热量,使组织温度超过100℃,引起组织炭化、汽化,结果为组织电切。凝固为断续波产生非连续热量,使组织温度在90℃左右,故主要作用为凝固。

值得注意的是,在封闭的腹腔内使用高频电流止血的安全性,因为进入人体的高频电流,其转变为人体内的热量有多少至今仍无法测量。因此,无论是单极电凝或双极电凝都有可能引起灼伤,如肠管或输尿管的意外灼伤。此外,在妇科盆腔手术时,高频电流还有可能使卵巢血管及其神经血管遭受破坏,以致引起卵巢功能的严重损害,甚至卵巢萎缩,故必须引起足够的重视。

2. 激光　将光能转化为热能产生组织细胞脱水、炭化、汽化而达到组织凝固、切开。目前应用的激光有CO_2激光、半导体激光、氩激光、Nd-YAG激光及钬激光,医生应根据手术需要选择。

3. 内凝固器(internal coagulator)　是一种电流非直接作用于人体,而是通过加热器械产生热量后作用于组织,使组织细胞破坏产生蛋白变性而达到凝固作用。临床实践证明,腹腔镜手术时应用内凝器较单极或双极电凝安全,是腹腔镜手术切割和止血比较理想的装置。

4. 超声凝固切开装置 也称超声刀(ultrasound knife),是 20 世纪 90 年代开发的一种兼有凝固和切割功能的新型手术器械(见文末彩图 6-9)。

(1)超声刀的优点:①兼有凝固和切割功能,手术过程中不需更换器械;②超声刀凝固工作温度 80~100℃,因而不产生焦痂,切割不产生烟雾,手术野清晰;③超声刀穿透深度可控制,工作时间较短的情况下,超声刀的穿透深度明显比电手术小,当作用时间延长时,其穿透深度与电手术相当;④作用点外的热播散明显低于电手术,当超声刀工作时间延长时,向作用点外的热播散范围在增加,但一般多在 0.2mm 以内;⑤超声刀工作温度低于 100℃,术后粘连少。

(2)超声刀的缺点:价格昂贵,凝固和切割作用不如电手术快捷。

(四)冲洗 - 吸引系统

冲洗及吸引系统是腹腔镜手术的必要部分(图 6-10)。冲洗液起到以下作用:①观察;②水中切除;③保护组织;④止血(45℃);⑤预防粘连;⑥组织修复。

冲洗抽吸器的标准必须满足以下要求:①高注入压,大约 1bar;②高抽吸压(0.4~0.6bar);③可选择热度;④可暂停。

有多种抽吸管,有时需要滤过器,以便在肠间抽吸时使用,如抽吸血凝块则不需要。注水管的外径应能够承受压力增加或下降。

(五)各种手术器械

腹腔镜器械多种多样,医生根据需要选择器械。腹腔镜器械主要有 5cm、10cm 两种,分为反复使用及一次性使用,简单介绍几种常用器械。

1. 气腹针(veress needle) 是建立气腹必备手术器械,针芯的前端圆钝、中空、有侧孔,可以通过针芯注水、注气和抽吸,以确定气腹针是否已进入腹腔。因其尾端有弹簧,进行穿刺时,若遇到阻力,针芯回缩针鞘内,靠针鞘尖端锋利斜面刺破腹壁,一旦进入腹腔,针芯弹出推开针尖周围的腹腔内组织,防止误伤脏器(图 6-11)。

2. 套管针(cannula needle) 是腹腔镜及器械进入腹腔的通道。目前主要有两种:一种为圆锥型,因其圆钝穿刺时不易损伤腹壁血管,但穿刺时较费力;另一种为多刃型(金字塔形),穿刺力小,有切割作用,但会损伤肌肉和腹壁血管。外套管有平滑型及螺旋型,前者易穿刺,后者易固定位置。手持部分为绝缘材料,尽可能保证安全。管体为钛合金材料,重量轻,自封瓣膜阀门能有效充气且防止漏气。套管针必须能够完全拆除,易于清洗(图 6-12)。

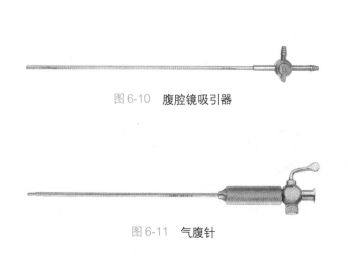

图 6-10　腹腔镜吸引器

图 6-11　气腹针

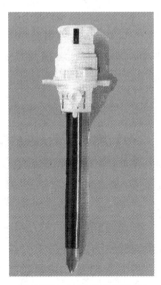

图 6-12　一次性穿刺套管

3. 医生手持器械(又称前端器械)必须满足的标准 状态优良、可靠、精确、易于清洗、不污染环境。各种器械作用不同,包括钳夹、分离、切开、缝合、剪除、结扎、止血等。

(1) 双极钳:双极电凝止血安全有效。目前主要有两种:一种为单纯电凝止血,可拆卸清洗消毒,部件可更换减少费用。另一种双极钳可分离和钳夹组织,同时又可做双极电凝钳使用,减少更换器械的烦琐。

(2) 腹腔镜剪刀:剪刀最易淬火受损。大多数剪刀能够与单极电流连接,电凝会使剪刀上升到非常高的温度,结果使非常锋利的剪刀变钝。现在用的剪刀有几种不同形状:①直剪;②弯剪;③钩状剪。

(3) 手术钳:按其功能可分为分离钳、抓钳(图6-13)。为适应手术需要,目前手术钳多为可拆卸,分割式。目的为便于清洗消毒,及各部分单独更换,减少使用费用。多数手术钳钳叶可360°旋转,便于术中定位。

(4) 持针器:有不同外径和直或弯的活动头,通过被动关闭系统、弹簧控制或齿轮运作挟持缝合针(图6-14)。

(5) 其他:满足不同需要的活检钳、牵开器、举宫器、穿刺吸引针、钛夹钳、切割吻合器、组织粉碎器、标本收集袋,结扎和缝合器械等。

(6) 多用途器械:Manhes发明的三用器械,既可灌流和抽吸,又可对组织切割、止血。

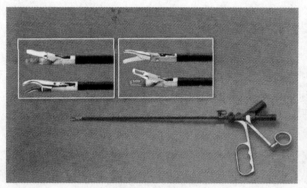

图6-13 抓钳

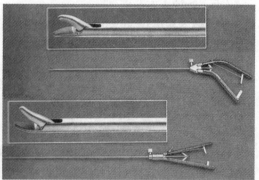

图6-14 持针器

二、腹腔镜的临床应用

腹腔镜已广泛应用于腹部各组织器官的诊断与治疗,包括消化系统的胃十二指肠及肠道系统;肝、胆、胰、脾组织器官;肾上腺泌尿生殖系统;子宫输卵管妇产生殖系统。腹腔镜手术在各系统及组织器官的应用都有相应的适应证与禁忌证,随着技术的进步与发展,会有更加广泛的临床应用前景。

三、腹腔镜器械的保养、清洗

(一)腹腔镜手术器械的保养

设备、器械的良好保养,有利于延长使用寿命,并能保持最佳工作状态。腹腔镜等手术系统的设备器械,是由电子、光学和机械等高新技术相集合的产品,要保持原有的精确、精密及精致的性能,操作者和保养者无论在使用前或使用后都应十分重视。因此,腹腔镜设备应由专人负责保管、保养。

1. 光学镜片类 应用脱脂棉蘸上乙醇与乙醚混合液轻拭。切忌用硬质布料揩拭,更不能用手指触摸、擦拭或用水冲洗。

2. 导光电缆 应用柔软、吸水的干布擦干净,盘旋角度应大于120°,不可折叠存放。

3. 电子设备类 必须按照设备说明书中所列要求进行维护及保养。

4. 金属制品类 腹腔镜手术器械的金属制品均为微型精密产品,清洗、消毒及使用时,均应格外小心,禁止叠放、碰撞、摩擦或用暴力擦拭、拆卸器械。清洗完毕后,应加润滑剂保护,并定期检查。

(二)腹腔镜手术器械的清洗

使用过的器械应立即放入清水中浸泡,手术完毕后充分拆卸器械,用清水洗去污物,对于中空器械应用专用刷子清洗内部,擦干或吹干,金属部分涂抹医用石蜡油,对光学部分接口用 70% 酒精棉棒擦净。器械应放在专用器械柜内,平行摆放,禁止互相叠放,更不应将器械掉在地上使器械弯曲损坏。

(三)腹腔镜手术器械的消毒

腹腔镜器械的消毒首选高压蒸气灭菌,通过此法可消灭所有的微生物和芽胞。但目前大多数腹腔镜器械不具备可高压消毒的性能,只有特殊标志"autoclavable 134"者才允许放入高压蒸气消毒锅内。

所谓高标准消毒法的要求是消灭包括 HIV 及乙型肝炎病毒在内的所有微生物,仅允许留有部分少量的芽胞。目前,采用最多的是甲醛熏蒸法及戊二醛溶液浸泡法。

1. 甲醛蒸气消毒 腹腔镜器械在手术前置甲醛蒸气消毒柜(10% 的甲醛蒸气)消毒。甲醛蒸气消毒需维持 6h(一般消毒)或 12h(特殊消毒和灭菌)。柜内还放置 30ml 氨水,甲醛消毒完毕后氨水装置自动开启,挥发的氨气中和甲醛 1h。注意:腹腔镜及手术器械取出后,常见其表面细小颗粒状态结晶物,需用生理盐水彻底冲净,否则结晶物沉积会影响器械开关的灵活性,若结晶物随手术器械进入腹腔,可能造成医源性腹膜粘连。

2. 液体消毒剂浸泡消毒 采用 2% 戊二醛消毒液,30min 可达到一般消毒效果。若有特殊消毒要求,则必须浸泡 1h;但若需达到灭菌要求,则 2% 戊二醛消毒液必须浸泡 10h。

第二节 喉镜的应用原理与结构

喉镜是一种用于检查喉部病变的装置或器械。由于喉部位置深在,生理结构复杂,不能直接窥及,喉部检查时需要借助一些特殊的检查器械,如间接喉镜(indirect laryngoscope)、直接喉镜(direct laryngoscope)、纤维喉镜(fiberoptic laryngoscope)、电子喉镜(electronic laryngoscope,EL)、动态喉镜(dynamic laryngoscope)、声图或声门图等。根据喉镜的发展及临床使用情况,我们主要介绍应用最广泛的纤维喉镜及电子喉镜。

一、纤维喉镜

纤维喉镜是目前在耳鼻咽喉科应用最广泛的导光纤维内镜。是利用光导纤维的可弯曲性、纤维光束亮度强和可向任何方向导光的特点,制成镜体细而软的喉镜。纤维喉镜利用卤素灯的冷光源,使光由光导纤维的一端传向另一端,进行导光导像。

(一)纤维喉镜的基本原理

一般纤维喉镜需要 20 000～50 000 根光导纤维,当光导纤维弯曲时,反射角发生变化,但仍要求光线以全反射的方式传导,才能保证不失真的传导图像的形态和位置,这要求光导纤维两端的排列顺序完全一致,首尾对应。

纤维喉镜内具有管腔,能够放入钳子进行活检及手术,同时可利用管腔进行负压吸引以及通过管腔喉部局部给药。纤维喉镜可与摄像系统及计算机系统连接,可利用计算机对记录的图像及视频进行处理。

(二)纤维喉镜的主要结构

完整的纤维喉镜设备由纤维喉镜及附属装置(手术器械、冷光源、摄像系统等)组成。纤维喉镜是由前端、弯角部、镜身、操作部及导光束等五部分组成,如图 6-15 所示。

1. 前端 前端有观察窗,窗内有物镜系统,包括棱镜及导像束的前端面。物镜的焦点主要有三种模式:一种是固定焦点,景深大,观察范围大,但物镜向物像靠近观察时往往成像模糊,不利于精密检查。另一种是可变焦点,能把所观察的物像调整到最清晰的程度,有利于近距离观察病灶或精密检查,但景深小,观察不同距离的物体需要经常调焦,操作较麻烦。第三种是上述两种模式的结合,焦点基本固定,当接近病灶观察时可转换成可变焦模式。

手术式纤维喉镜前端有一个活检吸引管道孔(钳孔),为活检及手术器械的伸出孔,兼作吸引孔,一般检查用纤维喉镜没有此孔。

2. 弯角部 利用弯角部控制纤维喉镜的前端上下弯曲,减少观察盲点,使检查更全面、操作更方便、诊断更准确。

3. 镜身 镜身内装有导光束、导像束、钳孔及弯角牵引钢丝。外面包裹不锈钢带软管或蛇骨管及金属网管,再以聚乙烯或聚氨酯塑料管包覆。部分厂家在塑料管外标记插入深度的指示刻度。

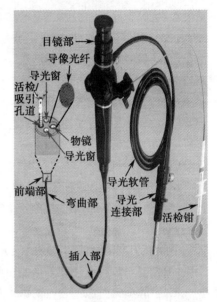

图 6-15 纤维喉镜基本构造示意图

不同用途的纤维喉镜粗细不等,如镜身外径仅 2.2mm,适用于儿童检查;带有钳孔的纤维喉镜较粗,一般镜身直径在 4.3～5.0mm。

4. 操作部 操作部由目镜、目镜焦点调节环、钳孔、吸引阀按键、上下弯角调节钮组成。

5. 导光束及其光源插头 导光束通过光源插头和冷光源连接,在操作部与镜身直接相接,其外层用聚乙烯或聚氨酯塑料管包覆。

二、电子喉镜

电子喉镜是继纤维喉镜出现的新一代喉镜,也是软管纤维内镜,集观察、诊断、治疗于一体,近年来广泛应用于临床。电子喉镜内镜影像系统配备 CCD 超小型摄像机,获得的影像转换为电信号后传输给计算机数字影像处理系统,获得更高清晰度的图像,呈现在显示器屏幕上,可多人同时观看。

(一)电子喉镜的基本原理

电子喉镜成像利用 CCD 摄像系统将图像显示在监视器屏幕上,镜体轻巧、纤细、灵便,具有灵活的追随性,更好的插入性,进入喉腔更能接近病变部位,对呼吸道微细的变化都能清晰可见,实现更快速的诊疗。无论检查或者治疗,都会给患者带来无刺激、反应轻、无痛苦的感觉。

(二)电子喉镜的主要结构

完整的电子喉镜设备包括电子喉镜、图像处理器、冷光源和监视器。电子喉镜由操作部、先端部、弯曲部、电子处理部、连接部及活检吸引系统组成,如文末彩图 6-16 所示。

1. 电子喉镜

(1)操作部:电子喉镜操作部没有目镜,通过按钮与图像处理器连接。按钮包括图像固定释放钮、光圈和打印钮、图像放大和录像钮。

(2)先端部:先端部钳孔及导光纤维照明窗。

(3)插入部:包括两束导光纤维、视频信号电缆、弯曲牵引钢丝、活检吸引管道,外面包金属网样外衣,最外层是聚酯外衣。

(4)弯曲部:调动上、下钮,弯曲部可向上、下方向弯曲,最大角度可达上下130°。

(5)电子处理部:包括导光纤维和视频信号线,视频信号线与电子喉镜先端部的 CCD 连接,与导光纤维束一起经插入部到达操作部,由电子喉镜电缆与光源及图片处理中心耦合。

（6）电子喉镜连接部：与纤维喉镜不同，除有光源插头外，还有视频线接头。

（7）吸引活检系统：电子喉镜的吸引活检系统设计与纤维喉镜相同。喉镜与光源接头处有吸引嘴与负压吸引器相连。

2. 图像处理器　图像处理器（image processor）又称电子喉镜主机，处理经 CCD 摄影机转换而来的电信号，但 CCD 仅能感受光信号的明暗强弱，只能得到黑白图像，为了获得彩色图像需在光学通路中放置色滤光片，大体上有以下两种形式：一种是顺次方式，如见文末彩图 6-17A 所示；另一种是同时方式，如见文末彩图 6-17B 所示。形成的彩色视频图像信号可以在监视器屏幕上重现。高质量的图像处理器具有自动测光功能和自动白平衡功能，以保证图像的亮度合适及图像色彩不失真。

电子喉镜有图像冻结功能及动、静态互换功能，并可设置"画中画"功能，即在主画面冻结后，屏幕下方一角显示一动态影像，便于对局部病变的动、静态结合观察，图像解冻后，下方小图像消失。

3. 监视器　喉镜图像在监视器屏幕显示的同时，还显示患者姓名、性别、年龄、检查日期等相关信息。显示画面可冻结，并可获得高质量的照片。

三、纤维喉镜与电子喉镜的临床应用

喉镜检查可对早期的喉部肿物、炎症、异物、声带麻痹以及喉部发声功能障碍的患者作出明确诊断。

（一）适应证

对咽部过度敏感、牙关紧闭、张口困难、颈椎强直、舌体过高、会厌遮盖喉入口等原因造成间接喉镜及直接喉镜检查困难者尤为适宜。

（二）禁忌证

对于上呼吸道有急性炎症伴有呼吸困难者，心肺有严重病变者，对丁卡因过敏者，不明原因的重度喉梗阻者可视为相对禁忌证。

四、纤维喉镜与电子喉镜及附件的保养保管

（一）保养

1. 喉镜使用后要严格清洗、消毒、干燥，要确认喉镜上完全没有水滴。擦拭尖端部的物镜、导光窗时，一定要多加小心，不能用硬布擦拭，应使用拭镜纸擦拭。擦净后，用拭镜纸蘸镜头清洁剂，轻轻擦拭镜头表面，使镜片清洁明亮。

2. 吸引按钮在清洗、消毒、干燥后，涂上硅油，再安装在喉镜上。

3. 附件在清洗消毒后，要彻底擦干水分，有管道的附件应将管道中的水分吹干。拆开清洗消毒的附件，安装时一定要小心，不要过快，避免打折和扭曲。像活检钳这样前端带开合关节的附件，其关节还应涂上医用硅油或防锈油。

（二）保管

1. 保管场所必须清洁、干燥、通风好、温度适宜的地方，要避开阳光直射、高温、潮湿和 X 线照射。气候潮湿的区域，存放喉镜的房间应备有除湿机。

2. 喉镜尽量以拉直的状态进行保管。将角度钮放到自由位。存放喉镜的方式有卧式和悬挂式。卧式镜柜如不够大，需弯曲保管时，其弯曲半径要大于搬运箱中的保管状态。电子喉镜的光源接头部较重，在立式保存时，应将光源接头部支起，以免损伤导光纤维。

3. 不要用搬运箱保管喉镜，搬运箱是为了运输而设计的。箱内潮湿、阴暗、不透气，在这种环境下长期保管，会使喉镜发霉、导光纤维老化而导致喉镜图像清晰度下降。

4. 附件要尽量悬挂或平放保管，若不得不弯曲时，盘卷半径不少于 20cm。

5. 喉镜需要送维修中心修理时，应使用原有的搬运箱。

五、纤维喉镜与电子喉镜的消毒

纤维喉镜与电子喉镜作为一种进入人体腔内的器械,使用中如不采取适当的清洗消毒措施,有可能引起交叉感染(cross infection)。污染器械的病原体可在受检者之间传播,或由受检者传播给工作人员。因此,采取有效的清洁、消毒技术,严格喉镜操作规程,可消除或减少喉镜诊治中医源性感染的危险。

(一)物品准备
1. 中性洗涤液
2. 消毒液
3. 盛水容器
4. 冲洗器
5. 防水帽
6. 测漏器

(二)清洗消毒方法
1. 浸泡法
2. 水槽法
3. 三桶法

第三节　胃镜的应用原理与结构

胃镜是一种常见的医学检查方法,通过胃镜检查能够直观、清晰地观察到食管、胃、十二指肠球部甚至降部黏膜的真实情况,更可通过对可疑病变部位进行病理活检及细胞学检查,以进一步明确诊断,是上消化道病变的首选检查方法。文末彩图 6-18 是胃镜工作流程。

一、纤维内镜和电子内镜的工作原理

(一)纤维内镜导光导像原理

光导纤维(light-guide fiber)由玻璃或塑料制成,是纤维内镜(fiberoptic endoscopy)的重要组成部分。光导纤维的直径只有十几微米,每一根光导纤维只能传递一个光点或像素,要传递一定范围的光束图像需要将一定数量的光导纤维捆绑在一起,形成导光束和导像束,光导纤维直径越小、数目越多、分辨率越高,图像越清晰。

纤维内镜通过可视性光束来传递图像,一条标准的纤维内镜光束直径为 2～3mm,包含 20 000～40 000 条玻璃纤维。光导纤维具有光的全反射特性,即使弯曲打结,依然可以传导图像。纤维导像束和物镜及目镜连接组成导像系统,才能使物像由物镜传递给目镜,目镜焦距可调,并可连接示教镜。光导纤维排列越紧密,传导的图像越清晰。光导纤维断裂会使图像传递受阻,出现黑点,黑点数目增多,光亮度下降,图像清晰度下降。

(二)电子内镜的成像原理

电子内镜(electronic endoscopy)镜头装有 CCD 摄像机代替纤维内镜的导像束,利用 CCD 光电转换技术,把观察到的图像以电子信号的方式传送给计算机视频信号处理系统,转换成高清晰度画面由监视器显示,屏幕显示更易观察,避免了单眼观看胃镜目镜所引起的视觉疲劳和长时间强光刺激对眼睛造成的伤害,无需对焦,自动调光反应更快,可供多人同时观看。

电子内镜的镜头为广角镜头,CCD 是一种固态图像传感器,结构中的每个光电二极管对应一个像素点,光电二极管越多,像素越高,图像清晰度越高,电子内镜像素可达 40 多万个。

电子内镜用 CCD 有顺次方式和同时方式两种。顺次方式光线经转动的红、绿、蓝三色滤光片,3

种颜色分离,通过光导纤维将三种光线轮流照射到胃黏膜表面,CCD 接受不同光谱和不同强度的反射光,转换成电信号,经图像处理器进行颜色重现,形成彩色黏膜图像。这种 CCD 体积小,图像分辨率高,但成像较慢,胃肠蠕动快时会导致图像闪烁、模糊不清。同时方式不需要将光源分离为红、绿、蓝,而是同步转换成电信号。成像快,但 CCD 体积大、颜色再现能力差、分辨率低。图 6-19 是硬件工作示意图。

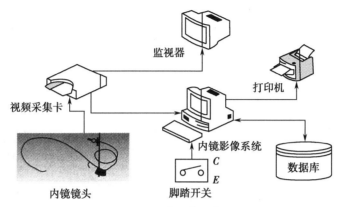

图 6-19　硬件工作示意图

二、纤维胃镜和电子胃镜的结构

纤维胃镜(fiber gastroscope)和电子胃镜(electronic gastroscope)的成像原理不同,主要区别在于电子胃镜导像系统由 CCD 摄像机、视频处理器及监视器组成;纤维胃镜是由目镜、导光纤维(optical fibers)及物镜构成。除此之外,基本结构相类似,主要由操作部、镜身、端部、导光缆及其光源插头等部分组成,如文末彩图 6-20 所示。

(一)操作部

操作部是操作胃镜的主要部分,有活检钳(biopsy forceps)通道、吸引阀(suction valve)按钮、送水/送气阀(water/air supply valve)按钮、上下左右弯角旋钮及相应的弯角固定旋钮等结构。纤维胃镜还装有目镜、调焦装置、相机装置等。

1. 弯角旋钮　形似齿轮,有两个,分别控制上下角度和左右角度。每个旋钮旁边各有一个锁钮,锁住时固定弯角旋钮和弯曲角度,释放时则内镜伸展,注意释放之前不要做进镜和拔镜动作,以免损伤组织、损坏胃镜。

2. 吸引阀按钮　位于操作部前端,打开吸引器开关,重压此钮,腔内液体或气体被吸入吸引瓶内,释放此钮,吸引管被阻断。

3. 送水/送气阀按钮　位于操作部前端,中央有通气孔。打开电源,空气由光源箱内的电磁泵不断压出,经此孔逸出,当用手指堵住按钮孔时,空气通过单向阀进入内镜气道,再通过端部的送气孔进入腔内;当按钮重压下去时,送气管被密封圈堵住,送水管接通,空气进入储水瓶,将瓶内的水压入送水管,经内镜前端部的送水口喷射出来。

4. 活检管开口　位于操作部下方,是活检钳及各种治疗器械的插入口,活检钳等器械插入后通过活检/吸引管道从端部伸出。

(二)镜身

镜身又称插入管或软管部,近端为操作部,远端为弯曲部,内部为导光束、导像束、送水/送气管道、活检/吸引管道及弯角牵引钢丝等;外面包有不锈钢软管或蛇骨管及金属网管;再以聚乙烯或聚氨酯塑料包覆。表面光滑,可有指示刻度。

胃镜的工作长度约为 100cm,粗细不等,细的直径 6～7mm,便于插入,减少患者痛苦;粗的有 12.6mm,可允许活检钳和治疗器械通过。

（三）弯角部

弯角部由蛇骨关节组成，操纵相应的牵引钢丝能做上、下、左、右四个方向弯曲。利用弯角部能控制纤维内镜的前端上、下、左、右弯曲，减少或基本上消灭观察盲点。弯曲角度越大，弯曲半径越小，胃镜性能越好。

（四）端部

端部的断面有导光窗、物镜、活检钳管出口、送水/送气出口孔等结构，侧视镜还有抬钳器，用来控制器械的伸出角度。导光窗由导光束末端及密封玻璃组成，照明光线由此射出；吸引和活检钳管口为同一管口，当腔内有液体或气体需要吸出时，按压吸引阀按钮，液体或气体由此孔吸出，活检钳及其诊疗器械亦从此孔进入腔内；送水/送气孔也称喷嘴，是送水/送气管道的共同出口，当注气时，气体由此孔进入腔内使腔扩张；当注水时，水从此孔出来冲洗物镜镜面，保持清晰视野。

（五）导光缆及其他光源插头

导光缆是内镜和光源装置的连接部分，在操作部与镜身相接，光源插头与光源装置连接。内有导光束、送水/送气管、吸引管、各种电线及光源连接插头等，其外层包有塑料管套。光源插头比较复杂，除了电线及光源插头，还有摄影自动曝光装置的电线插头及送水/送气装置的插头，在光源插头的两侧各有一个接头，分别接至出水瓶及吸引器上。治疗用内镜上还有连接高频电发生器的插头。

三、胃镜设备的附件

（一）冷光源

冷光源是胃镜的照明系统，借助于氙灯光源或卤素灯光源可以提供 100～300W 的高强度光源，灯泡外的球面反射罩内涂有一层介质膜，可滤除大部分来自光源的红外线光谱，使光源所产生的热量减少，称为"冷光源"。冷光源的使用避免了因高温为而引起的局部组织损伤。冷光源内还有电磁泵，是内镜送水/送气的动力来源。

氙灯因其色温接近自然光，灯泡的寿命长，更适用于内镜照明。手术所用光源系统必须配备备用灯泡，以便当主灯熄灭时，自动转换到备用灯泡处，以便完成必要操作，防止手术意外发生。目前大多数的摄像机利用自动白平衡（2 100～10 000K）来分析和补充冷光源的不同色温，使不同的光源可以得到相同的影像效果。

（二）照相系统

带有特殊镜头的照相机接在纤维胃镜的目镜上，调节纤维胃镜的光源可自动曝光照相，电子胃镜使用相应软件拍摄数字图像。

（三）其他诊断治疗器械

1. 活检钳　活检钳是胃镜诊断与治疗中最重要、最常用的附件之一，用于钳取活体黏膜组织，为病理学和细菌学检测提供标本。它由一根长的弹簧钢丝构成，一端为钳瓣，另一端为钳瓣张合控制结构。要求钳瓣张开角度大、闭合紧，头部弹性良好，锋利耐用，适当的硬度及光滑度，耐高温高压消毒。因内镜型号不同，活检钳长短、大小型号不等，钳瓣形状各异，如标准型、针型、鳄嘴型和椭圆型等。

2. 冲洗吸引管　冲洗吸引管是一较长的塑料导管，经活检管开口插入，直视下冲洗病灶表面附着物，以便识别病变，也可以吸出腔内液体；可从该管内注入肾上腺素、凝血酶等止血药，也可经此管注入刚果红染色剂、亚甲蓝等进行黏膜染色。

3. 细胞刷　细胞刷由弹簧钢丝和末端的微型尼龙刷组成，可经活检管道插入腔内，在病灶部位刷取细胞做细胞学检查。有标准型、有鞘型和一次性等类型。附鞘细胞刷在头端装有可以移动的头鞘，刷取细胞标本后，头鞘向前推出套住刷头，再推出细胞刷时，保留刷取的细胞不脱落，这样在不退出胃镜的情况下单独将细胞刷抽出，可多次多部位使用，减少反复进镜给患者带来的痛苦。

4. 注射针 注射针是一较长的套管，前方有针可从套管内伸出。当注射针从检查管开口插入达到病变部位时，将针头伸出管套外，刺入组织内，将药物注入。主要用于消化性溃疡出血止血、食管静脉曲张破裂出血的硬化治疗，也可以用于黏膜下层标记与染色。

5. 圈套器 圈套器主要用于摘除各种大小的有蒂息肉和直径大于 0.5cm 的无蒂息肉及黏膜下肿瘤，也可用于圈套活检、套取异物等。圈套器由圈套钢丝、绝缘外套管及手柄组成。根据圈套钢丝张开的形态可分为六角形、半月形、圆形、梭形等。使用时圈套器从活检孔插入，套住息肉根部，手柄电源接通后，边电凝边收紧圈套器，使息肉完全电灼切除。

6. 热活检钳（hot biopsy forceps） 热活检钳与普通活检钳相似，只是头部钳瓣不易咬切组织，需通过高频电凝灼息肉，用于摘除直径小于 0.5cm 的无蒂息肉，也可以用于局部电凝止血。

7. 异物钳 异物钳与内镜联合使用，用于人体消化道钳取和清除异物。异物钳由钳头、外管、拉索、手柄等组成。钳头采用医用不锈钢和硅橡胶材料，头部设计有多种形状，适合各种异物的抓取，使用方便。外管采用医用不锈钢和聚四氟乙烯（poly tetra fluoroethylene，PTEF）材料，拉索采用医用不锈钢材料，手柄采用丙烯腈 - 丁二烯 - 苯乙烯共聚物材料。

8. 造影导管 造影导管由插入管、接头部和内衬钢丝三部分组成。插入管多为聚四氟乙烯材料制成，内径为 1mm，前端标有刻度，头部有多种形态，如标准型、硬质型、长圆锥头型和短圆锥头型。

9. 高频电刀 高频电刀是一根导电性能良好的金属丝，在其外面套有一高绝缘性的塑料导管，金属丝为单根，也有多股金属丝缠绕做成的，长度 5~30mm 不等，以 20~30mm 最常用。高频电刀由电刀、插入管、接头部、把手以及导线构成，包括针状刀和弓型的乳头切开刀，用于十二指肠乳头括约肌切开术。

10. 导丝 导丝是介入治疗必备的附件，多由镍钛合金锻制而成，工作长度为 260~450cm。头部有不同形状，如蓝斑马 5168（前端为直形）、蓝斑马 5169（前端为弯形）；另外有黄斑马超滑形，稍硬，但可盘曲，其直径为 0.47~0.91mm 不等，能与不同规格造影导管匹配。

11. 取石篮 取石篮由网篮、插入导管、手柄组成用于套取胆管结石。有硬金属丝、软金属丝制成的两种网篮。根据取石篮的外形，可分六角形、八角形及螺旋形。常用的取石篮张开后宽度为 2~3cm，工作长度为 195~220cm，最大直径可达 22mm。

四、胃镜的临床应用

（一）适应证

1. 有上消化道症状。

2. 上消化道钡餐造影检查不能确定病变或症状与钡餐检查结果不符者。

3. 原因不明的急（慢）性上消化道出血。

4. 须随访的病变。

5. 40 岁以上有食管癌、胃癌家族病史的正常人。

6. 适于胃镜下治疗者。

（二）禁忌证

1. 绝对禁忌证

（1）精神病及意识明显障碍不能合作者。

（2）严重心肺功能不全或器质性病变者，如心力衰竭、严重心律失常、呼吸困难。

（3）急性重症咽喉部疾患胃镜不能插入者等。

2. 相对禁忌证 急、慢性病急性发作，经治疗可恢复者，如急性扁桃体炎、咽炎、急性哮喘发作期等。

五、胃镜的清洗与消毒、维护与保养

（一）清洗与消毒

分完全浸泡与非完全浸泡清洗消毒法两种，完全浸泡法适用于全防水型胃镜。包括：①水洗；②酶洗；③清洗；④消毒；⑤消毒后冲洗和干燥。

（二）维护与保养

胃镜的合理维护和保养可以保证其正确使用，延长其使用寿命。电子胃镜在导光插头部多了一些电气接头，特别注意不要用手接触，清洗消毒时要盖上防水盖，以免损坏胃镜。浸泡不能超过规定时间，长时间的浸泡会增加胃镜内部湿度，导致透镜模糊甚至损坏 CCD。不能在电源开启时连接或拆卸电子内镜的电缆，以免损坏 CCD 和图像处理系统。

胃镜保管有横卧和悬挂两种方式，尽量以拉直的状态进行保管，打开所有弯角固定旋钮，将角度钮释放到自由位。卧式保管如镜柜不够大，需弯曲保管，其弯曲半径要大于搬运箱中的保管状态。

第四节　结肠镜的应用原理与结构

肠镜检查临床多指结肠镜检测，是医生用来检查结肠及大肠内部病变的一种最佳诊断方式。结肠镜是一种细长可弯曲的医学仪器，直径大约 1cm。结肠镜经肛门进入直肠，直到大肠，医生可观察结肠、大肠内部结构及病变。现代肠镜多带摄像头，尺寸较长，可以检查更深部位的病变。

一、结肠镜的原理及结构

结肠镜的基本原理与所有内镜的基本原理相同，本小节侧重结肠镜的分类。

（一）纤维结肠镜

纤维结肠镜（fiber coloscope）是由被称为"脐带"的连接束将肠镜身与光源系统相连接。肠镜部分包括操作控制手柄及不同长度的镜身。吸引孔道和给气/给水以及纤维导光束嵌在其中，操作控制手柄有给气/给水按钮。镜身起始部有活检孔道的开口，可插入活检钳等器械，活检孔道的出口在镜头前端。

根据操作目的不同，可弯曲的镜身长度不等，在 35～160cm，镜身表面被覆黑色的塑料外套。镜身远端（头部）在控制导丝的调节下，可以改变方向和角度。镜头的正面观可观看其横截面包括：活检/吸引孔、给气/给水孔、导光纤维和接物镜头。

（二）电子结肠镜

完整的电子结肠镜（electronic coloscope）设备由肠镜（镜身、操作部、连接"脐带"）、电子图像处理器、冷光源、吸引器及彩色监视器组成。此外，可以根据需要配置图像记录及存储系统，并连接电子图像打印机。

操作孔道口径因用途不同而各异，通常为直径 2～4mm，可以通过活检钳等器械。治疗内镜孔道比较粗，并有双孔道肠镜可用于特殊操作。操作部控制部位有一注水口，可以用注射器直接注水或染料等，其产生的压力较高。

结肠镜的外径粗细不等，软硬度不同，近年来开发使用的柔软型及软硬度可变型肠镜，操作简单、患者痛苦小，深受医生及患者的欢迎。

（三）超声结肠镜

超声结肠镜（ultrasound colonoscope）实际上是超声技术与内镜检测技术相结合，在电子结肠镜镜头部安装一个微型超声探头，通过超声探头探测肠壁的结构情况，不但在监视器屏幕上清楚的显示肠腔变化，而且能够显示肠壁病变的大小、侵犯肠壁的深度、病变与邻近组织器官的关系等，还可以判断有无淋巴结转移，有助于肿瘤良恶性的判断。一般应用于电子结肠镜检测后高度怀疑恶性肿

瘤病变者,设备价格昂贵。

(四)放大结肠镜

放大结肠镜(magnifying colonoscope)是在电子结肠镜的基础上添加光学变焦系统,可将肠黏膜放大 100～200 倍,清晰的观察肠内的微细结构或病变。放大结肠镜配合染色可用于观察肠黏膜腺体小凹形态变化,对可疑部位准确进行活检,适用于早期诊断,大大提高癌前病变及早期结肠癌的检出率。

二、结肠镜常用配件

(一)诊断用结肠镜使用配件

1. **活检钳** 活检钳是结肠镜必不可少的配件。其基本结构是一对边缘锐利的杯形钳取装置,一条螺旋形金属导丝以及一操作控制手柄组成。针状有齿的活检钳可以钳取较大块组织,有利于组织学检查;旋转式活检钳适合于较小病变的准确取材,对周围组织损伤小,活检部位组织结构基本不变。

2. **细胞刷** 细胞刷分为标准型和外鞘被覆型。细胞学刷检特别适用于狭窄部位以及不能取活检部位的组织学诊断。

3. **防结襻导丝(anti-knot guide wire)** 导丝是为适应柔软型结肠镜操作过程中镜身硬度增加(防止结圈成襻),在镜身拉直后经活检孔道插入的导丝。

4. **外套管** 结肠镜外套管是可曲式软管,长度为 24～45cm,主要用来固定结肠镜镜身,使其操作时不弯曲,以保证进镜顺利。其内径的粗细需根据所使用的结肠镜外径来选择,其壁要薄,但必须有足够的强度。近年来开发使用的开裂式外套管质地柔软,操作简单。

(二)治疗用结肠镜使用配件

1. **热活检钳** 热活检钳是一种表面被覆绝缘物的活检钳,可用于小息肉的活检/电凝。使用前一定要检查其绝缘体部分有无破损。

2. **电热圈套器** 用于较大息肉治疗的电热圈套器形态多样(卵圆形、新月形、六角形),其大小可分大型 30mm、标准型 27mm、小型 15mm、微型 11mm。一般情况下:>15mm 病变选择标准的卵圆形或六角形;5～15mm 的病变选择小型;<0.5mm 的病变选用微型圈套器。

3. **持抓钳** 主要用于回收标本或抓取异物,其形状有鳄鱼口形、鼠齿状、三脚状、橡胶包被等。

4. **标本收集装置** 根据标本大小,所使用的收集装置和配件亦不相同。标本较小时,可在吸引器接头与内镜和光源相接处接一小瓶,吸引时标本可直接进入其中;标本较大时,可使用回收网篮。

5. **内镜下注射针** 用于黏膜下注射生理盐水、肾上腺素、染料或用于黏膜下肿瘤的穿刺以取得细胞组织学检查所需的标本。

6. **气囊扩张器** 用于狭窄部位的扩张,其直径有 15mm、18mm 和 25mm 几种。

7. **热探头** 是利用电热作用进行工作的安全电凝装置。此种热探头并不是通过高强度电流使组织凝固,而是利用其探头部的热能使组织凝固。加热效应依据探头距离组织的远近而不同,组织凝固深度可达 3mm。

8. **金属夹** 用于内镜下止血的配件,根据血管的粗细以及所钳组织的范围大小,选择不同型号的钳夹。

9. **留置型尼龙圈套** 是近年来开发应用的新配件,为适应大息肉的内镜切除术避免发生出血。使用时先将留置型圈套置于息肉的基地部而后收紧,然后在其上方进行息肉切除手术,起到止血作用,术后会自行脱落。

三、结肠镜的临床应用

(一)适应证

电子结肠镜检查的适应证相当广泛:原因不明的下消化道出血,慢性腹泻,腹部肿块。

（二）禁忌证

肛管直肠狭窄、内镜无法插入时、妇女月经期、冠心病发作期不宜做内镜检查。

四、结肠镜的维护与保养

结肠镜是贵重且精密的医学仪器，使用寿命与维护保养密切相关，需要专人负责精心的保养和维护。存放时应垂直悬挂在通风橱柜内，拿取时要注意不要触硬锐的物体，不要将镜身弯成锐角。持镜时应将操作部、镜身前端以及连接装置三个部位同时握在手中，同时进行检漏给水装置及两次冲洗风干工作。

五、结肠镜的清洗与消毒

结肠镜的清洗和消毒对于防止交叉感染是非常重要的，特别是对于免疫功能低下的患者尤为重要。结合医院的实际情况（卫生条件）及设备，在专家的指导下选择合适的清洗消毒方法和制剂。对于侵入性操作所使用的配件（如导管）更要充分的消毒（高压灭菌）。清洗包括：镜身清洗、刷洗吸引 / 活检孔道、消毒、冲洗。

第五节 宫腔镜的应用原理与结构

一、宫腔镜的原理与结构

宫腔镜是一项微创性妇科诊疗技术，用于子宫腔内检查和治疗的一种纤维内镜；利用镜体前部进入宫腔，对所观察的部位具有放大作用，观察直观、准确，是妇科出血性疾病和宫内病变的首选检查方法。

现代电视宫腔镜系统基本上由宫腔镜及器械（包括诊断用、治疗用和宫腔电切镜）、动力系统、照明系统、膨宫及灌流系统和电视成像系统等几部分组成，如见文末彩图 6-21 所示。

（一）宫腔镜设备

1. 动力系统 又称能源系统，常用有高频电和激光两种。

（1）高频电流发生器：提供切割组织或电凝血管的电流。切割组织的高频电流只对组织起切割作用，对深部组织不产生任何影响，而电凝电流可使电凝的组织枯焦，并可作用数毫米的深度。

（2）Nd：YAG 激光：用于宫腔内治疗的激光为钕钇石榴石（neodymium：yttrium aluminium garnet，Nd：YAG）激光，这种激光具有被紫色组织吸引的特性，比 CO_2 激光具有更大的功率、更强的穿透性和组织破坏能力，接触组织时可产生凝固效应，使其下方及周围组织蛋白质变性、失活，因而特别适合于实施子宫内膜去除术。

2. 照明系统 由于宫腔内手术使用的光学视管外径较小，需要极强的光照才能使视野清晰。因此，照明系统必不可少。

（1）冷光源：一般用金属卤素灯或氙灯，其中氙灯最为理想，照明度最亮，色彩最接近自然。

（2）导光束：由光导纤维组成，导光性能好，光源强度不受限制。光的传导没有强度衰减，且柔软易弯曲，便于手术操作。

3. 膨宫及灌流系统 适当的膨胀宫腔是宫腔镜检查成功的关键步骤。膨宫方法可分为机械性膨宫和应用介质膨宫，后者可分为气体膨宫和液体膨宫。

（1）气体膨宫：主要采用 CO_2 气体，CO_2 膨宫时对比度理想，视野相对较大，清晰度高。但使用不当有一定危险，需要专门的充气系统。如 CO_2 灌注过高、速度过快时可增加 CO_2 进入血液的溶度，导致心律不齐、心衰、酸中毒甚至危及生命。

（2）液体膨宫：膨宫液主要有蒸馏水、生理盐水、5% 葡萄糖液、32% 中分子右旋糖酐 -70 和羧甲基纤维素钠液等高黏稠度膨宫液。

4. 电视成像系统 包括 16mm 或 35mm 的照相机、CCD 摄像机、录像机和监视器。高清摄像机可将宫腔内的图像还原在监视器上，工作人员可通过监视器了解手术经过以便配合手术。

（二）宫腔镜检查及治疗器械

1. 纤维宫腔镜（fiber hysteroscope） 纤维宫腔镜的镜体是软性的，影像及光源全由玻璃纤维束来传导，因此影像扩大时，呈现网状的图像，与硬性镜相比，此点是纤维镜的不足。纤维宫腔镜较硬性镜更容易进入宫腔内，观察两侧输卵管口较容易。纤维宫腔镜从功能上分为诊断性纤维宫腔镜和治疗性纤维宫腔镜。

2. 硬性宫腔镜（hard hysteroscopy） 宫腔镜的外观是硬的，由镜鞘、内鞘及镜体本身构成。使用容易，适合初学者操作，但要随时注意小心子宫穿孔的可能性。硬性宫腔镜从功能上分 4 种：

（1）诊断用硬性宫腔镜：镜体的外径 2~4mm，配合使用的外鞘直径为 3~5mm，专用于宫腔镜检查。在门诊使用时，不需要麻醉，不必扩张宫颈管，不用钳夹宫颈。外鞘直径 5.5mm 的持续灌流宫腔镜需要做宫颈管扩张。视野方向有 0° 和 30° 两种镜头，由于宫腔容积较小，宫角部呈弧形，有一定角度，30° 斜面宫腔镜更适合作为检查用宫腔镜。

（2）治疗用硬性宫腔镜：4.5mm 持续灌流诊断用宫腔镜由 30° 3mm 光学视管、管鞘组成。4.5mm 外径，不用扩宫就可以进行检查，在此基础上再配一个 6.5mm 的外鞘及治疗器械就是标准的 6.5mm 治疗用宫腔镜。外鞘上设有 2.2mm 操作孔道，插入钳子就可以做治疗。

8mm 持续灌流治疗用宫腔镜由 30° 4mm 光学视管、管鞘、工作插入部及治疗器械组成。其视野更清晰，有抬起台，灌流量更大，具有 2.2mm 操作孔道。钳子从形态上可分硬性、半硬性及软性 3 种，子宫腔内的治疗以半硬性钳子最适用。钳子从用途上可分为活检钳、异物钳和剪刀等，也有把活检钳固定在外鞘上的宫腔镜，或在宫腔镜上设有特殊弯曲装置，用来调节插入软性钳的方向，此操作需在麻醉下进行。

（3）Hamou 宫腔镜：又称显微阴道宫腔镜，其最大特点是可以根据需要随意变换放大倍数，缺点是镜体太重，作接触型显微宫腔镜的诊断时需要具有子宫腔病例学的专业知识。

（4）接触式宫腔镜：既不需膨宫介质，又不需外置光源和光导纤维，故成本低，且携带方便。此镜直径 6~8mm，镜体既能导光又能放大，仪器远端有浸没镜头作用，分辨率高，不受宫腔血液和黏液的干扰，显像清晰。由于该镜仅能观察到与物镜尖端相接触的子宫部分，无法看到宫腔的全貌，如欲全面检查子宫腔的变化，既需要有丰富的操作经验，又需要有扎实的妇科组织病理性知识，对术者的要求较高，加之难于进行宫腔内手术操作，故未能在临床广泛推广。

（三）宫腔镜手术器械

1. 宫腔电切镜 宫腔电切镜包括内外镜鞘、镜体及操作架四部分。电切镜全长 30~35cm，工作长度 18~19.5cm，超长电切镜的工作长度有 22cm、26.5cm，用于增大的子宫。电切镜的外径有 21Fr、24Fr、25Fr、26Fr、27Fr、28Fr 等不同规格。

2. 作用电极

（1）单极电极

1）环形电极：又名切割电极，有开放型和关闭型两类，据其与宫腔镜纵轴的角度不同可分为 12°、30°、90° 和 120°。90° 开放型环形电极主要用于切除子宫内膜、切削和切除肌瘤及息肉。0° 开放型环形电极适于切开子宫纵隔，分割大的肌瘤，便于夹出。21Fr 电切镜非常适合切除小息肉，松解宫腔粘连，切除子宫纵隔及取出宫内异物等。

2）针状电极：前端为针状，与宫腔镜纵轴呈 0° 或 90°。90° 则呈钩形，适用于剥除黏膜下肌瘤在基层内的残余部分；0° 适用于划开子宫内膜和肌层，开窗切除壁间肌瘤等。

3）滚球电极：可循轴转动，直径有 2mm、3mm 和 4.5mm 等，电流比较集中，主要用于电凝止血或去除子宫内膜。

4）滚棒/滚筒电极：有2mm、3mm和5mm不同规格，可循轴转动，较滚球电极接触面宽，更适用于去除子宫内膜及电凝止血。

5）汽化电极：电极呈沟槽状，使用的电流功率为200W，可汽化子宫内膜和小的腔内肌瘤。

6）带状电极：形似开放型环形电极，但较宽，上有沟槽，使用纯切割电流，功率200W，兼有切割电极和汽化电极的优点，可去除子宫内膜和其他组织，切割床面不出血，并可留下组织做病理学检查。

2. 双极电极 电极头的形状分为球型、绞花型和弹簧型等，电极棒的直径为1.7mm，可通过5Fr的操作孔，手术时宫颈只需扩张6mm。这种电极的切割功率、组织破坏程度与单极相当，又具有激光操作的气化功能。

3. 辅助器械及设备

（1）附件：可经宫腔镜鞘进入体内而进行操作的器械为宫腔镜附件，包括活检钳、异物钳、微型剪、吸管、导管、标尺、电凝电极和圈套切割器等。经宫腔镜操作孔道插入上述各种微型器械，可进行直视下宫腔内手术操作。

（2）其他：有导尿管、阴道窥器、阴道牵开器、宫颈把持钳、宫颈扩张器、肌瘤抓钳、息肉钳、卵圆钳、刮匙、吸宫头和吸引管等，复杂的手术需要用B超或腹腔镜监护。

二、宫腔镜的临床应用

（一）适应证

绝经前及绝经后异常子宫出血；异常宫腔声像学所见（B超等）；诊断或判断能否经宫颈取出黏膜下肌瘤或子宫内膜息肉；探查不孕症、习惯性流产和妊娠失败的宫颈管和/或宫内因素；月经过少或闭经；迷失的宫内节育器定位或试行取出；诊断宫腔畸形、宫腔粘连并试行分离；宫颈管癌和子宫内膜癌的早期诊断。

（二）禁忌证

急性和亚急性生殖器官炎症和盆腔感染。

三、宫腔镜的清洗、消毒和维护

随着微型机械、电子、光学仪器的不断发展和改进，宫腔镜器械设备日益更新，品种繁多。由于这些器械设备精密，功能复杂，故正确地进行清洗、消毒和保养，既能保证宫腔镜检查和手术的成功，也是避免发生潜在并发症的关键。

（一）宫腔镜器械的清洗

清洗镜体及附件等器械应牢记操作轻柔是一个重要环节。器械清洗和检查是关系到手术成败的重要因素之一，因此应设有专人负责。

1. 清洗镜体及附件等器械应轻柔小心，使用后立即用流动水彻底清洗，除去血液、黏液等残留物质并擦干。特别是宫腔镜的镜片要清洗干净，不能有残留血迹，以保持镜片的清晰。

2. 用清水洗净宫腔镜后，继以注射器反复推注95%酒精于每个细小孔道内，最后用注射器空推或用橡皮球孔道内吹气，以保持孔道内干燥。

3. 各种宫腔镜手术器械，如剪刀、活检钳、异物钳和抓钳等，使用完毕都必须清洁干净，每个关节均需展开，用棉签或宫腔镜专用清洁剂清洗套管的内部，用长细刷子或棉签清洗器械上的小孔、凹槽，钳子的开合部分需用专用软质纱布清洗。

（二）宫腔镜器械的消毒

宫腔镜器械系精密昂贵的光学仪器，包括镜体系统、光导纤维以及照明系统。故不能采用煮沸和高压消毒法，也禁用有机溶液擦拭。常用方法：①浸泡法；②熏蒸法；③表面擦拭消毒；④高温高压灭菌法。

（三）宫腔镜设备的维护

电视宫腔镜器械多精密易损,应有专人负责保管、清洗、消毒。每次使用前清点器械以免遗漏,检查所有器械是否损坏,以便及时发现及时修理。术中爱护器械,忌粗暴动作,防止人为因素造成的不必要损坏。

第六节　膀胱镜的应用原理与结构

一、膀胱镜的原理及结构

膀胱镜是内镜的一种,膀胱镜外形与尿道探子（urethral sound）相似,经尿道进入膀胱,主要用于检查膀胱内结构及病变情况,用于诊断及治疗。

膀胱镜种类很多,结构各不相同,主要由镜鞘、检查窥镜、插管镜、闭孔器以及附件等部分组成。

（一）镜鞘

镜鞘是膀胱镜的外鞘,用以顺利导入窥镜、冲洗膀胱和提供照明。全部线路为另一极导体,当镜鞘两级接通,灯泡即通电发光。

（二）检查窥镜

检查窥镜是膀胱镜的光学部分,由接物镜、中间镜、接目镜和三棱镜等多组放大镜组成。

1. 接物镜　为平凹透镜,放大率和检查窥镜的直径决定内视野的大小并成正比。内视野是指检查窥镜所见到被黑圈围着的视野,内视野之外的全部范围成为外视野。接物镜至物体之间的距离与放大倍数成反比。

2. 中间镜　又称转向透镜,能将接物镜形成的倒立实像经折射后传输到节目镜的前方成为正立实像。

3. 接目镜　也是平凹透镜,物像经过上述各组透镜后,在接目镜处形成一缩小而正立的图像,通过接目镜做适当放大,得到清晰图像。放大率越大,光亮消失越明显,一般放大10～20倍为宜。

4. 三棱镜　在接物镜前加一直角三棱镜即成间接膀胱镜,扩大视野范围,但是看到的是倒立像。在接目镜前装一脊棱镜即可成正立像。

（三）输尿管插管及手术用窥镜

插管及手术用窥镜的光学结构与检查用窥镜完全相同,只是内视野较窥镜小,插管窥镜前端装有转向器,可根据需要改变输尿管导管或手术器械的方向。该镜后端装有三个金属小管,左右两个较小管孔供输尿管插管用,中间较大的管孔可供各种膀胱手术器械通过。

（四）闭孔器

闭孔器（obturator）是一金属棒,插入镜鞘后可关闭镜鞘窗口,使膀胱镜导入膀胱时不损伤尿道黏膜。闭孔器前端开有小孔或小槽,当膀胱镜插入膀胱时,可见有水自镜鞘后端冲水口溢出,这是验证膀胱镜进入膀胱的标准。

（五）附件

1. 插座开关　按照膀胱镜不同类型插座开关有闩式或旋转式。

2. 冷光源　采用氙灯光源或卤素灯光源。

3. 导光束　光导纤维束。

4. 冲水器　冲水器装配在镜鞘后端两侧,有两路开关,可任意冲水和放水。

5. 棉花卷子　为前端带有螺纹的金属棒,可卷棉花清洗、擦干膀胱镜。

6. 橡皮小帽　大小不等,分带孔和无孔,根据需要选用。橡皮小帽套在插管窥镜后端的金属小管上,在使用输尿管插管或手术器械时,取用相应的带孔小帽。不带孔小帽完全封住窥镜上的金属小管管口,防止漏水。

二、膀胱镜的临床应用

（一）适应证

观察膀胱内部表现黏膜、组织结构情况、活检、碎石、冲洗。

（二）禁忌证

尿道膀胱急性炎症期、妇女月经期、冠心病发作期。

三、膀胱镜的清洗与消毒

包括：清洗、浸泡、二次清洗、消毒灭菌。

第七节　达·芬奇人工智能

近年来，随着计算机技术、材料科学、深度学习（deep learning）以及机器人等新技术的蓬勃发展，我国处于医疗信息化的飞速发展时期，人工智能也越来越多地融入人们的日常生活，特别是在医疗方面。微创手术、远程医疗等技术正走进人们的生活。本节主要介绍几种基于人工智能的医疗资源和医疗方式。

一、基于深度学习的医疗诊断

随着机器学习的出现，许多领域专家已经利用计算机构建了某些疾病的预测模型，但由于传统机器学习算法存在的一些缺陷，往往达不到很好的预测效果。自 2006 年以来，深度学习技术持续升温，虽然理论研究还处在起步阶段，但是其应用领域已经涉及很多方向，而且已经显现出巨大的能量，也给疾病预测方面带来了新的研究方向。浅层学习依靠人工经验抽取样本特征，网络模型学习后获得的是没有层次结构的单层特征，还需要依靠大量的人工进行。而深度学习通过对原始信号进行逐层特征变换，将样本在原空间的特征表示变换到新的特征空间，自动地学习得到层次化的特征表示，从而更有利于分类或特征的可视化，以发现复杂数据的内在特征。

深度学习可以利用组学和大数据（big data）分析技术对大样本人群与特定疾病类型进行生物标记物的分析、鉴定、验证、应用，从而精确寻找到病因和治疗靶点，为临床决策提供精确的支持和依据。患者将获得精确的最佳药物及用药效率、无效药物及副作用等信息。

基于深度学习的疾病诊断主要分以下步骤：

（一）数采集和预处理

采集患者的各项体检数据组成原始数据集，然后对原始采集数据进行预处理，最后把数据集划分为训练数据和测试数据两份。

（二）构建疾病模型

采用实验的方法进行疾病模型的最优网络结构的构建。包括输入层结点的个数、隐含层结点的个数和隐含层的层数三个方面。

（三）构造疾病预测模型

利用训练数据预测模型进行训练。

（四）测试阶段

将测试数据输入到疾病预测模型中，计算疾病的预测结果。

（五）预测结果分析

对于相同的训练数据和测试数据，利用经典的预测方法进行预测，将预测结果与深度学习的预测结果进行对比。

深度学习可以应用于医疗影像学，对于结构类影响，通过学习大量的类似特征的影像资料，判断生理结构是否有物理变化；对于功能类影响，通过影像信息矩阵的后处理，将影像信息转换为定量的数据并做分析诊断病灶。具体地，首先把肉眼看到的影像，转化成数学的数据，把一张图像转化成数学矩阵，其次引入大数据，建立疾病数据库，把定量化的数据引入可参照的系统中，并进行下一步的比对分析。例如，对于 X 射线胸片，深度学习可以对胸片多疾病全自动分析，并提出将胸片深度分析与自动检测报告相结合的整体解决方案，用于检测胸片中包括肺炎、结节、早期肺癌、心脏肥大、结核等多种异常，并实现了无临床症状的患者的多种疾病短期患病风险评估。同时，还能为患者建立多次拍片的影像健康档案，实现多次拍片影像特征信息融合，对比分析和趋势发展图表，特别是为基层医疗、体检等急需领域带来新的医疗技术。在多参数磁共振影像中，通过提取图像中有用特征，找到最有可能是肿瘤的区域，作出肿瘤的风险预测。预测结果以概率地图的方式呈现，可以直观地帮助医生作出诊断。经过与病理结果的对照，证实了这种方法的准确性和有效性。深度学习技术还可应用于 MRI 影像、超声影像等诸多方面。

此外，深度学习也可以用于助力药物研发，可大大缩短药物研发时间、提高研发效率并控制研发成本。通过计算机模拟，可以对药物活性、安全性和副作用进行预测。借助深度学习，人工智能已经在心血管药、抗肿瘤药和常见传染病治疗药等多领域取得了新突破。2015 年，Atomwise 基于现有的候选药物，应用人工智能算法，不到一天时间就成功地寻找出能控制埃博拉病毒的两种候选药物，以往类似研究需要耗时数月甚至数年时间。人工智能在遗传学和病理学方面也有着重要的应用。

然而，基于深度学习的医疗也有自己的短板。例如，由于深度学习是基于充分的大数据证据给出诊断和治疗方案建议，一旦遇到很个例的病案，缺少相关循证医学证据，基于深度学习的技术就无法提供准确的治疗方案，甚至会出现方案空白，而医生作为人类，可能会设计出更有创新和突破性的治疗方案。

二、脑机接口

传统意义上人类与外界的交流都是通过人类大脑思维控制人体的生理系统产生肌肉运动来完成的，即人类与外界的沟通交流都是通过思维—神经—肌肉的通路来实现的。而对于这一通路上任一环节存在损伤的患者，如严重神经损坏或肌肉瘫痪患者，运用传统方式来实现与外界的交互就变得不可行。脑机接口技术则绕开了传统的信息交互对于传递神经组织的依赖问题，直接在大脑和外部设备之间建立了一条信息交流和控制的通道为大脑跟外部环境的交互提供了一种新的途径。

脑机接口（brain-computer interface，BCI）是一种人机接口方式，是基于脑信号，而不依赖于脑的正常输出通路（即外周神经和肌肉）的，实现人脑与计算机或其他电子设备通讯和控制的技术。脑机接口主要解决两个问题，第一，如何捕捉大脑的输出，即如何记录神经元的信息；第二，如何将信息输入到大脑的自然信息流，或以其他方式改变这个自然信息流，即如何刺激神经元。

脑机接口系统由信号采集、信号特征提取、模式识别、控制命令输出和在线反馈五部分构成。各部分的详细描述如下：

（一）信号采集

脑机接口系统中，输入部分需要的脑电信号主要依靠各种电极采集来实现，例如，用于电生理活性的头皮或颅内电极，fMRI 代谢活性等。然后将脑电信号放大到适合于电子处理的水平。信号采集分为植入式和非植入式，植入式系统是将电极放置在大脑区域提取大脑内部的脑电信号；非植入式系统是将电极放置在头皮部位得到头皮脑电信号。

（二）信号特征提取

对脑电信号中包含信号特征进行提取是脑机接口系统的关键，它将输入的原始脑电数据转化为系统可识别的指令。特征提取通过分析数字信号，区分相关信号特征与外来信号，并将相关信号转换为简短且极具代表性的特征信号。不同的脑思维活动导致不同的大脑信号模式，BCI 系统根据其特征将每个模式进行分类。

（三）模式识别

将 BCI 系统从大脑信号中提取出与用户意图具有高度相关性的信号作为特征信号,对这些信号的脑电特征进行分类称为模式识别。模式识别部分的分类速度和准确率决定了整个脑机接口系统的性能。经典机器学习算法主要有 K 临近分类器(K-nearest neighbor classifier,k-NNC)、支持向量机(support vector machine,SVM)等。

（四）命令输出

将模式识别的分类结果转换为控制信号输出到外围设备,控制设备按照信号进行运动。例如字母选择,光标控制移动等。

（五）反馈环节

在线脑机接口系统经常需要的部分,这样能够帮助使用者根据外围设备的运动及时的调整刺激,形成新的信号特征,改进系统的缺点、提高 BCI 系统的性能,这样就组成一个完整的循环。

三、达·芬奇机器人

外科手术机器人的兴起,是 20 世纪末外科学的突破性进展。机器人的外科应用代表了微创外科的精细化、立体化、智能化发展趋势。世界上第一台手术机器人"Arthrobot"诞生于 1983 年。1998 年,Computer Motion 公司和 Intuitive Surgical 公司先后发布了"宙斯 Zeus"和"达·芬奇 Da Vinci"两款相对成熟的机器人手术系统,二者结构和功能也十分类似,如文末彩图 6-22 所示。而后,随着 Intuitive Surgical 公司完成了对 Computer Motion 公司的收购,达·芬奇手术机器人逐渐成为迄今为止全世界应用最广泛的机器人手术系统。目前,达·芬奇机器人已广泛应用于胸外科、普外科、头颈外科、妇科在内的外科手术的各个领域。

（一）血流动力学计算模型概述

血流动力学(hemodynamics)是研究血液在循环系统中运动的物理学。目前,理想的无创、高精度在体血流监测在技术上难以实现,建模仿真仍然是当前血流动力学研究的重要方法。其实现思路为:根据实际需要,结合在体数据建立相应的模型,通过计算分析对所需的血流动力学参数进行仿真,为生理病理研究或临床诊断治疗提供参考。

根据计算的复杂度,目前常用的血流动力学计算模型可分为以下几种:零维模型、一维模型、三维模型。其中,零维模型又称 Windkessel 模型,以电压和电流模拟血管中的压力和流量。零维模型使用电阻、电容、电感元件,分别对血管的流动阻力、血管顺应性、液体惯性进行模拟,能够仿真血管对血流的调控(Windkessel)效应。每段血管被简化为一个线性电路元件,成为一个集中参数(零维)元件。因此,零维模型能够仿真血压血流的搏动,但无法体现其空间局部变化。一维模型则将血管视为沿中心线方向半径不断变化的空间结构,基于简化的 Navier-Stokes 方程,模拟脉搏波的传播过程。一维模型能够反映出血压血流的局部变化,以及脉搏波的反射。

零维和一维模型具有直观、计算便捷的优点。然而,对临床研究而言,它们具有明显的局限性。首先,这些模型只提供对特定血流动力学参数(血压、血流)的分析,而无法准确计算复杂参数(例如壁面剪切应力)。其次,人体血流具有非线性的特点,零维、一维模型只能通过引入非线性元件对血管狭窄及弯曲、血管瘤等现象进行粗略模拟,而无法分析相应的局部流场变化。20 世纪 80 年代以来,随着医学影像和计算机技术的发展,基于医学影像的计算流体力学三维模型在血流动力学研究中得到了广泛应用。下文主要介绍该方法的理论基础、计算过程及典型应用。

（二）计算流体力学方法

计算流体力学(computational fluid dynamics,CFD)是一种通过数值方法解算流体控制方程组,从而观察流场物理现象的仿真方法。其理论基础为描述流场的 Navier-Stokes 方程:

$$\rho\left(\frac{du}{dt}+(u\cdot\nabla)u\right)=-\nabla p+u\nabla^2 v+f \tag{6-1}$$

其中 ρ、μ 代表血液密度与粘度，u、p 及 f 分别代表速度场、压力以及体积力。CFD 常用的数值方法包括有限差分法、有限元法和有限体积法。其中有限差分法是最经典的方法，它将微分方程离散到网格点上，将方程中无限小的微分化为有限小的差分来求解，发展比较成熟，在流体力学中得到了广泛应用。该方法对网格质量要求较高。有限元法是把积分形式的方程离散到有限小的集体单元里求解，对网格的要求较小，但计算时内存占用量大且耗时。有限体积法将计算域离散成一组控制体（网格单元），在控制体上求解质量守恒、动量守恒、能量守恒、组分守恒等方程组，将偏微分方程组离散为代数方程系统数值求解，逐渐接近流场的真实解。有限体积法对网格精度要求低，可求解复杂几何问题，同时对内存的占用小。

目前，已出现了功能强大的商业软件，可使用图形界面进行 CFD 仿真。一般地分析过程大致分为以下三个步骤：

1. 前处理 包括三维结构的重建、优化及网格的划分与导入，设定仿真所需的流体性质、边界条件、初始条件，及计算参数。

（1）前处理：三维重建与网格划分。

随着影像技术的不断发展，电子计算机断层扫描（computed tomography，CT）、磁共振（magnetic resonance imaging，MRI）、正电子发射型计算机断层显像（positron emission tomography-computed tomography，PET-CT）、数位减影心血管造影（digital subtraction angiography，DSA）等无创技术，提供了可供三维重建的图像。近年来，光学相干断层扫描技术（optical coherence tomography，OCT）及血管内超声（intravenous ultrasound，IVUS）等有创成像技术，提供了高精度的图像，其在三维重建中的应用也在不断发展。

一般来说，医学数字成像和通信标准（Digital Imagine and Communication in Medicine，DICOM）是使用最为广泛的医学影像格式。将图像数据导入相关软件，可实现图像的分割、三维结构的提取重建以及对表面进行平滑。医学图像的分割目前仍是研究热点，方法很多，可大致分为基于区域的分割算法、基于边缘的分割算法和结合特定理论工具的分割算法。当前医学图像主要依赖手工分割及半自动分割，虽然已经出现一些模糊技术和人工智能技术的自动分割算法，但运算量较大，其成熟推广尚待研究。在经典的 Mimics 软件中，可使用灰度阈值，结合布尔运算及手动分割进行操作，提供了称为面罩（mask）的目标数据点集，以储存分割结果。同时，对主动脉和冠脉，Mimics 提供了半自动分割方法，根据拓扑结构确定血管的起始点及终点，软件即可重建出相应的树状冠脉结构，并可自动去除钙化斑点。

基于分割后的二维数据集，可进行三维重建。三维重建一般基于面绘制或体绘制的算法，包括投影、消隐、渲染或合成三个基本步骤，形成空间的三维结构。对于得到的三维结构，由于成像、分割及重建各步骤中的误差，存在表面不光滑以及结构不准确的问题，不仅偏离了实际血管形状，而且会影响网格质量，使后续计算难以收敛，须予以必要的平滑处理。除 Mimics 自带的平滑功能外，Geomagic Studio 作为典型的逆向工程软件，也具备表面平滑、网格简化、去除特征、删除钉状物等多种相关功能。一般来说，Solidworks 等计算机辅助设计软件，也具有改变三维几何的功能，但网格编辑功能相对较弱。

对经过处理的几何结构，需要进行网格划分。如上节所述，CFD 的计算在离散网格内进行。因此提高网格质量对促进收敛、提高计算速度有重要意义。网格划分的软件有 CFX ICEM，Hypermesh 等。在 CFX ICEM 软件中，首先根据几何拓扑，指定流场的出入口等结构。在此基础上，指定网格类型（六面体、棱柱、四面体等）、全局及局部网格密度、最大单元长度等参数，进行网格划分。对所得网格，应进行质量检查。对低质量网格过多的情况，可采用增加局部网格密度、优化网格参数的方法重新划分。如果网格质量无法提高，应检查几何结构是否合理。

（2）前处理：参数设定。

将划分好出入口的网格导出，应指定必要的参数以生成计算文件。一般而言，必需的参数分为以下几类：

1）流体性质：流体性质作用于整个流场，对计算结果有广泛影响。牛顿流体模型假设液体黏度为常数，在血流动力学仿真中被广泛应用。然而，血液具有剪切稀化（shear thinning）效应，其黏度随剪切流动的增加而逐渐减小并趋近于常数。因此，对于剪切流动不明显的血流，使用牛顿流体会造成误差。此外，在微循环及一些病理状态中，红细胞在低切变状态下聚集为缗钱状（rouleaux），使血液的流变学性质进一步偏离牛顿流体假设。目前常用的血液非牛顿流体模型有 Casson 模型、Carreau-Yasuda 模型、幂律模型等多种，可根据需要选择。

2）边界条件：边界条件包括流场的出入口及管壁条件。入口条件一般使用血压或血流量，以在体测量数据为佳。出口条件有多种可供选择。单条血管，或数条较大的血管，可使用流量出口，或压力出口。对于精度较高的仿真，可使用流阻乃至整个 Windkessel 模型作为出口。对于保留了较多远端小出口的血管结构，使用 Murray 定律（分叉处血流分配遵循能耗最小的原则）设定远端各处流量或流阻，能够减少由于使用统一出口条件带来的误差。对于管壁，一般使用刚性壁（solid wall）条件。

3）初始条件：CFD 仿真可分为稳态及瞬态仿真。稳态仿真中边界条件不随时间变化，用于仿真某个瞬时或周期内平均状态。瞬态仿真能够仿真流场随时间的变化，将过程分为对多个时间步，对于研究血流动力学参数的周期性或瞬时变化有重要意义。对于瞬态仿真，需要指定初始条件，不合适的初始条件可导致计算不收敛。一般先进行相应的稳态仿真，将其结果作为瞬态仿真的初始条件。

4）求解参数：对方程的求解方式、收敛标准、并行计算方式进行选择，并生成计算文件。

2. 计算　使用高性能计算机对解算计算文件，直到达到收敛标准。由于计算复杂，常使用并行计算。

计算过程复杂，需要使用较大的内存和处理器，一般使用并行计算。在计算过程中，应关注残差收敛曲线的变化。一般而言，需要残差连续减小，直至达到收敛标准。若残差浮动不断增加，必须按照不收敛的情况，重新检查参数设定。对于不收敛的情况，须从以下三个角度进行检查：

（1）网格质量是否达到分析的要求。一般而言，瞬态分析要求网格质量较高。

（2）参数设定是否正确。流量过高、瞬态初始条件不合适、时间步长太长都可能导致不收敛。

（3）流动模型与流速是否适宜。层流模型只适用于较低流速，若存在流量大、高度狭窄的血管，要主要其流动是否接近湍流，必要时应使用湍流模型。

3. 后处理　基于解算结果，进行结果的展示。主要分为定性的各种图示，以及定量的参数计算，基于计算结果，加入在体数据，可进行复杂参数的计算。

结果的后处理可分为四个部分：

（1）图形展示：通过使用截面图、流线图等，可将三维结果投影在二维图形上直观展示。此外，可进一步绘制坐标图，研究变量随位置、时间的变化。

（2）参数计算：在血流动力学中使用的参数主要有压力、流速、壁面剪切应力（wall shear stress, WSS）、壁面剪切应力梯度（wall shear stress gradient, WSSG）、涡量（vorticity）等。这些变量可在后处理软件中直接显示，或通过计算得出。

（3）基于模型的复杂参数计算：目前，基于计算流体力学，出现了更为复杂的生理病理模型。根据计算得到的血流动力学参数，可加入在体测量数据（血液中物质浓度）结合相关渗流模型计算低密度脂蛋白的渗透以研究动脉粥样硬化的形成，或结合药物动力学研究药物在血管内的吸收。

（4）模型验证：早期 CFD 模型多基于理想几何结构，研究特定生理现象。随着在体几何模型的应用，其合理性验证成为重要课题。根据仿真结果，对比临床在体数据，可验证模型的合理性。

下文按照一般的分析流程，对 CFD 仿真的过程进行介绍（图 6-23）。

（三）计算流体力学模型的应用

计算流体力学在心血管系统、脑血管系统及其他外周血管病的研究中，发挥着越来越重要的作用。相比于单纯图像分析，通过对分数血流储备（fraction flow reserve, FFR）的计算，基于临床图像的 CFD 分析可对缺血风险提供更精确的评价。通过对 WSS 的计算，不仅可以通过观测低 WSS 分布区

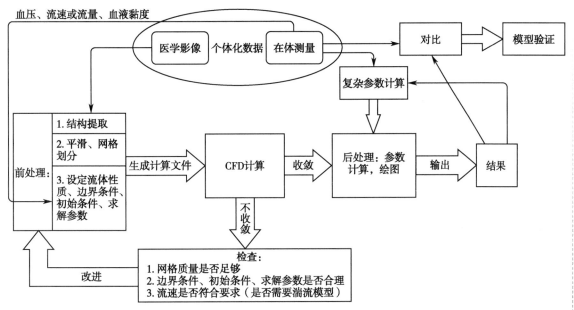

图 6-23　CFD 血流动力学建模仿真的一般步骤

域估计动脉粥样硬化斑块的发生与发展风险,还可以通过高 WSS 区域预测斑块破裂风险。近年来,还出现了 CFD 耦合计算低密度脂蛋白渗流模型,可更直观评价斑块发展风险。轴向斑块应力(axial plaque stress,APS)等参数也不断被提出并应用在评价斑块破裂风险的 CFD 研究中。流固耦合(fluid solid interaction,FSI)模型在斑块受力分析、血栓流动的研究中不断得到应用。目前,CFD 模型贯穿从主动脉到微动脉、静脉的血管生理、病理研究,随着生理准确性的提高正在越来越多的应用于临床,为实现精准医学提供帮助。

(四)达·芬奇机器人系统

主要分为以下三部分:①医生操控系统;②床旁机械臂系统;③成像系统。其操作系统图如文末彩图 6-22 所示。

四、无创软体机器人

上一节所介绍的达·芬奇机器人等进行的微创手术往往都是刚性结构,且尺寸相对较大,自由度有限、操作不便,无法适用于狭窄、拥挤等复杂的非结构化环境。因此,为满足某些环境下安全性和灵活性的需求,采用硅橡胶、记忆合金(SMA)、电活性聚合物(electroactive polymer)、气动肌肉(pneumatic artificial muscles)等软体(非刚性材料)的机器人应运而生。目前这些机器人大多基于仿生学设计,灵感来自自然界中无脊椎动物或脊椎动物的无骨骼肢体部分,如海星、毛毛虫、水母、章鱼、象鼻以及哺乳动物的舌头等。

近年来,3D 打印技术逐渐成熟,特殊材料或微型体积的零件可方便地通过 3D 打印机制作出来,如软体材料制成的微型吸盘等等,这给软体机器人研究者带来极大的便利。

为提高现有软体手术机器人性能,国内外学者在材料、结构设计以及计算机技术等方面做了大量工作,取得了许多卓越的成果。美国卡耐基梅隆大学(Carnegie Mellon University,CMU)机器人实验室的研究者开发了一种全新概念的手术机器人,该名为 HeartLander 的微型机器人能够在跳动的心脏表面爬行,如文末彩图 6-24 所示。

五、未来与展望

机器人外科的各种相关设备及技术仍有很大的提高空间。未来,机器人手术系统将向小型化、无创化、智能化和远程化等方向发展。

（1）小型化是机器人手术系统最急待解决的问题，无论是高昂的手术成本还是耗时、烦琐的组装、更换过程都与其息息相关。庞大复杂的手术系统的小型化将大幅增加机器人手术的适用范围，降低手术成本，缩短术前准备时间。目前，美国华盛顿大学（University of Washington，UW）已研发出可固定于患者身上并远程遥控的手术机器人系统。

（2）无创化一直以来都是外科医生的追求，更是微创外科的演化方向，也是机器人手术系统的研究热点。其宗旨是将手术器械通过人体的自然腔道如口腔、肛门、阴道等送入体内，并在病变部位进行手术操作。有报道称，由意大利牵头的欧盟（European Union，EU）手术机器人项目已研发出了通过吞服进入人体的机器人手术系统。

（3）智能化作为机器人手术系统的核心，一直都是机器人技术的难点。虽然，无数专家学者前仆后继的投身于这项研究中。但是，迄今为止尚无实质性突破。未来的机器人将能够通过大数据分析自主识别疾病，自行制订手术方案，并自动完成手术。

（吴　非）

思考题

1. 梁医生正在诊治一位突发心绞痛的患者。要求使用已有的普通冠脉 CT 图像评估患者的心脏缺血风险，并尽快给出结果。请你从初始条件、边界条件两个角度出发，为梁医生设计合适的仿真研究方案。

2. 相比于零维和一维模型，三维 CFD 模型有何优点？你认为短期内 CFD 模型会全面替代这两种模型吗？

第七章 功能辅助与替代装置

医学仪器主要用于诊断、治疗和康复,其中有一部分医学仪器在治疗和康复的临床应用中可用于人体功能的辅助与替代。对于功能部分损伤的器官,可使用辅助装置进行功能补偿,使其具备正常的生理功能,如心脏起搏器、助听器、助视器、脑深部电刺激器等;对于功能完全丧失的器官,可使用人工装置替代其基本功能,满足患者的生存或生活需求,如人工心脏、人工肾、人工耳蜗、视网膜假体等。本章将简述几种常见的功能辅助与替代装置,并介绍它们的基本结构、工作原理和临床应用等。

第一节 心脏的辅助与替代

一、心脏生理基础

心脏是人体的重要器官之一,为体内血液循环提供动力。心脏位于胸腔中部偏左下方,2/3 部分位于左侧胸腔,1/3 部分位于右侧胸腔,形似倒置的、前后偏扁的圆锥体,有拳头大小。

心脏由心肌细胞构成,分为左右两半,如图 7-1 所示。心脏左半边包括左心房和左心室,右半边包括右心房和右心室。静脉血经上下腔静脉分别注入右心房,再流入右心室,而后血液经肺动脉进入肺循环,通过气体交换后将静脉血转换成动脉血。转换后的动脉血经左、右肺静脉分别注入左心房,再流入左心室,最后血液经主动脉流向全身各处。心房与心室、心室与动脉之间有防止血液倒流的瓣膜存在,左心房与左心室之间的瓣膜称为二尖瓣,右心房与右心室之间的瓣膜称为三尖瓣,左心室与主动脉之间的瓣膜称为主动脉瓣,右心室与肺动脉之间的瓣膜称为肺动脉瓣。

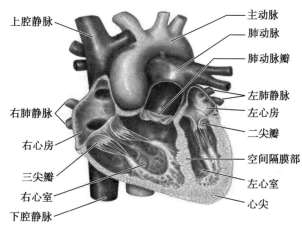

图 7-1 心的解剖学结构

心肌细胞按照形态和功能可分为两类：普通心肌细胞和特殊心肌细胞。普通心肌细胞是心房壁和心室壁的主要构成部分，主要起收缩作用。特殊心肌细胞的主要功能是产生和传导冲动，控制心脏的节律性收缩与舒张。冲动的产生和传导系统称为心传导系，如图 7-2 所示。按照冲动产生和传导的方向具体为：窦房结→结间束→房室交界区→房室束→左右束支→浦肯野纤维网。

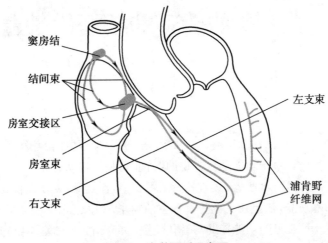

图 7-2　心传导系示意图

心脏在心传导系的作用下，产生节律性收缩，将动脉血运送给全身各器官，同时将静脉血运送至肺部，使静脉血转化为动脉血，构成人体内部的血液循环系统。血液循环系统分为体循环和肺循环，体循环：动脉血经左心室射出→主动脉→各级动脉→毛细血管网→各级静脉→上、下腔静脉→右心房；肺循环：静脉血经右心室射出→肺动脉→肺部毛细血管网→肺静脉→左心房。

心血管疾病是危害人类健康的头号病因。根据世界卫生组织（World Health Organization，WHO）和《中国心血管病报告》的统计数据，2015 年全球约有 1 770 万人因心血管疾病死亡，占全球死亡人数的 31%，我国心血管疾病死亡占死亡人数的 40% 以上，居总死亡原因之首。在心血管疾病造成的死亡中，心脏病是主要病因，分为五大类：

1. **冠状动脉性心脏病**　是由脂质沉积于动脉壁引起的冠状动脉粥样硬化。
2. **心血管病**　包括高血压、糖尿病和高胆固醇等影响心血管功能的疾病。
3. **肺性心脏病**　因肺部疾病或胸壁畸形而导致的右心室衰竭的疾病。
4. **遗传性或先天性心脏病**　遗传导致的先天性心脏结构或功能异常。
5. **炎性心脏病**　如风湿性心脏病和病毒性心肌炎等。

目前针对心脏病的常规预防和治疗手段主要包括药物治疗、介入或外科手术治疗以及康复治疗等，而心脏起搏器和人工心脏作为一类功能辅助与替代装置，在临床上已证明其能够有效地缓解和治疗部分心脏疾病，维持人体血液循环。

二、心脏起搏器

心脏起搏器（cardiac pacemaker）是一种有源植入式电子治疗装置，其基本工作原理是通过脉冲发生器将电源提供的能量转化为电脉冲，而后经导线传送至电极刺激周围的心肌细胞，使之兴奋，进而让心脏收缩。心脏起搏器一般用于治疗起搏功能障碍或者房室传导功能障碍所致的心脏类疾病。

（一）心脏起搏器的结构与工作原理

在早期的治疗过程中，多使用非同步型心脏起搏器。这种起搏器不考虑人体的实际心率，通过脉冲发生器产生固定频率的起搏脉冲，经导线和电极的传导，将起搏脉冲施加于电极接触的心肌细胞，使心肌细胞兴奋，引起心脏收缩。非同步型心脏起搏器的形式单一，不考虑患者心脏病症的实际情况，部分患者自身仍能够间歇性地产生正常心律，并不需要连续地起搏。此外，临床实验发现，非同步型心脏起搏器有诱发室颤或室速的隐患，可能危及患者生命，现在已很少使用。

随着科学技术的发展，出现了同步型心脏起搏器，并被广泛使用。其原理与非同步型心脏起搏器不同，同步型心脏起搏器能够监测心脏的自搏状态，自动控制是否输出刺激脉冲，因而可以避免与自主心率发生竞争，消除了诱发室颤或室速的隐患。因此，为了使患者心脏恢复正常节律，现代的心脏起搏器设计需要具备以下基本功能：

1. 起搏　即心脏起搏器通过内部电池供电，产生周期性的电流脉冲，使电极周围的心肌细胞去极化产生兴奋，并将该冲动经心传导系传导至心脏各部位。

2. 感知　指心脏起搏器的感应电路通过电极和导线检测并识别心脏内部自主电活动产生的电流。

3. 输出抑制　指当感应电路检测到心脏正常自主电活动时，可以将信号反馈至起搏电路，抑制起搏脉冲的发放（该功能针对抑制型心脏起搏器）。

不论是哪种心脏起搏器，其主要结构都由脉冲发生器、导线和电极组成。以下将分别介绍几种基本的同步型心脏起搏器的脉冲发生器、导线与电极。

（1）脉冲发生器：人体心脏正常跳动时，可以检测到心电信号的波形，P-QRS-T波。在心电波形中，QRS复波的幅值最高，P波次之，其他波形相对较弱。因此，QRS复波和P波最容易被检测到，它们分别产生于心室和心房。根据同步心脏起搏器的电极检测的部位不同，可以将其分为R波同步型心脏起搏器和P波同步型心脏起搏器。再根据起搏器的响应方式不同，可分为抑制型同步型心脏起搏器和触发型同步型心脏起搏器。抑制型心脏起搏器能产生特定频率的起搏脉冲，当起搏器检测到心脏自身的心电信号后，起搏器会抑制刺激脉冲的发放，并重新安排起搏脉冲的发放周期。在上一个起搏发生后的规定时间内，如果心脏没有发生起搏，起搏器检测不到特定的心电信号，则起搏器会正常的发放刺激脉冲，这种类型的起搏器又称"按需型"，可以避免发生竞争性心律，降低起搏器的功耗，也是使用较为广泛的一种心脏起搏器。触发型是指起搏器检测到心脏自身心电信号后，立刻向心传导系的后级发放起搏脉冲，如果心电信号传导出现问题，心脏无法产生自搏，则该起搏脉冲能刺激心脏起搏。如果此时心电信号正常传导，心脏能产生自搏，则该起搏脉冲的发生时间处在心脏的绝对不应期内，不会影响心脏的跳动。以下将以R波抑制型起搏器和P波同步型起搏器为例介绍脉冲发生器的原理。

1）R波抑制型心脏起搏器的脉冲发生器：该起搏器将电极置于心室部位，即检测心室部位的QRS复波信号，并在心脏正常跳动时抑制脉冲发生电路产生起搏脉冲，在心脏不能产生正常跳动时施加脉冲，使心脏起搏，其基本结构如图7-3所示。R波抑制型心脏起搏器的脉冲发生器包括电源、定时电路和脉冲输出电路，另外还有检测心电信号并反馈给定时电路的复位电路。

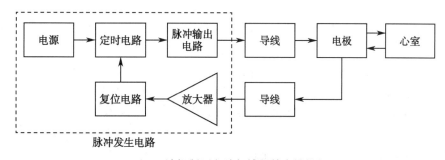

图 7-3　R波抑制型心脏起搏器基本结构框图

电源（电池）是脉冲发生器必不可少的元件，特别是对于长期植入体内的心脏起搏器而言，电池的寿命越长，心脏起搏器的工作时间越长，患者需要更换起搏器的次数越少。这对减轻患者的手术痛苦与经济负担至关重要，也是设计人员和医师普遍关注的问题。早期常采用水银电池，并将几个水银电池串联，电压可达 4～8V。此外，所使用的电路也是低功耗电路，但应用效果并不理想，实际使用寿命只有 2 年左右。目前普遍使用锂电池或锂 - 碘电池作为电源，能量密度高，自身放电率低，使用寿命长达 10 年。

定时电路能够为心脏起搏器提供固定频率的电流脉冲，起到定时的作用。自激振荡器是其中的核心器件。在新一代的心脏起搏器中，为了使定时电路更加精准，常采用逻辑电路、石英晶体甚至微处理器来代替自激振荡器。通常定时电路产生的周期性脉冲为 60~80 次 /min。

脉冲输出电路为心脏提供电刺激脉冲。在定时电路的每一个周期信号触发下，输出电路产生一个电刺激脉冲，经导线传送至电极，刺激心肌细胞。恒压或恒流脉冲是常见的两种输出刺激类型。恒压脉冲电压幅值在 5.0~5.5V 之间，刺激脉宽为 500~600μs。恒流脉冲电流幅值在 8~10mA 之间，刺激脉宽为 1.0~1.2ms。

若检测不到心室部位的 QRS 复波，则复位电路不启动，定时电路到达规定时间间隔后，经输出电路产生起搏脉冲，刺激心肌细胞；若检测到 QRS 复波，则启动复位电路，定时器清零后重新开始计时，等待规定的时间间隔后产生下一个脉冲，从而起到抑制起搏脉冲发放的作用。

R 波触发型心脏起搏器的结构与 R 波抑制型心脏起搏器的结构类似，不同的是 R 波触发型心脏起搏器的脉冲输出电路不是由定时器触发，而是在电极检测到心室部位的 QRS 复波后，立即触发脉冲输出电路产生起搏脉冲，刺激心脏。

2）P 波同步型心脏起搏器的脉冲发生器：如果患者的房室传导系统阻滞，使心房信号不能正常传导到心室，导致心脏不能正常跳动，则检测部位不能放置在心室，而需放置在心房部位（心房收缩信号为 P 波）。人体心脏的自主电活动信号从心房传导到心室所需要的时间约 120ms，当心房部位的电极检测到心房信号时，经适当延时，产生起搏脉冲刺激心室部位，就可以代替心传导系统中的信号传导，维持心脏的正常节律。这种心脏起搏器叫做 P 波同步型心脏起搏器，其基本结构如图 7-4 所示。

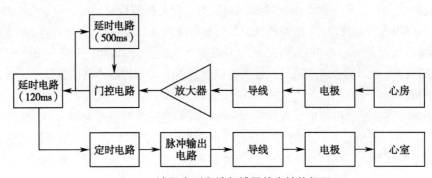

图 7-4　P 波同步型心脏起搏器基本结构框图

电极刺激心室时，位于心房的电极可能检测到心室部位传来的电信号伪迹。为了消除这种伪迹，结构中还增加了一个延时电路。在起搏器检测到心房 P 波信号后，该延时电路能够产生持续时间为 500ms 的脉冲，在这段时间内，门控电路将不再接收心房电极传来的检测信号。

（2）导线与电极：导线和电极是心脏与起搏器连接的重要部件。一方面，能够将刺激脉冲有效地传导到需要兴奋的心肌细胞，实现心脏起搏。另一方面，又能将心脏不同部位的微弱心电信号有效地反馈到检测电路，控制脉冲发生器实现同步刺激。考虑到生物安全性、心脏跳动及人体运动等因素，导线与电极在生物相容性、柔韧性、机械强度等方面有着严格的要求。

导线，又称"起搏导管"，是特制的绝缘金属丝，负责起搏脉冲的传导和心电信号的检测。早期的导线采用单金属丝螺旋缠绕结构，如图 7-5 所示。为了进一步提高导线的机械强度、柔韧性和抗金属腐蚀性，目前的导线采用多根金属丝相互盘绕的螺旋结构及性能优良的合金材料。导线材料常采用金属铂、铂合金或专用合金，如 MP35N 合金（35% 镍、35% 钴、20% 铬、10% 钼以及微量铁）和 Elgiloy 合金（40% 钴、20% 铬、15% 铁、15% 镍、7% 钼、2% 锰以及微量碳和铍），具有良好的导电性、生物相容性和弯曲应力。绝缘层采用生物相容性好的医用硅橡胶或聚氨酯材料，具有良好的柔软性及伸缩性，能够降低由于心脏跳动和人体运动引起的磨损和撕裂。

电极按照固定方式可以分为主动固定式和被动固定式，如图7-6所示。主动固定式电极具有螺旋结构，螺旋刺入心肌组织，长期植入后，接触界面将长出纤维包裹，将电极牢牢固定住。被动固定式电极大多为翼状，电极通过翼状倒钩嵌在心内膜密集的肌小梁内。这两种固定方式，都能够保证电极可靠地固定在心脏上，目前使用较多的是被动固定式电极。

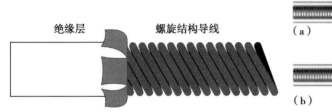

图7-5　心脏起搏器导线结构示意图

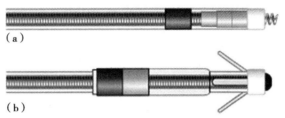

图7-6　心脏起搏器电极示意图
（a）主动固定式刺激电极；（b）被动固定式刺激电极

通常情况下，电极的材料与导线相同，同样具有良好的导电性和生物相容性。导线和电极可分为单极型和双极型。单极型是指导管中只有一根导线连接刺激电极，通常选择脉冲发生器封装的金属外壳作为参考电极。这种电极分布构成的电流回路较大，需要较高的刺激阈值，可能引发脉冲发生器附近的胸部肌肉兴奋，造成植入者的不适感。而双极型是指导管中有两根导线，分别连接刺激电极和参考电极，两个电极均位于心脏内。这种电极分布构成的刺激回路较小，所需的刺激阈值较低。

（二）心脏起搏器的临床应用

1958年，世界上第一台心脏起搏器成功植入一位患有病毒性心肌炎合并完全性房室阻滞的患者体内。受到当时工程技术和手术方法的限制，该心脏起搏器只工作了很短的一段时间。随着科学技术的发展，心脏起搏器性能获得了极大地提高，适用的疾病也越来越多。根据起搏器植入体内时间的长短及用途，可以将心脏起搏器的适应证划分为两大类：

1. 临时心脏起搏的适应证　临时心脏起搏是一种体外式非永久性植入的人工心脏起搏技术，只将导线和刺激电极暂时地植入心脏，使用时间通常为几个星期，其主要为解决患者心脏骤停，保障外科手术安全，以及在紧急情况下提高患者心室率、改善血流动力学而进行的预防和治疗措施。临时心脏起搏器适用于：①高度或完全房室传导阻滞且逸搏心率过缓；②介入操作过程中或急性心肌梗死、药物中毒、严重感染等危急情况下出现的危及生命的缓慢型心律失常。植入临时起搏器后，若评估患者各项指标满足植入永久性起搏器的条件，应尽早为其更换起搏器。此外，临时心脏起搏器也作为某些临床诊断及电生理检查的辅助手段，如评估窦房结功能、预激综合征类型、折返性心律失常、抗心律失常药物的效果等。

2. 永久性心脏起搏的适应证　永久性心脏起搏器植入术是一项对技术和专业要求较高的手术，在手术过程中，电极经静脉插入心脏，同时将起搏器埋植于患者的皮肤之下。通过使用这种起搏器，使搏动异常的心肌恢复正常的工作状态，对心脏起搏给予保障。永久性心脏起搏器主要适用于：

（1）窦房结和房室结功能不全导致的心动过缓的永久性起搏治疗：成人获得性房室传导阻滞、窦房结功能不全、慢性双分支阻滞和心肌梗死急性期后的治疗，心脏神经性昏厥和颈动脉窦过敏患者和肥厚型心肌病患者的治疗以及儿童、青少年和先天性心脏病患者的治疗。

（2）特殊临床情况的起搏治疗：心脏移植后的起搏治疗，睡眠呼吸暂停综合征神经肌肉疾病和心脏结节病致各种程度的房室传导阻滞的治疗。

（3）预防和终止心律失常的治疗：预防房性心律失常、复极延迟综合征和心房颤动的起搏。

迄今，心脏起搏器已经发展为多种类型，它们的功能特点及临床应用如表7-1所示。

表7-1　心脏起搏器分类及临床应用

类别		功能特点	临床应用
单腔起搏器	非同步型心房起搏	无感知功能，只发出固定频率脉冲起搏心房	仅适用于永久性窦性心动过缓或永久性窦性静止患者，不考虑心脏自身节律，易出现房性竞争心律，目前不用作永久起搏
	P波触发型	心房感知，心房起搏，感知到心房P波后立即发放起搏脉冲	适用于房室传导功能正常的病窦综合征，可避免房性竞争心律发生，但在自身心房率较快时仍发放起搏脉冲，功耗高；近年来用于治疗房内传导阻滞伴发的快速房性心律失常患者，或在肌电干扰大时使用
	P波抑制型	心房感知，心房起搏，感知到自身P波后抑制起搏脉冲发放	适用于房室传导功能正常的病窦，在自身心房率较快时抑制起搏脉冲发放，功耗低，使用寿命长
	非同步型心室起搏	无感知功能，只发出固定频率脉冲起搏心室	易引发室性竞争心律，诱发室速或室颤，适用于心室率缓慢的完全性房室传导阻滞、持续性窦性心动过缓
	R波触发型	心室感知，心室起搏，感知到自身R波后立即发放起搏脉冲	功耗高，近年来开始用于治疗完全性左束支阻滞伴左心衰竭，或在肌电干扰大时用于起搏
	R波抑制型	心室感知，心室起搏，感知到自身R波后抑制起搏脉冲发放	临床应用最普遍，主要用于持续性房颤或房扑伴心室率缓慢者
双腔起搏器	双腔非同步型	心房、心室起搏，无感知功能，以固定频率先起搏心房，后起搏心室	易出现心房及心室竞争心律，仅适用于持久性窦性心动过缓或窦性静止伴房室传导阻滞者
	心房同步心室型	心房感知，心室起搏，心房电极感知到自身心房波后，经过一段时间延迟，心室电极发放起搏脉冲	在房室之间架起"桥梁"，保持了先心房后心室的收缩顺序，利于心脏排血，适用于窦房结功能正常的Ⅲ度房室传导阻滞患者，但当室性心率较快时，易引发室性竞争心律
	心房同步心室抑制型	心房感知，心室兼有感知和起搏功能，心房电极感知心房波，一定延迟后心室电极若感知到自身心室波，则抑制心室起搏脉冲发放	可避免室性竞争心律的发生，适用于窦房结功能正常的Ⅲ度、Ⅱ度或高度方式传导阻滞患者，尤其是伴有房性期前收缩或室性期前收缩者
	房室顺序心室抑制型	心房仅起搏，心室感知和起搏，心室感知可抑制心室起搏脉冲发放，也将影响下一次心房起搏	适用于永久性窦性心动过缓伴房室传导阻滞，但无心房感知，可引发房性竞争
	双灶按需型	双腔起搏和感知，两个刺激电路，可先后发放房室起搏脉冲；两个感知电路，分别仅抑制房室起搏脉冲发放	心房感知可避免房性竞争发生，适用于病窦综合征伴房室传导阻滞，不适用于窦房结功能正常伴房室传导阻滞、房扑或房颤患者
	房室万能型	双腔起搏、感知，伴有心房跟随功能，心房感知延迟后可引起心室起搏	适用于窦性心动过缓伴房室传导阻滞，但其跟踪性心室起搏功能不适用于慢性快速房性心律失常
三腔起搏器	双房单室型	两条心房电极实现双房起搏，心室电极实现心室起搏，根据需求配备感知功能	适用于双结病变伴房内传导阻滞
	单房双室型	两条心室电极分别置于左右室周围	适用于双结病变伴完全性左束支阻滞及其引起的左心衰的患者
四腔起搏器	双房双室型	两条心房电极实现双房起搏，两条心室电极分别置于左右室周围	适用于双结病变，且伴房内传导阻滞及其所引起的阵发性房性快速心律失常，及完全性左束支阻滞及其引起的左心衰的患者

笔记

心脏起搏器在 60 多年的发展中,植入部位的选择越来越多,适用的疾病范围也越来越广,其治疗目的从挽救患者生命扩展到恢复患者的工作能力和提高患者的生存质量,成为心脏疾病诊断和治疗中不可或缺的医疗装置之一。但是,长期植入的心脏起搏器在降低功耗、提高安全可靠性以及多样化功能方面仍需进一步地改进。

三、人工心脏

人体心脏因病损而部分或完全丧失功能,导致不能维持全身正常血液循环时,可移植一种人工机电装置,以暂时或永久地、部分或完全地替代心脏功能,维持血液循环,这种装置就是人工心脏。

(一)人工心脏的结构与工作原理

人工心脏能够将静脉血输送到肺部以完成氧气的交换,同时将动脉血输送到全身各器官,为人体组织正常代谢活动提供所需的养分。简单地说,人工心脏就是起到了"泵"的作用。其结构如图 7-7所示。

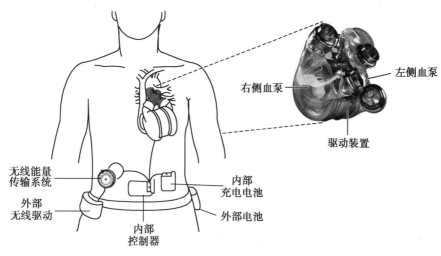

图 7-7　人工心脏结构示意图

人工心脏可分为心室辅助装置和完全人工心脏。心室辅助装置分为左心室辅助、右心室辅助和双心室辅助;完全人工心脏包括临时性完全人工心脏及永久性完全人工心脏。它们的基本结构都由血泵、驱动装置、监控系统和电源供给四个部分构成。

1. **血泵**　主要功能就是泵血,其每分钟的泵血量需满足人体组织正常代谢活动。血泵有多种形式,从原理上可以分为脉动式和非脉动式。

脉动式血泵也称容积式血泵,其基本原理是模拟心脏的自然收缩与舒张。脉动式血泵的结构中除了有类似于心房和心室的血袋、控制血液流向的人工心脏瓣膜之外,还有模拟心脏自然收缩和舒张的动力系统。动力系统一般通过气体、液体或者直流无刷电机进行驱动,将血液从血袋中按照瓣膜控制的方向射出,输送至人体各部位。脉动的频率与血袋的收缩量决定了人工心脏每分钟的血液输出量。常见的脉动式血泵主要包括膜式血泵、囊型血泵和管型血泵等。

非脉动式血泵常见的有两种:离心式血泵和轴流式血泵。离心式血泵通过旋转离心的物理原理,将血液射出;轴流式血泵通过叶片的旋转,将血液沿着旋转轴的方向螺旋射出。因此它们的体积均比脉动式血泵小。血泵的旋转速度与转停周期决定了人工心脏每分钟的血液输出量。

不管是脉动式血泵还是非脉动式血泵,人工心脏瓣膜的构造决定了它们泵血时的流畅性。早期产品通常使用球瓣,目前碟瓣和生物瓣更为通用。

由于血液具有凝血的特点,容易形成血栓,导致血泵堵塞。因此,血泵与血液接触的部位要求具有较好的血液相容性。此外,由于血泵需要长期持续不断地工作,血泵材料要求具有优良的抗疲劳性和可靠性。目前常用于制造血泵的材料包括：硅橡胶、甲基硅橡胶、聚氨酯、聚氯乙烯和其他复合材料等。

2. 驱动装置　主要为血泵提供动能。在早期的人工心脏研究中，曾采用过机械、液压和气压等驱动方式，但存在功耗高、结构复杂和体积大等缺点。现今的人工心脏多采用电动和磁力驱动的方式，从而具备了易调节、微型化及低功耗等优点，但仍然存在血液成分容易被破坏的问题。

3. 监控系统　将监测到的人工心脏工作状态、人体各项生理参数反馈给内部控制器，以调控人工心脏达到最佳的工作状态，使其能够满足患者不同状态下的个体需求。

4. 电源供给　为了维持人工心脏正常工作，电源供给系统需要持续地提供能量。鉴于电池的容量和可靠性尚未达到长期植入的要求，目前的人工心脏电源供给系统主要采用体外电池为主和体内充电电池为辅的组合方式，其中体外电池是人工心脏的主要供能系统，而体内充电电池用作体外电池更换时的备用供能系统。

（二）人工心脏的临床应用

人工心脏主要适用于心脏因病损而部分或完全丧失功能，导致不能维持全身正常血液循环的患者。2001 年，世界上首例人工心脏移植手术在美国成功完成。植入前，患者已经处于心脏病晚期，通过人工心脏移植，延长了近 5 个月的寿命，标志着临床上人工心脏移植的重大突破。

从首例人工心脏成功移植至今，人工心脏已经有近 20 年的历史。尽管离预期的目标还有一定的差距，但是随着机械、材料、能源、电子信息和医学等学科的不断进步，人工心脏将会得到进一步的发展。

第二节　人　工　肾

一、肾脏生理基础

（一）肾脏的解剖结构

肾脏表面光滑，由被膜包覆，呈红褐色，分为肾实质和肾盂两部分，如图 7-8 左所示。肾实质由皮质和髓质组成，皮质位于肾实质表层，髓质位于肾实质深部。

肾脏结构和功能的基本单位是肾单位，每个肾脏包含 100 多万个肾单位，每个肾单位由肾小体和肾小管组成，如图 7-8 右所示。肾小体外观为球形，分为肾小球和肾小囊两部分。肾小球由入球小动脉分支成若干条平行的毛细血管，在出球小动脉汇合；肾小囊为肾小球外包被的组织，经过肾小球过滤的体液汇入肾小囊，再流入肾小管中。肾小管分为近曲小管和远曲小管，最终汇入集合管。

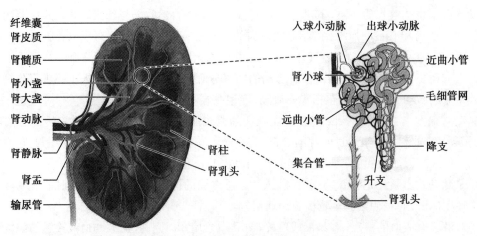

图 7-8　肾脏的解剖学结构

（二）肾脏的生理功能

肾脏在维持机体内环境稳定中扮演着重要角色，它的生理功能主要包括生成尿液、排出代谢废物、调节机体各项生理指标、稳定内环境以及调节内分泌。

1. **排泄代谢产物**　机体产生的代谢产物，大部分都会经过肾小球的滤过、肾小管的重吸收以及肾小管和集合管的分泌，最终形成尿液排出。

2. **维持酸碱平衡和内环境稳定**　血液中的酸碱平衡是维持生命活动的重要基础，肾脏对调节酸碱平衡起关键作用。肾脏调节酸碱平衡的机制为排泄氢离子、排出酸性阴离子以及重吸收碳酸氢根。

3. **调节体内渗透压和水平衡**　肾小球的滤过、肾小管的重吸收以及集合管的分泌功能，可以使机体排出水分，从而维持体液平衡。

4. **分泌生物活性物质**　通过分泌肾素、前列腺素、激肽从而调节人体血压，此外肾脏还参与许多内分泌激素的降解和肾外激素的调节。

肾脏是维持人体正常代谢的重要器官之一。肾脏功能一旦受损，血液中的水分、电解质含量等无法达到正常标准，则会出现肾衰竭症状。针对肾衰竭，目前有保守疗法、透析疗法和肾移植三种治疗方案，其中血液透析疗法是治疗肾病最有效的方法。

二、人工肾的工作原理

血液透析俗称"人工肾"，是一种用人工方式模拟肾小球的滤过功能、清除体内废物并调节人体水和电解质平衡的透析装置。

（一）血液透析的发展历史

1861年，苏格兰化学家Thomas Graham首次提出"透析"的概念。1912年，美国约翰霍普金斯大学医学院的John Abel第一次研制出管状透析器，将其命名为人工肾，并以兔子为对象开展实验，标志着血液透析研究的开端。20世纪30年代后期，荷兰医生Kolff研制出第一台转鼓式人工肾，并在1945年首次成功挽救了一名急性肾衰患者的生命。1960年，动静脉分流方法的提出开启了慢性透析的研究，1980年慢性透析开始应用于临床并取得良好的治疗效果，随后血液透析技术得到了快速的发展。

（二）血液透析的基本原理

血液透析是一种安全便捷、应用广泛的血液净化方法，本质是血液通过半透膜与透析液进行溶质交换的过程。其基本原理是基于生物物理机制，通过弥散和超滤完成溶质运转，吸附清除血液中各种内源性和外源性"毒素"，通过超滤和渗透排出体内多余的水分，同时维持电解质和酸碱平衡，稳定机体内环境，达到治疗的目的。

半透膜是一种特殊的薄膜，由于膜孔径的限制，使得半透膜两侧的液体中只有小于孔径的水分子和其他小分子溶质等可以自由通过半透膜，而诸如蛋白质之类的大分子则不能通过半透膜进行交换。半透膜的溶质交换基于两种转运机制：弥散和超滤。通过这种转运机制，可以实现血液透析。

1. **弥散**　是指溶质从高浓度处向低浓度处的运动，这种运动源于分子的自身运动。影响弥散的主要因素为溶质的浓度梯度、溶质的分子量和半透膜的阻力。当半透膜两侧溶质浓度相同时，溶质运转达到动态平衡；而当两侧的溶质存在浓度差时，在高浓度的一侧，溶质与半透膜碰撞的频率比低浓度的一侧高，最终表现为溶质从高浓度一侧向低浓度一侧运转，并且这种浓度差越大，溶质分子与半透膜的碰撞频率越高，弥散运动越明显。溶质的分子量也会影响弥散，分子量越大，分子通过半透膜的运转速度就越慢，这是由于分子量与分子运动速度成反比，大分子溶质运动速度慢，与半透膜碰撞的频率低；此外溶质的分子量与体积成正比，当体积超过半透膜孔径大小时，溶质就无法通过半透膜。半透膜的厚度、膜孔数目和孔径大小都会影响半透膜的阻力，进而影响溶质转运速率：半透膜变厚、膜孔数量减少或孔径变小，会使半透膜对溶质的阻力增大，转运速率降低。

2. **超滤**　又称对流，是指液体在压力梯度的作用下通过半透膜的转运过程，它取决于半透膜两侧静水压和渗透压所形成的压力梯度。当极小的水分子在静水压的驱动下通过半透膜时,小分子溶质随着水分子一起通过半透膜被清除,而大分子被保留。在血液透析过程中,水与小溶质通过超滤从血液转运到透析液中。这种超滤作用受到半透膜两侧压力差以及透析膜厚度和孔径大小的影响,两侧压力差越大则超滤速度越快,而透析膜的厚度和孔径的大小则会影响透析膜对水的通透性,进而影响超滤速度。

(三)血液透析系统的工作原理

血液透析系统大致由体外血液循环系统、透析液供给系统和透析器组成。其基本工作原理如图7-9所示:透析液供给系统将透析用浓缩液和透析用水配制成合格的透析液,体外血液循环系统引出患者血液,透析液与患者血液通过血液透析器进行溶质弥散、渗透和超滤,而后血液通过体外血液循环系统返回患者体内,透析液则作为废液排出。在整个血液透析过程中,通过计算机控制监测各项参数,不断重复以上过程,最终达到血液净化的目的。

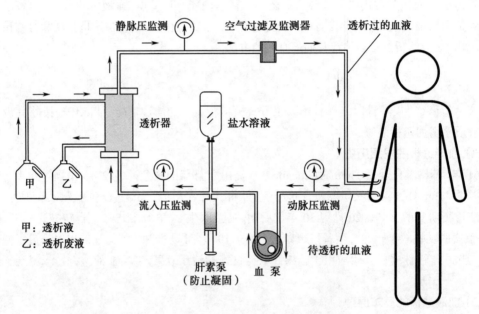

图7-9 血液透析系统基本工作原理示意图

1. 体外血液循环系统 是指患者血液从动脉引出,经动脉管道流至透析器,透析处理后再回到人体静脉的回路,主要由血泵、肝素泵、动静脉压力监测器、空气监测器等设备组成。血泵用于克服动脉管道及透析器的阻力,推动血液循环,从而确保血液透析治疗的顺利进行;肝素泵用于持续向患者血液注射肝素,防止在血液与空气接触时发生凝血现象;动静脉压力监测器用于监测透析器内血栓、凝固和压力的变化;空气监测器是必不可少的安全装置,用于监测血液通路及静脉滴壶中的空气气泡,防止出现空气栓塞现象。

2. 透析液供给系统 A液、B液通过配液系统和反渗水按比例配置成符合要求的透析液,然后通过透析器与患者血液发生弥散和超滤,最后形成废液排出。透析液供给系统由温度控制、配液、电导率监测、超滤控制和漏血监测等装置组成。温度控制装置用于加热和温度实时检测,一般将透析液温度维持在37℃左右;配液装置用于将处理后的水与浓缩透析液按一定比例配制成合格的透析液;电导率监测装置用于监测透析液的电导率,并与设定的电导率进行比较,从而控制浓缩液配制系统,防止出现透析液浓度异常的现象;超滤控制装置用于超滤和去除血液水分,可分为流量计和平衡腔两类;漏血监测装置利用光学原理检测透析液中的血红素,从而可以检测出由膜破裂导致的漏血现象。

3. 透析器 由透析膜和支撑结构组成,是血液透析的关键部件,直接决定透析的效果。在透析器中血液与透析液反向流动,通过透析膜完成溶质和水的转运。透析器按构形可以分为管型、平板型和空心纤维型,其中空心纤维型透析器使用较为广泛。透析器按膜材料可分为纤维素膜和合成膜透析器。纤维素膜的主要成分为纤维二碳糖,生物相容性较差;合成膜则由高分子聚合而成,具有良好的生物相容性。

三、人工肾的临床应用

(一)人工肾的适应证

人工肾模拟了人体肾脏的功能,是治疗急性和慢性肾衰竭的有效方法。急性肾衰竭由多种病因引起,主要表现为在短期内肾功能急剧衰退,出现代谢性酸中毒及尿毒症等,是一种常见的重危病症。慢性肾衰竭主要是由慢性肾炎引起,肾组织遭到大量破坏后身体内的尿毒素不能排泄到体外,从而导致内环境紊乱,出现恶心、呕吐等临床症状。此外,人工肾的适应证还包括急性药物或毒物中毒,肝性脑病,肝肾综合征,严重水、电解质及酸碱平衡紊乱,高胆红素血症和高尿酸血症等。

(二)透析器的选择

在选择透析器时主要考虑清除率、超滤系数、容积、价格、生物相容性等因素。对于老年人和心血管功能不稳定、有肺部并发症者,应优先选择生物相容性良好的合成膜透析器;对于脱水量较大的患者,则应该选择超滤系数较高的透析器;对于儿童以及血压较低的患者,则应该选择容积较小的透析器。

人工肾在临床上已经得到了广泛的应用,并已逐步扩展到对免疫性疾病进行治疗。随着先进制造、微纳米材料等领域的进步,人工肾逐步向微型化、高效化发展。但目前人工肾对于肾脏的替代作用仍是不完全的,因而需要进一步开展研究,提供更优化的肾替代治疗方案,提高患者生活质量。

第三节　人工心肺机

在体外循环技术临床应用之前,心脏外科手术中一直存在着诸多难题,例如,如何在心脏跳动过程中进行心脏手术,如何在充满血液的手术视野中实施手术等。体外循环技术的提出与发展很好地解决了这一系列难题。

一、体外循环系统概述

体外循环是一种生命支持技术,该技术是指将回流到人体上下腔静脉的血流引流到体外,通过特殊的装置暂时代替人体心脏和肺脏的功能,进行氧合和排出二氧化碳后,再由血泵输回体内动脉系统进行血液循环,以维持人体正常的新陈代谢过程。这类装置分别称为人工心脏和人工肺,也可统称为人工心肺机。

二、人工心肺机的结构与工作原理

体外循环系统一般由氧合器(人工肺)、血泵(人工心脏)、过滤器、变温器、附属装置、体外循环管路和插管等部分组成,如图 7-10 所示。在进行体外循环时,上下腔静脉血液被阻止进入右心房,而由体外的管路系统引流经变温器后输送到氧合器中,进行气体交换使静脉血充分氧合,再由血泵将氧合后的血液输送至过滤器过滤,然后通过动脉管道和主动脉插管输回人体动脉系统,最后进入各毛细血管完成人体的代谢和物质交换。整个体外循环的过程都受监测系统调控。

氧合过的血液输回动脉系统后,主动脉瓣由于受到血液的压力作用而处于闭合状态,没有血液进入左心室,因此心脏的内腔始终没有血液流入,保持无血状态,为心脏外科手术提供了良好的手术视野。

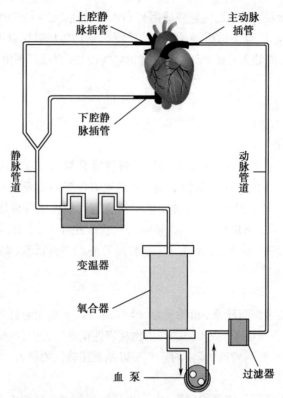

图 7-10　体外循环系统结构示意图

（一）氧合器

氧合器也称人工肺，是心脏外科手术体外循环的重要组分。在手术中心肺循环被阻断后，暂时替代人体的肺功能。氧合器通过血液与气体直接接触（鼓泡式）或通过半透膜进行气体交换（膜式），使转流后的血氧饱和度达到 90% 以上，并排出二氧化碳，实现气体交换的功能。其根据结构可分为鼓泡式和膜式。

1. 鼓泡式氧合器　最早应用于商业，有较长的发展历史。基本结构包括发泡装置、氧合室、变温室、祛泡室、动脉储血室和回流室。这种氧合器的工作原理是氧气经过一个微孔结构的发泡装置（气体发散器）形成微小气泡，与回流到氧合室内的静脉血充分混合，完成气体交换，使静脉血变为动脉血。血液在进行氧合的同时也进行变温，然后经特制的祛泡装置流入动脉储血室，最后经回流室流入手术者体内。鼓泡式氧合器操作方便，能够在短时间内建立起体外循环，但在发泡和祛泡的过程中对血细胞有一定的损伤，同时也存在因祛泡不完全导致栓塞的可能性。

2. 膜式氧合器　通过半透膜来实现血液中的气体交换，即依据膜两侧气体和血液的溶解压差来进行。半透膜是由聚丙烯或硅胶制成的，形成了血液和气体之间的屏障，避免了直接接触，更接近于自然肺的生理功能。相较鼓泡式氧合器，膜式氧合器具有良好的气体交换能力，并且减少了对血液的损伤、降低了栓塞发生的可能性，有利于长时间血液循环。

（二）血泵

血泵是体外循环系统的动力装置，由多个泵头及相关组件构成，其主要作用是代替心室搏出功能。在手术过程中，还具有回收术中失血以及灌注心脏停搏液的功能。

第一代血泵是模仿自然心脏功能的搏动泵，由泵腔、控制血流方向的瓣膜及外置动力部分组成。其工作原理是由外置动力部分来改变泵腔的容积进而搏出血液，产生搏动血流。该类血泵体积较大，无法植入体内，同时改变容积的泵血方式容易造成血栓。

第二代血泵是采用滚动或滑动轴承的滚压式、离心式、轴流式旋转泵，主要由泵槽、内部转子、机械轴承和电动马达组成。其工作原理是由电动马达带动轴承旋转，进而带动转子产生非搏动连续血流。由于动力系统的微型化,此类血泵体积较小,适于植入患者体内。此外,连续性的泵血方式也大大降低了产生血栓的可能性。

但第二代血泵的机械轴承磨损会限制其使用寿命。针对这一问题,第三代血泵采用了电磁悬浮或永磁悬浮轴承技术的旋转泵,较好地克服了血泵轴承间摩擦的问题,主要由叶轮、悬浮系统和驱动系统组成。其工作原理是在悬浮系统作用下,使磁化的叶轮处于悬浮状态,进而驱动系统通过电磁线圈电流的变化产生磁力,推动叶轮旋转,产生连续性血流。

第三代血泵虽然较好地克服了前两代血泵的缺陷,但其设备成本比较昂贵,技术尚未发展成熟,目前市场上应用较为广泛的是第二代中的滚压血泵和离心血泵。

1. 滚压血泵 其结构如图7-11所示,包括一个半圆形的槽,槽的边缘内嵌一根具有弹性的泵管,半圆槽中间位置有一个转子,连接两个大小尺寸相同且呈180°排列的滚轴以及提供动力的外部电机和备用的手摇杆。这种半圆形滚压泵的结构设计,使得转子与滚轴之间的泵旋转臂满足其中一个滚轴离开泵槽时另一个滚轴进入泵槽的要求。滚压泵的工作原理是通过电机带动转子来挤压充满血液的泵管,血液随泵头的转动向前推进,从而形成持续血流。手摇柄是为了在意外断电的情况下,仍能手动维持机器循环,一般仅能以顺时针方向转动。滚压泵流量 F(ml/min)取决于每分钟泵头的转速 n(rpm)、泵槽半径 R(mm)和泵管半径 r(mm):

$$F = \pi r^2 \times 2\pi R \times \frac{n}{1\,000} = \frac{2\pi^2 r^2 Rn}{1\,000} \tag{7-1}$$

滚压泵具有结构简单、价格便宜、使用方便、可重复使用、血流量易于计算等优点,可根据不同的患者选择粗细合适的管道。但长时间转流会对血液成分造成一定损伤,同时也存在因滚轴和泵管间松紧调节不合适而导致泵管破裂、空气栓塞的可能。

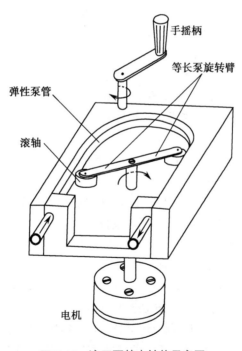

图7-11 滚压泵基本结构示意图

2. 离心血泵 围绕固定点做圆周运动的物体受离心力作用有向圆的切线方向运动的趋势,离心泵正是应用这一原理而设计的。其工作原理是带有叶片的血泵转子在驱动马达的带动下高速旋转,血液因离心力而甩向离心杯侧壁而在侧壁上产生压力,由侧壁开口流出,从而产生有效的血流灌注。同时在离心杯的中央区域行成低压,便于血液流入。离心血泵的叶轮旋转速度越快,液体产生的离心力越大,产生的动脉血压也就越大。

离心泵具有密封性好、经久耐用、操作简单、安全可靠等优点，对血液损伤比滚压泵小，故可以长时间使用，同时造成气栓的可能性也较小。但离心泵存在价格相对较高、不能重复使用、停转时易产生反流等缺点。

（三）过滤器

在体外循环的过程中，由于体外循环装置气密性有限、血液与异物表面接触、手术过程中患者组织块脱落、鼓泡式氧合器中使用祛泡剂等原因，氧合后的动脉血液中有可能存在气泡、血小板微栓、脂肪颗粒、祛泡剂颗粒等微栓。一旦输回到人体，易造成小动脉损伤及毛细血管床的堵塞，进而引发心脏、肝脏、肾脏、肺脏等重要器官的并发症，甚至危及患者的生命。为了保证患者生命安全，在体外循环过程中必须使用过滤器滤掉血液中的微栓。

早期的人工心肺机使用不锈钢丝滤网过滤器，由于当时工业技术水平的限制，滤网孔径多为120～180μm 甚至更大，不能完全过滤掉血液中存在的微栓。近年来，随着医用高分子材料和先进制造技术的发展，过滤器滤网开始采用生物相容性更好的高分子聚合物，如涤纶、尼龙、聚氨酯泡沫等，其滤网孔越来越小，最小可至40μm，能够更有效地滤掉血液中的各种微栓，降低患者术后并发症发生的可能。

（四）变温器

在早期心内直视手术中的体外循环期间，在常温条件下长时间阻断心脏的血液循环，部分心肌细胞因供血、供氧不足而坏死，同时人体的重要器官也因血流的灌注不足出现不同程度的损伤。研究表明，降低人体温度，各器官代谢速率也会随之降低，将缓解因血流灌注不足而造成的供氧不足问题。

因此，通过变温器降低患者体外循环的血液温度，在低温或深低温下进行心内直视手术，能够有效地提高患者主要器官的缺氧耐受能力，确保有充足的时间完成复杂的心内手术。同时，变温器也可将心脏停搏液降温对心脏进行灌注，有效减少心肌细胞的耗氧量，保护心肌细胞。此外，在体外循环手术结束时，变温器将患者的血液进行升温后，输回患者体内，一方面可以帮助患者快速恢复体温，另一方面可以有效地杀灭体内某些对温度敏感的病菌。

变温器主要包括平板式、套筒式、多管式等，虽然在结构上存在着一定的差异，但其设计原理基本相同，都是根据两种不同温度的液体流经导热材料两面时进行热交换的原理制成。材料导热性、导热面积均会影响变温器的效率。早期变温材料为玻璃、塑料，其传热性能较差，后改用导热性较好的不锈钢材料，近年来开始使用医用高分子材料制成变温毛细管来提升变温效率。

（五）辅助装置

人工心肺机的附属装置包括心肌灌注保护装置、血液吸引回收系统以及各种监控装置等。

1. 心肌灌注保护装置 在体外循环心脏手术过程中，由于主动脉被阻断，心脏处于无血的环境，会造成心肌缺血。因此，临床医生会灌注降温过的含钾心脏停搏液，缓解心肌细胞缺血的症状。近年来，还在灌注液中加入一些缓冲剂、氧合血、代谢底物等，来为心肌细胞创造更好的代谢环境。

2. 血液回收系统 在体外循环手术中，由于心脏表面分布大量冠状动脉、心肌中含有丰富的毛细血管、升主动脉血液阻断不完全等原因，在切开心脏后，会不断有血液回流到心脏。如果不对回流的血液进行回收，不仅会使手术视野不清晰，还会导致体外循环血液大量减少，使手术难以进行。因此，血液回收系统是体外循环手术中必不可少的辅助装置，其通过吸引头将心脏术野的血液吸到一个回收器内，进行过滤和灭菌后重新输入循环系统。这不仅为外科医生提供一个清晰的手术视野，而且减少了异体血的输入，在减轻患者的经济负担的同时，也降低了术后并发症的可能。

3. 监测装置 主要包括生命体征监测、连续动静脉血氧饱和度监测、激活全血凝固时间监测、血气电解质监测等装置。其中，生命体征的监测主要包括心电图、动静脉血压及体温。这些监测装置旨在监测患者的各项生理指标是否正常以及人工心肺机是否正常运行，确保在手术过程中患者的生命安全和手术的顺利进行。

三、人工心肺机的临床应用

随着体外循环技术的不断发展，人工心肺机已不仅应用于心脏外科手术中，而且在心肺移植手术、大出血急症抢救手术、气管肿瘤切除等胸外科手术中都起到了重要的作用。如在气管肿瘤切除手术中，需要对主气管、支气管等部位进行切除，传统的气管内插管技术可能无法满足患者双肺耗氧的需求，通过建立体外循环系统，能够有效地解决缺氧和血液中二氧化碳积蓄这一问题，确保手术的顺利进行。

目前的体外循环技术仍存在着血栓和溶血两大难题，前者主要由材料的生物相容性欠佳而引起，后者是由血液和非生物材料之间的机械挤压所造成，它们都是在人工心肺机的发展过程中亟待解决的问题。同时，人工心肺机将向着微型化、精密化、智能化方向发展，使其功能更加接近于人体的心肺功能。

第四节　呼吸机与麻醉机

一、呼吸系统生理基础

呼吸系统是人体与外界环境间进行气体交换的一系列器官的总称，由呼吸道和肺两部分组成，如图 7-12 所示。其中，呼吸道包括鼻、咽、喉、气管、支气管等部分，通常称鼻、咽、喉为上呼吸道，气管及各级支气管为下呼吸道。肺由肺间质和肺实质组成，前者主要包括支气管束和肺泡，后者包括结缔组织、血管、淋巴管、淋巴结及神经等。肺中支气管经多次分支后，末端膨大成囊，其四周有突出的囊泡，称为肺泡，肺泡是肺的功能单位，也是肺部气体交换的主要部位。呼吸道是气体进出肺的通道，其特点是具有软骨支架，黏膜上皮具有纤毛，以保证气流的畅通和尘埃或异物的排出。肺是执行气体交换的场所，肺部气体交换由呼吸性细支气管、肺泡及与之伴随的血管等组织共同完成。胸膜和胸膜腔对呼吸具有辅助作用。

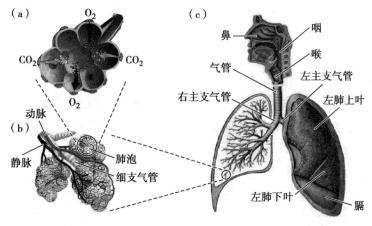

图 7-12　呼吸系统示意图
(a)肺泡处气体交换；(b)肺泡结构；(c)呼吸系统的基本结构

对于人和高等动物，呼吸的全过程包括外呼吸、气体在血液中的运输、内呼吸三部分：外呼吸是指肺毛细血管血液与外界环境间气体交换的过程；气体在血液中的运输依赖循环系统，是指循环血液将氧气从肺运输到各级组织以及将二氧化碳从组织运输到肺的过程；内呼吸也称为组织换气，指组织毛细血管血液与组织和细胞之间的气体交换。外呼吸包括肺通气和肺换气，前者指肺与外界环境之间的气体交换过程，后者指肺泡与肺毛细血管血液间气体交换的过程。肺通气是整个呼吸过程的基础,其动力来源于呼吸运动,故狭义的呼吸通常仅指呼吸运动。

肺通气的实现依赖于肺泡气与外界大气间的压力差,由于外界大气压是相对恒定的,故肺泡内气体的压力,即肺内压,是肺通气的直接动力。在呼吸过程中,肺内压仅取决于肺的扩张和缩小,肺的舒缩则完全靠胸廓的运动,胸廓的扩张和回缩主要靠肋间外肌、膈肌以及腹肌等呼吸肌的牵引。平静吸气时,肋间外肌和膈肌收缩,胸廓体积增大,将肺向外侧牵引,肺内气压降低,低于大气压时,外界空气经呼吸道入肺,完成吸气运动;平静呼气时,肋间外肌和膈肌舒张,肺回缩复位并牵引胸廓回缩,肺容积减小,此时肺内气压高于大气压,气体出肺,这是一个被动过程。用力吸气与用力呼气均为主动过程:用力吸气时,一些辅助吸气肌如斜角肌、胸锁乳突肌也参与收缩;用力呼气时,除吸气肌舒张外,呼气肌如腹肌也参与收缩,增强呼气运动,以呼出更多的气体。呼吸运动的交替进行,使肺实现了与外界环境的气体交换,肺泡内气体得以不断更新。

肺通气的过程受肺和胸廓的弹性特征、呼吸肌的收缩活动、气道阻力等多种因素的影响,对患者肺通气功能进行测定可帮助鉴别其是否存在肺通气功能障碍、障碍程度以及功能降低的类型,主要的肺通气功能评价指标有以下几种:

肺容积和肺容量:肺容积指不同状态下肺能容纳的气体量,通常可分为:潮气量、补吸气量、补呼气量以及余气量。潮气量指平静呼吸时,每次吸入或呼出的气体量;补吸气量指平静吸气末,再尽力吸气所能吸入的气体量;补呼气量指平静呼气末,再尽力呼气所能呼出的气体量;余气量为最大呼气末尚存于肺内而不能被呼出的气体量。肺容量是指肺容积中两项或以上的联合气体,如:深吸气量为潮气量与补吸气量之和;功能余气量为余气量与补呼气量之和;我们经常提到的肺活量,是指尽力吸气后,从肺内所能呼出的最大气体量,它为潮气量、补吸气量与补呼气量的总和;肺总量,即为肺活量与余气量之和,其大小与性别、年龄、身体状况等多种因素相关,成年男性平均肺总量约5 000ml,女性约3 500ml。

肺通气量:指每分钟吸入或呼出气体的总量,其大小等于潮气量乘呼吸频率。正常成年人平静呼吸时,潮气量约500ml,呼吸频率12~18次/min,则肺通气量6~9L/min。此外,最大呼吸流速-容积曲线(尽力吸气后,尽力尽快呼气时记录的呼出气量、流速曲线)、气道反应性测定(比较吸入一定量激发剂前后肺通气功能指标)等,均可作为肺通气功能评价的指标,在临床诊断中具有一定的指导意义。

正常情况下,人体通过呼吸运动,不断从空气中摄入氧气,实现气体交换,以满足各器官组织氧化代谢的需要。但是,如果呼吸系统的结构或生理功能发生障碍,如因各种原因导致的急慢性呼吸衰竭或呼吸功能不全等,需要采用输氧或人工呼吸等手段进行抢救和治疗。呼吸机在临床抢救和治疗过程中,能够通过代替、控制或改变人的正常生理呼吸,有效提升患者的通气量,迅速解除缺氧以及二氧化碳滞留等问题,改善呼吸功能,减轻呼吸功消耗,延长患者生命,因此被普遍应用于治疗呼吸功能衰竭、手术麻醉以及急救复苏等方面。

二、呼吸机

(一)呼吸机的结构及工作原理

呼吸机也称通气机,是一种机电一体化的人工通气装置,主要功能是控制或辅助患者的自主呼吸,帮助实现肺内气体交换的过程。呼吸机的基本结构包括气源、供气及驱动装置、空氧混合器、主机、湿化加热装置、呼吸气路等,如图7-13所示。

1. 气源 呼吸机的气源包括压缩氧气和压缩空气两种,压缩氧气源可采用氧气钢筒,也可来自中心供氧系统;压缩空气可使用医用空气压缩机,也可来自高压储气钢瓶或中心供气系统。压缩氧气及空气的输出压力应小于5kg/cm^2,故气源在输出气体时应配备减压和调压装置。

2. 供气及驱动装置 供气部分主要作用为产生吸气压力,保证一定的吸气潮气量,并为患者提供不同吸入氧浓度的新鲜气体。大多数呼吸机采用折叠式气囊或气缸作为供气装置,对于前者,气

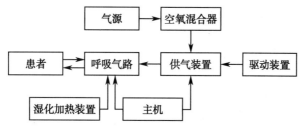

图 7-13 呼吸机基本结构框图

体不易完全压出,但成本低、无泄漏、易更换;后者气体易压出,但也易泄漏。供气装置外部一般配备驱动装置,以提供通气驱动力。驱动装置根据动力源的不同可分为气动和电动两种,前者多采用可调式减压阀将高压气体转化为压力较低的驱动气;后者采用电动机推动活塞产生恒流驱动气。

3. **空氧混合器** 可以将空气和氧气按照不同的体积比例进行混合,以达到调节氧浓度的目的。压缩空气和氧气首先经压力平衡阀进行气压平衡,接着通过配比阀得到预设氧浓度的混合气。空氧混合器输出氧浓度可调范围为 21%~100%,对于一些换气功能障碍患者,须提供较高的氧浓度,才能满足治疗要求。

4. **主机** 主要由控制电路和机械运动部件组成,为整个系统的控制模块。它采用气控、电控或微处理器控制的方式,将空氧混合气体依照设定的参数,如通气方式、通气量、呼吸频率、气体压力、流量、容量等输入呼吸气路,操纵系统在呼气相与吸气相之间切换,完成控制通气、辅助呼吸等功能,并对各参数进行实时监控和故障报警。

5. **湿化加热装置** 模拟鼻腔、口腔,对输入患者的气体进行湿化和升温处理,以达到保护气管及支气管黏膜,减少对患者刺激的目的。湿化作用通常经由蒸汽发生器或雾化器产生,前者通过将水加温产生水蒸气的方式增加气体中的水含量,后者利用气体射流原理,将水滴撞击成微小颗粒,与输入气体混合从而达到湿化效果。

6. **呼吸气路** 也称输出气路,是呼吸机与患者气道间的连接管道,也是配合呼吸机作呼吸动作的效应单元。通过对呼吸活瓣的控制,在吸气相引导呼吸机输出的气体到达患者肺内;呼气相引导呼出气体排出气路,防止呼出气的复吸入。同时,它还将患者的呼吸信号实时反馈给主机,以达到同步呼吸、实时监控的效果,能够有效提升患者的换气效能。

正常人在吸气时,呼吸肌收缩,胸廓容积增大,肺泡膨胀形成负压,从外界吸入空气;呼气时呼吸肌放松,肺泡弹性收缩,肺内压增大从而呼气。肺泡内压强和大气压的差值是呼吸气流产生的原因,呼吸机的基本工作原理如图 7-14 所示,通过机械方法建立这种压力差,从而实现人工辅助或控制呼吸的功能。

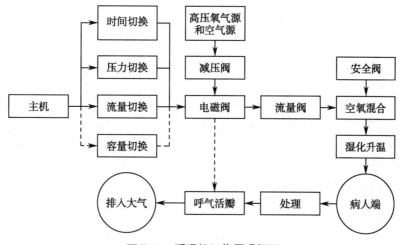

图 7-14 呼吸机工作原理框图

　　当主机的控制部分发出供气信号时,呼吸机由呼气相切换为吸气相,这种切换可以是时间切换,即由呼吸机自动发出;也可以是压力切换和流量切换,即由患者触发(图7-14实线部分)。氧气经过减压阀将压力稳定在某一值(约0.4MPa),并通过电磁阀调整呼吸频率及通气模式,接着经过流量阀调整通向患者的气流大小,流过流量阀的高速气体在空氧混合器入口处产生负压,带进一定比例的空气,空氧混合后的气体经进一步湿化升温后进入呼吸道。吸气相中吸气的速率可由吸气流量控制,也可由一定气体总量下的吸气时间决定,它们之间的关系为:吸气总量＝吸气时间×吸气流量。通气时安全阀以及流量阀会对气道压力、通气量等进行实时监测,并反馈给主机以进行调控或报警。

　　呼吸机由吸气相转变为呼气相的切换方式可为压力切换、流量切换、时间切换或容量切换(图7-14虚线部分为呼气相特有),切换方式与通气模式有关,以时间切换方式为例,吸气过程结束后,经过短暂的屏气过程,主机发出呼气指令,呼吸机便由吸气相转变为呼气相。大多数呼吸机会在呼气相时打开呼气活瓣,患者实现呼气。呼吸机通过呼气相与吸气相的交替完成机械通气的作用。

(二)呼吸机的临床应用

　　呼吸机通过代替、控制或改变人的正常生理呼吸,增加肺通气量,改善呼吸功能,减轻呼吸功消耗。

　　1. 呼吸机的适应证

　　(1)各种原因导致的急性呼吸衰竭:例如:因脑外伤、脑肿瘤、脑出血等中枢神经疾患以及药物、一氧化碳中毒等导致的急性呼吸衰竭;因肺及胸廓异常、肺损害、成人或小儿呼吸窘迫综合征、多发肋骨骨折、气胸等导致的呼吸衰竭;慢性呼吸衰竭急性加剧。

　　(2)呼吸肌麻痹:如由脊髓灰质炎、急性多发性神经炎、重症肌无力、破伤风等导致的呼吸肌麻痹。

　　(3)各型肺水肿:如心衰、淹溺以及有机磷农药中毒等导致的肺水肿。

　　(4)全身麻醉患者苏醒期的呼吸支持,麻醉术中、术后或并发症引起的暂时性呼吸困难。

　　(5)心胸外科、腹部外科术后呼吸生理功能的维护,小儿心胸外科的术中术后通气支持。

　　(6)现场心肺复苏等。

　　2. 呼吸机调控各种物理参数的性能称为通气功能,对如潮气量、呼吸频率、吸气氧浓度、气道压力等参数调节的范围和精度决定呼吸机的性能和质量。呼吸机增强或替代患者肺通气的自动运行方式称为通气模式。目前临床上常见的呼吸机运行模式如下:

　　(1)间歇正压通气(intermittent positive pressure ventilation, IPPV):呼吸机在吸气相产生正压,将气体压入肺内,当压力上升到一定水平或吸入的容量达到一定水平后,停止供气,切换至呼气相,呼气阀打开,患者的胸廓和肺被动性萎缩,肺内气体被排出,产生呼气。

　　(2)同步间歇性指令通气(synchronized intermittent mandatory ventilation, SIMV):是指呼吸机在每分钟内,按预设的呼吸参数给予患者指令性呼吸,期间患者可以有自主呼吸,且自主呼吸不受呼吸机的影响。其拥有同步装置,可以使指令性通气与患者的自主呼吸协调同步。

　　(3)持续正压气道通气(continuous positive airway pressure, CPAP):是指患者在有自主呼吸的条件下,整个呼吸周期内,呼吸机均给予一定水平的正压。呼吸机通过一定的吸气压力,在吸气相持续给予正压气流,在呼气相时也给予一定的阻力,以使吸、呼气相的气道压均高于大气压。

　　(4)压力支持通气(pressure support ventilation, PSV):采用压力启动、压力限定气流切换的原理,以患者自主吸气形成的压力触发,决定通气频率。患者在每次吸气时都接受一定水平的压力支持,使得整个吸气相的气道压力维持相对稳定,吸气流量低于预设值时切换为呼气相。

　　(5)指令每分钟通气(mandatory minute ventilation, MMV):当患者自主呼吸通气量大于每分钟预设的通气量时,呼吸机只提供一个持续性的正压;当自主呼吸通气量小于预设分钟通气量时,呼吸机作指令通气,通过增加分钟通气量使得通气量达到预设水平。

　　针对不同的呼吸病理状态,临床医师需要选用不同的通气模式。如:IPPV主要用于以通气障碍为主的呼吸衰竭患者,尤其是慢性阻塞性肺疾病和中枢神经–肌肉系统的疾病;由于SIMV允许患者在指令通气中保留自主呼吸,可减少人机对抗,一般作为脱机患者的过渡,有助于提高患者脱机成功率；CPAP 适用于呼吸肌疲劳的患者，同时可防止和逆转小气道塌陷或肺泡萎陷；PSV 主要应用于自主呼吸能力不足，但神经调节无明显异常的患者，通常可用于呼吸机治疗撤除的过程、慢性阻塞性肺疾病、危重哮喘及胸部外伤和手术后需长期呼吸机支持者。

随着工程技术的发展，呼吸机出现了多种通气模式，精准控制、无创通气、智能通气等概念给呼吸机的发展和应用提供了机遇和挑战。但迄今为止，各种通气模式均存在着一定的技术局限性，对于病情复杂的患者，还需要专业医师结合现有技术提出恰当的治疗方案。

三、麻醉机

利用麻醉机作为吸入全身麻醉是目前广泛采用的一种麻醉方式，其将麻醉气体与氧气混合后，输送给患者以完成麻醉过程。

（一）麻醉机的结构及工作原理

麻醉机在手术麻醉中被广泛使用，它可通过机械回路，将适量麻醉混合气体送入患者的气道，用于吸入麻醉给药；同时供给一定比例的氧气来辅助或控制呼吸，以确保呼吸道的通畅及麻醉操作的安全。麻醉机的基本结构如图 7-15 所示，主要包括气体供应输送装置、流量控制系统、麻醉蒸发器、麻醉回路、安全监测及报警系统、麻醉残气清除系统等。

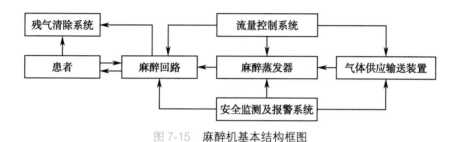

图 7-15　麻醉机基本结构框图

1. 气体供应输送装置　主要包括：气源、压力调节器、氧气低压报警装置及低氧压氧化亚氮安全切断阀。麻醉机的常用气源有氧气（O_2）、空气、氧化亚氮（N_2O）等，供气来源有集中管道供气、单机管道供气及储气钢瓶直接供气三种方式。压力调节器包括压力表、安全阀、减压稳压阀等，高压气体需要经过减压阀减压，将高且易变的压力降为低且稳定的压力（一般为 0.3～0.5MPa）。在 N_2O 的基础上提供空气气源，能够有效减少全身麻醉时的并发症，提升麻醉的安全性。当氧气低压报警装置检测到氧分压低于 0.2MPa 时，会发出报警信号，驱动 N_2O 安全切断阀逐步切断 N_2O 供给，以保证输出混合气体的中足够的氧含量。

2. 流量控制系统　主要包括流量控制阀、流量计、O_2-N_2O 比例调控装置、快速充氧阀门、新鲜气体出口以及防逆活瓣等。流量控制阀控制压缩气体的释放速率；流量计监测控制阀输出的气体流量；O_2-N_2O 比例调控保护装置能够保证输出混合气体的氧浓度不低于 25%。当快速充氧阀门打开时，O_2 不经测量装置和麻醉蒸发器直接到达新鲜气体出口，在约 3s 的时间充满麻醉回路的皮囊。新鲜气体出口为麻醉混合气体的出口，其直接与麻醉回路相通。防逆活瓣是麻醉蒸发器与新鲜气体出口间的单向活瓣，能够阻挡下游气压波动对上游管道内气压的影响，保障上游流量的稳定，并能够降低蒸发器的"泵效应"（在间歇正压通气模式下，蒸发器下游间歇性的气压起伏而导致的蒸发器输出浓度增加的现象）。

3. 麻醉蒸发器　也称麻醉气体挥发罐，是麻醉机的重要组成部分，它的作用是将麻醉药蒸发为气体，通过一定量载气，形成带有一定浓度麻醉蒸气的混合气流，输入呼吸回路，供给患者。挥发罐的质量标志着麻醉机的制造水平，直接关系到吸入麻醉的效果与成败，涉及患者安危。目前，较新型的麻醉机大多配套电控挥发罐，它由蒸发室和旁路室组成。罐内安装有微控制器单元，接收蒸发罐内的压力、温度传感器及罐口流量计的信息，再结合其他监测信息，综合分析后通过控制电子流量阀,使得输出麻醉药气体达到预设浓度。为避免外界温度差异对输出浓度的影响,挥发罐普遍采用温度–气流补偿原理,在温度发生变化时通过改变输出孔的口径保证蒸发罐输出稳定的气流。

4. 麻醉回路 是麻醉机与患者相连接的联合气路装置,它负责向患者输送麻醉混合气体,并接收患者呼出的气体,以实现 O_2 与二氧化碳(CO_2)气体的正常交换,主要由呼吸管道、呼吸活瓣、CO_2 吸收器、排气阀、限压阀等组成。麻醉回路通过活瓣与呼吸管道形成气体的定向循环,通过 CO_2 吸收器吸收呼出气体中的水分及 CO_2,以实现气体的循环流动。麻醉回路主要分紧闭式和半紧闭式两种,在紧闭式回路中,患者呼出的气体经 CO_2 去除后,全部返回气体循环系统;在半紧闭式回路中,患者呼出的气体部分进入循环系统,部分排出循环系统。功能齐全的麻醉机一般内置呼吸机,其结构与上文提到的呼吸机类似,在这里主要作用是实施机械通气,配合麻醉机的其他部分实现麻醉功能。

5. 报警及残气清除系统 安全监测及报警系统主要对吸入氧浓度、气道压力、呼出潮气量、分钟通气量、呼气末 CO_2 浓度和麻醉气体浓度等参数进行实时监控及显示,当数据异常时发出报警信号。残气清除系统收集麻醉机中多余的残气以及患者呼出的废气,经处理后由管道排出手术室外,以免造成手术室内的空气污染。

麻醉机的工作原理如图 7-16 所示,在工作时,麻醉机首先将高压气体(如: O_2、N_2O、空气等)通过过滤器、单向阀等送至压力调节器进行减压,得到稳定的低压气体;气体经过流量阀、流量计、O_2-N_2O 的比例调控装置等,调节产生一定流量和比例的混合气体,进入呼吸通气管路;麻醉药物通过蒸发器生成麻醉蒸气,通过控制器按一定比例进入麻醉回路,随着混合气体一同被输送给患者;含有麻醉蒸气的混合气体,被输送至患者肺部后,形成麻醉药气体分压,通过弥散作用进入血液,经血液循环输送到人体的各个器官,一定程度上抑制神经系统的功能,使器官在一定时间内失去知觉和各种反射,从而实现麻醉的目的。患者呼出的多余气体经 CO_2 吸收器处理后重新进入呼吸回路,或经排气阀排出系统。

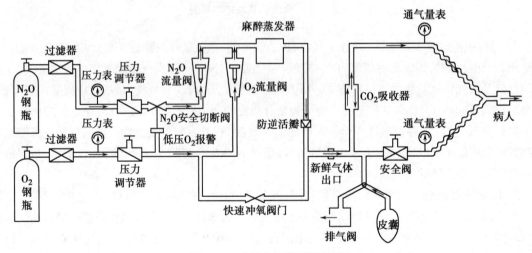

图 7-16 麻醉机工作原理框图

(二)麻醉机的临床应用

麻醉机在临床中主要有实现麻醉、呼吸管理以及生理指标监护三大功能:在麻醉过程中,麻醉机可通过机械通气来替代危重患者的自我呼吸,也可以通过麻醉输送药物;同时由于大多数麻醉药具有不同程度的呼吸抑制和升降血压的作用,且麻醉过程中易出现并发症,因此即使不用麻醉机向患者供药,也常用其作为呼吸管理设备辅助和控制患者呼吸;此外,麻醉机的安全监测系统还可监护患者各项生命指标,减少意外事故的发生。

如今,麻醉机正在向电子化、临床信息一体化方向发展,已由最初简单的气路设备发展为当前以计算机为基础,集麻醉气体输送、麻醉监护以及信息记录、存储管理等功能为一体的麻醉工作站。与传统的独立麻醉机相比,麻醉工作站具有操作简便、自动化、智能化等优点:通过全面检测患者多项生理指标,将麻醉实施、麻醉中呼吸支持、麻醉监护和管理等各个功能整合在一起,更方便地让麻醉师按照患者状况调整麻醉参数及麻醉剂用量;同时,将麻醉过程中患者各项指标与信息储存下来供医师参考,应用于患者术后的治疗与恢复;此外,麻醉工作站中以计算机为基础的监护、自动保护及报警等模块,减少了麻醉医生的工作强度,为人为出错提供后备保障,以提升麻醉实施过程中的安全性能。

第五节　听觉的辅助与替代

一、听觉生理基础

声音是一种振动,通过气体、液体或固体介质传播成为可听压力波。声压级(SPL)是声音强度的度量,将待测声压 P 与参考声压 P_0 之比的平方取常用对数再乘以 10,即

$$dBSPL = 10\log\left(\frac{P}{P_0}\right)^2 = 20\log\left(\frac{P}{P_0}\right) \tag{7-2}$$

其单位是分贝(dB)。空气中 P_0 一般取 2×10^{-5}Pa,这个数值是正常人耳对 1 000Hz 声音刚刚能察觉的声压值,即 1 000Hz 声音的可听阈声压。

人耳中涉及听觉的解剖结构如图 7-17 所示,主要包括 3 个部分:自耳郭至鼓膜的外耳、由鼓膜和听小骨(锤骨、砧骨和镫骨)构成的中耳以及内耳(耳蜗)。声波由耳郭采集,经耳道传入至鼓膜,引起鼓膜振动,带动与其链接的锤骨运动,再通过砧骨、镫骨将振动传递至前庭窗,引起耳蜗内的淋巴液振动,进而导致基底膜振动,使耳蜗内听觉神经(毛细胞)的纤毛弯曲,产生神经电信号,最终通过听觉神经通路传递至大脑听觉中枢,形成声音感知。

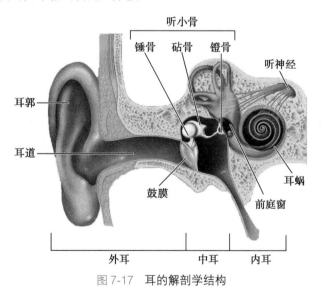

图 7-17　耳的解剖学结构

语言以及通过听觉系统对其的感知是人类交流的重要方式。WHO 的最新数据显示,截至 2017 年 2 月,全世界约有 3.6 亿人患有不同程度的残疾性听力损伤,占总人口数的 5% 以上。遗传和分娩综合征等先天性原因以及某些传染病、慢性耳部感染、服用特定药物、暴露于过量噪声和衰老等后天性原因都有可能造成不同程度的听力损伤。当外耳或中耳出现功能障碍,使声音无法传入内耳,会出现传导性听力损伤;而内耳损伤会导致感音神经性听力损伤。助听器、人工耳蜗等听力辅助与替代装置可以帮助特定听力损失患者恢复部分听觉功能,以提高他们的生存质量,并使其具备独立生活和参与日常社会活动的能力。

二、助听器

助听器（hearing aid）是一种可以补偿患者听力损失的电子装置,通过把原本听不到或听不清的声音加以放大,再利用听力损失患者的残余听力,将声音传送至大脑听觉中枢,使患者获得声音感知,提高患者的听力水平。

（一）助听器的结构及工作原理

助听器的种类繁多,但实质都是一个电声放大器。它的工作原理如图 7-18 所示,麦克风将收集到的声信号转换为电信号,经过放大器放大后,由受话器将电信号还原为声信号,传入人耳。

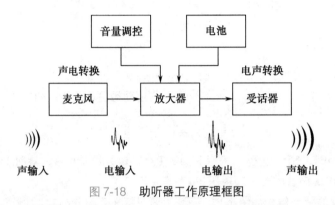

图 7-18　助听器工作原理框图

1. 助听器的基本结构　助听器主要由麦克风、放大器、受话器、硅胶耳模或定制外壳、电池及音量调节旋钮等元件组成。

（1）麦克风:是输入换能器,收集声信号并将它们转换为电信号。麦克风以线性方式工作:即输入的声压加倍,输出的电压也会加倍。按照工作原理主要可分为电磁动圈式麦克风、压电陶瓷式麦克风、驻极体麦克风和方向性麦克风。

（2）放大器:是助听器的核心,将经过麦克风转换的微弱电压加以放大,通常是由晶体三极管、二极管、电阻和电容等电子元件构成的集成电路。放大器模块的滤波器对改变助听器频率响应至关重要,多数设置在麦克风与放大器之间。

（3）受话器:即小型扬声器,是助听器中另一种换能器,与麦克风的功能相反,将放大的电信号转换为声信号。电流通过缠绕金属体的线圈产生磁力,将金属体转化为磁体。而变化的电流产生变化的磁场,使金属电枢被两个永磁体交替地吸引和排斥,产生振动,并通过与其自由终端相连的驱动针带动膜片振动发声。

（4）电池:助听器通常使用纽扣锌空电池。它具有体积小、电压稳定、质量可靠、寿命长且对环境无害等优点。

（5）音量调控:常采用可变电阻或电位器,调节通过放大器的电流,使音量随电信号的电阻变化而变化。音量调高,通过放大器的电流将会更多;音量调低,需要的电流将会减少。

2. 助听器的分类　助听器的种类繁多,每种助听器都有相应的适合人群。根据佩戴的位置大致可分为:

（1）盒式助听器（body worn aids）:由外壳、耳机或特制耳模和导线组成。其外壳的尺寸如一副扑克牌大小,放大器、电池和控制元件等都放在其中;耳机或耳模只包含受话器;二者通过细长导线连接。这种可穿戴助听器具有电池容量大、使用寿命长、输出功率大、控制调节灵活、不易产生声反馈和堵耳效应、价格低廉等优点,适用于重度听力损伤患者和老年人。但盒式助听器与衣物摩擦易产生噪声,还具有低频增益较大、导线易损坏、隐蔽性较差等缺点。

（2）耳背式助听器（behind-the-ear, BTE）:由外壳、耳模和耳钩组成。月牙形的外壳中包含主要元件,依赖弯曲成半圆形的耳钩挂在患者耳后,并与耳内的耳模连接。耳模的个性化外形是为每位患者定制的。虽然儿童耳道随发育而变,但只需定期为其更换耳模即可,所以是儿童助听器的首选。耳背式助听器功率较大,适用于轻度至重度听力损伤人群;由于其体积相对较大,可以较方便地安装一些复杂的扩展电路和芯片以提高性能和增强功能,还具有调节相对方便、易于清理等优点。但这种助听器位于耳后,隐蔽性较差,而且会产生声反馈和堵耳效应。

（3）耳内式助听器(in-the-ear, ITE):属于定制式助听器,根据患者的不同耳型单独定制,可完全隐蔽在耳道中。这种助听器的输出功率较大,适用于轻度至重度听力损伤患者;可以方便地安装双麦克风、拾音线圈等配件。这种助听器也存在易产生声反馈和堵耳效应的问题,且由于体积过小,不便于更换电池和调节音量。

（4）耳道式助听器(in-the-canal, ITC):也属于定制式助听器,位于患者的耳道内,利用患者的耳郭结构收集声波,更符合人耳的生理声学特性,助听增强效果更佳,且隐蔽性强。但耳道式助听器只适合轻度或中度听力损伤患者。这种助听器因体积小而不便于更换电池,同时因音量调节旋钮小而操作困难,也会产生声反馈和堵耳效应。

虽然助听器能让患者听得更清楚,但是还没有哪一种助听器可以使患者的听力完全恢复到正常水平。不同的助听器的特点不同,除了考虑患者的听力损伤程度,在选配时还应满足其自身的主客观需求,如助听器的隐蔽性和美观性、佩戴及使用的方便性、费用及寿命问题、高增益和最大输出问题、堵耳和声反馈问题以及患者的特殊功能需求。

3. 模拟助听器与数字助听器　模拟助听器是没有数字电路或数字信号处理(digital signal processing, DSP)模块的助听器。"模拟"意味着电路中的电信号是连续的。模拟助听器和数字助听器的换能器,即麦克风和受话器,大部分都是模拟的。如图 7-19 所示,数字助听器的声信号由麦克风变成电信号,经过预放大后,模数(A/D)转换器将电压转换为二进制的数字序列。然后,基于适配者的听力阈值曲线,DSP 电路对这些数字信号进行频率补偿,而后由数模(D/A)转换器转换成模拟电信号,经终放大后由受话器转换成声信号。

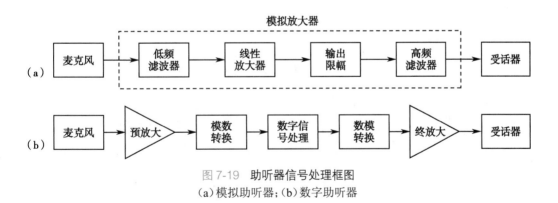

图 7-19　助听器信号处理框图
（a）模拟助听器;（b）数字助听器

（二）助听器的选配标准

根据纯音听阈测试,阈值在 0~25dB 范围者为正常听力人群,无需使用助听器;25~40dB 者为轻度听力损失患者,不必要使用助听器;40~60dB 者为中度听力损失患者,需要选配助听器,可以使他们获得更好地聆听效果;60~80dB 者为重度听力损失患者,必须使用助听器,但效果因人而异;大于 80dB 者使用助听器效果欠佳,需要辅以其他听力辅助技术或使用其他听力替代装置。

三、人工耳蜗

人工耳蜗(cochlear implant)又称仿生耳、电子耳蜗、耳蜗植入,是一种可以帮助感音神经性耳聋患者恢复听力和语言交流能力的神经假体。人工耳蜗是第一次使用医学电子装置替代人类的一种感觉,是第一个真正意义上的人工器官。

（一）人工耳蜗的结构及工作原理

与助听器等其他听觉辅助装置不同，人工耳蜗的工作原理不是放大声音，而是将外界的声信号转换为神经电脉冲信号，使用电极直接刺激耳蜗内、功能尚存的听觉神经的螺旋神经节细胞，将信息传递至大脑。人工耳蜗由外置部分和内植部分组成，如图 7-20 所示。外置部分包括佩戴于患者耳后的麦克风和语音处理器以及固定在耳后的发收线圈。内植部分包括收发线圈、刺激器与电极阵列。

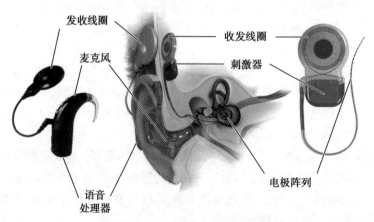

图 7-20　人工耳蜗基本结构示意图

人工耳蜗工作原理如图 7-21 所示。麦克风采集声音并转换为电信号，传送给语音处理器。语音处理器提取信号的部分特征并进行 DSP，编码为特定刺激模式的电信号。这些信号连同电能通过体外发收线圈以射频载波的形式透过皮肤传输至体内收发线圈。而后体内刺激器中的解调模块对被调制的数字信息进行解调，再通过刺激芯片进行解码，最终产生有序的双相电脉冲传输到电极阵列。听神经被电脉冲刺激后产生动作电位，并把它们传送到大脑初级听皮层，将这些电信号识别为声音，最终形成听觉。下面将简介人工耳蜗的主要组成部分。

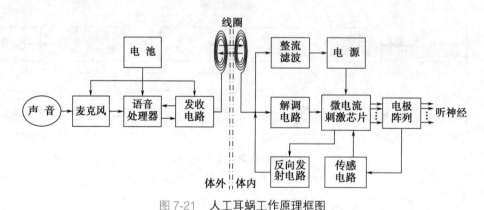

图 7-21　人工耳蜗工作原理框图

1. 麦克风　人工耳蜗的麦克风采集声信号，并将声信号转换成电信号。麦克风通常位于耳背式语音处理单元上。这种微型麦克风的频响范围较宽，但对低频区响应有一定的限制，以免头颈部活动或行走等运动引起干扰噪声。早期人工耳蜗多使用全向性麦克风，近几年，广泛应用于助听器的方向性麦克风和多麦克风系统也开始被应用于人工耳蜗，以提高植入者在低信噪比环境下的语音识别能力。

2. 语音处理器　根据设定的语音编码策略，语音处理器对传送来的语音信息进行处理，并转换为特定的电刺激模式，经过编码、放大和调制后，通过射频载波传入内植部分。

语音处理策略可分为空间编码和时间编码：空间编码由电极放置的相对位置提供；时间编码由刺激脉冲的相对时间或刺激频率提供，且电极越多，频率分辨率越高。在众多的语音处理策略中，连续相间采样（continuous interleaved sampling, CIS）的应用最为广泛，其工作原理框图如图 7-22 所示。首先，语音信号被一组带通滤波器过滤为多个子带。滤波器的数量，即频道数可根据患者的情况而定。每个子带信号被整流并通过低通滤波或采用希尔伯特变换，获得语音包络。使用非线性映射函数对每个包络信号进行压缩，将声音的宽动态范围映射到电刺激诱发听觉的窄动态范围。最后，经过处理的包络信号被用于对双相脉冲串以恒定的速率进行振幅调制。每个双相脉冲通道向相应的电极提供输出：频率通道由低到高分别分配给从内耳蜗顶到蜗底的电极，以模仿正常耳蜗的频率映射。

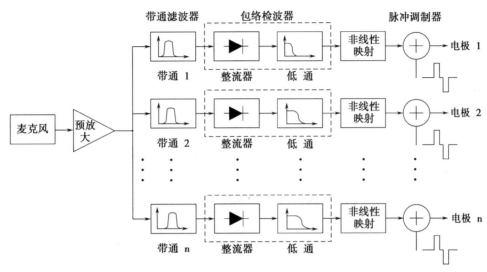

图 7-22　基于 CIS 的人工耳蜗系统工作原理框图

3. 信号和能量的发送与接收　语音处理器输出的编码必须高效地无线传输到植入体内的刺激器。体外的发收线圈和埋植于皮下的收发线圈以射频载波的方式实现信号和能量的传输。体外发收线圈带有磁铁片，体内收发线圈中央也有一磁铁片，使体内外线圈通过磁力吸引而跨皮肤吻合。人工耳蜗不但可以将数据正向传输，而且能将电极电压数据反向从体内向体外传输出来，使医师了解植入部分的工作状态。

4. 刺激器　主要包括整流滤波模块、解调模块、专用刺激芯片和传感电路等。通过无线射频传送到体内的脉冲电压经过整流滤波后作为体内有源器件的电源。解调模块则对接收到的载波数据进行解调，并传输给专用刺激芯片，经解码处理后，驱动不同的通道输出相应参数的双相刺激脉冲。刺激器通常使用钛合金、生物陶瓷和硅胶外壳进行封装。

5. 电极阵列　人工耳蜗的电极是一种线性排列在柔性衬底上的电极阵列。电极材料通常采用金属铂，而电极引线则多使用铂铱合金丝，最后由医用硅胶浇铸成电极束。一般由 12～24 个电极组成电极阵列。手术植入时，医生从耳后的小切口将电极阵列通过圆窗或前庭窗插入耳蜗内；或使用耳蜗造口术在耳蜗底转上钻孔后插入电极。早期的直电极由于弹性张力，植入后趋向于与鼓阶外壁的曲率相匹配。由于螺旋神经节细胞的分布更靠近鼓阶内壁，新型的预制弯曲电极能够更好地趋向于鼓阶内壁的曲率，以更有效地电刺激螺旋神经节细胞及其外周神经末梢，从而降低刺激阈值，扩大刺激的动态范围，同时还可以提高空间选择性（即频率选择性）。

（二）人工耳蜗的临床应用

1. 人工耳蜗的适应证　经过 40 多年的发展，人工耳蜗使 30 多万重度耳聋患者告别无声世界。人工耳蜗主要适用于具备后续语言康复训练条件的、听力阈值为 70～90dB 的重度以上感音神经性听力损失患者。

2. 人工耳蜗的手术植入　在临床手术之前只需对成人进行术前评估，对小儿还需进行智力测试及全身发育评估。而后通过纯音听阈测试和听觉诱发电位检测、耳声发射和声导抗等客观测试和前庭功能检查对患者进行听力学评估。最后对患者进行言语感知测试,确定是否有渐进性的语音或发音障碍,以估计患者佩戴人工耳蜗后获得的语言技能水平。

人工耳蜗的手术应遵循以下原则:①在不损伤电极的情况下将电极尽可能深地插入鼓阶内;②确保电极和植入体在患者体内固定;③在不损伤电极和植入体的同时,尽可能小地损伤其周围的组织;④严格无菌操作。手术开始前需进行术前准备和全身麻醉。开始手术时,先在耳后方开口,在乳突部开小孔通向耳蜗,而后将电极插入耳内,将植入体放置在颅骨表面事先磨出的植入床上,并对电极和植入体进行固定。在手术过程中,利用电流刺激听神经的方式进行电极测试。最后缝合切口,并通过 X 射线检查电极位置。

术后要进行开机调试,主要包括电极阻抗测试、阈值和舒适阈调试、电极间响度平衡测试、电极排序测试和处理故障电极,最后创建患者的电听力图。在调试完成后要做定期随访。然后就可以开始进行患者的术后康复训练,主要包括听觉训练阶段、词汇积累阶段和语言训练阶段。

虽然人工耳蜗和其他的电刺激治疗装置非常相似,但其语音处理器和刺激器是非常独特的。目前,患者"听到"的声音和正常耳听到的声音仍有差别,患者能够识别的单词还很有限,但随着从语音编码策略到刺激模式转换方法的不断改进,会使越来越多的重度失聪患者获益于人工耳蜗。

第六节　视觉的辅助与替代

一、视觉生理基础

人的视觉系统起始于眼睛。进入眼球的光线依次经过角膜和瞳孔,而后被可进行适应性调节的晶状体折射,最后被投射到位于眼球后部的视网膜上。视网膜信息处理通路如图 7-23 所示。其最为直接的信息传导通路是通过光感受器的光致超极化过程将光信号转换为电信号,而后通过双极细胞传送至神经节细胞(retinal ganglion cell,RGC)。此外,视网膜信息传导通路还受水平细胞和无长突细胞的调节。简单地说,水平细胞接受来自光感受器的输入,又侧向抑制周围的双极细胞和光感受器;无长突细胞接受双极细胞的输入,又侧向抑制周围的 RGC、双极细胞及其他无长突细胞。RGC 的轴突汇聚成视神经,以动作电位发放的方式将视觉信息传送至下一级视觉神经通路。来自双眼的视神经在大脑底部垂体腺前方交合形成视交叉:来自视网膜鼻侧的神经纤维相互交叉至对侧,并与对侧未经交叉的颞侧纤维交汇形成视束。视束中大多数轴突终止于丘脑背侧的外膝体(lateral geniculate nucleus,LGN)。最终视觉信息自 LGN 传送至大脑初级视皮层,进而在更高级的视皮层得以解读,形成视知觉。完整的视觉传导通路如图 7-24 所示。

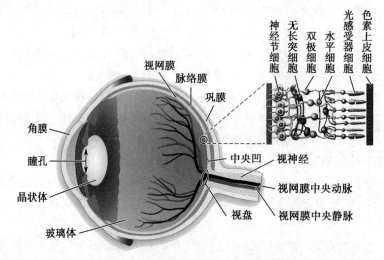

图 7-23　眼和视网膜的解剖学结构

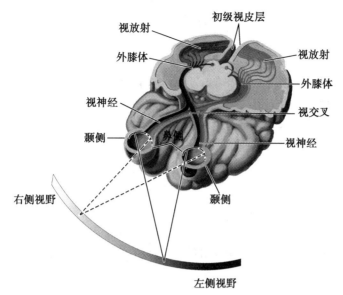

图 7-24　视觉传导通路示意图

视觉是人类认知世界的重要途径,70% 以上的外界信息都来源于视觉感知。视力损伤会严重影响患者的生存质量,给社会及其家庭带来巨大负担。据 WHO 统计,截至 2017 年 10 月,全球约有 2.35 亿人患有视力损伤,包括 2.17 亿低视力患者和 3 600 万盲人。作为人口大国,我国的视力损伤患者人数多达 7 550 万,其中约有 850 万盲人,约占世界盲人总数的五分之一。屈光不正(近视、远视或散光)、白内障和视网膜退行性疾病等是视力损伤的主要原因,其中部分患者无法通过服用药物或临床手术得到治愈。通过使用视觉的辅助与替代装置,如助视器或视网膜假体等,能够帮助这些患者恢复部分视觉功能,提高其生活质量。

二、助视器

低视力是一个功能性定义,意味着经过屈光矫正、药物或手术等治疗的视力仍无法满足患者的日常活动需求。

助视器(low vision aids)是可以帮助部分视力严重损伤的患者最大化发挥他们残存视力作用、改善患者视力水平的任何装置或设备的统称。助视器不能使患者完全恢复视力,但可以提高他们的日常活动能力。助视器主要分为三大类:光学助视器、电子助视器和非光学助视器。

(一)光学助视器

光学助视器是通过光学原理或方法,提高低视力患者视觉水平的装置,主要包括凸球镜片、棱镜和平面镜以及望远镜。凸球镜片可以放大目标,其放大程度取决于透镜的屈光度数;棱镜和平面镜可以改变目标在视网膜上成像的位置;望远镜对目标起放大作用。光学助视器主要分为远用助视器和近用助视器。

1. 光学助视器的放大原理　放大作用是扩大物体在视网膜上的成像,通常使用"放大倍数"进行度量。有四种方法可以产生放大作用。

(1)相对距离放大作用:也称移近放大作用,是缩短患者与目标之间的距离。例如,两者之间的距离缩短为原来的一半,则视网膜像的大小变为原来的两倍。

(2)相对体积放大作用:即通过增大目标的实际体积或尺寸而增大视网膜成像,两者成正比关系。

(3)线性放大作用:也称投影放大作用,即将目标图像放大投射到屏幕上,线性放大倍数是投影像大与目标大小之比。

(4)角放大作用:对于带有目镜的光学系统,由于虚拟图像在无限远处,无法测量目镜图像的线性尺寸,所以在这种情况下,目标物体尺寸指的是在焦点处物体所对应角的大小。严格地说,应该使

用这个角的正切值(在实践中,只有角相差几度时才会感到明显的差异)。因此,

$$角放大倍数 = \frac{\tan\varepsilon}{\tan\varepsilon_0}\tag{7-2}$$

其中,ε_0是物体在物镜前焦点所对应的角度,ε是成像在目镜后焦点所对应的角度。

2. 远用光学助视器——望远镜系统 其原理是相对距离放大作用,通过缩短患者与目标间的距离,提高低视力患者的远视力。最简单的望远镜系统是由物镜与目镜组成。物镜是正透镜,离所观察的目标较近。目镜离观察者较近,是屈光力比物镜大得多的透镜,伽利略望远镜系统的目镜是负透镜,开普勒望远镜系统的目镜是正透镜。常用的远用助视器包括眼镜式助视器和单筒手持望远镜。

3. 近用光学助视器——放大器系统

(1)眼镜助视器:有三种常用的眼镜助视器,正透镜、正透镜加棱镜片和非球面透镜。

正透镜与正常的眼镜相似,但使用的是屈光度数较大的正透镜。其实质是相对距离放大作用:使用者将目标移近,通过透镜代替部分眼自身的调节作用,在视网膜上的成像大而清晰。

为了达到双眼单视的效果,看近物时,双眼伴随着调节作用也会进行辐辏运动。它与调节之间存在一定的比例关系。但当患者使用正透镜看近物时,正透镜替代了患者的部分自主调节,所以患者实际付出的调节小于未戴眼镜时的调节,从而产生的辐辏小于所需的辐辏。而结合使用底朝内的棱镜片能使像外移,弥补辐辏运动的不足。

非球面透镜可以使屈光度数大的透镜变薄:中央部屈光度最高,向周边逐渐减小,以减少图像的畸变。

(2)近用望远镜:当使用望远镜看近处时,近处目标通过望远镜进入眼内的光线为发散光线,需要很大的调节力才能使其在视网膜上呈清晰的像。可以在望远镜的物镜上加正透镜,即阅读帽,将远用望远镜变为近用望远镜。

(3)手持放大镜:手持放大镜是一种手持的,可任意改变眼与透镜距离的正透镜,其放大倍数也随位置移动而改变。目标越接近焦点、放大倍数越高。它适用于短时间阅读细小目标,是低视力患者最常用的一种近用助视器。

(二)电子助视器

1. 闭路电视助视器 可以通过电子的方式改变图像,改善其对比度、亮度,并进行放大,由摄像机、显示屏、光源和文件台等组成。利用相对体积放大作用和相对距离放大作用。设在常规视距,即25cm处观看闭路电视,相对体积放大作用和相对距离放大作用均为1。若工作距离为20cm时,则相对距离放大作用$M_1 = 1.25$倍;若此时屏幕上的像放大5倍,则相对体积放大作用$M_2 = 5$倍,那么总放大作用$M = M_1 \times M_2 = 1.25 \times 5 = 6.25$倍。

2. 头戴式显示器 是可穿戴的电子放大系统,也可以理解为是便携式的闭路电视。通过摄像机捕捉图片,传送到头戴式显示单元以高放大倍数、强对比度显示,使患者双手可以自由从事各种活动或工作。但是头戴式显示器重量过大,会使佩戴者感到不适。

3. 阅读器 也称电子放大镜。直接贴近书刊或文本资料内容放置,助视器将内容摄取出来放大,但需要患者手动移动。

(三)非光学助视器

非光学助视器是通过改善周围环境的状况来增强视觉功能的各种装置,而不是通过光学系统的放大作用。它们可以单独应用,也可以与各种光学助视器相结合。

1. 控制光线传送 太阳帽、眼镜遮光板均可阻挡或滤过周边的光线,避免其直接射入眼内。此外,各种滤光片也可以控制光线的传送。使用短波滤光片既可以增强成像对比度,也可以有效地降低由于眼部屈光质引起光线散射造成的眩光和晶状体荧光引起的眩光,但同时也会使目标的亮度下降且改变色觉感知而影响视觉活动。

2. 照明 充足的照明对良好的视力至关重要。低视力患者通常需要较强的照明,偶尔也需要中

低度照明。与此同时，还要控制光线的方向，将光线投射到所关注的目标上，避免光线直射或反射进入眼内，引起眩光或眼部不适，造成视力下降。如果双眼的视力水平不同，应将光源放置在视力较好侧的肩膀上。

除了上述两种方法以外，还有控制反光、增强对比度和直接利用相对体积放大和线性放大作用等非光学助视方法。

没有一种助视器能完全替代正常眼球的全部功能。为满足低视力患者学习工作及日常生活的不同需求，常常需要配有 3～5 种助视器。后期的训练、使用舒适度和便捷度等因素均会影响助视器的使用效果。

三、视网膜假体

（一）视网膜假体的结构及工作原理

视网膜假体，又称视网膜植入装置或人工视网膜，将特定刺激模式的电脉冲施加于残存的视网膜神经元细胞，诱发这些神经元的膜电位改变，产生动作电位，在初级视皮层诱发光幻视。视网膜假体的设计必须使其具备以下几个基本功能：

（1）能够检测假体植入者周围环境的图像信息，并且将这些信息转换为电刺激。

（2）将人工电刺激通过微电极阵列传递给视网膜，并能够诱发其残存的神经元兴奋。

（3）作为一种有源植入式器件，视网膜假体必须保证在植入者体内长期的安全性和有效性。

根据电极阵列植入视网膜位置的不同，主要分为视网膜上假体和视网膜下假体。

（1）视网膜上假体（epiretinal prosthesis）：其工作原理如图 7-25 所示，通过钛钉将微电极阵列（microelectrode array，MEA）固定在视网膜最内层。通过嵌入眼镜的外置摄像头捕捉视觉场景图像，并通过导线传送到视频处理单元。视频处理单元是可佩戴的外置设备，将局部像素特征编码为特定刺激指令序列，调制到射频载波信号上，通过位于眼镜上的发射线圈和皮下的接收线圈无线传送至体内的微电流刺激器，经过刺激专用芯片解码后通过导线以双相恒流脉冲形式加载到 MEA 上，直接刺激 RGC，通过视觉信息传导通路在植入者初级视皮层产生光幻视，恢复患者部分视觉功能。由于视网膜上假体被放置在邻近 RGC 的位置，所以神经元兴奋阈值较低，能够使单个电极尺寸最小化，假体视觉理论视敏度最大化，然而这种刺激方式并不能利用视网膜外层和中层的视觉神经处理过程。

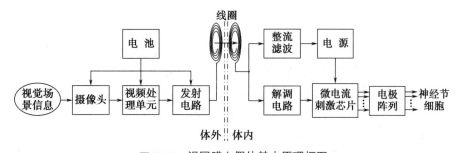

图 7-25　视网膜上假体基本原理框图

（2）视网膜下假体（subretinal prosthesis）：与视网膜上假体不同，视网膜下假体是将微光电二极管阵列（micro-photodiode array，MPDA）植入视网膜和色素上皮层之间，替代光感受器细胞功能，经光电转换，直接刺激内层视网膜神经元（主要是双极细胞和 RGC），能够部分利用视网膜信息处理功能。但在临床试验中由于 MPDA 光电转换效率较低，电刺激强度无法达到神经元兴奋阈值，所以阵列中的每个独立单元都包含一个与放大器连接的光电二极管，其输出耦合到一个正方形电极，并且通过外置控制单元来调整光电转换的增益。此外，与视网膜上假体类似，外设和植入体间的数据传输采用无线射频载波技术。视网膜下假体的工作原理如图 7-26 所示。相较于视网膜上假体，它的另一个优点是 MPDA 植入眼内，患者可以利用已存在的眼球光学结构和自身眼动定位视野。

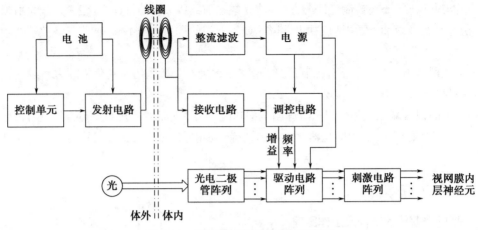

图 7-26 视网膜下假体基本原理框图

（3）视网膜上假体的关键技术

1）微电极阵列（MEA）：视网膜上假体通过 MEA 向视网膜注入双相微电流，引起神经元的膜电位改变，从而诱发光幻视。其空间分辨率在一定程度上取决于电极密度和被单个电极所激活的视网膜神经元的数量。目前，视网膜上假体的分辨率较低，因此要通过制造高密度电极来满足使用者的视觉需求。由于 MEA 尺寸小、电极数量多、引线复杂，因此需采用微电机系统（MEMS）工艺来制造高密度的电极阵列，并解决多电极、引线与刺激器连接的问题。此外，通常使用生物相容性好、电荷注入量高、耐腐蚀、使用寿命长的材料来制造电极，目前多使用铂或铂铱合金作为电极材料，并在其表面镀金属氧化物氮化钛（TiN）或氧化铱（IrOx）涂层，以减少电化学腐蚀，同时增强电荷注入能力。

2）微电流刺激芯片：向 MEA 提供微电流刺激脉冲的专用集成芯片是视网膜上假体的核心器件。该芯片通过无线射频传输接收来自体外视频处理单元的图像编码信息，并将解码后的图像信息转化为多通道的刺激脉冲传递给 MEA。由于驱动的电极数量多，刺激芯片需要设计多通道可编程微电流驱动电路，其内部具有数字处理电路与模拟驱动电路的混合结构。因此，这种电路的复杂度极高、设计难度大。同时，还要考虑芯片尺寸尽可能小、功耗尽可能低。此外，需要对微电流刺激芯片进行全密闭封装，以确保芯片能够在体内长期、稳定、有效地工作。

3）视频处理单元：目前，商业化的视网膜上假体仅有几十个电极，且覆盖的视野较小，视频处理单元只需要对摄像头捕捉到的外界图像进行视野匹配裁剪、灰度化、低像素化等简单处理，假体植入者仅能获得低分辨率的假体视觉。尽管未来的视网膜上假体要研制具有数百个电极的高密度 MEA，但相对于人类的正常视觉，假体视觉仍是低分辨率的视觉感受，并且缺失了颜色、部分纹理和对比度等特征信息。目前，国际上有多个研究小组通过心理物理学实验的方法，研究仿真假体视觉下的增强图像处理策略，以改善植入者的视觉感受，提高其完成视觉任务的能力。

（二）视网膜假体的临床应用

影响光感受器细胞功能的视网膜变性疾病是致盲的主要原因之一：引起光感受器畸形、渐进性病变和凋亡，最常见的是老年性黄斑变性（age-related macular degeneration，AMD）和视网膜色素变性（retinitis pigmentosa，RP）。流行病学研究表明 AMD 在老年人中发病率较高，而 RP 主要发生在儿童和青年人中。AMD 早期主要影响黄斑区的视锥光感受器，导致模糊的中心视力；随着病情恶化，模糊区域逐渐变大，病患在中心视野感受到盲点，影响着全球 3 000 万～5 000 万人的生活。RP 始于周边视网膜的视杆光感受器退化，早期表现为周边视觉和夜间视力损伤；随后发生视网膜色素上皮损伤、视锥光感受器逐渐退化，形成管状视野。目前的研究表明，RP 与超过 50 个编码光传导蛋白的基因的 3 000 余种突变有关，影响着全球超过 100 万人，许多患者在 40 岁之前就会不幸失明。

目前，临床上尚无治愈 AMD 和 RP 的治疗方法，早期的疗法都旨在减缓光感受器细胞凋亡的速度和随之的视觉损伤，包括使用药物和神经保护剂。然而这些疗法不能阻止和逆转疾病的发展进程。新型疗法,如使用基因治疗修正基因缺陷和使用干细胞移植替代受损的光感受器,仍处于研究阶段。由于 AMD 和 RP 患者的视网膜内层神经元和视觉传导通路相对完好,因此可以使用视网膜假体电刺激残存的功能完好的双极细胞和 RGC,从而在视觉中枢产生视觉感知,实现对 AMD 和 RP 失明患者的部分视觉功能修复。经过 25 年的不断发展,已有两种视网膜上假体已经进入临床应用,植入患者超过 200 名,他们可以完成形状识别、物体定位、运动检测、字母识别等简单的视觉任务,最佳光栅视敏度能够达到 20/1 262;有一种视网膜下假体已经进入临床应用,约有近 50 名患者接受了这种假体的植入,患者在物体识别、移动能力和视觉引导的日常生活任务中表现出显著的改善,最佳 C 字母表视敏度为 20/546。

第七节　脑深部电刺激器

一、脑的生理基础

脑是人类中枢神经系统的主要部分,可分为脑干、间脑、小脑和大脑,如图 7-27 所示。脑干包含延髓、脑桥、中脑,主要用于维持个体生命重要的生理功能,如心跳、呼吸和消化等。间脑分为丘脑、上丘脑、下丘脑、后丘脑和底丘脑,是感觉和运动的整合中枢,负责调节体温、情绪意识状态等。小脑通过与大脑、脑干和脊髓之间的传入传出联系,参与躯体平衡和肌肉张力的调节,以及随意运动的协调。大脑是人体神经系统中最高级的部分,主导体内一切生理活动,并能够调节机体与外周环境的平衡,负责感觉(视觉、听觉、嗅觉、味觉和躯体感觉)、语言、情绪、执行功能以及运动功能。

脑对躯体运动的调节由大脑皮层运动区、锥体系及锥体外系三部分负责。大脑皮层运动区对躯体运动的调节是通过锥体系和锥体外系向下传递而完成的。其中锥体系是支配随意运动的主要传导通路,调节精细动作,保持运动的协调性;而锥体外系则主要负责调节肌紧张和协调肌群活动,维持和调整姿势,进行习惯性和节律性动作等。一般锥体外系又可分为皮质 - 脑桥 - 小脑系和新纹状体 - 苍白球系。而在后者的传导通路中,主要由基底核直接或间接进行调节。基底核是位于大脑深部的,由一系列神经核团组成的功能整体,包括尾状核、壳核、苍白球、黑质以及丘脑底核,如图 7-28 所示,其中壳核和尾状核统称新纹状体。

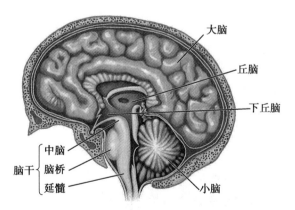

图 7-27　脑矢状面的解剖结构示意图

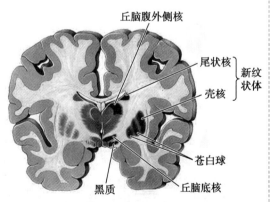

图 7-28　基底核冠状面的解剖结构示意图

基底核有着广泛的传入和传出神经联系,在调控躯体运动的过程中,接受大脑皮层传出的神经冲动,同时发出一部分神经纤维通过丘脑将信息传回大脑皮层,构成基底核 - 丘脑 - 皮层环路联系,如图 7-29 所示。其中,大脑皮层的传出神经元与新纹状体中的抑制性神经元构成突触联系,释放神经递质多巴胺。这些抑制性神经元再与苍白球神经元联系,起抑制作用。而丘脑底核既接收苍白球外段的传入,还控制基底核中负责输出部分的核团(苍白球内段和黑质网状部)。

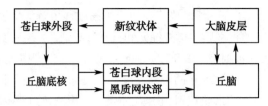

图 7-29　基底核 - 丘脑 - 皮层环路示意图

在上述环路联系中，第一级信号传递是新纹状体突触连接处神经递质的释放，但当这部分出现病变时，新纹状体对苍白球的控制会出现异常，导致多种神经运动障碍性疾病。针对这些疾病，传统的治疗手段包括药物治疗和外科损毁手术。通过药物治疗，调节突触连接处神经递质的含量，对部分病情有一定疗效，但由于血脑屏障的存在，一些药物无法到达大脑内部，且服用药物若干年后疗效逐渐减退。外科损毁手术则是通过切除或射频损毁病灶达到治疗目的，具有一定疗效，但是手术风险大，会导致脑结构的永久性破坏，引起一系列不可预知的并发症。而脑深部电刺激（deep brain stimulation，DBS）作为一种神经刺激方式，直接作用于基底核团或丘脑底核，对一些运动障碍疾病和精神类疾病疗效显著，目前广泛用于临床功能性神经外科疾病的治疗。

二、DBS 的结构及工作原理

（一）DBS 的工作原理

整个 DBS 系统由体内和体外部分组成，如图 7-30 所示，体内部分包括植入大脑深部基底核的刺激电极、植入胸部或腹部皮下的脉冲发生器以及连接两者的延长导线，体外部分则包括刺激控制器。医生先通过术前影像学资料，立体定位 DBS 的作用靶点，再结合术中记录电极检测到的神经元响应，最终确定刺激电极植入位置。医生根据患者的症状以及病情需求制定刺激方案，通过体外的刺激控制器，对植入胸部或腹部皮下的脉冲发生器进行设置（刺激参数包括使用的电极触点数量、脉冲幅度、脉冲宽度和脉冲频率），使其产生特定的电刺激脉冲信号，再经过延伸导线传递至植入大脑深部的刺激电极，对靶点进行刺激，从而调节特定核团神经元异常电活动，起到治疗作用。由于患者的病情随着时间推移会发生变化，在患者回访时医生可根据患者的症状调节刺激参数，以达到最优的治疗效果，减少并发症的发生。DBS 治疗的常用刺激靶点包括苍白球、丘脑底核以及丘脑腹中间核。

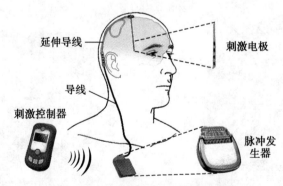

图 7-30　DBS 系统及植入位置示意图

（二）DBS 的基本结构

DBS 系统的基本结构如图 7-31 所示，包括刺激电极、延伸导线、脉冲发生器和刺激控制器。

1. 延伸导线和脑深部刺激电极　延伸导线是一根铂铱合金导线，外层包裹着聚亚氨酯绝缘保护套，尖端暴露若干个刺激位点作为刺激电极。医生利用立体定位仪以及磁共振成像引导刺激电极植入特定位置，然后使用外部的测试用脉冲发生器进行验证，最后将延伸导线固定于颅骨上。其余的延伸导线经皮下隧道植于头、颈、肩的皮下，与位于胸部或腹部皮下的脉冲发生器连接。

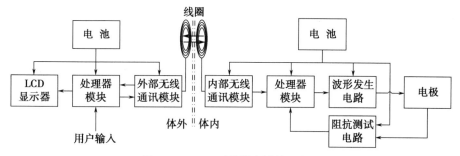

图 7-31　DBS 系统基本结构示意图

2. 脉冲发生器　是整个 DBS 的核心部分,产生脉宽、频率、幅度可调的电刺激脉冲,经过延伸导线和刺激电极作用于靶点。它由微处理器芯片、通信模块、供电模块、阻抗测量电路和波形产生电路组成,密封在一个钛金属盒内,植入于胸部或腹部皮下,通过无线传输与体外的刺激控制器通信,调整脉冲发生器刺激参数和系统设置。各刺激参数需要保持在安全刺激范围内,常用的刺激强度为 2.5～3.5V,刺激脉宽为 60～120μs,刺激频率为 130～185Hz。

植入体内的部分由原电池供电,通常使用可充电式锂电池,使用寿命一般为 5～9 年。当患者在随访时检测到电池电量不足,只需由医护人员通过非接触式充电系统充电即可。

3. 刺激控制器　是控制刺激参数,显示、记录 DBS 数据的可编程刺激控制器,分为医生使用的控制器和患者使用的控制器。医生使用的控制器是一个电池驱动的计算机,能够保存多个脉冲刺激器控制程序、并将 DBS 数据展示在 LCD 显示屏上。DBS 数据包括刺激器工作时间、充电时间、电池电压和电极阻抗等,这些数据通过射频信号在脉冲发生器和控制器之间传输,以便医生适时调整治疗方案以及检测刺激器工作状态。患者使用的控制器功能包括开关 / 切换治疗程序和检查电池工作状态。

（三）闭环控制系统

目前临床使用的 DBS 系统是根据术中患者对刺激的反映来确定电极植入位置,并进一步调整刺激参数,以达到最优疗效。而具有闭环控制功能的 DBS 系统能够根据神经元响应自动调整,保证临床应用的效果。理论上这种刺激系统能够提高治疗效率,降低患者对医技人员的依赖,提高患者对 DBS 的接受能力,减少回访次数,减轻患者经济负担。当然,闭环 DBS 系统的研究还存在许多挑战,如何提升长期记录和闭环反馈系统的稳定性,研发更有效的算法来提升闭环系统的效率,是今后研究的重要内容。

（四）DBS 可能的作用机制

DBS 主要是通过刺激电极激活目标靶点神经核团的传入纤维,直接作用于传出神经元和 / 或间接作用于其他区域,控制其他核团释放神经递质。作用于丘脑和基底核的刺激通常采用超过 100Hz 高频刺激,临床研究证明 DBS 的治疗效果与损毁手术的作用类似,因此认为高频 DBS 对丘脑腹中间核、苍白球内段和丘脑底核起到抑制作用。引起这种抑制效果可能的机制有多种,一种认为电刺激激活抑制性传入神经回路,引起 γ- 氨基丁酸(GABA)释放;另一种认为 STN 的去极化阻滞也会引起抑制作用;还一种机制认为电刺激使得细胞膜去极化,造成电压依赖性钠离子通道失活,从而抑制神经元放电。但是,还有研究人员提出假说,认为 DBS 能激活神经网络的活性,从而控制病理网络活动。因此尽管 DBS 临床效果十分显著,其作用机制仍需进一步研究阐明。

三、DBS 的临床应用

神经系统疾病和精神疾病长久以来一直困扰着人类,影响人们的生活质量,严重时甚至会威胁到生命,这些疾病主要包括:帕金森病、阿尔茨海默病、癫痫、特发性震颤以及毒瘾等。与外科损毁术相比,DBS 具有相似的治疗效果,同时还具备明显优于损毁术的优越性如下:

（一）非破坏性和可逆性

DBS对目标靶点脑组织作用可逆，损伤更小，为未来出现更好的治疗方法保留可行性。

（二）可调节性

DBS的刺激参数通过无线通讯传输给体内的脉冲发生器，可随时根据需要进行调节，减少副作用的产生，实现个性化治疗。

（三）安全性高、并发症少

根据临床研究显示，DBS刺激作用范围小，安全性高，不会造成外科损毁术导致的如偏瘫、感觉障碍等并发症。

（四）疗效期长

临床随访数据显示，DBS治疗帕金森病的疗效能够维持数年以上，且可根据病情随时调节优化治疗参数。

因此，DBS在多种精神性疾病的临床治疗中应用广泛。

1. DBS刺激电极的植入　由于DBS刺激电极植入部位在大脑深部的基底核苍白球或丘脑底核，因此植入前需要先进行定位：第一步，将患者的头部固定在标准立体定位仪，用来进行三维坐标定位；第二步，进行磁共振成像MRI，确定植入位点；第三步，开颅暴露脑部，利用记录微电极阵列进一步实时监测植入位置。记录微电极阵列通常使用尖端暴露的铂铱合金双极电极，从皮层表面深入到目标区域，根据电极尖端记录到的单动作电位特性确定电极插入的具体结构位置。

2. DBS的适应证

（1）帕金森病（Parkinson disease，PD）：是一种常见的精神系统变性疾病，多见于老年人，平均发病年龄为60岁左右。英国医生James Parkinson首次对这种病症进行详细描述。PD病情进展缓慢，通常最初表现为一侧肢体震颤或运动笨拙，逐步累及至对侧肢体。主要病理改变是黑质多巴胺能神经元的变性死亡，从而引起多巴胺在纹状体含量减少。具体致病原因目前仍不清楚，遗传、环境因素、年龄老化等均可导致病变。

1）病理生理：正常情况下，位于黑质致密部的中脑色素神经元投射到尾状核和壳核，并于此释放多巴胺。当纹状体内多于一半的多巴胺神经末端受到影响，将导致PD患者的运动障碍。除了多巴胺能神经系统外，PD患者的非多巴胺能神经系统也有明显损伤，研究表明，PD运动障碍的出现与纹状体多巴胺含量下降有关，而中脑-边缘系统和中脑-皮质系统多巴胺含量下降则会导致患者出现智力减退、情感障碍等症状。

2）临床表现：PD患者会出现多种临床表现，包括静止性震颤、肌强直、姿势步态异常、运动迟缓、灵活性降低、平衡能力降低等，以及抑郁、便秘、睡眠障碍等非运动症状。

3）治疗方法：PD的主要治疗手段有三种：药物治疗、神经核损毁术和DBS。左旋多巴制剂是目前临床上最常用最有效的治疗药物。但是左旋多巴并不能改善所有PD的症状，例如震颤、后退步态等症状均无法得到缓解。神经核损毁术是通过切除或射频直接损毁病变组织，达到治疗效果，但是手术风险大，损毁不可逆，会引起一定程度的神经功能缺损。而DBS作为一种微创、安全、有效、并发症发生率低且疗效长久的治疗手段，在临床上已逐渐代替神经核损毁术，成为手术治疗PD的首选方案。

（2）特发性震颤（essential tremor，ET）：是一种常见的运动障碍性疾病，主要表现为头、手及身体其他部位的姿位性和运动性震颤。ET的具体病因尚不清楚，丘脑腹中间核作为接受本体感觉传入的神经核团，其节律性、爆发性产生动作电位可能会导致严重的后果。

患者发病时唯一症状是震颤，常由上肢开始，也可能会影响到头、腿、躯干和面部肌肉。典型症状是手节律性外展内收样震颤和屈伸样震颤。震颤频率一般为4～8Hz，随着病程和时间的发展，频率逐渐降低，幅度逐渐增大。病情严重时会影响到书写、进食进水、穿衣和语言交流等生活和社交能力。饥饿、疲劳和情绪激动等均对震颤产生影响。

乙醇、肾上腺 β- 受体阻滞剂、扑米酮等药物可起到一定治疗效果。此外,DBS 对 ET 也具有良好的治疗效果。经过 DBS 治疗,大部分患者的病情得到改善,日常生活能力恢复正常,患者的情绪低落和抑郁也可得到缓解,疗效远超过药物治疗,目前已在欧美国家得到广泛应用。

（3）其他适应证：目前临床上使用 DBS 治疗的疾病还包括癫痫、顽固性疼痛、舞蹈病、毒瘾等。这些疾病的病症多是由于基底核神经元活动异常导致的肢体震颤,利用 DBS 可以减轻这些神经元的异常活动,从而缓解患者的症状。由于 DBS 具有可逆性、可调节性、高安全性和并发症少等优点,与传统的外科损毁术相比,造成的创伤小,并发症少,已逐步替代了外科损毁术,广泛应用于临床治疗。

随着电子技术和生物材料的发展,DBS 的应用越来越广,价格逐渐降低,可靠性逐步提高。但仍然存在诸多亟待解决的问题：考虑到病患的个体差异以及刺激参数的多样性,DBS 参数优化控制时需尽快将闭环控制融入其中；系统整体,尤其是植入体内的部分,需要进一步完善其工作稳定性和生物相容性；DBS 治疗效应的具体神经响应机制尚不明确,了解这其中的神经生理基础将有助于未来神经性疾病的治疗。

第八节　膀胱起搏器

一、膀胱生理基础

作为储存尿液的肌性囊状器官,膀胱的感觉神经纤维沿交感和副交感神经走行,以后者为主。膀胱的交感神经源自脊髓 $T_{11} \sim L_2$ 节段的中间外侧核,行至腹下神经节及骶神经节交换神经元,节后纤维沿腹下丛和盆丛至膀胱括约肌和逼尿肌,交感神经受刺激会引起括约肌收缩储尿。膀胱的副交感神经源自脊髓 $S_2 \sim S_4$ 节段的骶副交感核,受到刺激会引起逼尿肌收缩和内括约肌松弛。膀胱的神经支配如图 7-32 所示。

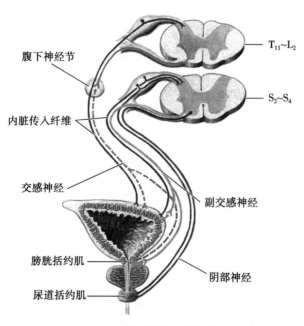

图 7-32　膀胱神经支配示意图

正常情况下,若没有排尿的欲望,来自高级中枢的神经信号导致副交感活动减少,交感活动增加,进而引起膀胱壁松弛和外括约肌收缩。膀胱储有一定量（400～500ml）尿液时,膀胱壁牵拉感受器受刺激兴奋,冲动沿盆内脏神经传入至脊髓 $S_2 \sim S_4$ 节段,并向上传导至脑进而产生排尿欲。中枢传出冲动向下传至脊髓,可以使 $S_2 \sim S_4$ 骶副交感神经兴奋,交感及躯体运动神经受抑制,膀胱逼尿肌收缩,同时内括约肌松弛,进而将尿液排出膀胱;也可以使交感及躯体运动神经兴奋,抑制副交感神经而令排尿受意识控制。

骶神经可以调节膀胱、尿道括约肌、逼尿肌、盆底等效应器官的行为,当骶神经反射弧出现异常时,可能会引起相应疾病。临床上很多常见病症如尿潴留、急迫性尿失禁、膀胱过度活动症等都与此有密切关联。行为治疗和药物治疗等常规治疗手段并不都能达到预期效果。考虑到对相应骶神经进行电刺激可以人为激活抑制性或兴奋性神经通路,影响骶神经对效应器官的调节,因此,可以通过在患者体内植入用于刺激骶神经的装置来治疗这些疾病。

二、膀胱起搏器的结构及工作原理

膀胱起搏器,也叫骶神经刺激器,通过脉冲刺激电流作用于特定骶神经,调控神经细胞的兴奋状态,激活抑制性或兴奋性神经通路,干扰异常的骶神经反射弧,进而调节膀胱、尿道括约肌、盆底等骶神经支配的效应器官的功能。这样的神经调节会影响膀胱和大脑之间的神经通信,有助大脑中负责膀胱控制的高级中枢恢复正常功能,最终达到缓解或完全治愈下尿路功能障碍的目的。根据刺激电极放置位置,骶神经刺激分为体表性电刺激和植入性电刺激。前者通常把刺激电极放在尿道肌肉附近的体表位置,间接刺激相应的骶神经。但对于一些像尿失禁这样需要长期电刺激的疾病,临床上常采用植入性电刺激法。植入式膀胱起搏器的结构原理如图7-33所示,主要包括置于体外的控制器、植入到皮下的刺激器和刺激电极。外部控制器主要由可显示刺激参数的液晶屏、微处理器、外部无线通讯模块和充电电池构成。内部一般有无线通讯模块、微处理器、脉冲发生电路和电池。内部刺激器的无线通讯模块通过线圈感应耦合的方式接收来自外部无线通讯模块的控制信号,再将其传至内部微处理器,进而调控脉冲发生电路在刺激电极上产生电脉冲,刺激器常由原电池提供电源。

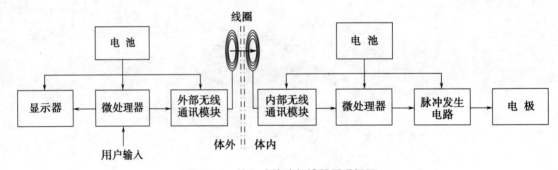

图 7-33　植入式膀胱起搏器原理框图

目前国际上已有多家公司研发出可用于治疗尿失禁、高尿频和尿潴留等排尿功能障碍病症的骶神经刺激产品。随着相关技术的不断成熟及相应监管部门对其安全性、有效性认可度的逐渐提升,越来越多的产品将被授权用于临床治疗。

三、膀胱起搏器的临床应用

(一)膀胱起搏器的适应证

1. **尿潴留**　指不能正常排空或部分排出膀胱内的尿液。常见的原因为各种器质性病变造成尿道或膀胱出口机械性阻塞,如肾结石、肿瘤等;此外,非阻塞性原因如神经创伤、脑卒中等导致膀胱神经支配丧失或肌肉无力,也会引起尿潴留。

2. **逼尿肌无反射**　指在排尿期逼尿肌无法收缩或收缩无力。当有马尾损伤、骨盆神经损伤或骶段的脊髓损伤时,可能会丧失反射性膀胱控制,进而引起膀胱壁松弛,并在无法感知膀胱压不断增大的情况下膀胱持续扩容。膀胱扩容至极限后就会持续流出尿液,而此过程中逼尿肌对这样的刺激无反射或反射减退。

3. 逼尿肌反射亢进　指由神经系统疾病导致的膀胱逼尿肌在贮尿期表现出自发或诱发的非抑制性收缩。这是一种常见的排尿功能性障碍，表现为尿频、尿急、急迫性尿失禁等。逼尿肌反射亢进常与处于骶髓节段上方的神经脊髓病变有关，结果表现为骶反射完整但不受高级中枢控制，患者通常无法排空膀胱尿液。

4. 膀胱过度活动症　指膀胱在没有充满尿液时仍不自主收缩产生尿急感觉的病症，是常见的下尿路功能障碍的一组综合征，也称为不稳定膀胱或逼尿肌不稳定。患者大脑内辨认尿急迫性和频率的重要区域呈现异常反应，导致膀胱自主控制能力下降，临床上常见症状有尿急、尿频、夜尿等。

（二）膀胱起搏器的手术植入

对于下尿路功能障碍的患者，若采用行为治疗、介入治疗及药物治疗均无效，可选择接受膀胱起搏器治疗。患者可首先开始 3～7 天的骶神经试验刺激，若主观症状与急迫性尿失禁次数、尿频尿急等客观症状得到明显缓解，则表明骶神经刺激对该患者有效，可考虑永久性植入膀胱起搏器。进行永久性植入手术时，植入的被动固定电极可用塑料锚固系统固定到骶椎背面筋膜，再与起搏器连接，起搏器通常置于臀部皮下脂肪组织内。

膀胱起搏器疗法是一种临床上治疗下尿路功能障碍的有效方法，虽然目前该疗法有治疗费用较高、存在电极移位风险等缺点，但随着科学技术的不断发展与人们生活水平的进一步提高，相信其在不久的将来会造福更多的患者。

第九节　脊髓刺激器

一、脊髓生理基础

脊髓位于椎管内，由围绕中央管的灰质与位于外围的白质构成，呈前、后稍扁的圆柱形。脊髓在构造上保留节段性，每对脊神经前、后根的根丝附着处即一个脊髓节段。脊髓与分布在躯干和四肢的 31 对脊神经相连，分为 31 个节段。

脊髓是高级中枢功能的基础，作为中枢神经的低级部分，其功能基本且重要。脊髓的功能分为以下几个方面：①经后根，接受身体的大部分区域躯体与内脏感觉信息，此信息在脊髓中继，进行初步的整合和分析；②发出上行传导通路，把中继后的感觉信息及脊髓自身信息上传至高级中枢（躯体感觉皮层）；③由下行传导通路，中继来自上位中枢下传的信息，接受上级中枢（运动皮层）的控制与调节，以完成高级中枢的功能；④经前根，发出运动纤维，管理躯体运动与内脏活动，是躯体与内脏运动的低级中枢；⑤各种基本反射的中枢，如屈曲反射、牵张反射等。

临床上有不少病症和机体损伤会让患者产生难忍的痛觉，且采用药物治疗方法没有明显效果，而脊髓又对痛觉在大脑皮层的产生起重要作用，因此可以采用脊髓刺激器对这一传导环节进行电刺激调控，以达到镇痛的目的。

二、脊髓刺激器的工作原理

脊髓刺激器的产生受到了疼痛闸门控制理论启发，在脊柱椎管内的硬膜外腔间隙植入电极，通过电刺激可以阻断疼痛信号由脊髓向大脑的传递，使其无法到达大脑皮层，从而起到镇痛的目的。脊髓刺激器主要由体内植入部分与体外部分组成，体内部分包括植入到患者椎管硬膜外腔的电极、连接导线和脉冲发生器，体外部分主要为控制器。体外控制器发射脉冲射频信号控制皮下刺激器，使其发出刺激电流并传至电极，进而产生刺激脉冲信号，最后作用于脊髓。图 7-34 为脊髓刺激器的体内植入部分示意图。刺激器的电刺激强度由电流强度和刺激脉宽共同决定，二者若失控则很可能损伤神经组织，因此临床上要求刺激器的电刺激强度高度稳定可控。目前原电池供电技术已经十分成熟,电路结构也相对简单,但其存在体积较大、续航能力较差、需要多次电池更换手术等缺点。针对这些问题,无线充电技术被应用于新型的脊髓刺激器。该技术使刺激器的重量减轻,且无需进行多次电池更换手术,延长了其使用寿命。

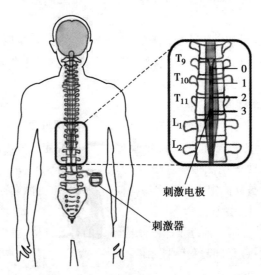

图 7-34　脊髓刺激器体内植入部分示意图

三、脊髓刺激器的临床应用

(一)脊髓刺激器的适应证

1. **腰椎手术失败综合征**　指一次或多次腰椎手术后,由于手术时破坏骨或软组织正常解剖结构、损伤神经组织等原因,使患者仍有或复发腰痛、坐骨神经痛、大小便功能障碍和下肢感觉运动功能障碍的一类综合征。其中,采用脊髓刺激器治疗腰椎间盘突出症的术后疼痛最为常见。

2. **心绞痛**　指心肌急性缺血所引起的以短暂性胸痛或胸部不适为主要表现的临床综合征。其特点为阵发性前胸压榨性疼痛,可伴有其他症状,疼痛感觉主要位于胸骨后部,可放射至心前区和左上肢,有劳动过度、情绪激动、受寒等多种常见诱因。脊髓刺激治疗可使严重心绞痛患者减轻病情甚至不发作,同时减少药剂的服用剂量

3. **复杂性区域性疼痛综合征**　指一组继发于组织损伤的疼痛综合征,表现为区域性疼痛、感觉异常和自主神经系统功能紊乱。复杂性区域性疼痛综合征包含了两种典型疾病,即反射性交感神经营养不良和灼性神经痛,使用脊髓刺激器进行治疗可以达到较为理想的效果。

4. **幻肢痛**　指主观感觉已被切除的肢体仍然存在,并伴有不同程度、不同性质疼痛的幻觉现象,是截肢后一种常见的并发症。外周和中枢神经损伤可能是引起幻肢痛的重要原因。幻肢痛的临床症状主要包括残肢痛、幻肢感和幻肢痛等,且疼痛多出现在断肢远端。

(二)脊髓刺激器的手术植入

为了确保治疗成功,电极植入通常在局部麻醉辅以静脉镇静剂的条件下完成,使患者保持清醒并能与医生配合,以确定试验刺激所产生的反应在身体的分布区域。临床上对于下背部疼痛患者,可以选择在 T_{12}、L_1 或 L_2 节段进行穿刺进针,上肢靶点则可选择为 T_4 或 T_5 节段。为找到最佳的电刺激参数并使刺激反应区充分覆盖疼痛部位,装置植入后应立即进行大量的刺激试验,以确保达到缓解疼痛的效果。

经过数十年的研究与临床应用,脊髓电刺激技术逐渐成熟,脊髓刺激器已经成为临床镇痛治疗的一种重要手段。近年来,随着神经科学、康复工程等领域研究的不断推进,脊髓电刺激在运动康复、延缓机体疲劳等方面展现出了很大的应用前景。

第十节 人工智能假肢

一、四肢的运动神经系统

四肢的运动神经系统是指对肢体的运动起支配和调节作用的系统。每个肢体由四个或更多的神经控制，如图 7-35 所示。每个神经都由成千上万个神经元组成，其中控制肌肉收缩的外周神经元称为运动神经元，负责将信号（触觉、本体感觉、温度、振动等）从组织传递到中枢神经系统的外周神经元称为感觉神经元。每一个神经元均由胞体和突起组成，胞体内含有各种细胞器，为各神经元的正常活动提供养分。图 7-35 列出了四肢的主要运动神经。

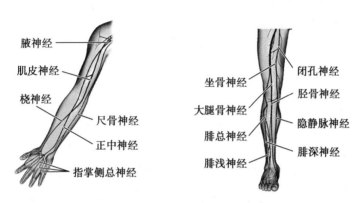

图 7-35 手臂和腿部的主要运动神经

当肢体被截断时，一些运动和感觉神经通路被切断，与胞体分离的那部分神经纤维将死亡，而与胞体相连的部分仍能够保持正常功能，在切口处形成形状不规则的、具有封闭切口作用的神经瘤。记录电极能够记录到存活运动神经元的下行传导动作电位，同时，当神经刺激器产生的电信号刺激存活的感觉神经元时，也能够诱发它们的兴奋，这为智能假肢的应用奠定了基础。

相比于现代的智能假肢，传统的人工假肢在选材、供能、控制方式等方面都较为落后。它们往往只能进行简单的运动操作，比较机械化，不能像人体四肢一样控制不同关节并做出协调的动作，且很难进行操作控制。伴随着材料科学以及人体生物力学的发展，假肢"解剖学适配"和"动态、静态对线"这两大假肢装配的基本理论被提出，从而使假肢设计成为一门学科并取得了突破性进展。但其有限的功能和灵活性仍然阻碍着假肢的广泛应用。近年来，智能假肢在传统假肢的基础上引入了反馈系统，使其动作更接近于天然的四肢，从而得到了更多截肢患者的青睐。

二、人工智能假肢的结构及工作原理

假肢，又称"义肢"，可根据伤残部位的不同分为上肢假肢和下肢假肢。上肢假肢又可以分为全臂假肢、肘上假肢、肘下假肢和手指假肢等；下肢假肢可以分为膝上假肢和膝下假肢。截肢患者通过安装假肢来弥补肢体缺陷，恢复部分肢体功能，减轻他们的生理、心理压力，让他们重拾信心，重回生活、学习和工作。

（一）人工智能假肢的基本结构

智能假肢作为一种辅助类产品，很好地补偿了肢体残缺者的基本功能，提高了患者的自理能力和自信心。上肢缺失患者通过穿戴智能假肢能够重新拥有自由抓握物品的能力，下肢缺失患者通过穿戴智能假肢可以像正常人一样自由上下楼梯、行走于凹凸不平的路面。

智能假肢通常由五个部分组成：

1. 敏感元件　即各种传感器。如力传感器是用于探测不同环境下关节的受力情况，并将这些信号转化为电信号进行传输处理；速度传感器是用于感知不同状态肢体的摆动速度，并把这些信息转化成电信号进行传输处理。

2. 信息处理单元　通常是微型计算机。用于读取敏感元件发出的信号，进行识别与决策，并发送控制指令给可控元件。

3. 连杆结构　对于上肢假肢，连杆结构用于控制假肢的屈曲与伸展、防止被握物体滑落以及适应物体形状变化等。对于下肢假肢，连杆结构为假肢提供强有力的支撑，当下肢关节在摆动结束时、膝关节完全伸直后自动锁定，当肢体需要再次运动时关节锁定自动解除。它具有支撑期锁定，摆动期可自由屈膝的特点。

4. 直流马达　为肢体提供运动动力。

5. 步进电机　用于接受摆动控制指令，触发肢体摆动。

（二）人工智能假肢的工作原理

人体四肢的运动是由大脑皮层的相应神经元所产生的电信号传导到神经末梢，支配人体相应肌肉群收缩，牵引骨骼完成相应的动作。因此，可以通过检测人体相应肌肉产生的电信号来控制假肢的动作。由于人体运动具有规律性，所以利用先进的传感器融合与智能控制技术，可以对速度、路况、步态等运动状态进行有效的识别，这是实现假肢协调控制的基础。早期智能假肢的控制主要通过采集使用者残肢肌肉表面的肌电信号、脑电信号、肌力信号、肌音信号等，经处理后驱动假肢完成特定的动作。在假肢控制领域，这种直观且相对稳定的开环控制方式已有几十年的历史。但由于没有引入反馈信息，这种开环控制方式对于使用者来说较难操作，且不能达到自然的控制效果。

随着先进的信号处理技术与高性能微处理器技术的出现，有直觉、多自由度的智能假肢仿生控制成为现实。研究者发现，在假肢控制中引入传感反馈以形成控制闭环，可以大幅度提高假肢的可控性和灵活性，使假肢更好地辅助截肢者完成日常活动，甚至让他们忽略假肢与真正肢体的差异。通过人体视觉、听觉系统对外界信息的感知，由中枢神经系统发布指令通过传感器反馈给假肢系统，假肢系统再做出具体的动作。根据接收到的信息类别不同或者肢体的伤残部位不同可将反馈系统分为以下三种，如图7-36所示。

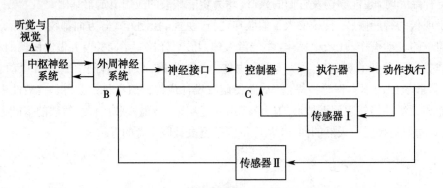

图 7-36　智能假肢中的反馈系统框图

A通路是直接通过感觉器官反馈到中枢神经系统的传感信息，如视觉和听觉反馈。B通路是指传入外周神经系统的传感信息，如触觉、本体感觉、温度、振动等，再由外周神经系统将此类信息反馈给中枢神经系统进行分析、处理，最终用户能够根据感觉到的信息来调整抓握力和位置，该过程中控制环路通过B通路来闭合。C通路与假肢控制系统本身固有的传感器有关，例如使用位于假手上的传感器自动调整抓取力来防止抓握物体滑动。从工程角度来看，C通路具有重要意义，类似于自然手防止物体滑动的外围神经机制，这些存在于假肢控制系统内部的环路不需要直接意图就能完成，以免对整体操作任务造成干扰，可以更好地辅助患者完成日常生活中的各项任务。

三、人工智能假肢的技术挑战及发展现状

（一）人工智能假肢的技术挑战

智能假肢的设计也面临着巨大的挑战，如在肢体被截断部位仍然有存活的神经附着于截断面上，如果将这些神经通过导线与假肢相连接，那么随着肢体的移动和皮肤的收缩，这些导线将极易被拉断，因此最好结合蓝牙技术，以无线方式进行通信。此外，对假肢与存留肢体接口处的材料具有严格的要求：首先选取的材料不能有害于身体健康；其次要保证材料的密封性良好，使假肢内组件不与体液接触，否则将影响组件的正常工作。另外，需要将假肢上的每个传感器与肢体上的感觉神经元相连接，并为每个运动神经元匹配恰当的"解释器"，这是智能假肢设计中最大的挑战。

（二）人工智能假肢的发展现状

人工智能技术的发展使人们能够创造出可以复制人体肘部、腿部自然运动的智能假肢。这种能力将大幅度提高截肢者的灵活性，使其能够根据外界环境的变化，自动调整假肢系统的参数，让他们能够自由行走于楼梯、斜坡以及凹凸不平的地面，并能够自由地工作，显著地降低身体其他部位的压力。

有关智能假肢的研究始于20世纪90年代，在开始之初便得到了迅速的发展，尤其欧洲、亚洲的一些国家都在进行智能假肢的深入研究。近几年，将机器人、信息通信、脑机接口、人工智能、系统集成等技术与智能假肢相结合，随着环境的改变，智能假肢能够根据神经系统发出的信号做出相应的动作，并根据反馈系统的调节，使动作更加准确到位，接近于自然的四肢。

目前已有智能假肢进入市场。智能上肢是在各项先进智能技术的基础上结合了最新蓝牙技术，使其与电脑的连接更加便捷，且能够进行精准的数据传输。同时可以实现多项功能，完成多种动作，如拇指的内收与外展、腕关节的内旋外旋、五指的分开与聚拢、握力大小的控制等。有研究表明，对于智能膝下假肢来说，配备动力膝关节或踝关节的下肢假肢患者的行走速度要比配备传统假肢患者的行走速度快，且髋关节消耗的能量要比使用传统假肢消耗的能量少。此外，这种具有智能控制系统的人工下肢假肢不仅能够在步行等活动中协调假肢的动作，而且还能够识别用户从一个活动变为另一个活动的意图，如从行走到爬楼梯。它通过物理传感器将人的意图传达至中枢神经系统，由神经系统对运动的频率、强度作出调节，从而降低由于外部环境改变导致假肢患者摔跤的概率。

（柴新禹）

思考题

1. 本章中所涉及的医学仪器有哪些属于神经调控类医学仪器？在长期神经调控过程中为什么要使用双相刺激脉冲而不使用单相刺激脉冲？

2. 本章中所涉及的医学仪器中哪些是长期植入体内的有源器件？对它们有什么特殊要求？在我国的《医疗器械分类规则》中属于哪一类医疗器械？

3. 本章中所涉及的医学仪器中哪些有反馈作用？哪些属于生物反馈？哪些属于非生物反馈？有什么作用？

第八章　常用治疗与影像引导及辅助治疗设备

　　医疗仪器中治疗类设备在临床医疗活动中占有重要的诊疗地位,随着现代医疗技术的不断发展,使治疗设备种类日趋繁多,并且治疗方法逐步趋向微无创与智能化。本章主要介绍了常用治疗设备和医学影像引导治疗系统以及微无创智能诊疗一体化设备。

第一节　高频电治疗机

　　高频电治疗机是理疗类设备。临床上把输出频率超过100kHz以上的交变电流给人体进行电治疗的方法称为高频电疗法,高频电疗法包括短波治疗、超短波治疗等,它们在临床上被广泛用于外科、妇产科、康复理疗科等对急性炎症、术后伤口愈合、肌肉扭伤等疾病的治疗。

一、高频电治疗机的用途及高频电磁场的产生

(一)高频电治疗机的用途

　　高频电治疗机主要有短波、超短波等,它们都是通过高频电场作用于人体组织部位,使其产生热效应作用来达到治疗疾病的目的。但不同频率的高频治疗机对应治疗病症的组织器官有所不同。如短波治疗机主要是对人体含水量多的肌肉组织生热产生治疗作用,而超短波治疗机具有比短波治疗机更高的交变电场频率特性。因此,它能够使人体更深层的骨组织、神经组织等生热而产生治疗作用。

(二)电治疗机的高频电磁场的产生

　　高频电治疗机通常是采用电子振荡电路来产生高频电,并通过电极传导于人体治疗部位。

　　1. 医用治疗电磁波　医用理疗设备输出的电磁波的频率可以100KHz～300GHz的电磁波谱之间,由于不同频段的电磁波具有不同的物理参数特性,因此,医用电治疗机通常采用电子电路产生不同频率的电磁场来实现对不同疾病的治疗。

　　电磁波具有很宽的频率范围,通常将电磁波的波长或频率依顺序排列,可以得到相应电磁波谱频段如图8-1所示。

　　医疗上把波长为1～10m的超高频交变电场作用于人体部位,去实现治疗病症的方法,被称为超短波治疗法。而采用波长为10～100m的高频交流电能作用于人体部位进行疾病治疗的方法又被称为短波治疗法,这两种疗法虽然都是生热治疗,但它们治疗所作用于人体内部的深度及组织却完全不同。

　　2. 高频电磁场的产生

　　(1)高频电治疗机通常采用谐振电路来产生交变电场,它由LC电路与高频电子管构成的高频振荡器,并通过输出电极把高频交变电场的能量传导至患者的治疗部位。

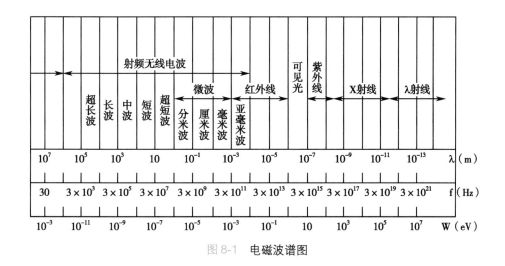

图 8-1　电磁波谱图

图 8-2（a）是 LC 振荡电路中电场和磁场的能量转换的基本原理图，也是高频治疗机产生交变电场的基本等效电路，该电路中的电容器在已充满电能时，它将向电感线圈放电，当放电完毕时它的电流至最大值。其电容器又要反向充电，由于电容器对电感线圈反向放电和正向充电，使其电场和磁场的能量不断的相互交换而形成电磁振荡。

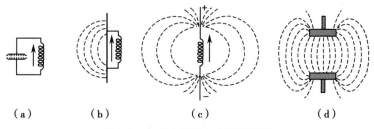

图 8-2　交变电场的电磁振荡原理
（a）高频 LC 振荡电路；（b）电感充放电磁路；（c）形成两极交变电场；（d）构成两极治疗电磁场

（2）高频电治疗机的治疗电场的形成原理：在短波和超短波透热疗法中，应用电容和电感电极把电场能量传导给人体，并且把需要治疗的人体组织部位作为电路组成的一部分，在交变电场作用下，电能在电容器和电感之间进行转换能量，于是形成一个治疗区域的交变电场。

电治疗机的高频电场是由 LC 元件与电子管电路组成的高频振荡器产生的，由于它治疗时使用的两个电极是由一定间隙的电容器极板而构成的一个治疗区域和相对开放的电磁场，因此，治疗的人体组织部位必须置于电容器的两个极板之间，它的电场形成如图 8-2（a）～（c）中所示，当把电容器的极板的距离逐步增大后，只要电路能提供足够高频率的交变电流，它就可以形成高频电治疗机的治疗电场区域。

二、高频电与超高频电治疗机制

高频电场对人体产生的生物效应，主要是在组织内部的生热作用，通常有两种电流生热。

（一）传导电流生热

在高频交变电场中，当高频电流通过组织时，体内的离子等物质在电场力的作用下其电场极性作快速交变，使得正负离子方向也随之同步发生移动变化，随着电场频率增高，离子运动速度越快，此时的离子是在电场的作用下产生的相对运动，它将在组织中产生传导电流。同时这些离子运动又与组织中的其他中性分子产生碰撞以及离子间的相互摩擦使得电能产生损耗而变成热能。

（二）位移电流生热

高频电的另一发热作用是电介质的往复扱化,由于人体组织在高频电场中表现为电介质性质特性,组织中具有的极性、非极性分子,它们在强电场力的作用下组织中的电子,原子将产生相对位置移动,并沿着电力线的方向作定向排列,其带负电的电子会偏移向电场的正极,而带正电的原子核会偏移向电场的负极,而在电场中原来的无极性分子将形成正负电荷的位置移动,成为极性分子,并且使其组织内产生极化现象,即形成偶极子。由于交变电流的作用,偶极子每半周期要改变一次取向,并且在转动时发生相对位置移动,因此,它需要克服周围组织的阻力做功。而偶极子是从电场中获得能量而转动,它消耗的动能将转变为热能,这种电能损耗产生的热被称为位移电流生热。

高频电作用于人体各组织的加热程度因组织介质的电阻率和介电损耗的各自不同而有所差异,通过改变高频电的频率可以使得人体内的组织生热具有选择性作用。所以,临床上采用不同频率的高频电治疗机输出的电场去作用于人体,可以使得某些组织或器官产生的热量比另一些组织器官产生热量具有更大的差异。

（三）短波与超短波的治疗作用

1. 短波疗法的治疗作用 采用波长 10～100m,频率为 3～30MHz 范围内的高频电场作用于人体来达到治疗疾病的方法被称为短波疗法。

短波电疗机的高频电场是由高频电子管与 LC 电路构成的高频振荡波源经过输出电极接至患者的治疗部位进行电治疗的。

短波疗法最常用的是电感生热法,它主要在组织部位形成感应高频电场而产生涡流生热,临床上也称它为感应透热疗法,它的生物学效应主要是热效应。

由于人体组织如血液、肌肉等电阻较小,在短波的高频电场的作用下产生感应电流是涡流,使得组织部位很快生热。这种生热效应主要是传导电流产生作用引起的,因此,它治疗的病症主要的部位只能在人体肌肉层等电阻小的组织处。而在人体体表和更深于肌肉层的组织中获得的能量很小,几乎不生热。

2. 超短波疗的治疗作用 超短波疗法是把输出波长在 1～10m,频率为 30～300MHz 范围内的超高频交变强电场作用于人体组织部位的治疗方法。由于超短波治疗机输出的频率很高,它主要生物学效应有热效应及和非热效应(采用低剂量治疗)。

超短波治疗机以强电场方式作用于人体,它所形成电场的电力线分布见图 8-2d 所示。由于超短波机也是高频电子管与 LC 构成的高频振荡器来形成一个相对开放的强电磁场治疗区,从电路的结构上看它形成电场的电路原理与短波治疗机电路相似(图 8-2)。但所不同的是它的电路振荡频率远高于短波治疗机,而且电场强度更大。它输出方式仍然是采用电容式极板,其极板两端具有很强的交变电场,并且可以形成较强电磁辐射现象。

根据超短波的振荡电路中电容器特性,由公式 $Xc = 1/(2\pi fC)$ 可知,人体组织的容抗 Xc 与电流频率成反比,当人体处于超短波电场中,由于电场频率很高,组织的容抗变得较小,使得它产生的电流很大。而人体组织内具有的电解质液、水、有机分子及介质物质等,它们在超高频电场中由原来具有导体和不良导体属性的组织均能导电而产生位移电流,同时又因为偶极子的取向变化需要消耗电能而做功生热,即超短波治疗引起的组织热效应是位移电流起主要作用产生的。所以,人体在超高频电场作用下能够形成位移电流产生热效应,这种生热主要还是组织中原来的非极性分子等物质变为导电体所致。因此,临床上利用超短波这一特点来实现对神经、肌腱、骨、脂肪等组织的病症治疗。

超短波电疗法虽然与短波热疗法基本相同,但它对生物组织的热作用远比短波疗法更深透、均匀。短波治疗只能在人体肌肉层及体液丰富的组织器官进行生热治疗,而超短波治疗则在绝缘体组织及人体内更深层处产生热效应,所以它对人体的脂肪组织、肝脏组织,骨骼等的温升较高,而对人体肌肉及皮肤生热很少。

三、典型短波、超短波电治疗机的电路构成与原理

（一）短波电治疗机

短波电治疗机的电路构成及原理框图如图8-3所示，短波电治疗机主要由整机电源电路、高频短波振荡电路、控制电路、输出电路及测量电路构成。该类机型临床上主要用于康复理疗科、外科等作为消炎止痛，以及术后伤口愈合等治疗。

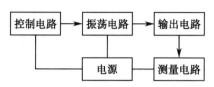

图8-3　电路基本工作原理框图

典型短波电疗机电路工作原理如图8-4所示，它的电路工作原理作如下具体分析。

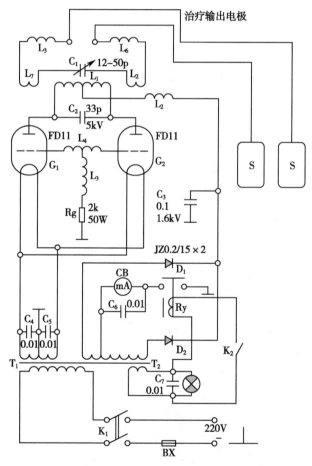

图8-4　短波电疗机电路原理图

1. 电源电路　主要由 T_1 灯丝加热变压器，T_2 振荡管高压变压器以及 D_1、D_2 整流二极管等组成。该电源电路为振荡管 G_1、G_2 灯丝发射电子进行预热。并且给 FD-11 高频振荡电子管提供阳极直流工作高压。

2. 高频振荡器　由 G_1、G_2 及 C_2、L_1、L_2、L_3、L_4 等元器件组成推挽振荡电路，G_1、G_2 为 FD-11 高频振荡真空电子管。L_1 与 C_2 等组成振荡电路，该振荡器的 G_1、G_2 两管屏极电流形成较大功率的高频等幅电磁波振荡，其振荡频率由电路中 LC 数值来决定，通过调节调谐电容 C_1，实现输出回路与振荡电路的谐振来控制治疗输出能量的大小。

3. 测量显示电路　由量程为 0～300mA 的电流表显示治疗输出量的大小，即测量振荡管 G_1、G_2 的屏极电流，实现间接显示输出强度，以此作为治疗输出量大小指示的参考。

（二）超短波电治疗机

超短波电疗机电路框图如图 8-5 所示，电路主要由整机电源电路、高频超短波振荡电路、控制电路、输出电路构成。该类机型临床上主要用于消炎、止痛及康复治疗等。

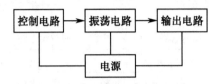

图 8-5　超短波电疗机电路框图

典型超短波电疗机电路工作原理如图 8-6 所示，它的电路工作原理作如下具体分析。

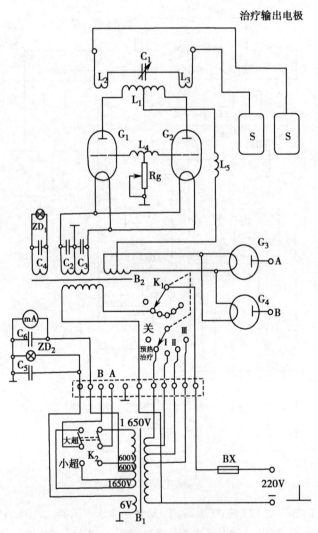

图 8-6　超短波电疗机电路原理

1. 电源电路　主要由 B_1、B_2、G_3、G_4 等组成，B_2 为灯丝变压器，它为高频振荡管电子管 G_1、G_2 提供灯丝加热电源电压，G_3、G_4 真空二极管构成全波整流电路，即为 G_1、G_2 提供阳极电压。电路中的 K_2 作为输出强度的细调，并通过选择开关 K_1 调节改变不同高压输出电压来实现治疗输出强度大小的调节。

2. **振荡电路**　由 L_1、L_4、G_1、G_2 及其屏栅极间电容组成的推挽式振荡电路。L_1 为振荡线圈,它与电容组成振荡回路,以此决定它的输出振荡频率,L_4 栅极反馈线圈与 R_g 栅偏压电阻构成栅极自动控制回路。

3. **输出调节电路**　主要由 L_2、L_3、C_1 与患者治疗部位共同组成磁耦合串联谐振电路,通过该电路耦合形成治疗能量传输,它可通过改变电容 C_1 的容量来调节治疗输出强度。

第二节　微波治疗机

微波治疗技术于 20 世纪中期就开始用于临床治疗。常用的医用微波治疗机输出波长为 1mm～1m,频率在 300～30 000MHz 之间的高频电磁波去外照射人体治疗部位,以实现治疗疾病的目的,临床上称该方法为微波疗法。

一、微波治疗机的用途与微波电场的产生

（一）微波治疗机的用途

微波治疗是人体内组织处吸收高频电磁场能量而产生生热作用,以此来达到治疗疾病的目的。由于微波治疗操作简单方便,治疗效果好见效又快。因此,它被广泛用于临床医学领域的外科、理疗科、妇产科等部门的疾病治疗。

由于微波治疗机输出的电磁波的交变频率远高于短波和超短波治疗机,所以它对组织辐射产生的热作用不但很均匀,而且可达一定深度。特别是用于治疗组织的炎症及消炎止痛都有很好的疗效。微波的另一特点是它产生的热更利于肌肉吸收,它的热作用对于调节神经、术后伤口愈合、肌肉组织痉挛等病症的治疗效果更为显著。

微波辐射加热于人体组织主要作用是使毛细血管扩张,血液循环加强,改善组织血供与神经状态并促使新陈代谢加快。微波的热作用对外伤炎症、慢性炎症等病症也都有显著的治疗效果。

（二）微波电场的产生与传输

1. **磁控管**　磁控管是一种特殊的电子管器件,它采用控制磁场的方式控制形成微波输出电流的大小,因此,磁控管是用来专门产生微波源的电子管。

医用微波治疗机使用的磁控管是一种多腔电子管。磁控管的基本结构主要由谐振腔的阳极、阴极和灯丝引脚、输出耦合环、谐振腔以及永久磁铁等部分构成。

磁控管是高频真空器件,在工艺设计上给磁控管阳极环形铜柱上开有偶数个圆柱形孔。并且每个圆柱孔上均开一条直缝隙与圆形铜柱空芯部分相通而形成通路如图 8-7(a)所示,这种工艺设计使得每个圆柱形孔及其直缝隙构成一个谐振腔,圆柱孔等同于一个单匝电感线圈,其缝隙相当于一只平板电容器,这样它们就构成了各个独立的 LC 电路,如图 8-7(b)所示的等效电路,它将形成各个相互不连接的多个独立振荡回路,该结构使其振荡交变磁力线在各个谐振腔中反复出入穿过相邻圆柱孔而形成持续的电磁振荡电路如图 8-7(c)所示。

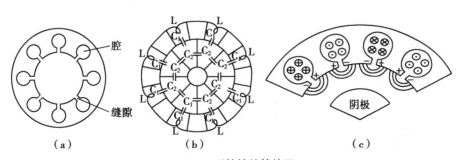

图 8-7　磁控管的等效图
(a)磁控管结构;(b)等效结构图;(c)磁力线原理

磁控管它的整个结构及电磁振荡工作原理如图 8-7 所示。因此,磁控管的制造工艺结构也决定了它具有固有稳定的工作频率。由于磁控管结构中的交连带将各个谐振电路并联在一起,当阴极发射的电子在飞向其中一个谐振腔缝隙口时,它能够将能量传递给该谐振腔,这一过程形成了各个腔之间的电感耦合,而它具有的永久磁铁的静磁场起到改变电子运动方向的作用,使得电力线的分布形成以缝隙中为直线,缝隙口外为弧线如图 8-8(a)所示。因此,磁控管内各谐振腔之间存在着很强的交变耦合,若将其中任意一腔的能量耦合引出,就能获得治疗所需的微波辐射能量输出如图 8-8(b)所示,它其中的耦合环是作为引出微波能量输出的连接部分。

微波治疗机输出能量可以进行大小调节,使用时只需调节改变磁控管阴极与阳极之间的电压,以此实现磁场对电子流产生控制作用。

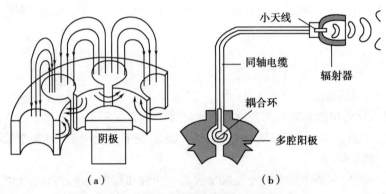

图 8-8 磁控管的微波输出示意图
(a)磁场原理图;(b)微波波导输出原理

2. 微波的输出方式 先由耦合环将谐振腔内的能量导出磁控管,通过专用的同轴电缆导线将耦合环和辐射器相连接,辐射器能将耦合环导出的能量以电磁波的形式产生辐射去作用于人体治疗部位如图 8-8(b)所示。

(1)同轴电缆传输:同轴电缆的内导体的外表面与外导体的内表面之间,微波以电磁场的形式传播,它屏蔽了传播中的电磁场不会向空间辐射,也不受外界电磁场的干扰,所以临床上使用的微波治疗机都采用同轴电缆作为磁控管与辐射器的中间连接器件来传输微波。

(2)辐射器的作用:治疗用的微波辐射器具有将微波集合成束,定向辐射到人体组织部位上进行外照治疗的作用。根据临床治疗病症的需要已制成有各种不同外形的微波辐射器如图 8-9(a~d)所示。

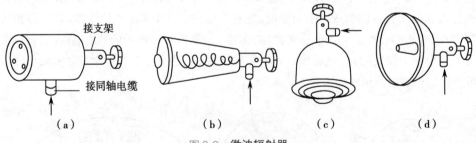

图 8-9 微波辐射器
(a)圆柱体;(b)锥状体;(c)球状;(d)反射罩状

二、微波的治疗机制

(一)微波辐射治疗机制

微波是一种辐射电磁波,它能在物体表面被透射、反射、折射及被媒质吸收。

在临床应用的微波透热疗法中常用有几种标准天线,它的反射特性将微波辐射照射到治疗组织部位处,该处被辐射量的其中一部分被该组织反射,而另一部分能量则通过透射的辐射能量被身体吸收而生热。

微波治疗疾病对人体组织的穿透能力与其微波治疗机本身使用的磁控管自身固有的振荡频率有关,振荡频率越高,穿透能力减弱。通常医用微波辐射治疗至人体治疗部位的组织深度可达 3~5cm。

微波疗法辐射的微波在介质中可被媒质吸收。组织吸收能量的多少与组织中含水量的多少具有相关性。由于微波具有很高频率的交变电磁场,所以,它能使组织中的水分子极化而作定向排列,并且产生快速振动而做功,使得组织吸收能量而生热。

人体组织中的蛋白质、脂肪、碳水化合物及脏器等通常具有绝缘属性,但它们在强高频电场作用下会呈现出极性分子性质,并且在交变电场作用下旋转振动,而体内的 K^+、Na^+ 等无机离子,它们在高频电磁场中都能形成传导电流,而产生热效应,因此,微波治疗机进行辐射治疗将使含水量多的组织更有效地吸取能量而生热,而组织内的脂肪中的水分较少,它与骨骼等组织则会反射相当部分的微波能量,而使得吸收能量较少。所以微波疗法其肌肉组织比脂肪组织等可以更多地吸收微波能量。临床上利用微波治疗机的这一特性来治疗肌肉扭伤,关节肿胀、肌腱损伤等疾病。

(二)微波治疗生物学效应

1. 热效应作用　微波辐射作用于人体后,由于高频交变电磁场的作用,使体内组织电解质,离子以及电介质极化产生振动,这些物质的运动需要克服组织中的原子及分子间的黏滞性阻力而消耗能量做功,以此产生热效应,在生热过程中,由于水分子的高频率振动使含水量多的组织产生的热会更多,从而使得这些组织治疗部位温度更高,血流速被加快及血管扩张效果更好。

2. 热外作用　也可采用较低强度输出能量,即不感到有温升的微波能量辐射,对于某些疾病及神经系统有调节改变等作用。

(三)微波辐射的治疗作用

1. 止痛消炎作用　微波对组织的辐射能够到达一定深度的加热治疗,可以达到良好的止痛效果。它用于术后伤口愈合、慢性炎症治疗,其疗效也很显著。

2. 改善神经肌肉组织的兴奋性　微波辐射能松弛肌肉组织和神经,从而改善组织血供与神经状态。

3. 改善局部血液循环　能促使毛细血管扩张,加快血液循环。

三、典型微波电疗机电路构成及原理

微波电疗机电路构成及原理框图如图 8-10 所示。

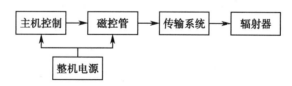

图 8-10　微波电疗机电路原理框图

电路工作原理简介　理疗微波电疗机整机原理如图 8-11 所示。

图中电源开关为 K_1 闭合后,控制电路有如下控制流程:

1. 主机预热电路　主要有灯丝变压器 B_2,它给磁控管提供灯丝工作电压,并通过延时继电器延时 3min 作为灯丝发射电子预热时间。

2. 主机控制电路　主要通过微波调节治疗控制定时钟 SM 去控制联动开关 K 电路闭合去调节自耦变压器 B_3 电压输出,从而控制高压变压器 B_1 输出交流高压的调节,该高压经 D_1-D_4 二极管整流获得磁控管工作直流高压。其输出强度与所提供的阳极电压成正比,它通过调节 B_3 的初级电压来改变治疗输出强度的大小。

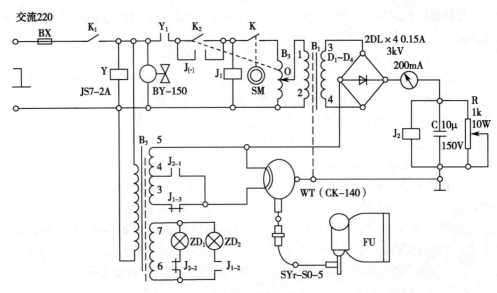

图 8-11　理疗微波电疗机整机原理图

3. 主机测量显示与输出电路　MA 表是测量阳极电流大小的指示,它可作为微波治疗实际输出强度的指示参考。治疗所需的高频能量由磁控管的某一个谐振腔耦合至同轴电缆的一端,它的另一端连接至 Fu(辐射器)上,其辐射器输出的微波辐射能量供治疗使用。

第三节　除　颤　仪

除颤仪又称心脏除颤器。临床上主要用它治疗各种快速心律失常病症及危重患者的抢救。

一、除颤器的功能与用途

普通的除颤仪都具有非同步除颤与同步除颤两种可选功能,治疗时医生可根据患者的病情需要去选择不同的功能。

(一)非同步除颤的作用

人体的心脏是血液循环的重要器官,具有泵血的功能。正常的心脏是有节律性搏动的。正常的心电波如图 8-12 所示。心脏的这种有规律的搏动,使得血液从静脉经心房和心室流入动脉,以此维持人体血液循环及血供。而心脏能够正常泵血是心肌纤维具有的正常同步节律收缩状态。当心肌发生异常状态而不能同步收缩时,心脏就以蠕动的形式颤动即为室颤,当出现室颤后的心脏将丧失了泵血功能,生命危在旦夕,此时需要紧急采用心脏除颤器(图 8-13)的非同步方式对心脏进行紧急电击除颤,从而使心脏迅速恢复至正常的搏动状态及恢复泵血功能。

(二)同步除颤的作用

人体的心脏因某些疾病原因而引起房颤时,其心功能仍然正常,但心室的收缩频率加快,并且出现心律不规则现象。此时,患者的心脏仍然能够将大部分血液在心房收缩以前就泵入到心室内,但这种状态很容易引起严重快速心律失常或心衰,若此时采用心脏除颤器治疗这种心房颤动,就必须要求除颤器的输出电击时间与人体心电图的 R 波同步,只有这种方法才能实现对房颤的除颤治疗,从而使心脏迅速恢复正常搏动,即被称为"同步除颤"。

除颤器除了具有非同步与同步两种功能外,还可进行体外和体内除颤两种功能转换。体外除颤时,因部分能量消耗于胸壁皮肤及软组织上,所以它输出的能量较大,而体内除颤主要用于开放性手术中,它仅需要很小的输出能量。

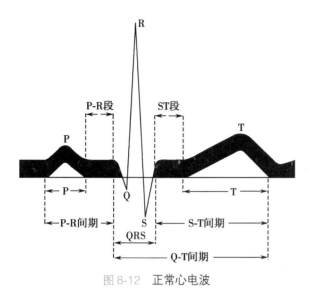

图 8-12　正常心电波

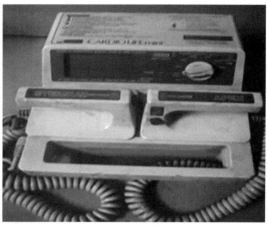

图 8-13　心脏除颤仪

二、除颤器的治疗机制与治疗方式

（一）除颤的治疗机制

除颤器能够有效地对心脏进行电击治疗，它的治疗原理是利用除颤器电路输出足够大的电流去电击及刺激心肌，使得瞬时所有的心肌细胞同时去极化，并且同时进入不应期，以此方法来改变颤动的心肌，从而达到恢复心脏同步收缩状态，即恢复心脏正常的泵血功能。

（二）除颤的治疗方式

除颤器是采用较强的脉冲电流电击心肌来完成治疗的，因此它能产生足够大的电能，治疗时需要通过除颤电极把电能引导至患者的胸部进行放电，从而达到对心脏除颤的目的。

除颤器的治疗电量均采用直流电输出，在治疗前，需先用直流高压电路对储能电容器进行充电如图 8-14 所示，当达到除颤器设置的输出能量后经过电极手控开关把储能电容中的能量传输至除颤器电极上，然后再通过放置于患者胸部两个除颤器金属电极对人体进行放电电击治疗，其电击输出治疗的放电电流曲线如图 8-15 所示。

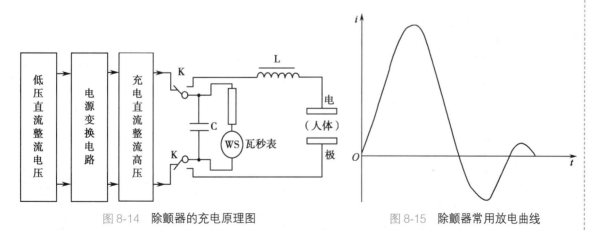

图 8-14　除颤器的充电原理图

图 8-15　除颤器常用放电曲线

三、除颤器的控制电路的构成及电路工作原理

（一）非同步除颤的充放电电路及控制原理

1. 非同步除颤电路结构与充放电控制原理　该电路由振荡、高压变换器、高压电容、高压真空继电器及相应的输出电路等几部分构成，其典型电路如图 8-16 所示。

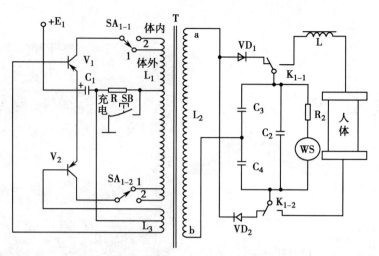

图 8-16　非同步除颤充放电电路原理

图 8-16 是非同步除颤器充放电的电路原理图,图中的 V_1、V_2 晶体管与高频变压器 T 组成高频振荡电路,使变压器 T 产生次级交流高压,并经二极管 VD_1、VD_2 整流变为直流高压,该高压通过继电器接点,向电容器 C_2 充电,C_2 储存的电能即为除颤器输出的电能。

电路中的电容器 C_2 充电电能的大小,由"体内除颤"和"体外除颤器选择开关 SA 与充电能量选择启动开关 SB 进行控制充电,该电路通过改变高频振荡器初次级参数,从而达到改变次级高压的充电电压。此外,电容器 C_2 两端还并联有电表 WS 作为储存除颤能量的大小指示。

当使用除颤器时,医生通过按动除颤电极手柄上的手动开关,将其电路中的控制继电器将转换接通电能输出触点,使电容器 C_2 的电能通过电感线圈 L 向患者泄放电击电能。

另外,在除颤放电回路中,为了使直流除颤器电路在放电回路中获得平稳的放电电压,电路中都采用了电感 L 来防止在放电时的起始阶段释放出电流过大或电压过高的现象产生,它使输出电流的波形起到整形的作用。由于早期的除颤器在放电回路中没有设计电感 L,它输出放电电流的波形是 RC 式如图 8-17 中曲线①所示,这种波形的缺点是能量过分集中,对心肌组织损伤大,除颤效果也不好。而现在的除颤器的放电回路中都设有电感 L,它的放电电流波形如图 8-17 中曲线②所示,这种电流波形对组织损伤小,除颤效果也好,而且它所需的除颤能量仅为 RC 式的一半或更低。

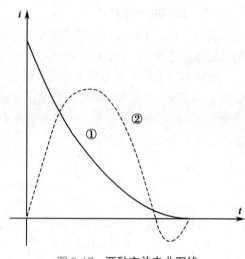

图 8-17　两种充放电曲图线

2. 除颤器的能量输出　除颤器的控制面板上设有多个挡位的充电能量选择设置,使用时医生可以根据患者的具体情况选择相应的除颤功率来对储能电容器充电,通常电容器充放电获得的输出能量可在 $10 \sim 400 W \cdot S(J)$ 范围之间选择。

除此之外,为了保证操作医生的安全,除颤器还设有安全电压释放电路,如图 8-16 电路中 R_2 的作用是机内安全放电的负载电阻,当不需要对患者放电除颤时,须将机器内部储存在电容器中的高压电能泄放,以避免造成对医生的电击危害。

（二）同步除颤治疗与同步控制电路原理

同步除颤是利用患者的心电 R 波去自动控制电击除颤的方法,同步除颤器能够治疗房颤、心动过速等心律失常病症。由于这类患者的心室能够收缩,并且在心电图中能够看到 QRS 波和 T 波。如果对心脏进行除颤电击恰好落在 T 波的中部,则该处由正值心脏的易损期,若此时进行电击除颤将会引起室颤而导致病情加重。因此,对于这种病症的患者进行除颤电击治疗应避免电击发生在 T 波的时段,而它具有的最佳的放电电击时间应该在 R 波的开始下降期如图 8-18 中所示,此时整个心室肌纤维正处于绝对不应期,只有在该处电击才既有利于心律的恢复,又可以避免电击不发生在 T 波段处,所以,除颤器的同步电击的放电电击时间必须与 QRS 波同步。

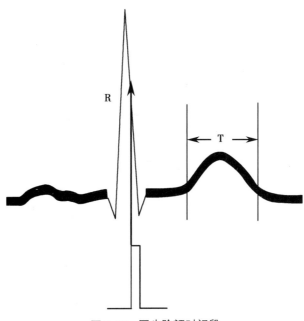

图 8-18　同步除颤时间段

1. 同步控制信号的形成　同步除颤控制电路如图 8-19 所示。该电路主要由 4 部分组成:即心电放大电路、心电显示电路、R 波检测电路、延迟控制电路等。

由于除颤器实现同步控制电击需要提取心电图信号,并且将心电信号放大,再把心电波形显示在示波屏上。同时还需在心电放大电路中检测出心电 R 波信号,该信号经过电路耦合延迟 30ms 至后,输出一个 R 波整形后的正脉冲作为同步控制信号。

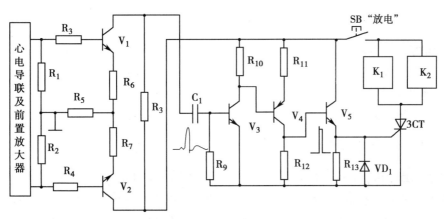

图 8-19　同步除颤控制电路图

2. R 波同步触发控制　为了保证安全有效治疗如心房颤动等疾病,除颤器必须设有 R 波同步触发的控制除颤电路如图 8-19 所示。

图 8-19 中的 $R_1 \sim R_7$、V_1 与 V_2 组成心电放大器。经 V_3、V_4 两级放大器后获取心电 R 波信号通过 V_5 射极输出去控制触发可控硅(3CT)导通,从而引起继电器 K_1、K_2 闭合,其中 K_1 为除颤放电继电

器，K_2是除颤增辉显示控制继电器。当医生按下 SB 开关后，两个继电器需要等待 R 波到来才能触发可控硅导通而使继电器 K_1、K_2 得电工作。由于继电器吸合需要动作时间约 10ms，它正好满足被延时在患者 R 波下降沿中段处放电，其放电控制示意图如图 8-18 中的心电 R 波中的箭头处，即以此实现同步除颤的安全治疗控制。

（三）常用除颤电极

除颤器的型号不同可以有不同除颤电极，通常它是带有手柄的金属平板矩形或圆盘形电极，其大小和形状根据除颤方式的不同而有所区别。除颤方式可分为体外除颤和体内除颤，通常用于体内心肌除颤的电极较小如图 8-20（a）所示，而用于体外除颤通常采用胸部的除颤方式，它采用具有较大接触面积的圆形平板或矩形平板金属电极如图 8-20（b，c）所示。

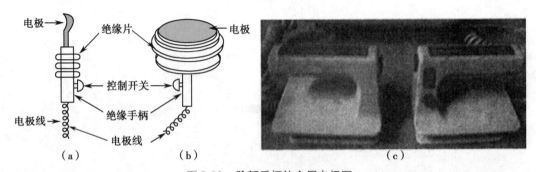

图 8-20　除颤手柄的金属电极图
（a）体内心肌电极；（b）体外圆形平板电极；（c）体外矩形平板电极

除颤器的整机电路结构　除颤器一般由系统控制、心电监护显示、能量选择、高压充放电、输出控制、整机电源等单元电路组成，其电路框图如图 8-21 所示。

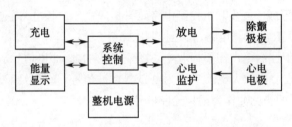

图 8-21　同步/非同步除颤功能监护仪工作原理框图

1. **心电监护**　除颤器的心电检测单元把患者肢体导联的心电图信号放大后，显示在荧光屏上。
2. **整机电源**　除颤器一般具有交直流两套供电系统。通常情况下可由工频 220V 提供仪器主机供电，同时也配有蓄电池直流供电系统。

常用的除颤器还具有心电图记录、同步/非同步选择、机内外放电选择等功能。

四、新型除颤器及应用技术

新型除颤器均采用智能化控制技术，通常可分为全自动和半自动两类。

自动体外除颤仪具有自动心律分析功能，其电击的功能和电极参数都由主机自动分析设置，医生使用时只需把除颤电极放置于患者胸部的电极位置，系统通过除颤电极获得当前检测到的心电信号而进行自动心律分析，其自动分析结果由智能检测系统决定是否需要施行除颤电击和自动选择非同步或同步除颤功能状态，其电击的能量大小也由自动检测单元所获得的分析参数而自动设置。因此，自动除颤仪实现了整个除颤过程的完全智能化，使得除颤治疗更为安全准确和方便快捷。

半自动型除颤器也是通过除颤电极获得当前患者的心电信号而进行自动心律分析，但主机只能通过显示屏提示医生当前除颤操作方案与步骤及设置参数提示，该提示包括选择非同步或同步除颤的哪一种功能和当前应该使用的能量参数等显示,以此去提示医生进行操作,然后再对患者实施除颤电击。半自动除颤器实现了参数功能的部分智能化,虽然需要医生进行功能和参数的操作,但它提供的除颤操作指标也使得除颤过程显得较为方便及安全和快捷。

第四节　高 频 电 刀

高频电刀作为医院的重要手术设备,它不但能像传统手术刀一样能对组织进行切割,而且同时还具有干燥和凝血功能。

一、高频电刀的用途与分类

(一)高频电刀的用途

高频电刀进行手术的组织切割与传统的金属手术刀相比更为优越。它可以很大程度上减少术中的组织出血,而对手术出血点也可实现快速有效的电凝止血。因此,高频电刀被广泛应用于临床医学的各个学科的各种开放式手术,如心胸外科、骨科、神经外科、泌尿外科、骨科、妇科、耳鼻咽喉科等,而且越来越多地应用于各种内镜手术的治疗中,如腹腔镜、胃镜、膀胱镜、宫腔镜等手术。

高频电刀有很多种机型,但其电路原理和功能都相似,临床上常用的高频电刀仪和相应的作用电极与体电极如图 8-22 和图 8-23 所示。

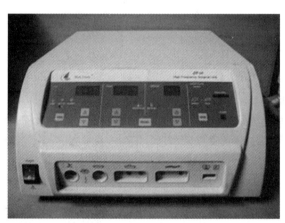

图 8-22　高频电刀仪器

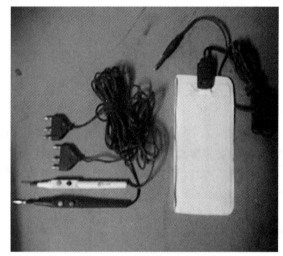

图 8-23　作用电极与体电极

高频电刀具有不同的输出功能模式,并且手术的效果与它输出的波形与功率大小有关,使用时医生需要根据不同的手术作相应的预置参数选择。

(二)高频电刀分类

1. 按功能及用途分类　根据高频电刀的功能及用途,大致可分为以下五种类型如表 8-1。

表 8-1　常用高频电刀的分类

分类	输出功能
多功能高频电刀	纯切,混切,单极电凝,双极电凝,电灼
单极高频电刀	纯切,混切,单极电凝,电灼
双极高频电刀	双极电凝,双极电切
内镜高频电刀	纯切,接触电凝,喷射电凝,双极电凝
氩气高频电刀	氩气切割,氩气喷射凝血

2. 按工作原理分类

（1）火花式电刀：它通常采用钨合金电极间的空隙放电和 LC 振荡回路组成衰减振荡，其电路结构简单，输出电流为间断高频减幅波如图 8-24（a）所示，

（2）电子管电刀：它采用大功率高频真空电子管与 LC 元件组成高频振荡器，其输出功率大，输出电流为连续等幅波如图 8-24（b）和间断变化的振荡波如图 8-24（c）所示。

（3）半导体电刀：它采用大功率晶体管及集成元件组成高频振荡器。其输出可以是连续波图 8-24（b），或间断波如图 8-24（c），以及组合波形如图 8-24（d）所示。

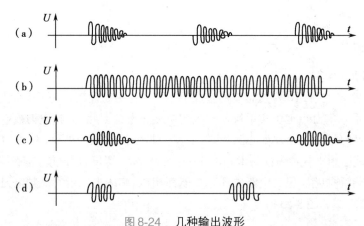

图 8-24　几种输出波形

（a）间断减幅波；（b）连续等幅波；（c）间断变化波；（d）组合波

二、高频电刀的临床应用机制

高频电刀是利用电流通过人体所产生的热效应实现手术电凝和电切功能。作为安全有效的手术设备，高频电刀规定了输出电流的工作频率范围，当电刀工作频率低于规定频率时，它输出的电流通过人体除了产生热效应的同时还会导致组织内的离子产生电离，从而引起组织功能紊乱，使组织神经和肌肉受到刺激，并且引起肌肉的抽搐，若输出电流频率更低时，此刺激反应现象更为显著如图 8-25 所示。因此，高频电刀输出的电流频率具有重要的医疗安全意义。

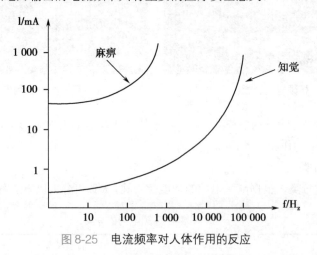

图 8-25　电流频率对人体作用的反应

高频电刀的电流作用于人体将产生相应的生物效应，而高频电刀的设计及应用原理主要是基于以下两种效应：

（一）趋肤效应

趋肤效应是电学中阐述交变电流在圆形导体中流动时它周围的磁场随之变化的现象，由于变化的磁场使导体中产生电流，并且流过该导体截面积上的电流的密度分布是不同的，导体趋向中心内

部比表面的电感性更大,它对交流电流的阻碍作用也大,随着电流交变频率的增加,其电流密度分布趋于导体表面的现象更为显著。即高频电流流过导体时,越靠近导体表面的电流密度越大,而导体趋向内部中心几乎没有电流分布如图8-26所示,这一现象被称为趋肤效应,高频电刀具有很高输出电流频率,因此,它的趋肤效应决定了电刀电流仅流过人体体部的表面,而不会流经人体内脏器组织,所以高频电刀作为手术刀是十分安全的。

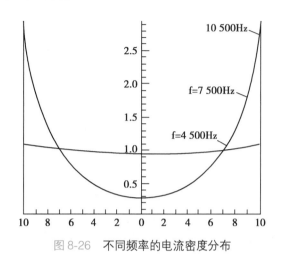

图 8-26　不同频率的电流密度分布

(二)热效应

当高频电流通过人体组织时,由于高频交变电场的电流脉冲时间很短,组织中的离子不会引起流动传导电流,而离子只能在原来黏滞体液所在位置附近振荡,并且与周围组织摩擦而生热,即产生热效应。

热效应最强的是高频电切割状态,由于切割电极形如刀形,使得它的有效作用面积很小,而在组织作用处产生很大的电流密度,它可在一瞬间产生大量的热量而引起组织即刻挥发,从而在组织作用处分裂成一个不出血的手术切口,同时可使创面血管凝固止血,达到切割和凝固的目的。

高频电刀输出的电流频率在 0.3~2.5MHz 之间,因此,它的电极传输的高频电流能量只能在组织作用处表面流动而产生热效应,其输出能量的大小可以根据手术的需要进行调节,以实现不同目的。

三、高频电刀的切割与电凝功能作用

高频电刀输出的电流经组织而产生热效应。它通过作用电极传导能量至需要破坏的生物组织表面来实现手术的切割和凝血功能,如图8-27所示。

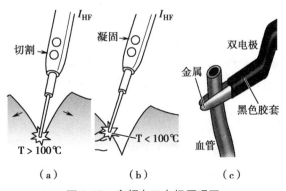

图 8-27　高频电刀电极原理图
(a)切割;(b)单电极凝固;(c)双电极凝固

（一）电切割功能

切割功能又称为电切如图8-27（a）所示，由于高频电刀作用电极的边缘相似手术刀刃，表面积较小，并且组织又是电阻性，使得电流以较高的密度流向组织作用部位。从而导致电极边缘处的组织温度迅速升至100℃以上而切开组织创口。

（二）电凝功能

高频电刀的凝固功能又称为电凝，当高频电流作用于组织而使组织温度控制在100℃以下时，组织细胞的液体可以被迅速蒸发，从而引起组织收缩而凝固止血如图8-27（b）所示。单电极电凝是在电流的热作用下，其切割过程中对被切断的小血管口及血管壁产生收缩封闭来达到止血作用。

双电极也能够对血管进行电凝止血如图8-27（c）所示，它主要在脑外科手术中得到广泛应用，另外，高频电刀通常都具有电刀和电凝及混合功能输出如波形图8-28所示。

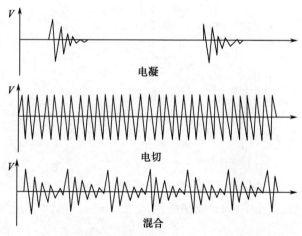

图 8-28　高频电刀常用功能输出波形图

高频电刀所能产生的切割和凝固作用是密不可分的。对高频电流的波形选择可以增加切割作用而减少凝固作用，反之也可选择增加凝固效果而减少切割作用。电刀的工作模式决定切割或电凝功能，为了便于区分，通常在电刀的主机操作面板和手术刀柄上把电切模式用黄色标记，蓝色则表示电凝模式。

四、高频电刀的电路工作原理及构成

高频电刀整机包括控制主机、手术电极、板电极、脚踏开关及安全接地线等部件，现代高频电刀除了常用的电凝，电切及混合功能外还设有板电极监测故障报警及故障自动保护切断能量输出装置。

（一）主机系统电路构成及工作原理

主机系统主要由大功率高频振荡器、微处理器、调制器、传感器、整机电源电路等组成。

1. 电路基本工作原理　高频电刀的主要电路是交流变频变换器，它把工频交流经整流后变为直流电压，由电路进行变频变压，再通过功率放大电路输出振荡频率0.3～2.5MHz之间的高频电流，该电流作用于人体仅能使组织产生热效应，其输出可以主控电路调节输出强度的大小及工作模式选择，以此满足各种手术的应用。

2. 电路构成的控制原理　常用高频电刀控制原理方框图如图8-29所示，它的工作原理及控制流程如下：高频电刀整机控制是通过各个控制单元电路的功能实现完成电刀输出功能。整机电源主要为主机提供工作电压的直流供电电源（±12V、±15V、5V等）、工作模式选择、参数设定等作为主机能量控制单元电路。而调制、显示、高压、蜂鸣及输出驱动等电路，其作用是把经调制脉冲信号传输给推动至功放电路，再经输出变压器耦合到输出功能转换回路上，作为电刀能量输出。

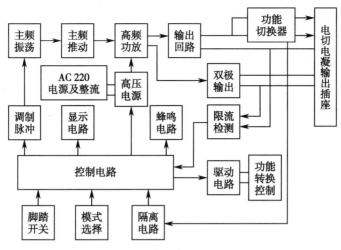

图 8-29　高频电刀原理框图

另外，整机电路还设有安全保护的限流检测单元，对回路电流进行自动检测采样分析控制，即当负载发生短路或漏电时将自动切断能量输出。

临床上使用的高频电刀的种类繁多，图 8-29 仅是其中一种机型之一，实际电路随各种型号与产品的不同有所差异，但其电路工作原理和功能作用大同小异。

（二）手术电极

1. **单电极**是一种直接接触组织的作用电极，它形似小刀状（图 8-27a、b），其高频电流通过作用电极于组织，再经体电极流回主机构成整机回路，以实现手术切割、凝血功能。

2. **双极电极**是一种在同一操作手柄的下端设有两个对称金属电极头（图 8-27c），其电凝时高频电流在这两极之间流动。双极电极在使用时安全性很高，主要用于脑外科手术中。

（三）中性电极

中性电极又称体电极，它是与患者身体连接的电极。其作用是构成高频电流回路，使用时它安置于人体的大腿、小腿、上臂、腰部、腹部等部位，如图 8-30 所示。

（四）体电极监测系统

高频电刀体电极监测系统主要是在手术中起到保证正常使用及异常提示保护作用。

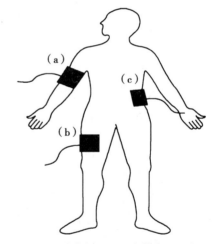

图 8-30　体电极最合适安放位置示意图

1. **系统监测**　①板电极与主机连接；②监测体电极是否与皮肤连接及接触电阻的状况；③监测电刀的高频电流泄漏状况。当上述 3 个条件中其中一项被检测出现异常，主机立刻自动切断能量输出。

2. **单极回路监测**　单极技术在各种中手术应用最为常见。单极作用于人体，把贴于人体的体电极作为负极来构成电流回路如图 8-31（a）所示。使用时作用电极将电流传导至人体手术部位，若体电极脱落或电极与皮肤电阻大，其电流都不能经负极板流回主机，此时监测到异常状况（图 8-32），主机自动断路保护而无输出。

3. **双极回路监测**　高频电刀双极技术是把作用电极和负极于一镊子手术柄的两个尖端，电流由电极的一端流经作用组织，再由另一端流回主机如图 8-31（b）所示。当手术过程中出现电流回路断路时，主机自动报警提示其异常状态而无能量输出。

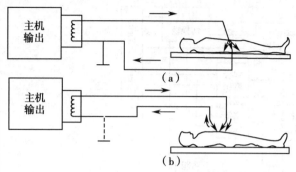

图 8-31　电极工作电流示意图
(a)单极回路图；(b)双极回路图

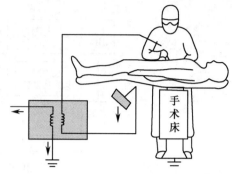

图 8-32　手术中的体电极脱落示意图

五、高频电刀的临床应用新技术

随着现代医学电子技术的不断发展,高频电刀在控制技术方面均采用了微处理器技术的多重 CPU 控制,即微电脑技术自动控制主机的各个电路模块的输出功能及参数,并设有各种异常报警提示和多重电路保护装置,它可实现高频电刀的完全智能化控制。

(一) 新型智能高频电刀

新型高频电刀普遍采用智能控制技术,其主机更多的利用传感器技术进行实时监测分析。为了获得准确控制,主机还采用多重反馈控制技术,即对电刀输出的电流、电压等参数进行取样反馈控制,并把所获得的参数经计算机处理系统的计算单元输出对应的数据进行自动调节,从而使系统始终能准确输出最佳的手术能量参数,因此,用它所实施的手术效果好,而且手术安全性也高。

(二) 氩气应用技术

氩气刀是一种新型高频电刀。它利用普通高频电刀提供的高频电流功率输出,并同时向高频场内喷射氩气,使得高频电场中的氩气形成电离而导电的氩离子束,以此传导高频电能来产生止血或组织凝固作用。

氩气刀主要由高频变频器、氩气流量控制器和氩气电极等组成;高频变换器是产生氩气电离所需的高压电源。使用时通过调节氩气流量的大小改变输出能量的强弱,以此满足手术的不同需求。

1. 氩气高频电刀特点　氩气高频电刀具有止血快、出血少等优点,它对血管丰富的脏器出血可进行快速止血,特别是对肝脏手术的弥散性出血其电凝止血效果更好。

2. 氩气高频电刀切割　氩气刀输出切割电流的同时,由于电极根部喷出有氩气,使电极周围的氩气与空气形成隔离层,使氩气覆盖的高频电切割区域如图 8-33 所示。这样在手术区域内它不但能使电极处的温度降低和减少能量损耗,而且还能提高切割效率。

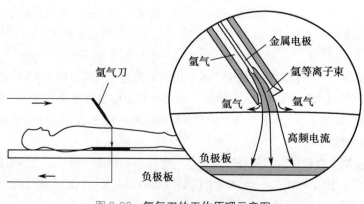

图 8-33　氩气刀的工作原理示意图

（三）高频电刀的发展新技术

新型高频电刀在功能，模式及输出参数设置等已经实现了全智能化，这种高频电刀除了具有检测患者与电极接触电阻值及监护自动报警系统外，还设有能量自动控制、时间自动控制等系统。它的主机输出的能量参数的确定，是由自动能量选择输出控制系统根据数据检测单元测量到的组织作用处的相关参数，通过数据处理和计算实现自动准确选择及相应的能量输出，以此可获得最佳的手术切割或电凝效果。

新型的高频电刀控制系统及电路结构向模块化方向发展，便于升级和更换。

第五节　体外反搏装置

体外反搏装置是一种无创治疗设备，它主要通过心电或脉搏波与主机的计算机控制单元去控制气阀的开闭，即控制作用于人体气囊压力的进、排气时间，使气囊去加压人体下半身而促使改变体内血液循环的方法来实现对疾病的治疗作用。

一、体外反搏系统用途

体外反搏治疗系统通过控制改变人体内的血液循环状态，使人体主动脉内的收缩期，舒张期的血压受控而降低和增高，从而提高心脏做功动能，达到有效的改善体内的血液循环及供血状态，以此实现对疾病的治疗。

体外反搏治疗疾病是无创性的治疗，它主要用于冠心病、心绞痛、心肌梗死、脑动脉硬化、脑血栓、肢体动脉栓塞、突发性耳聋等疾病的治疗，并对糖尿病、功能性障碍等相关疾病的治疗也有一定的疗效。其临床应用体外反搏系统治疗方法与用途如图 8-34 所示。

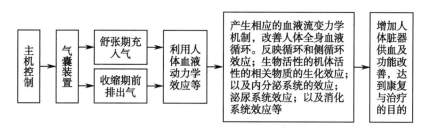

图 8-34　体外反搏机的治疗原理与临床应用

二、体外反搏的治疗机制与控制

（一）体外反搏的治疗机制

体外反搏系统是通过包裹在人体四肢和臀部的气囊，经过获取心脏波形信号去控制处在心脏舒张期时的气泵对人体体位气囊进行充气加压，迫使肢体动脉的血液驱使返回至主动脉，使得血管舒张压增高和心脏血流增加，降低心脏后负荷；而在人体心脏进入收缩期时去控制气囊迅速排气，其释放的压力又促使血管主动脉内收缩压下降，以实现最大限度地减轻心脏射血期阻力现象，并使血液加速流向远端，从而达到反搏效应来治疗疾病。

（二）体外反搏系统的充、排气的控制作用

体外反搏治疗系统主要通过计算机单元控制气泵转动及通过气囊按压下半身的形式，由主机系统控制进、排气压力的方式对人体肢体和臀部施加压力，并要求它与心脏收缩期、舒张期保持协调同步，即当充、排气气囊压力从零气压上升到有效压力和从治疗作用压力下降到零气压的时间中，其反搏气囊加压必须是在主动脉瓣完全关闭后才能进气，以此促使主动脉舒张压被提高；而气囊的卸压又必须在主动脉瓣开启之前排气，以达到降低主动脉内压力的作用。

三、体外反搏系统的分类与治疗控制原理

体外反搏系统普遍采用的心电波或脉搏波调控充、排气开始时间与实时监测反搏参数效果方式来实现它的有效治疗控制。但反搏系统治疗所采用气压控制方式可以有所不同,常用的有序贯式、增强型、气囊负压式等气体控制技术。

(一)体外反搏装置的分类

体外反搏装置有很多种类,但它们的分类都是以主机(图 8-35)控制进、排气时间和气囊加压方式来区分的,最常用的有如下 5 类。

1. 按提高舒张期动脉内压力能力大小来分　①序贯式、非序贯式;②普通型与增强型。

2. 按反搏治疗效果来分　有正压排气式与负压排气式。

3. 按心电同步加压与卸压开始时间(图 8-36 中的 t_0、t_1)**点来分**　即分别控制充、排气的电磁阀开始工作时间与心电 R 波的时间距离。

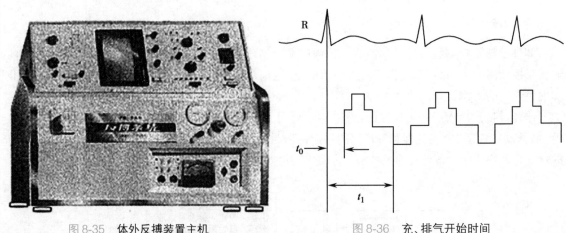

图 8-35　体外反搏装置主机　　　　　　图 8-36　充、排气开始时间

4. 按心脏搏动同步时间来调节控制充、排气时间方式来分　①手动;②半自动;③自动调节。

5. 按调节充、排气开始时间的标准来分　有心电图式(心电波形前沿为基准)和脉搏波式(时相与幅值为基准)两种。

(二)脉搏波调控与监测技术原理

1. 充、排气控制开始时间的调节　体外反搏系统装置具有波形的显示屏,治疗时它将同时显示心电、充气、排气共三条同步波形曲线,并以它作为系统治疗的实时观察及调节控制的依据。其中,它显示的充、排气波形是以心电 QRS 波为基准信号来作为控制触发气泵的气阀的充、排气电信号。并且它可通过调节充气开始时间(图 8-36 中的 t_0)和排气开始时间(图 8-36 中的 t_1)去控制与心脏活动周期时间点的气阀开闭,常用脉搏波(手指、耳垂、颞部动脉波)中的反搏波时相作为标准来调节控制系统的充、排气开始的治疗时间。

临床上通常采用颞动脉压力产生的脉搏波进行切迹点的选择调节,以此来改变反搏充气时间点,其调节方法如图 8-37 所示。

2. 反搏治疗效果的监测与调节　体外反搏的疗效监测是通过在治疗过程中显示的脉搏反流 A 波的高度比(D/S)与面积比(DP/SP)的比值大小(图 8-38)来判断反搏效果的,并以此作为实时监测调整治疗参数的依据。由于反流 A 波的高度及面积大小是由压力、充气及排气的开始时间三个因素的调节而获得,使其产生的比值大小与治疗效果成正比。因此,体外反搏通过动态监测调整方式,可以使反搏达到最佳治疗效果。

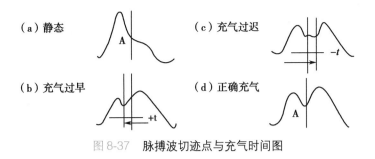

图 8-37　脉搏波切迹点与充气时间图

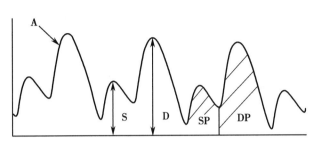

图 8-38　反流波 A 的高度与面积比图

（三）序贯，非序贯与反序贯技术的应用原理

序贯式反搏分三部分，每个间隔的时间为 50ms 的依次进行控制，反搏时首先对人体离心脏远端的小腿施加较大压力；然后对大腿施加小于小腿的压力；最后才对臀部施加小于大腿的压力；而卸压时各段是同时进行排气。

非序贯式反搏是在反搏时不分顺序同时对肢体和臀部加压，压力也不分大小。

四肢非序贯式反搏原理如图 8-39（a），而四肢序贯式反搏原理如图 8-39（b）和（c）所示。

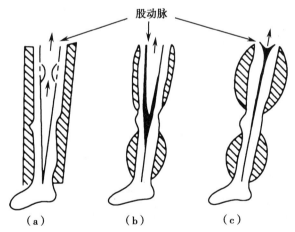

图 8-39　非序贯式与序贯式反搏示意图
（a）四肢非序贯式；（b，c）四肢序贯

序贯式治疗比非序贯式的反搏效果更好，因为大血管在加压时易塌陷；而小血管加压时又不易塌陷。并且大血管所需压力相对小，而非序贯采用同时加压方式，其大血管首先塌陷，使下肢反流躯干的小血管血流受阻，其反搏效果相对较差。

（四）普通型与增强型技术应用原理

体外反搏系统有普通型和增强型两种，普通型采用对人体肢体反搏方式（图 8-40a），而增强型体外反搏采用肢体加臀部的反搏方式（图 8-40b）。两种系统的区别在于是否增加了臀部反搏。

增强型体外反搏系统,增加了臀部的股动脉压力后,比普通型反搏的血流反流量明显增加,治疗效果更好。

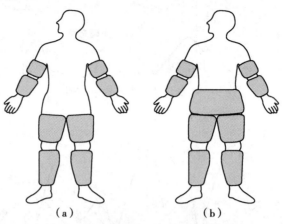

图 8-40　四肢反搏与四肢加臀反搏
(a)普通型;(b)增强型

1. 正压式与负压式排气技术的应用原理

(1)正压式反搏是气囊式体外反搏装置在充气时加正压,在排气时利用气囊内正压力与大气压力之差而自然排气,其排气速度较慢,且排气不干净。

(2)负压式气囊体外反搏装置在充气时也加正压,而排气时用负压抽吸囊内气体,它排气迅速干净,充、排气压差增大,使其反搏压力的传递效率提高。

图 8-41(a)是正压反搏的耳垂脉搏波曲线,脉搏压力曲线在排气时卸压波后沿处不能下降到零点,而如图 8-41(b)所示的负压式排气卸压波能回零至负压值。所以,负压式排气的充排气囊的压差更大而其治疗效果好于正压式。

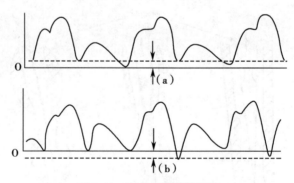

图 8-41　正负压排气波形图
(a)正压式排气;(b)负压式排气

2. 反搏装置的气压技术

(1)气压技术:气囊式体外反搏装置利用气囊充气把压力传给被囊套裹紧的肢体,压力控制的参数是根据不同患者选择对应的压力标准,但其使用压力的治疗原则相同。

(2)调频调压技术:体外反搏装置系统应用调频器技术控制气泵的电源频率调节,它能通过调节电动机电源频率实现调节电机的转速来控制输出气体压力的大小。

四、反搏装置的工作原理及构成

(一)体外反搏装置的工作原理

体外反搏系统是气囊式体外反搏装置,通常采用脉搏波去调控充、排气开始时间及监测反搏效果。

在体外反搏过程中,患者躺在由电脑控制充、排气阀的治疗床上,而气阀又与囊套紧密相连,囊套要绑裹在患者的小腿、大腿及臀部的位置上。当心脏进入休息阶段的瞬间时刻,囊套进行快速地序贯充气,从小腿至臀部,在心脏跳动前全部囊套同时放气。这样使心肌得到大量的血供,并减轻心脏的负荷。

（二）体外反搏装置主机电路构成及控制工作原理

体外反搏装置系统的基本电路单元主要由三大部分构成:主机控制系统、治疗床体和专用气泵。

体外反搏装置系统的电路控制部分主要是依据生物电信号的特点,完成对心电信号、脉搏波信号及血压、D/S 比值等重要生理参数的采集和检测任务,并能够通过主机面板的控制功能对体外反搏的工作参数(如充、排气时间,反搏治疗时间等)进行调整,同时通过接口完成与各单元功能电路的控制,如图 8-42 所示。

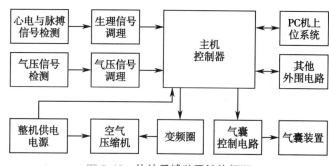

图 8-42　体外反搏装置结构框图

（三）治疗床体及气囊袋

反搏治疗床是系统重要组成部分,它设有输入输出气道端口,其一端与气泵输出口连接,另一端经治疗床体上的气道与各个气囊袋端口连接,再把气囊作用于患者。

（四）体外反搏的气泵

体外反搏装置系统中,气泵是系统的重要组成部分,它是治疗系统的气体动力源。

（五）体外反搏装置新技术

现代新型的体外反搏装置系统已经制成了一体化机,它的主机采用微处理自动控制技术,治疗参数可由系统自动调节,而气源采用新型真空泵技术,使其响应速度快、噪声低、体积小,整机操作也更为方便。

第六节　激光治疗机

激光是 20 世纪的一项重大发明。由于激光具有良好的方向性、单色性等特性,它在医学领域中得到广泛应用。

一、医用激光的用途

激光作为一种医疗技术被广泛应用于临床的疾病治疗。由于激光的生物效应,它更多的是作为手术治疗一种手段,如外科、整形美容科、眼科等把激光作为光刀进行手术切口与切割,而激光作为手术光刀是利用它的热效应作用,其切过的伤口表面组织由于热效应的作用使血管产生凝固而不出血,并且经过高温产生的手术伤口又不易感染。特别是激光对肿瘤的手术切除,由于它切割高温能封闭所有的血管和淋巴,它术后的癌细胞转移机会较小。

激光的另一重要应用是对眼科的疾病治疗,它利用不同激光波长产生的生物特性来对各种眼底病进行手术治疗是目前最好的治疗方法。此外,采用准分子激光器治疗眼睛的屈光异常疾病也是最为常见有效的治疗方法。

　　临床上通常还把氦 - 氖激光作为外照射治疗，如内科用它外照射可以改善人体组织的功能代谢状况以及增加白细胞等，而外科用它进行外照射治疗可以促进术后伤口愈合，此外，它还用于理疗科的外照射穴位的灸疗法治疗等。

二、激光的生物学效应

　　医用激光对组织进行切割和汽化，主要利用激光的热效应、压力效应、电磁效应。当激光用于组织切割的手术过程中，它的一部分能量被组织吸收而转变成热能，另一部分则转变为机械能。

（一）激光的生物学作用

　　激光作用于组织的生物特性与激光器的类型、参数、光学特性及组织的热传导性等有关。而激光束的波长、能量、功率、脉宽等参数的不同，其生物效应也有所不同如图 8-43 所示。因此，激光的生物效应在临床的不同应用，取决于激光器的类型及输出的参数。

　　1. **热效应**　由于激光输出具有很高的能量密度，而生物组织又具有吸收能量转变为热能的特性，当采用很短时间的激光束作用于人体组织，其作用点处的局部温度可高达近 1 000℃，因此，激光的热效应足以使人体组织蛋白质变性。

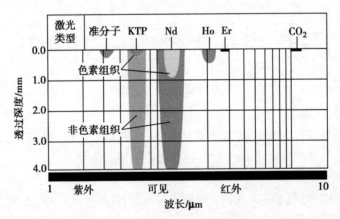

图 8-43　不同激光在组织中的作用

　　热效应是激光生物效应的主要特性，它对组织的作用与温升有关。临床上把它分为 3 种不同程度的组织损伤：光凝固、光汽化和光碳化（表 8-2）。

表 8-2　激光的热效应

激光作用温度 /℃	激光不同温度作用于人体组织的生物效应
37	人体正常体温
40	人体温高热
60	蛋白质和胶原蛋白变性，凝固
80	生物体组织膜穿透
100	生物体组织被汽化，热分解
<150	生物体组织被碳化
<300	生物体组织被熔融

　　2. **压力效应**　由于激光束的高能量密度而产生辐射压力，并且热效应又引起组织热膨胀而形成冲击波的压力效应，使其组织被破坏及蛋白质分解和变性。

　　3. **光效应**　激光能够被组织吸收、反射和热传导。而色素深的组织对激光又具有选择性的吸收作用，因此，由它引起的组织破坏作用更大。

4. 电离效应　激光的电磁波会形成电磁场,使得激光束能够聚焦而导致功率密度和电场强度增大,以此在组织中产生电离效应来破坏组织细胞,临床上利用激光的电离效应来对组织进行切割。

(二)激光的输出特性

1. 方向性　激光的谐振腔产生轴向振荡决定和限制了光束的轴向传播方向,它几乎不发散的向前传播。所以,激光的方向性特别好。

2. 单色性　由于激光受激发射的谱线是发生在工作物质本身固有的两能级间的跃迁而产生的光子。它只有仅当频率满足 $f=(E_2-E_1)/h$ 时的光子才能被放大及输出,因此,它所产生的激光近似单一频率光波,所以,它的单色性非常好。

3. 相干性　由于激光的工作物质是受激辐射的能级跃迁,它发射的光子一定具有相同的频率、位相和方向,因此,它具有很高的相干性。

4. 功率密度　激光的功率与它的发射的时间有关,它可通过缩短光能时间而获得很高的峰值功率。如激光调 Q 技术,它采用时间上的高度集中去控制激光器在纳秒(ns)或皮秒(ps)输出能量,以此可产生兆瓦级峰值输出功率。

5. 激光谐振腔的模式　激光束可分为纵模和横模两种模式。纵模是指激光器输出沿轴向方向形成的腔内纵向的稳定场分布在频率坐标上波的个数;横模是指谐振腔内光场在垂直于传播的横向方向具有稳定的场分布及频率,即激光束在横截面上的光强分布规律。

三、医用激光器的原理及构成

激光发光的本质是物质的原子、分子或离子与外部光场互相作用而交换能量的过程。

(一)激光的产生原理

激光的受激吸收、自发辐射、受激辐射的能量转换现象如图 8-44 所示,其中 E_0 和 E_1 分别代表低能级和高能级轨道。若光场中的粒子要从 E_0 跃迁至 E_1,它要吸收外来光子能量如图 8-44(a)所示,它称为受激吸收。当它吸收光子而处于 E_1 激发态,它又会自发跃迁至 E_0,并且辐射出一个光子如图 8-44(b)所示,它称为自发辐射。当光子被吸收后粒子处于 E_1 时,若此时光场中恰有一个外来光子满足公式 $hf=E_1-E_0$,而处在 E_1 的电子将在这个外来光子的作用下跃迁至 E_0,并且释放一个与入射光子的频率、振动方向、相位都完全相同的一个光子如图 8-44(c)所示,它被称为受激辐射,受激辐射是由原来的一个光子诱发变成了两个光子,它产生了光的放大。

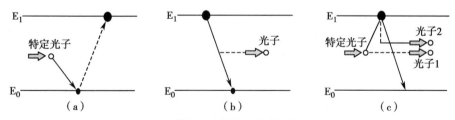

图 8-44　激光放大的光子与粒子作用原理

激光产生的实质是光的放大。通常医用激光机都是通过使用不同的激光器来产生波长不同的治疗激光束,所以,上述图 8-44 形成激光过程中的受激吸收,自发辐射和受激辐射现象都是在激光器内产生的,即激光器是产生激光的装置。

(二)激光器的基本结构

激光器是激光机产生激光发射的装置,它通常由三部分组成:工作物质、激励装置及谐振腔,如图 8-45 所示。

1. 激光的工作物质　激光的工作物质是用来实现粒子数反转,并且能够实现产生光的受激辐射放大作用的物质。它们可以是气体,如原子气体、分子气体、离子气体,也可以是固体,如石英晶体、玻璃以及液体(染料)和半导体等。

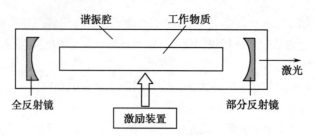

图 8-45　激光器基本结构原理图

2. 激光的激励源　激励源是能够把激光工作物质从基态激励到高能级并且能够实现粒子数反转的能量发生源装置，最常用的有四种：①光学激励；②气体放电激励；③化学激励；④核能激励。

3. 谐振腔　谐振腔是产生激光的重要装置。若仅有激光工作物质和激励源的作用下形成粒子数的反向分布状态是不能形成激光束输出的，因为光场中粒子是不稳定的，其寿命时间内会跳回到原来基态，即形成自发辐射状态而辐射出方向各异的单个光子。所以，为了获得激光束输出必须通过能够产生轴向光子振荡及传输的正反馈装置，即谐振腔。谐振腔是有一定几何形状的光学特性腔体，它具有光学正反馈作用，并能够促使受激光子轴向往返形成持续震荡作用。谐振腔由两个光学镜片组成，一个产生全反射，另一个产生部分反射。其部分反射镜片中心处有一个不产生光反射的激光输出口，激光通过该输出口传输到腔外作为治疗激光束。

四、常用医用激光器及应用

激光器应用于临床医学以来，至今已经有近百种不同类型的激光器在各个不同的领域得到广泛应用。这些激光的波长覆盖了从远紫外段到远红外段（157nm～10.6μm），其用途及它们的结构与工作方式各有不同。

（一）二氧化碳激光器

医用 CO_2 激光器常作为激光刀。它是气体分子激光器，其工作物质是 CO_2 分子。

1. CO_2 激光器的结构及工作原理　CO_2 激光器的激发方式是冷阴极辉光放电，它的腔内有两个电极，激励装置给两个电极之间施加交流高电压如图 8-46 所示。它设有放电管结构，其管的长度与输出功率成正比。并且在放电管内充有氦、氮及二氧化碳的混合气体，其比例为 $CO_2:N_2:He=1:2:7$。

2. CO_2 激光器的输出功率特性　CO_2 激光器的输出功率特性与它的放电电流有关，它输出的激光功率在一定的范围内随放电电流增加而增加，但若电流增加超过标称输出的最佳电流值时，再增大输出电流其输出功率反而随之减小，如图 8-47 所示。所以，使用 CO_2 激光机时，其放电电流不得超过最佳电流值。

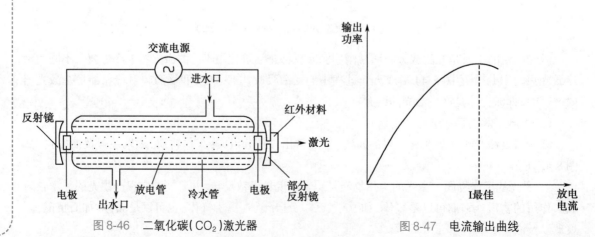

图 8-46　二氧化碳（CO_2）激光器　　　　图 8-47　电流输出曲线

图 8-48 是常用医用大功率 CO_2 激光机的原理结构示意图,该机输出 10.6μm 波长的激光束。并且采用氦 - 氖激光束作为手术引导光,其激光导光系统由五块镀金反射镜组成,通过导光关节臂输出治疗激光束。

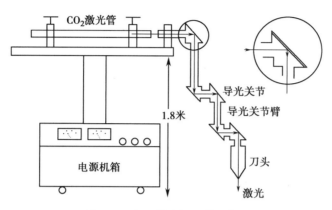

图 8-48 CO_2 激光机原理示意图

(二)氦 - 氖激光器

氦 - 氖激光器是典型的气体激光器,如图 8-49 所示,它属于气体原子激光器,其工作物质是 Ne,He 是辅助气体。激励装置是在它的阴极与阳极之间施加直流高电压,由谐振腔的放电管产生放电激励,使气体的放电电子与基态原子发生非弹性碰撞来实现能级跃迁,经过光学谐振腔震荡,产生在可见光与红外波段内的多条激光谱线,其中最强的三条是 633nm、1 150nm、3 390nm,而 633nm 为红色激光,1 150nm、3 390nm 均为红外光。输出采用连续方式作照射治疗。

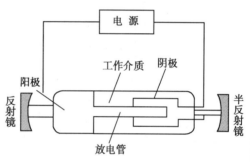

图 8-49 He-Ne 激光器结构示意图

(三)氩离子激光器

氩离子激光器是气体激光器(图 8-50),其工作物质是惰性气体氩(argon)。它采用放电激励方式,氩气在放电管中受到大电流激发时,处于基态的氩原子与电子发生非弹性碰撞,氩气在放电高压条件下形成氩离子,从而实现粒子数反转及激发激光。通常它只输出最强的两条激光谱线,其中一条是 488nm 的蓝光,约占 60%,另一条是 514.5nm 的绿光约占 40%。

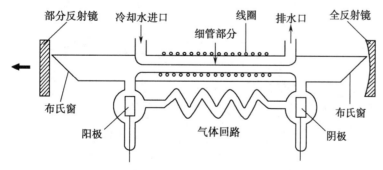

图 8-50 氩离子激光器结构

氩离子激光器常用于眼科手术治疗,它可连续发射激光,激光束输出采用氦 - 氖激光做瞄准引导光,它输出的蓝绿色氩激光对眼球的屈光间质中具有良好的透过率,该特性更适合对视网膜以及眼底等疾病的手术治疗。

（四）掺钕钇铝石榴石激光器

Nd-YAG激光（掺钕铝石钇铝榴石激光器）。它是最常用的一种固体激光器（图8-51），采用光激励方式，工作物质为掺钕钇铝石榴石晶体，并做成圆柱形以基质石榴石晶体材料（$Y_3Al_5O_{12}$）中掺入激活材料Nd_2O_3的晶棒，其激活离子为三价的钕离子（Nd^{3+}）。

Nd-YAG激光器作为固体激光，可以做成大功率激光机，实现连续波、脉冲、倍频、调Q等多种运转方式，在临床上得到广泛应用。

1. 连续波Nd-YAG激光器 常用连续工作的氪灯发光作为激励源。它的发光光谱去照射放置于椭圆聚光腔焦点处的Nd-YAG晶棒上，临床上使用的大功率固体激光机是采用两个氪灯发光，其对应的聚光腔也为两个椭圆形腔体如图8-52所示，它在工作时需要高电压大电流点亮氪灯，并且聚光腔需要水循环冷却散热。该机的待机状态采用较低的电压点亮氪灯进行预热，而在发射激光时再给氪灯两端施加高电压（图8-53），使氪灯由辉光放电转为弧光放电而发射出强光激励，使其粒子反转分布，再通过谐振腔振荡形成连续的激光束输出。

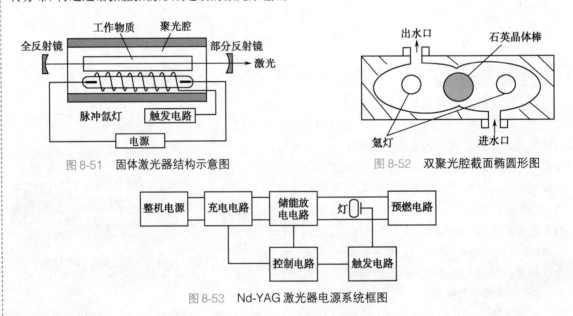

图 8-51 固体激光器结构示意图

图 8-52 双聚光腔截面椭圆形图

图 8-53 Nd-YAG激光器电源系统框图

2. 倍频Nd-YAG激光器 倍频激光是采用倍频晶体（磷酸氢钾）的作用，使它在强光作用下产生两次非线性特性，将原来工作物质产生频率为f的激光波长，经过谐振腔内轴向光路中插入的倍频晶体后（图8-54中4），变为频率为2f的激光波长。

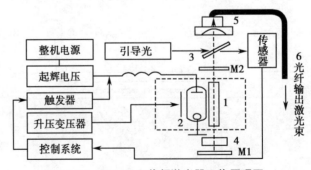

图 8-54 Nd-YAG倍频激光器工作原理图

3. 调Q Nd-YAG激光器 激光实现调Q技术是通过改变谐振腔Q值来提高反转分布的粒子密度。如图8-55所示的转镜调Q激光器，它主要通过直流电机转轴控制具有直角棱镜的镜面装置，电路通过对氪灯的光激励的时间延时，当粒子开始反向分布初期，其高能级的粒子数量还没有达到最大值，其电机高速转动，全反射镜面不在轴向谐振腔位置停留，此时Q值很低，反射镜几乎不产生反射，使得谐振腔也趋于不振荡状态。当延时光激励时间至上能级粒子数达到反向分布极大值时，其转镜电机受控于磁头被快速转动至镜面装置于谐振腔轴向全反射镜面处，此时在谐振腔内将以极快的速度建立起极强的雪崩式振荡，并在极短的时间内使上能级的能量通过受激辐射转变为峰值极高的巨脉冲光能输出。

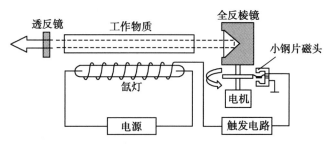

图 8-55　转镜调 Q 激光器示意图

（五）准分子激光器

准分子激光主要用于眼科疾病的手术治疗。它主要特点是波长短，功率高，其工作物质为稀有气体的卤化物或氧化物，使其能产生紫外波段的脉冲激光。它通常采用 ArF、KrF 等作为气体工作物质，而这些气体在常态下为化学性质稳定的原子，当它受到外来能量激发时，可暂时形成寿命极短（$10^{-8} \sim 10^{-3}$s）的分子，因此被称为"准分子"。

准分子激光激机的谐振腔内充有 ArF 的高压混合气体，它能产生 193nm 波长的激光束，其输出的激光束是不可见光的高能远紫外光脉冲，所以需要采用了氦 - 氖激光输出 633nm 的可见红光作为治疗引导瞄准光，其治疗激光束输出采用直接传导方式。

（六）激光传导方式

医用激光机中激光束传导激光的方法通常有 3 种：直接传导、光学纤维传导、关节臂传导。

1. 直接传导　直接由谐振腔输出的激光束，通过激光机中的反射镜片把激光传导到治疗部位，没有外部的其他光束传导部件，如准分子激光机是采用直接传导方式。

2. 光学纤维传导　光学纤维有多种，最常用的是折射率纤维。这种光纤由两种折射率的物质组成，形成内芯和外层，其中芯部分的折射率为 n_1 物质，外包层折射率为 n_2 物质，且 $n_1 > n_2$。当光从光纤端面入射后，只要入射角控制在一定范围内，则光线在光纤内两种折射物质交界处发生全反射，将光从一个端口传导到另一个端口，如图 8-56 所示。

3. 关节臂传导　临床上使用的大功率激光机输出激光都采用关节臂传导激光束，如远红外的 CO_2 激光机和具有调 Q 开关 Nd-YAG 激光机都是使用关节臂传导激光束，医生通过操作刀头把激光束引导至手术区域进行治疗（图 8-57）。

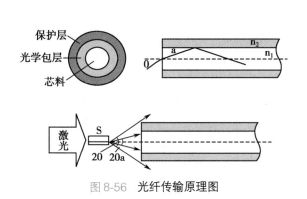

图 8-56　光纤传输原理图

图 8-57　关节臂传导原理图

第七节 影像引导治疗

一、影像引导治疗的原理

(一)历史与基本概念

医学影像引导治疗是指利用医学影像进行手术引导治疗的一种计算机辅助医疗技术。医学影像引导治疗系统主要包括医学影像显示引导部分、器械空间立体定位部分以及算法执行处理部分等。该系统利用术前或术中医学影像(包括超声、磁共振、计算机断层成像等成像技术),分割相关病灶区域并重建为三维模型,根据临床实际情况规划相应手术路径;如文末彩图 8-58 所示,医学影像引导治疗系统结合医学影像信息、手术器械位置信息、手术规划导航信息等,辅助医生在手术操作中判断病灶位置,从而有效降低手术风险、提高手术效率。近二十年间,随着医学影像技术、计算机技术等的发展,医学影像引导手术正逐步、广泛应用于各类临床实践中。由于微创手术在相对狭窄的空间内进行手术操作且缺乏直观病灶信息,影像引导技术在微创手术中发挥着重要作用。

最早使用医学影像引导治疗的记录可以溯源至 1895 年,英国伯明翰的一位外科医生使用 X 射线成像技术引导手术,从女性患者手中取出工业缝纫针。约一个月后,蒙特利尔麦吉尔大学的物理学教授约翰·考克斯利用肢体的 X 光片成功地从患者腿部取出子弹,图 8-58 为医学影像引导手术导航示意图。

在 20 世纪后半叶,两个重要发明将医学影像引导治疗纳入了临床实践的主流。这两个发明分别是在 20 世纪 70 年代初期引入的计算机断层成像技术以及 20 世纪 80 年代初期出现的个人计算机。计算机计算能力的提高以及医学影像数据的数字化为医学影像处理带来了深刻变革,促进了医学影像引导手术的发展。在 CT 出现之前,相关医学影像都记录并显示在医用胶片上。现在医学影像数据以灰度阶的形式存储在计算机内部,使得三维影像的分析、处理与渲染更为简便。CT 技术可以获得患者的三维体数据,从而可以获得患者体内任意位置的结构与状态信息。与普通的二维影像相比,三维信息的引入使得医疗诊断信息量明显提升。医生借助三维医学影像信息,更为清晰地诊断患者体内病灶区域的组织病变情况可以,提高诊断的有效性。同时,病灶周边的组织结构情况,特别是血管走向等信息,为医学影像引导手术提供了更为可靠、丰富的影像数据源。除了 CT 技术外,三维超声、MRI 与 PET 的发明帮助医生获得患者精确的三维软组织结构影像、功能影像以及病灶区域影像等。术中超声、内镜影像等对手术治疗这些影像对术前诊断分析,术中医学影像引导手术进行均有着重要的意义。

(二)影像引导治疗的流程与方法

1. **影像引导治疗系统总体框架** 20 世纪 90 年代,随着计算机计算能力的快速发展和成像模式的改进使计算机辅助外科领域的广泛应用成为可能。一些系统医学影像引用系统已经商业化,并且很快就演变成某些神经外科手术的标准流程。通常的医学影像引导治疗系统由影像数据获取源、定位装置、显示装置三部分组成。医学影像引导治疗系统的影像数据源按照影像获取时间可以大致分为术前影像数据与术中影像数据,术前影像包括 CT、MRI、PET 等影像;术中则包括超声、X 射线成像、内镜影像等;定位装置则主要包括机械定位、光学定位与电磁定位;而显示方式则包括平面二维与三维显示等方式。

对于使用计算机辅助的经典医学影像引导系统一般包括以下几个步骤:

医学影像数据的获取。根据诊断信息分割重建病灶及其周边组织区域,规划相应手术路径。

医学影像与患者之间的注册,实现影像坐标系与跟踪坐标系之间的转换。

利用外置跟踪器对必要手术器械进行跟踪,实时获取其位置以及姿态。同时将手术器械的位置与姿态信息显示在患者医学影像上用以引导手术进行。

医生利用医学影像引导（图8-59）进行手术操作，完成手术。

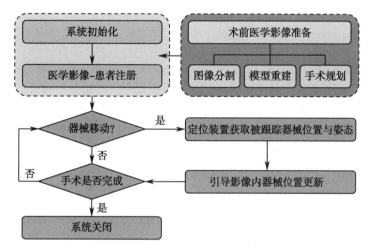

图 8-59 　影像引导治疗的流程与方法

2. 坐标系转换　医学影像引导系统中的一个核心问题即是被跟踪手术器械的虚拟影像在患者所获得术前影像中的位置与姿态实时显示，亦即真实手术情况下手术器械与患者之间的相对位置关系应与器械的虚拟影像与患者的医学影像之间的相对位置关系保持一致，从而利用这些影像引导手术的进行。这涉及医学影像坐标系、空间定位系统坐标系、被跟踪手术器械坐标系之间的转换。

通常情况下，我们设定将患者所在的空间坐标系与空间定位系统所在的坐标系为一致，即患者所在的空间以定位系统中心所在的坐标系进行描述，我们将该坐标系称之为世界坐标系 W。同样，我们将患者医学影像所在的坐标系定为 I，被跟踪器手术器械所在的局部坐标系称之为 S。因此，手术器械所在的空间位置点 P_S 与虚拟手术影像所在的空间位置点 P_I 关系为：

$$P_I = T_I^S P_S = T_W^S T_I^W P_S \tag{8-1}$$

其中，T_I^S 为器械局部坐标系 S 相对到医学影像坐标系 I 之间的变换矩阵；T_W^S 为被跟踪手术器械所在的局部坐标系 S 相对到世界坐标系 W 之间的变化矩阵；T_I^W 则是世界坐标系 W 相对于医学影像所在坐标系 I 的变化矩阵。也就是说，我们只需要得到 T_W^S 与 T_I^W 这两个坐标变化矩阵就可以解决手术器械在医学影像中的定位问题。其中被跟踪手术器械所在的局部坐标系 S 相对到世界坐标系 W 之间的变化矩阵 T_W^S 即为空间定位系统的跟踪输出，其基本形式为：

$$T_W^S = \begin{pmatrix} R & t \\ 0 & 1 \end{pmatrix} \tag{8-2}$$

其中，

$$t = (x, y, z)^T$$

代表了在世界坐标系 W 下被跟踪器械所在的位置，而 R 则是一个三维旋转矩阵代表着被跟踪器械在世界坐标系下的姿态。旋转矩阵是正交阵，它的逆与转置相同。

而矩阵 T_I^W 可以通过医学影像与患者所在坐标系的注册得到。医学影像与患者之间的注册是所有医学影像引导系统所要进行的基本流程之一，其本质是找到这两个空间坐标系之间的转换关系（见文末彩图8-60）而进行的过程。在实际临床应用中，该过程通常在手术开始前进行。注册可粗略分为刚性注册与非刚性注册，在成熟的商业医学影像引导系统中，仅只有刚性注册被使用。非刚性配准则在学术研究领域被广泛关注。因此，在这里我们仅对刚性注册配准加以阐述。

在刚性注册过程中，我们仅考虑医学影像与患者之间的平移运动与旋转运动之间的关系，而不考虑的变形问题。由于术前三维影像以及患者术中数据都是三维的，所以这个过程通常被认为是 **3D-3D** 图像的配准。最常用的 **3D-3D** 刚性配准方法是点匹配的方式，其中来自患者的解剖点或基准标记与医学影像中的对应点匹配。在这里常用的配准方法为迭代最近点算法（iterative closest point，ICP）。该算法可以找到两组待注册的三维点集间的坐标转换关系的最优匹配。

二、空间定位技术

（一）背景与基本概念

空间定位装置是医学影像引导手术系统的重要组成部分。空间定位装置的不断改进为新的医学影像引导系统的不断发展作出了重大贡献。这些空间定位装置用于跟踪手术器械。早期的空间定位装置主要是以机械数字化定位为主，它通常包含一个机械臂，且机械臂各节点上带有旋转位移编码器。机械臂终端的位置与姿态可以通过前向运动学计算得到。这种跟踪方式最主要的限制是它无法跟踪多个器械。此外，手术室严格的消毒限制以及相对繁琐的后处理步骤也限制着它的进一步发展。随着计算机视觉技术的发展，光学跟踪系统由于其高精度和大视野而被大范围采用。然而光学定位系统需要跟踪器与被跟踪装置之间没有遮挡，这一特性使得光学跟踪系统并不适用于部分体内器械的跟踪。电磁定位追踪系统没有跟踪器与被跟踪装置间无遮挡的要求，并且能够跟踪诸如体内导管以及器械尖端之类的仪器。因此，我们将现有临床上使用空间定位装置分为两大类：一类是光学位置跟踪系统，它一般在红外波段下利用立体视觉的基本原理进行定位；另一类则是电磁跟踪系统，它利用的是电磁感应原理。

（二）机械定位系统

随着机械技术、计算机技术的发展，一些高自由度、多关节机械臂应用于医学影像引导系统中。相应的手术器械被安装在机械臂上，完成诸如穿刺等手术动作。机械臂通常有多关节组成，各关节节点上有位置、姿态等反馈传感器，可以通过前向运动分析得到机械臂终端即器械的位置与姿态。机械臂相对而言较为笨重，并且运动范围有限，对整个医学影像引导系统的灵活性有一定影响。

（三）光学定位追踪系统

光学追踪系统在20世纪90年代开始逐渐应用于临床中，在广泛的使用中它被认为是一种可行的跟踪方式。光学追踪系统根据原理不同可以分为以下几个类别：

1. 可见光视频追踪系统 这类系统通常使用一个或者多个校准的摄像机记录被追踪器械，并且在视频图像序列中寻找特定的标记图案，从而确定被跟踪器械的位置与姿态，实现定位。标记图案既可以是自己设计的特定图案（例如棋盘格等图样），也可以是一些特定的标志物。

2. 红外追踪系统 红外追踪系统使用光学带通滤波器消除了其他波长的杂散环境光，使得光学标识物的识别成为相对简单和可靠的任务。光学红外追踪系统主要包括两大部分，一是两个及两个以上的红外摄像机，以及一组光学标记球组成。其中，红外相机事先已经经过标定，其内部参数以及外部参数等严格确定。光学标记小球与被跟踪目标绑定，且小球具有良好的红外光反射性能，因此在红外相机捕捉图像的情况下，与背景环境具有更强的对比度。通过对同一光学标记球在不同红外摄像机图像中位置的确定，我们可以通过立体视觉的基本原理获得光学标记球的位置。通过特定形态的光学标记球的组合，我们即可获得被跟踪目标（例如器械等）在光学追踪坐标系统下的位置与姿态（图8-61）。

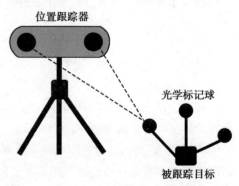

图 8-61 光学跟踪系统示意图

（四）电磁追踪系统的原理

电磁导航跟踪系统在医学影像引导手术领域是一个相对较新的技术。与光学跟踪系统相比，它最大的优势在于没有跟踪器与被跟踪物体之间没有遮挡的要求，因此可以被用于体内器械、导管跟踪；而它的缺点则包括易于被附近金属干扰以及与光学跟踪器相比相对有限的跟踪精度。电磁追踪系统(图 8-62)一般由以下三个部分组成：磁场发射装置、位置传感器、数据采集与处理装置。它主要利用了位置传感器中的磁感应线圈在已知激励磁场中产生的电磁感应效应从而计算出传感器所在磁场中的位置与姿态。

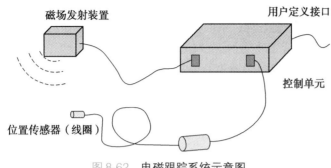

图 8-62　电磁跟踪系统示意图

根据磁场激励方式的不同，医学影像导航领域所使用的电磁跟踪装置基本可以分为两类：

交流激励磁场源跟踪（AC-driven tracking）：最早一批被开发出来的经典电磁导航跟踪定位系统的磁场源即是由交流磁场激励产生的。以早期由 Polhemus 公司开发的电磁导航跟踪系统为例，它在笛卡尔坐标下总共安置三个线圈，这些线圈激励产生由三个磁偶极子场组成的电磁场。典型的交流激励的磁跟踪装置的工作频率在 8~14kHz。通过测量在电磁场中的搜索线圈所产生的感应电压（正比于线圈的磁通量）。

直流激励磁场源跟踪（DC-driven tracking）：与交流激励磁场源跟踪不同，直流激励磁场源跟踪的磁场源由脉冲直流所激励产生。采用脉冲直流激励的方式，可以通过有无磁场的相邻两段时间排除由地磁场以及其他金属磁场所带来的干扰。

直流交流电磁激励系统最大的区别在于当金属物体靠近磁场发射装置与传感器时的表现不同。在交流激励磁场源跟踪系统中，导电材料会感应出涡电流，它会干扰磁场并使得传感器读数失真。基于直流激励磁场源跟踪系统可以通过使用静态磁场测量来避免出现这些问题。在直流激励系统中，磁场以一定的频率开闭，使得导电材料中的感应涡流充分衰减，以减少由于感应涡流而导致的磁场失真。

铁磁材料的使用，例如铁、钴、镍和一些钢材料等，这些铁磁材料在电磁场中会变得具有强磁性，从而影响参考磁场分布，而导致电磁跟踪系统的跟踪系统降低。同时，驱动器或其他计算机设备和外围设备的杂散磁场也会影响跟踪精度。

（五）多模态追踪系统混合定位

由于除了上述主流的跟踪系统外，还有多模态混合定位等多种方式。由于各种系统两种或者多种模态的跟踪技术的融合，例如光学跟踪系统与电磁跟踪系统的融合。这种跟踪方式的优势在于当某一种跟踪系统失效（如遮挡、电磁干扰）的时候，整个跟踪系统仍能有效工作，使得系统的整体鲁棒性与可靠性提高。

（六）总结

由于光学定位器械的位置跟踪是医学影像引导介入系统中的重要组成部分，在本节中我们介绍了典型的跟踪装置，包括光学跟踪系统、电磁跟踪系统。这些系统被广泛应用于医学影像引导手术中。跟踪系统的选择与实际的临床应用背景是高度相关的，但光学跟踪系统是诸多跟踪系统中应用最为广泛的。由于术中成像技术在临床中的广泛应用，一些图像处理算法正逐渐取代传统意义上的跟踪系统。由于没有外置跟踪器的引入，因此系统整体的灵活性得以提升。

三、引导精准诊疗的医学影像可视化

（一）概述

医学影像信息在疾病诊断、手术引导、术后评估等方面扮演着重要角色，影像信息的可视化是目前医疗科学领域的重要课题。目前，通过平面显示器显示二维截面图和三维模型图是目前影像信息可视化的主要方案。传统微创手术导航一般通过手术区域外的屏幕显示手术场景以及术前图像。通过图像配准及追踪系统，构建患者术前图像和手术区域的空间关系，从而帮助医生寻找目标组织的位置。尽管基于平面显示器的影像可视化方法能够帮助医生在无法通过肉眼直接观察到的手术区域进行操作，但是通过平面显示器呈现三维可视化结果或二维断层图像的方法削弱了医生在深度方向上的感知能力，直观性不足。

为提升医生在诊断及手术中对患者体内复杂解剖结构的空间认知能力，研究者在三维影像可视化方向付出很多努力。利用 3D 打印技术构造复杂血管等解剖结构的实体模型，以实体模型为基础制订手术路径与个性化治疗方案。医用立体显微镜与立体内镜通过两套光路采集具有微小视差的双目视差图，现已有成熟的产品在五官科和神经外科中得到应用。裸眼立体显示技术无需观察者佩戴附加装置便能获得立体信息。其中，立体全像技术能呈现具有与实物相同几何尺寸、全视差实时更新的三维医学影像，有潜力成为未来微创手术导航的主要可视化方法。

增强现实技术（augmented reality，AR）在临床上的应用提升了手术导航的直观性，部分地解决了传统微创手术存在的手眼协调问题。传统的医学图像手术导航系统要求医生一边观察手术区域外的医学图像信息，一边利用所观察到的医学图像信息与真实手术场景相结合进行手术器械操作。由于双手操作位置和双眼观察位置不能时刻一致，在手术中导致手眼协调问题，影响手术效率和安全性。增强现实技术将从术前或术中医学图像中得到的手术区域解剖信息及病灶信息准确地叠加到真实手术场景中，为医生提供更丰富直观的手术区域信息，缓解传统手术导航系统中存在的手眼协调问题。但是，目前增强现实手术导航技术还处于发展阶段，存在医学图像信息和真实手术场景配准精度不足、显示延迟、图像质量不能满足手术要求等问题。

增强现实技术和三维显示技术正在逐步改变目前手术导航中的影像可视化方式。三维显示技术给医生提供深度上的医学信息，高效地提升了医生获取医学影像信息的速度。增强现实技术融合了虚拟信息和真实场景，将术前或术中医学图像与真实手术场景叠加，在手术中实现真正意义上的"透视"观察。本节介绍了几种用于医学领域的三维显示技术和增强现实手术导航系统（表 8-3）。

表 8-3　几种显示技术及其在手术导航中的应用

图像类别	显示技术	手术导航中的应用
二维图像	平面显示器	传统手术导航及基于平面显示器的增强现实手术导航系统
	投影显示系统	投影式增强现实导航系统
三维图像	双目显微显示系统	手术显微镜导航系统
	头戴式显示系统	头戴式增强现实手术导航系统
	柱面透镜三维显示系统	导航系统中医学影像的三维显示
	立体全像显示系统	空间原位叠加增强现实手术导航系统

（二）双目立体显示器及三维裸眼显示器

常见的医用三维图像显示系统主要分为两类。一类是双目立体显示器，利用双目视差产生立体视觉，包括双目显微显示系统和头戴式显示系统。另一类是裸眼三维显示器，该系统能够直接在空中投影三维物体的空间光场（空间光场指的是物体在空间中发射的各方向光线的集合），观察者不需要辅助设备即可实现深度感知，具有代表性的技术包括柱透镜显示技术、立体全像显示技术、全息显示技术及体显示技术等。这两类三维显示技术目前在医学上都有各自的应用场景。双目立体显示器借助简单的显示装置来显示立体影像，但是存在深度定位不精确、容易产生视疲劳、不能多人同时观察等问题。裸眼三维显示器则存在图像质量难以满足临床要求、显示范围较小等问题。受限于目前的三维显示硬件发展水平，双目立体显示器及三维裸眼显示器还难以成为临床中医学图像显示的主流方案,未来有潜力在医学信息可视化中发挥重要作用。

1. 双目显微显示系统　双目显微显示系统通过左右眼视差为观察者提供立体视觉信息。在真实世界中,同一物体在观察者的左右眼中投射在视网膜的位置具有水平差异,该差异定义为左右眼视差。双目显微显示系统利用两路光路(两组物镜和目镜)给双眼提供具有微小视角差异的图像,从而实现双目视差。

临床上常见的双目显示系统要求观察者在固定的位置进行观察,如立体显微镜显示系统、手术放大镜显示系统以及手术机器人内集成的立体显示系统。如耳鼻咽喉科手术和神经外科手术中需要手术显微镜来放大手术视场,保证医生可以在一个极高的精度上进行外科手术操作。手术显微镜中一般集成双目显微显示系统为医生提供立体视觉感知。双目显微显示系统通过光学结构实现双目视差,实际操作中不会造成显示场景分辨率的损失,使用于对显示精度要求高的场景。

2. 头戴式显示系统　常用的头戴式显示器(head mounted display,HMD)与双目显微显示系统的基本原理一致,也是通过给观察者的双眼提供不同图像实现双目视差。头戴式显示一般由微显示屏、成像系统及控制系统构成,更高级的头戴式显示系统配有摄像头、加速度传感器、红外传感器等配件。两个微显示屏为观察者的左右眼显示不同的图像。成像系统在微显示屏和观察者之间,使得显示图像被放大到合适于观察的距离,同时显示图像能够布满观察者的整个视野,增加观看者的舒适度。

头戴式显示器又可分为光学透视(optical see-through)和视频透视(video see-through)两种不同类别。视频透视头戴式显示器将观察者与外界环境完全隔离,观察者只能看到头戴式显示器提供的图像,具有完全的沉浸感。光学透视头戴式显示器在两侧光路上各增加一个半透半反镜结构,将真实世界和虚拟图像信息通过半透半反镜叠加在一起,使得观察者即看到虚拟图像,也能看到真实场景信息。头戴式显示器的显示质量受头戴式设备中微显示器的限制,显示视角也无法覆盖观察者的所有观察角度。另外头戴式显示器存在视觉辐辏调节冲突问题(vergence-accommodation conflict),即双目辐辏调节得到的深度信息与双目聚焦得到的深度信息可能存在不一致的情况,容易引起视觉疲劳。头戴式显示器的优势在于观察者能够自由移动并同时改变显示的内容,图 8-63 为头戴式显示器的基本原理。

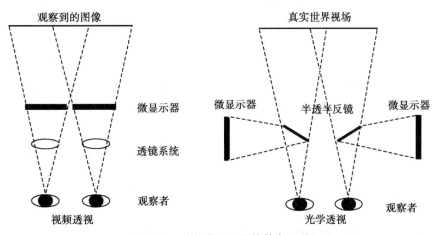

图 8-63　头戴式显示器的基本原理
左图:视频透视头戴式显示器;右图:光学透视头戴式显示器

3. 柱面透镜三维显示技术　柱面透镜三维显示器包括平面显示器和柱面透镜阵列。其中,柱面透镜阵列由完全相同的若干柱面透镜平行排列而成。平面显示器位于柱面透镜阵列的焦平面上。由于柱面透镜在其排列方向上对光线具有汇聚作用。对每个柱面透镜下面的像素单元,在柱面透镜的排列方向上其将不同的视点图像投射到不同方向上。以常见的两视点三维显示(图 8-64)为例,2D 显示屏的奇偶列像素分别显示左右眼两个视点的图像,柱面透镜将左右眼视点的图像投射到空间中各个方向,则在合适的观察距离上观察者可以对应地看到虚拟的三维图像。

在医学领域,柱面透镜三维显示器可以提供一种低成本的医学图像三维显示解决方案。柱面透镜三维显示器不需要观察者佩戴额外设备,而且允许观察者自由移动。与立体全像显示技术相比,柱面透镜三维显示技术在同等硬件条件下具有更高的图像显示质量,但是其显示的三维图像只具备水平方向上的运动视差,三维图像会随着观察者位置在垂直方向上的变化而移动。

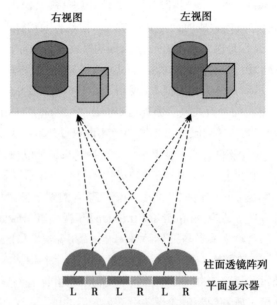

图 8-64　两视点柱透镜三维显示器原理图

4. 立体全像显示技术　立体全像显示技术,又被称为集成成像技术(integral photography, IP)。该技术通过微透镜阵列显示具有全视差的虚拟三维场景。微透镜阵列由多个直径为 1~3mm 的微小凹透镜按照正方形或六边形顶点排列而成。立体全像的基本原理包括渲染和显示两个过程。渲染过程是在虚拟空间中放置虚拟微透镜阵列、虚拟平面显示器和虚拟模型的体数据,其具体参数按照显示过程中使用的硬件参数设定。在渲染中将透镜中心视为小孔,待渲染光线即经过平面显示器像素和透镜中心的光线集合。通过光线追迹法并设定光照模型计算可以计算每个像素发射光线对应的RGB 值。在显示过程中,用同样的方法放置平面显示器和微透镜阵列,根据光路可逆原理,被记录的光场信息复现在空中形成原物体对应的裸眼三维影像。随着计算机计算能力发展,通过图形处理器(graphics processing unit, GPU)的硬件加速已经可以实现三维模型实时渲染显示,原理如文末彩图 8-65。

与柱透镜显示技术相比,立体全像技术的优势在于能够实现水平方向和垂直方向的运动视差,从而显示在空间中具有准确位置信息的三维图像。但是与柱透镜相比,其显示的三维图像分辨率在同样的显示硬件下大大下降了。由于其准确的空间图像信息及实时重建能力,立体全像显示技术能够在增强现实手术导航中为医生提供准确的虚拟图像信息。

(三)增强现实技术与手术导航

1. 增强现实手术导航基本原理　增强现实技术是利用计算机生成的虚拟感知信息增强从感官上增强人们对真实世界感知能力的技术。狭义上只讨论视觉信息的增强。在手术导航中,增强现实技术将术前或术中医学图像中得到的手术区域解剖信息及病灶信息准确地叠加到真实手术场景中,为医生提供更丰富直观的手术区域信息,提高手术效率和手术安全性。典型的增强现实手术导航的实现一般包含以下四个基本流程:

(1)坐标标定:在追踪系统的坐标系下确定患者和器械的位置和姿态,若有多个追踪设备则需要确定各设备之间的坐标匹配关系,将空间位姿统一转化到世界坐标系下。

（2）虚实匹配：通过标记物配准、解剖特征配准等方法将虚拟医学的空间信息与真实手术场景的空间信息精确匹配。其目标是实现虚拟图像和真实场景的准确融合，令其能够形成一个整体。

（3）运动追踪：在术中检测患者和手术器械的位姿变化信息，并反馈到虚拟图像和真实手术场景的匹配中，保证虚实匹配的准确性不会随着患者运动和器械移动下降。

（4）场景可视化：按照虚实匹配关系将虚拟图像融合到真实手术场景中呈现给医生。

如文末彩图 8-66 所示，将虚拟的髓内钉三维模型叠加到胫骨实物模型对应位置，通过穿刺针穿刺胫骨实物模型模拟髓内钉远端锁定过程，绿色线条表示手术规划路径，红色线条表示器械穿刺实际路径。

（5）硬件上，一个简单的增强现实技术与手术导航包含图像采集单元、追踪单元、计算渲染单元、显示单元，如图 8-67 所示。从术前 MRI 图像或 CT 图像分割得到关键的解剖结构模型作为导航使用的图像增强信息。图像采集单元通过一个放置于手术区域近处并已标定的摄像头获得真实手术场景信息。计算渲染单元匹配虚拟模型和真实场景信息，并实现虚实融合渲染，将融合后图像呈现在显示单元处。追踪单元实时追踪患者和手术器械的位姿变化并在融合图像上实时更新。虚拟模型增强的手术场景融合图像辅助医生进行手术操作。

（6）增强现实手术导航（图 8-67）可以划分为基于平面显示器的增强现实手术导航、基于头戴式设备的增强现实手术导航、空间原位叠加增强现实手术导航、投影式增强现实导航系统等类别。其主要区别在于显示单元的不同以及虚实融合的方式不同。

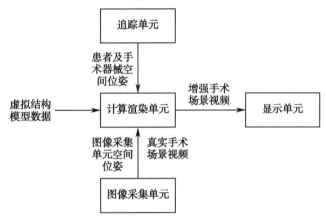

图 8-67 增强现实手术导航系统原理图

2. 基于平面显示器的增强现实手术导航 基于平面显示器的增强现实手术导航系统将虚拟图像融合后的增强手术场景信息显示在手术区域外的高分辨率平面显示器上。在该系统中，手术场景信息由放置于手术区域近处的摄像头或者内镜获取。虚拟模型数据和摄像头获得的真实手术场景信息通过计算机计算匹配关系并融合渲染得到增强手术场景信息。

基于平面显示器的增强现实手术导航是最简单的增强现实导航方式，设备构成简单，成本较低，临床应用最为广泛。该系统比传统的手术导航系统能够提供更丰富直观的手术信息，但是仍然存在传统手术导航系统中的手眼协调问题。与其他增强现实手术导航系统相比，该系统无需对观察者位置进行追踪，可以通过标记物匹配真实场景和虚拟影像。但是该导航方式面临的主要问题是在平面显示器中难以提供深度信息。

3. 基于头戴式设备的增强现实手术导航 基于头戴式设备的增强现实手术导航可以直接在医生视场中显示增强手术场景信息，无需医生在显示设备和手术区域之间来回切换，部分地解决了传统手术中存在的手眼协调问题。按照头戴式显示设备类型的不同，基于头戴式设备的增强现实手术导航可以分为视频透视式和光学透视式两种不同类别。视频透视头戴式设备通过摄像头采集真实手术场景叠加到虚拟医学图像上在微显示屏中显示，光学透视通过光学系统直接将真实手术场景叠加到显示虚拟医学图像的显示屏上。由于图像叠加方式不同,以这两种头戴式设备为基础的增强现实手术导航系统在原理上也有不同。

视频透视头戴式设备的增强现实手术导航系统通过装配在头戴式设备上的摄像头采集真实手术场景,与虚拟模型信息相叠加后显示在头戴式设备的微显示屏上。在该系统中,需要两个彩色相机提供双目视差图像,一套追踪系统追踪观察者头部位置,以确定摄像头在运动中的空间位姿。观察者的深度感知通过双目视差获得,其运动视差通过头部追踪计算摄像头位姿获得,从而保证显示的虚拟三维图像随着观察者运动能保持自己的空间位置。

与视频透视头戴式显示器相比,光学透视头戴式显示器对真实手术场景的显示具有更高的分辨率,但是虚实匹配关系受观察者因素影响。头戴式手术显微镜系统是其典型应用。通过对传统的手术显微镜进行光路改造,实现可直接佩戴于头部的紧凑式手术显微镜系统。在手术显微镜的两侧光路上各增加一个微显示器,并利用分光系统将显示器显示图像叠加到真实手术场景中。在该系统中,由于真实场景直接通过光学系统获得,与观察者直接相关,观察者的位置需要被额外追踪。

两种头戴式增强现实手术导航系统各有优劣。基于视频透视头戴式显示器的增强现实导航系统,其显示器能够提供高质量的虚拟图像,但是对真实场景的显示质量不如光学透视头戴式设备。在显示器上融合真实场景和虚拟图像,能够对两种影像叠加的方式进行优化,获得最佳的融合显示效果。另外在配准关系上,虚拟影像和真实场景的配准关系不依赖于观察者的操作,不存在主观误差。对于基于光学透视头戴式显示器的增强现实导航系统,虚拟图像和真实场景的配准是其关键因素。为获得准确的空间配准结果,需要在标定过程中额外考虑观察者相关的因素。首先标定过程依赖观察者操作,虚拟影像和真实场景的配准存在一定的主观误差。其次,虚拟影像和真实场景的配准关系依赖于头戴式显示器与观察者双眼的相对位置关系。再次,由于头戴式显示器不可能每次佩戴在观察者头部的同一位置,每次佩戴都需要重新标定。

4. 空间原位叠加增强现实手术导航 空间原位叠加增强现实手术导航利用半透半反镜实现虚拟图像和真实场景的叠加显示。在医生和患者之间放置半透半反镜,令医生能够直接观察到叠加在患者体内的虚拟医学影像。半透半反镜能够将一束光按照透射和反射分成两路。按照光路可逆原理,当观察者在半透半反镜一侧时,他可以观察到另一侧透射和反射的两个光路。如图 8-68 所示,在半透半反镜的上方放置显示器,显示的虚拟图像信息对观察者来说等效于显示在下方患者处与显示器相对镜面对称的位置。当显示的图像镜面对称于患者身体内部时,可以实现类似于透视眼的效果。

空间原位叠加增强现实手术导航系统可以通过平面显示器显示二维断层图像,也可以通过立体全像显示设备显示裸眼三维图像。平面显示器上显示的二维断层图像难以为医生提供直观的三维感知,三维显示器在手术导航系统的信息可视化上具有更大潜力。立体全像显示技术可以为观察者提供两个维度的运动视差,所显示的三维图像位置不会随着观察者的位置而移动,对空间原位叠加增强现实手术导航系统而言是一种理想的三维显示方式。与之相比,在双目式的三维显示和柱面透镜式的三维显示中,观察者所在的位置会影响其感知到的三维图像空间位置,这对于要求精确医学图像位置信息的手术导航系统来讲是不允许的。文末彩图 8-68 介绍了一种基于立体全像的空间原位叠加增强现实手术导航系统。

利用裸眼三维显示器提供三维医学数据,通过半透半反镜可以将显示在平面显示器上的图像叠加到患者对应的部位。

空间原位叠加增强现实手术导航提供导航 AR 场景并且不需要对观察者进行追踪。观察者可以方便地移动和切换观察角度,同时整个装置结构上简单稳定。

立体全像技术为空间原位叠加增强现实手术导航提供了一种较为适用的三维影像解决方案,为医生提供充分的三维医学信息。

5. 投影式增强现实导航 投影式增强现实导航系统将投影仪作为数据源,通过将医学影像数据直接投影到患者对应的手术部位上实现虚拟医学信息的引导。在临床中，投影式增强现实导航系统通过投影简单的二维图像，如手术关键点、手术路径线及待切除部分的轮廓等，为医生提供手术辅助信息。

投影式增强现实导航显示信息的空间准确性依赖于对被投影面位移和表面形状的准确追踪及建模。在手术过程中患者的移动及被投影皮肤表面的微小形变都会导致投影到患者皮肤表面的图像信息发生位移和形变。

第八节　智能型微创诊疗一体化技术

一、诊断与治疗一体化的现状与发展

随着医学科学的发展以及社会健康需求的提升，人们对早期诊断、个体化精准治疗、无创微创治疗的关注日益增长。传统的诊断技术和治疗手段一般在不同的时间段开展，难以满足患者对高效精准治疗的需求。目前，以混合医学成像技术、多模态影像融合技术、分子诊断技术、基因与抗体诊断技术为主的临床诊断技术的研究；以智能型手术机器人、计算机辅助导航技术、光动力学及热力学治疗为主的临床治疗技术的研究和以融合诊断和治疗技术为主的诊疗一体化仪器的研究正逐步开展。智能型微创诊疗一体化系统通过融合精确诊断和个体化治疗实现精准、高效、微创的临床诊疗方案。系统中包含有诊断和治疗的子系统，两者紧密结合，协同工作。智能型微创诊疗一体化仪器将是未来数字医疗技术发展的重要趋势。不久的将来，智能型微创诊疗一体化的诊疗手段将大大提高重大疾病的诊疗质量和准确性。

新型诊断技术的发展实现了术中诊断信息的精准实时化采集与处理，促进了诊断与治疗技术的结合，为新型诊疗一体化系统的发展提供良好基础。基因诊断技术的发展进一步提升了疾病诊断的个性化和精准性。纳米探针提升了医学影像的靶向性，能够实现癌症的早期诊断。基于纳米的药物传递系统是实现未来个体化诊疗的潜在选择。在纳米材料中引入荧光标记物、放射性物质可以同时实现成像诊断和治疗。光相干断层成像、荧光成像、超声成像、光声成像等技术的发展为术中动态精准诊断，特别是肿瘤、血管内病变、神经功能等重要区域的识别提供了靶向性更强、分辨率更高的途径。同时，诊断设备的小型化也为多种诊断手段的结合提供便捷。内镜作为运用逐渐广泛的微创器械，现已能在常规内镜成像基础上对高光谱、荧光、超声等精准诊断方法进行整合。

手术器械的提升以及手术器械与新型手术辅助设备的结合相比于传统的手术刀极大地提升了手术的精确性，为诊疗一体化系统的发展奠定基础。微创外科发展出一些新型的手术治疗手段，例如激光烧蚀、电刀、电凝器、超声刀等，在部分疾病的治疗中实现微创化和无创化。医用显微镜、荧光成像及高光谱成像技术在脑外科被广泛应用。清晰的手术显微镜、放大的手术视野让医生对病灶区域位置和边界判断得更准确，使用荧光、光谱等方式辅助观察，为病灶零残余切除提供了保证。随着计算机、医学工程、影像等技术的发展，出现了具有更高精准性和靶向性的手术治疗方式以及相应的新型器械和手术机器人系统，为诊断和治疗的有机结合及实现诊疗一体化提供了条件。

医疗仪器在近十年间飞速发展。常用诊断和治疗设备得到升级的同时，新型的诊断治疗设备也开始从实验室走向临床。目前，诊断设备的小型化与采集分析实时化成为重要趋势。治疗手段与诊断技术的紧密结合能实现部分临床疾病的快速、特异、高效的诊断治疗。诊断设备及治疗手段在近几年的发展奠定了智能型微创诊疗一体化仪器发展的基础。如何获得有效的诊断数据以及治疗过程中如何充分利用诊断信息，最终达到融合精确诊断和个体化治疗的诊疗一体化将是数字医学发展的重大挑战。在未来的研究中，智能型微创诊疗一体化仪器的发展可能遵循以下趋势：①提升传统诊断和治疗技术与新型技术结合；②开发适用于精准、微创手术的新型诊断或治疗技术；③整合诊疗技术实现新的一体化方案。

二、智能型微创诊疗一体化仪器

(一)超声诊疗一体化系统

超声波具有方向性好、穿透性强、无辐射等优势。超声既能成为一种医学成像手段,用于临床诊断,也能作为一种治疗手段,用于去除病灶。在诊疗一体化系统中,超声既能够作为术中诊断工具,也能够作为直接实现治疗效果,同时还能诊疗融合。目前,超声诊疗一体化的研究主要包括超声引导的诊疗系统、超声微泡诊疗系统及血管内超声引导的诊疗系统等。

超声引导的诊疗系统结合超声的诊断功能、机器人技术及高能聚焦超声技术实现微创或非侵入式的治疗。该系统利用两个超声探头提取不同方向的断层图像,从而获得病灶在空间中的三维坐标位置。基于断层图像的实时引导,机器人系统控制高强度聚焦超声探头将能量聚集在病灶区域,通过能量聚集导致的高温杀死病灶组织细胞,达到治疗效果。超声成像探头可以实时地对治疗位置进行监视,反馈治疗效果。该系统在浅层肿瘤治疗及前列腺疾病治疗上有比较好的效果。

超声微泡诊疗系统利用超声微泡实现靶向性的超声影像增强诊断及通过药物递送治疗疾病。超声微泡是具有稳定壳层结构的微小气泡,以生物可兼容性材料如脂质体等构成,其外部可以修饰基因或抗体等生物探针,其直径一般为 $2\sim10\mu m$。其能够保持一定时间内的稳定性,通过外周注射进入血管,并通过肺循环聚集在靶向组织位置。超声微泡能够提高组织反射超声波的能力,因此能够作为超声造影剂使用。同时,超声微泡也是一种良好的药物运输载体,具有高效率、高安全性等优势。超声微泡具有空化效应,在一定强度的超声波作用下产生震荡、坍缩等作用,有助于微泡穿透目标组织的细胞膜,提高其递送药物的效率。超声微泡能够穿透血脑屏障用于中枢神经系统疾病的治疗。超声微泡能够与基因或大分子药物相结合,有效地避免治疗药物的细胞毒性及基因降解作用,提高治疗的安全性。目前,超声微泡诊疗系统被用于血栓、肿瘤、动脉粥样硬化治疗中。

血管内超声引导的诊疗系统通过血管内超声引导靶向注射药物或置入支架等方式进行血管疾病的治疗,如动脉粥样硬化等。血管内超声由导管、超声探头、导管步进器及图像系统构成。其采用的微型超声探头直径一般为 $0.87\sim1.17mm$,置于特制的超声导管末端。血管内超声在血管造影的引导下将导丝置入血管,并引导超声探头到目标位置,得到血管横断面的形态结构。在成像时,导丝保持固定位置,超声导管以稳定速度回撤,以获得一系列血管截面图重建血管三维形态。同时,血管内超声也可以获得动脉粥样斑块信息,探测其形状及大体组织信息。目前,血管内超声多用于冠心病及外周血管疾病的诊疗。

(二)基于内镜平台的诊疗系统

内镜可应用于体内的几乎所有部位,既可诊断也能治疗,非常契合医疗器械早期诊断及低创伤治疗的发展方向。微创手术尤其是自然腔道手术和单孔腹腔镜手术的出现,使得传统的内镜器械已无法满足手术需求。基于内镜的诊疗系统为微创手术提供了更稳定、舒适的诊断和治疗手术平台,为临床的推广和精准诊疗手术奠定了基础。

基于内镜平台的诊疗系统从诊疗一体化的理念出发,以内镜作为微创手术诊断与治疗的载体平台,能实现实时诊断并且快速原位治疗,使诊断治疗过程无缝衔接。当前主要研究方向包括灵活蛇形摄像头和手术治疗器械结合的诊疗系统、适用于自然腔道手术和单孔腹腔镜手术的内镜设备以及内镜与机器人技术结合的诊疗系统。

为提高内镜平台的诊断能力,融合术前术中影像及结合新型诊疗技术是两大重要趋势。随着增强现实技术在内镜系统中的应用,术前术中图像叠加为病灶治疗提供更丰富的医学影像信息。研究非刚性配准和组织形变追踪是实现术前和术中影像融合的保证。另一个重要问题是新型诊断技术与内镜系统的融合。超声内镜在内镜平台上整合超声成像技术,将超声探头微型化安装在内镜前端,能够在消化道进行超声观察。荧光内镜整合了荧光成像技术,在内镜光源系统上进行改进,允许荧光诊断用的激光光源和普通内镜成像的白光光源互相切换。激光光源可以激发外源性荧光对病灶组织荧光成像。窄带成像内镜利用滤光片过滤普通白光光源中的宽带光谱，利用对血管黏膜内光学特性敏感的蓝绿光光源进行成像。窄带成像技术可以增加上皮细胞内膜黏膜清晰率，增强上皮血管网的形态。共聚焦激光显微内镜在内镜头端整合共聚焦激光探头，使用激光激发外源性荧光实现病灶处的组织学成像，无需活检和病理性检查。共聚焦激光显微内镜可以实现细胞水平和分子水平的成像，同时也可以进行断层扫描，对黏膜深层组织成像。通过与以上几种新型诊断技术的结合，内镜平台可以实现更准确的病灶定位和更高效的切除评估，进一步提高手术治疗效率。

通过整合荧光成像及光动力治疗技术的内镜平台是实现癌症诊疗一体化的典型范例。该平台先通过常规内镜获取病灶位置。当发现肿瘤组织后，开启激光光源进行对肿瘤组织部分进行荧光成像，结果整合到常规内镜影像中。通过荧光成像确定肿瘤细胞的大小和位置，开启光动力治疗的光源进行治疗。在治疗中可以切换至荧光成像评估治疗效果。通过荧光成像和光动力治疗的整合，该诊疗一体化系统有效提高了肿瘤治疗的靶向性，精准去除隐形病灶，减少复发概率。

（三）基于荧光及高光谱成像的诊疗系统

术中实时成像及病灶识别是诊疗一体化系统的关键问题。荧光成像及高光谱成像技术的发展提高了术中肿瘤等病灶识别的能力，有利于早期肿瘤的诊断与治疗。荧光成像及高光谱成像技术作为临床诊断的有效手段，结合导航技术和手术器械，在诊疗系统整合中有巨大潜力。

荧光成像利用荧光物质与病灶组织的特异性结合实现组织标记，在临床中主要用于肿瘤外科治疗。与 MRI、PET 等进行肿瘤诊断的方法相比，荧光成像具有成本低、速度快、分辨率高、能清晰地分辨肿瘤边界等优势。基于荧光的诊疗系统通过荧光采集和分析获得诊断信息，通过激光、射线等完成肿瘤的消融手术，实现一体化微创诊疗。其特异性、实时性与无辐射性的特点使得荧光成像有潜力在肿瘤的诊疗一体化治疗中发挥重要作用。近十年间对特异性荧光染料的研究能够实现弱光采集与自动识别，进一步提高了病灶区域边界识别能力。基于 5- 氨基酮戊酸（5-ALA）荧光与光谱分析已经实现了术中的实时成像分析，肿瘤边界判别精度分辨低于 0.1mm。

与荧光成像技术相比，高光谱成像技术基于丰富的光谱信息能够提供更丰富多样化的高分辨率诊断信息。高光谱成像通过在特定光谱波长下针对病灶与正常组织物理结构或化学成分差异进行特异性识别，实现病变组织的精准诊断。在肿瘤诊疗一体化治疗中，荧光与高光谱两种成像方式的结合具有重要的意义。高光谱成像技术将进一步提升荧光成像的靶向性，在光谱维度上展现肿瘤的结构信息，可以更好地实现肿瘤的精准分级，同时能够检测肿瘤血流量和血氧饱和度，辨识肿瘤的血管生成和肿瘤代谢等信息等。

基于荧光成像的诊疗系统结合术前医学图像及术中荧光成像技术对微创外科手术进行引导。通过术前的 MRI 图像定位病灶位置，术中的高分辨率荧光精准定位病灶区域边界，两者结合引导手术器械对病灶进行精准切除。在神经外科肿瘤手术中，研究者们实现了基于 5-ALA 荧光引导的激光烧蚀诊疗系统，并在动物临床试验中得到验证。在残余肿瘤的切除研究中，荧光引导和激光消融的有机结合，可高精准地完成手术中残余肿瘤的切除，提高了手术治愈率并减少了肿瘤的复发。

（廖洪恩　孟世和　曹　华）

思考题

1. 为什么短波与超短波的生热机制不同？
2. 为什么超高频电场能使人体原来不导电的组织变为导体？
3. 为什么微波的产生不能采用通常的 LC 谐振电路来实现？
4. 为什么微波的疗法不采用电极来传导能量？
5. 为什么除颤器的充电能量需要储能后才能对患者除颤？

6. 同步除颤器采用的什么开关器件通过 R 波进行触发控制的？

7. 为什么电刀只能采用高频电流来实现手术切割与电凝？

8. 为什么高频电刀使用高电压进行手术切割而不会对人体造成伤害？

9. 体外反搏装置的气体压力采用的是什么泵控压力技术？

10. 体外反搏装置为什么可以通过调节脉搏波来控制充、排气体？

11. 为什么氦 - 氖激光器不需要用水进行循环冷却？

12. 为什么二氧化碳激光器会出现调节输出电流增大超过规定值时，而获得的激光输出能量反而减少？

第九章　医院信息使用与管理

医院在医疗和运营行为中产生大量的信息，这些信息不仅对医院核心工作——患者的诊断与治疗——起重要的支撑作用，同时也是医院管理及全社会医疗体系重要基础数据。借助信息技术手段，现代化的医院已经实现了可靠、高效地利用医院信息来提高临床诊疗水平与管理效率。

第一节　概　　述

一、医院信息的基本概念

医院信息包括医院各个部门的各类消息、信号、指令、数据、情报、知识的客观信息，类型有文字、声音、图像、数字、符号、手势、状态等，还涵盖医院医生、患者和管理人员的医疗活动信息。

医院信息使用与管理需要以下几个基本功能：

（一）信息的采集

信息采集主要包括医院管理和临床诊疗过程中各类数据的采集，是后续信息存储、处理、传输、使用的前提。信息采集要求时效性和准确性。

信息采集的方法有很多种，主要包括人工采集和设备采集。人工采集主要利用键盘录入的方式，比如药品、耗材的采购信息，患者诊治病历的输入等。设备采集主要利用一些设备获取信息，比如挂号时就诊卡信息的采集、患者影像资料的采集等。

（二）信息的存储

信息存储不仅包括采集的原始信息的存储，还包括基于原始信息处理后获得的数据的存储，是医院信息使用与管理的基础。医院信息种类繁多，信息量大，且随着时间的增加快速增加，保留时间长，甚至需要永久存储，因此对数据存储的效率、稳定、安全、保密具有很高的要求。信息存储的格式要统一标准，方便不同系统之间的信息传输、处理和使用。

信息存储常采用数据库技术，根据医院规模和功能不同，常见可选 Oracle、SQL Server、DB2、Cache、MySQL、FoxPro 等数据库，近期，在一些大数据平台还采用云存储的方式，实现分布式存储和处理。为了保证存储效率和安全，还需要进行分库处理，将实时处理库和历史存储库分开，并设计备份库，确保意外发生时的数据安全。

（三）信息的传输

信息传输包括院内各子系统之间的信息交换以及医院与院外系统的信息交换，是医院信息使用与管理的重要条件。由于信息种类繁多，在信息传输时，会遇到数据结构不一致、消息格式不一致、传输协议不一致等一系列问题。因此信息的传输除了保证高效性、准确性、安全性外，还需要注意信息共享问题。

信息的传输主要利用局域网和互联网技术。院内各子系统之间的信息交换主要基于局域网完成,部分有分院的大型医院也需要利用互联网技术。医院与院外系统的信息交换也主要基于互联网完成。信息传输的标准统一、接口设计、信息集成是信息传输领域的重要任务。

（四）信息的处理

信息的处理含义较为广泛,涵盖对已获得的数据进行各种各样的处理,包括简单数据统计、报表生成,也包括图像的处理、大数据分析等复杂的任务,其目的是提升信息的使用效率,获得更有意义的结果,是医院信息技术的重要发展方向。

各个医院,医院各个业务处理部门对信息处理的需求不同,处理方式和采用的技术也各不相同,有的业务需要快速处理,有的业务则需要深度挖掘才能获得有意义的结果。在具体处理技术方面发展较快,内涵较广。

（五）信息的使用

信息的使用是信息采集、存储、传输、处理的最终目的,一般可分为两个大的方面,一是用于医院的管理,比如物资管理、划价收费、行政决策等,二是用于医疗业务,比如医生工作站、护士工作站、影像工作站等。最终实现提高医疗效率、改进医疗质量、降低医疗成本等目的。

信息的使用方式不尽相同,有的信息只需要电子化输出,比如药品、耗材库存情况等。有的则需要以打印胶片的方式输出,比如患者的处方、影像检查结果等。随着信息互联互通的发展,越来越多的数据采用电子载体方式进行传输和使用。

二、医院信息系统概述

（一）HIS 的定义和主要业务

医院信息系统(hospital information system,HIS)是指利用计算机软硬件技术、网络通信技术等现代化手段,对医院及其所属各部门的人流、物流、财流进行综合管理,对在医疗活动各阶段中产生的数据进行采集、存储、处理、提取、传输、汇总、加工生成各种信息,从而为医院的整体运行提供全面的、自动化的管理及各种服务的信息系统。

HIS 系统为医院的正常运营提供了重要的技术支撑和信息化保障,有力地提高了医院的工作效率,改进医院的医疗质量,在医院的现代化、正规化建设方面具有重要的作用。HIS 系统支撑的临床业务主要有门诊患者诊疗、住院患者诊疗、医院管理事务等。

一般综合性医院门诊患者诊疗流程如图 9-1 所示。门诊患者建立档案后,预约挂号,在相关科室完成诊疗后,根据医生开具的检查、处方、治疗等单据进行收费划价,然后到相关科室完成检查、取药、治疗活动,完成后离院。门诊无法处理的患者,办理住院手续进行后续治疗。

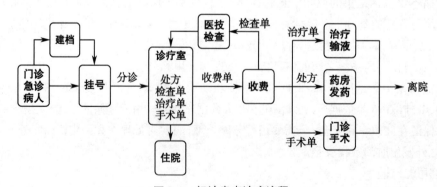

图 9-1　门诊患者诊疗流程

住院患者诊疗流程如图 9-2 所示。患者办理入院后,进入专科病房,安排床位和主管医生,根据病情进行检查、药物治疗、手术治疗、护理等处理,患者康复后办理出院。与门诊诊疗相比,一般诊疗时间长,需要住院才能完成,医生相对固定,在费用方面需要预付费,医嘱由医生下达后,费用可从预付费里直接扣除,无需另外排队。由于住院诊疗过程较为连续,病历、护理记录等信息记录也更为细致规范。

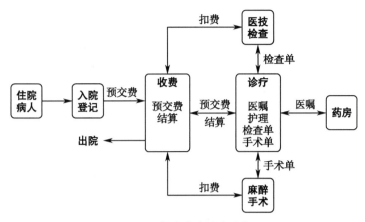

图 9-2 住院患者诊疗流程

　　常见医院管理事务流程如图 9-3 所示。除常规办公外,涉及信息化管理的有财务部门对经费的管理、设备科室对设备耗材的管理、后勤部门对医院物资的管理、医教部门对医生诊疗信息的管理、护理部对护理信息的管理等。院长办公室还会根据需要对医院的人、财、物的信息进行统计分析,为管理层决策提供数据支持。医院还有医保、卫生主管部门的信息接口,可以为医疗卫生相关的部门提供数据支持。

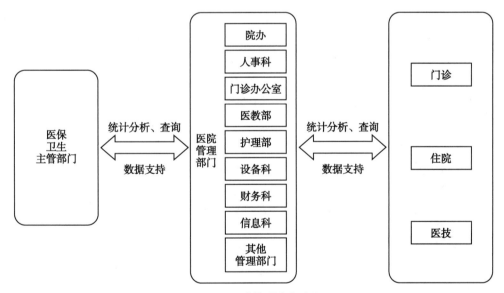

图 9-3 医院管理事务流程

　　一个完整的 HIS 系统基本可以将医院的所有业务全部信息化,解决传统处理方法诸多不足。对于就诊患者可以减少就诊时间、避免不必要的排队等待环节,改善就诊秩序;对于医生、护理人员,可以减少书写病历、护理记录压力,提高诊疗效率和准确性;对于病案室、检验科、病理科、影像科等医技人员减少资料管理、检索压力;对于医院管理人员可以准确快速获得药品、耗材、物资的信息,提高医院运行能力;对于临床研究而言,也有利于海量临床资料的分析与研究。HIS 系统的有效运行,将提高医院各项工作的效率和质量,促进医学科研、教学,减轻各类事务性工作的劳动强度,使他们腾出更多的精力和时间来服务于患者,改善经营管理,堵塞漏洞,保证患者和医院的利益,具有非常重要的临床价值、经济价值和社会价值。

（二）HIS发展过程

1. 国外医院信息化的发展　国外医院信息化发展较早，最早可追溯到20世纪20年代，美国的医护人员将患者的病情、治疗和护理的详细情况记录到纸上，形成了最早的临床资料，这些资料仍保存在美国卫生信息管理协会（American Health Information Management Association，AHIMA）。纸质记录发展到60年代，一些大学和医疗机构开始探索采用计算机记录病历，同时结合财务会计系统，解决收费管理和临床管理的部分问题，但当时的计算机性能受限，加之价格高昂，限制了这些系统的实用性和市场的接受程度。直至20世纪80年代，由于微型计算机和网络通讯技术的快速发展，构建了基于局域网的微型计算机信息管理系统，使得医院信息管理可以实现全院覆盖，患者首次可以高效挂号，医院各部门也能更有效地使用患者信息数据，使得相关软件系统取得了巨大成功。这些系统的成功使用，又激励了放射科室、检验科室开发新的系统。一些基础的规范，比如国际疾病分类规范（International Classification of Diseases，ICD）、医学数字成像和通信标准（Digital Imaging and Communications in Medicine，DICOM）、健康信息交换第七层协议（Health Level 7，HL7）等都诞生于这一时期。大型医院大多实现了计算机财务收费管理、挂号登记以及一些医院实物管理。进入20世纪90年代后，医院信息的互联互通需求越来越迫切，各商业系统的融合成为一个重要发展方向，计算机辅助决策开始发展。进入21世纪后，小型化、智能化、集成化、远程化发展非常迅速，电子病例系统、医学影像系统、实验室信息系统等得到大量应用，移动医疗系统、远程医疗系统也逐渐发展，这些系统的应用对患者诊疗、临床研究、医院管理等方面发挥了重要作用。

欧盟内国家、日本医疗信息化发展比美国稍晚，但也发展迅速，大多数医院都部署有医院信息系统，在国家层面的医院信息共享方面也做了大量的工作。

2. 国内医院信息化的发展　国内医院信息化的发展始于20世纪70年代，由于技术、资金、管理等方面的原因，发展较为缓慢，只有个别医院能够开展相关的应用，多是简单的单一部门的信息管理工作，仅限于部门内部使用，多采用单机系统，功能单一，当时的操作系统还没有Windows，数据库也只有dBASE等简单的数据库支持。进入20世纪90年代后，随着微型计算机的发展，操作系统、数据库技术也有质的飞跃，Windows、UNIX等专用服务器操作系统已经出现，数据库也有Oracle、FoxPro等选择，医院信息化得到飞速发展。原卫生部"金卫"、部队"军卫"等系列系统在医院得到广泛应用，与此同时，一些商业公司也在这一时期成立，大量的国家和社会资源不断投入，县级以上医院基本都应用了专业的医院信息管理系统。进入21世纪后，随着网络技术飞速发展，医院信息化水平进一步提升，软、硬件条件都有非常大的改善，标准化和互联互通水平得到提高，不仅院内门诊系统、住院系统、药房系统、护理系统应用广泛，而且更为广义的卫生信息系统也得到普及应用。有效地提升了我国医院诊疗能力、医院管理能力和卫生事业服务能力。

三、医院信息系统组成

从HIS系统建设来分，主要包括硬件平台、网络平台、软件平台三个部分。

（一）硬件平台

主要包括服务器、存储系统、工作站等。服务器需要采用专业的服务器操作系统，如微软公司的Windows Server系列系统、UNIX服务器等。在服务器硬件方面通常采用X86体系架构的服务器，也有采用HP、IBM、SUN等公司的小型机服务器。小型机服务器虽然成本高、架构复杂，但是在运算能力和稳定性方面仍有优势。

存储系统可以采用服务器内置硬盘，但是考虑到存储的容量、性能和安全性，HIS存储系统通常采用外置的磁盘阵列方式，将存储系统与服务器分开设计布置，磁盘阵列根据需要又可采用三种常见架构方式：直连式存储（direct attached storage，DAS）、网络接入存储（network attached storage，NAS）、存储区域网络（storage area network，SAN）。在逻辑硬盘组合方面常采用RAID（磁盘阵列）方式提高数据存储性能和安全性。很多HIS还设计专门的备份存储系统，用于进一步提高数据安全性。

工作站用于 HIS 系统的各个终端,类似医生、护士工作站等一般应用,可以采用普通 PC 计算机,对于影像系统常用专门的工作站计算机。

(二)网络平台

服务器、存储系统、工作站直接的信息传输都需要通过网络传输。大多数 HIS 系统采用以太网进行网络平台的建设。典型的网络拓扑图如图 9-4 所示。网络平台主要根据楼群、科室进行节点布线,主干网络采用光纤通讯,节点内采用千兆网络。核心区域,比如与外网连接区域,采用防火墙隔离,保证网络平台安全。

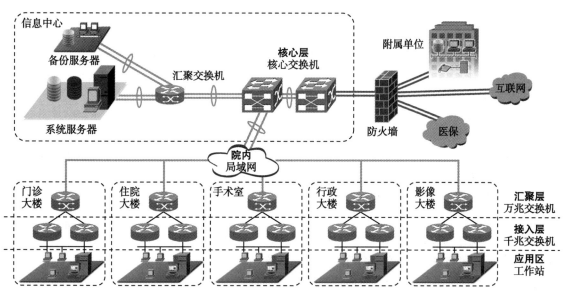

图 9-4 HIS 系统拓扑图

(三)软件平台

主要是针对 HIS 系统不同业务开发的各子系统软件。HIS 系统发展十分迅速,组成十分复杂,有的子系统已经应用几十年,有的子系统还在发展过程中。组成的分类也不尽相同,从 HIS 子系统功能来分,一般将 HIS 软件系统概括的分为两大类:医院管理信息系统(Hospital Management Information System,HMIS)和临床信息系统(Clinical Information System,CIS),此外包括一些公共基础系统,如基础信息系统、互联互通信息集成平台和一些接口,如表 9-1 所示。随着信息技术的发展、诊治流程的改进,各子系统会分拆或合并,比如挂号系统在一些医院是和收费系统合并的,现在越来越多的医院支持微信挂号等新方式,各医院的 HIS 系统包含的子系统各不相同。本章后续小节将会针对几个典型的子系统进行介绍,并对医疗信息的安全与未来发展做一探讨。

表 9-1 HIS 软件系统组成

分类	子系统分类	子系统名称
医院管理信息系统	财务管理	挂号系统、收费划价系统、住院管理系统
	物资管理	药品管理系统、设备管理系统、耗材管理系统、医用物资管理系统、血库管理系统
	综合管理	就诊建档管理系统、病案管理系统、预约系统、排队分诊系统、自助服务系统、医疗质量管理系统、门诊业务管理系统、护理管理系统、院感管理系统、绩效管理系统、医院商业分析系统
临床信息系统	临床服务	门诊医生工作站、住院医生工作站、门诊护士工作站、住院护士工作站、药师工作站、电子病历系统、输液管理信息系统、手术麻醉信息系统、重症监护信息系统、体检信息系统、随访信息系统
	医技服务	医学影像信息系统(PACS)、实验室信息系统(LIS)、病理信息系统

续表

分类	子系统分类	子系统名称
公共基础系统	基础服务	日志管理系统、术语管理系统、知识库系统、办公自动化
	集成平台	集成平台
	扩展接口	医保接口、远程医疗接口、银行接口、社区接口、移动网络接口、互联网接口、广播通知接口

第二节　医院管理信息系统

本节主要针对临床一些主要的医院信息管理系统进行阐述。

一、就诊建档管理子系统

就诊建档管理是患者在医院治疗必须办理的第一项手续，建档时医院通常都采用就诊卡管理，医院会将患者的就诊号、姓名、性别、出生年月、身份证号、婚姻、住址、联系电话等基本信息录入系统中。有的医院采用预付费形式，就诊卡具有储值功能，建档时可以先充值，可方便后续挂号、诊治活动。就诊卡遗失后，可以凭有效证件办理补卡。

就诊建档管理系统主要功能有：

患者初诊建档

对于初次就诊的患者录入其进行基本信息。对于急诊初诊患者可以在这个模块中录入建档信息。特殊患者就可在完全欠费的状态下完成全部诊疗处理。

就诊建档系统业务流程如图9-5所示。

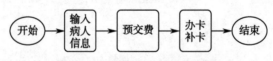

图9-5　就诊建档系统业务流程

二、挂号子系统

医院门急诊患者挂号是患者到医院获得诊治权利的标志，只有成功挂到某个科室某位医生的号，才能进行后续的诊断治疗。挂号时要交纳挂号费，相应的表示医生收取患者的诊金。以前挂号和交纳挂号费分别在挂号窗口和收费窗口完成，目前大多医院为了减少流程和时间，通常将两个流程合并，用就诊卡挂号时，直接收取挂号费，有利于提高医院服务质量和工作效率，也能减轻医院工作人员的劳动强度。

大型医院由于医疗资源的不足，一些特色科室、知名专家的号相对不足，会存在无号的情况，为了改善这一情况，医院门急诊挂号提供很多类型选择，包括：即日挂号、预约挂号、电话挂号、自助挂号等，有的还能网络挂号、微信挂号。

挂号系统业务流程如图9-6所示。

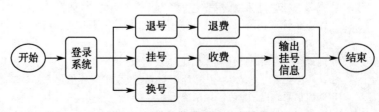

图9-6　挂号收费系统业务流程

无论哪种形式的挂号，挂号系统都包括挂号、换号、退号、收费、退费等基本功能。具体如下：

（一）挂号功能

1. **即日挂号** 为普通患者即日挂号，可以在此窗口中选择挂号类别，如果没有满号，则成功挂号。当患者想更换诊别时还可换号、退号处理。

2. **预约挂号** 为了合理利用资源，降低患者负担，可采用预约挂号，此时可提前选取挂号诊别及时间。

（二）收费功能

1. **挂号收费** 无论何种挂号方式，均通过此处进行收费。

2. **挂号退费** 在一些情况下，比如患者选择了错误的科室，可以进行退费。

3. **凭据管理** 有的系统挂号时还提供纸质凭据，可作为就诊和退费的凭据。大多系统挂号后，医生在门诊工作站系统里就会自动获取患者信息，而无需凭证。

（三）设置功能

1. **诊别设置** 设置平诊、急诊、专家诊等不同的诊别，与其对应的不同的诊疗费用。

2. **号限设置** 设定各门诊科室和门诊专家的挂号限额。

（四）管理功能

统计报表 支持挂号、退号、收费、退费信息查询统计，可以按患者信息、日期信息、科室信息等进行查询统计，可以生成挂号汇总统计等报表。

三、收费划价子系统

医院门急诊患者收费划价是患者药品、检查、治疗等费用的结算过程，通常发生在医生开完处方单、检查单、治疗单之后，患者持费用单据在划价处收费划价。一些医院采用就诊卡预充值的方式，在建档时就充入一定金额，医生在开处方、检查单、治疗单时，可直接通过医生工作站扣费，避免患者排队收费流程。收费划价政策性强，必须执行现行的国家各级财政和卫生行政部门的具体规定，系统还能自动处理与医保相关的事项，对于患者的自费及医保范围在开具处方时能够做出提示。

收费划价系统业务流程如图9-7所示。

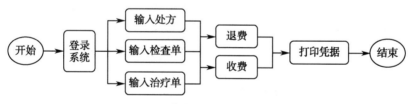

图 9-7 收费划价系统业务流程

收费划价系统除了收费外，还包括退费、医保接口、政策性优惠、多种支付方式、凭据处理等。具体如下：

（一）收费功能

1. **门诊收费** 针对门诊，不论是医生由电脑开具的处方还是划价员手工录入的处方，均通过此处进行收费。能够根据患者类型自动处理与医保相关的事项。

2. **门诊退费** 在一些情况下，比如药房暂时无药，可以进行退费。

3. **凭据管理** 提供发票或其他纸质凭据，可作为退费的凭据。

（二）管理功能

统计报表 支持收费、退费信息查询统计，可以按患者信息、日期信息、科室信息等进行查询统计，可以生成汇总统计等报表。

四、住院管理子系统

住院管理子系统是患者经过门诊初步诊断，需要住院进一步诊治的起点。患者住院后，首先办理入院手续，如果首次入院，还需要进行建档，采集患者的基本信息，并将信息准确传递到收费处、科室、病房和病案室，如果以前已有档案，则直接使用以往信息。在办理入院时，需要预先存储一定金额的费用，用于住院期间的医疗开支，并根据患者情况安排住院床位，指定管床医生。住院期间，医生对患者进行诊治，主要通过医嘱完成，主要包括：药品类医嘱、医技检查检验医嘱、手术医嘱、其他医嘱等。护士会根据医嘱执行取药、服药、注射、取样、送检、监护、护理等诊疗活动，手术患者根据手术情况录入手术费用。治疗完成后，办理出院手续，结清住院期间的费用。

住院管理系统业务流程如图9-8所示。

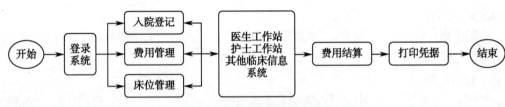

图9-8 住院管理系统业务流程

住院管理系统主要功能包括：

（一）入院功能

入院登记 录入患者的住院号、姓名、性别、出生年月日、婚姻、民族、籍贯（国籍）、级别、职业、文化程度、家庭住址、电话和工作单位、地址、电话、联系亲友、关系、地址、电话；确定入院日期、科室、病房、入院时病情、第几次入院、入院诊断等信息；分配床位。

（二）收费功能

1. 住院交费 为住院患者办理交纳住院预付金业务。系统支持多种支付方式（如现金、银行卡、支票）。交费成功后会出具电脑打印的交款单。在住院过程中根据费用情况也可以多次预交。

2. 费用记账 住院处对一般性费用实现记账功能，一般一个患者一个账户，若该患者的账上余额不够，也需要补交费用。同时，可以对收费项目进行必要的增加和删除，对收费金额的修改，以及对这些信息有条件的排序和查询。所有记账手续完毕后形成"住院患者费用记账单"，可以打印该单据。

3. 住院退费 退还住院患者交纳预付金。

4. 费用审核 当患者登记出院后，该患者的账户将进行冻结状态，即不允许再发生任何费用，等待患者来办理出院结算。当然也可进行必要的取消审核操作，避免住院患者费用少收、多收、漏收，此时病区可再次调整该患者的费用信息。

5. 出院结算 办理患者出院结算，根据记账审核情况，结算费用，结余金额退回患者。

6. 中途结算 针对长期住院的患者，当医疗费用发生到一定限额时进行阶段性的结算。

7. 费用清单 打印患者每日费用清单或相应的费用总清单。在清单中会列出该费用的在医保中的属类，方便患者进行相应的商业赔保处理。

8. 凭据管理 打印出院发票等信息，同时还可进行相应的发票作废重打及发票拆分打印。

（三）管理功能

统计报表 支持收费、退费信息查询统计，可以按患者信息、日期信息、科室信息等进行查询统计，可以生成汇总统计等报表。能全面管理住院患者费用，对住院患者费用进行实时监控。进行日和月住院业务收入、分科核算，为医院财务提供基础数据。

五、药房管理子系统

药房系统主要针对已划价的处方进行发药,同时完成药房的日常事务处理。在门诊,医生开具处方后,持处方通过收费系统进行划价,然后药房配药人员根据处方内容进行配药发药,配药发药时需要核对确认药品信息。住院时,药房主要根据住院患者医嘱进行配发,由于临床用药变化,可以进行退药回收。

在药品管理方面,需要建立药品库存信息,包括药品名称、规格、批号、厂商、来源、剂型、类别、毒麻等监控类型等。对采购、入库、出库、盘点、调价、账务等进行管理操作。

住院管理系统业务流程如图 9-9 所示。

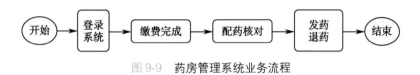

图 9-9　药房管理系统业务流程

药房管理系统主要功能包括:

(一)发药功能

1. 处方发药　在门诊,针对已收费还未发药的处方,执行发药过程,并将对应的处方药品的数量自动发药出库。住院时,对已记账的药品医嘱进行发药,发药时打印发药明细单据。方便护士在领药时进行查对,也可用在医嘱执行时的复核。执行该流程后,相应的药品在该药房的库存量也会随之减少。

2. 处方退药　在门诊,针对已收费已发药的处方,执行退药过程,并将对应的处方药品的数量将自动退药入库。该步骤也是退费前必须流程。住院时,根据病区医生开具的冲减医嘱进行退药处理。

(二)库存管理功能

1. 药品申领　药房根据自身当交的库存量进行药品申领,系统也可以自动根据每日的药品消耗量,结合当前的库存、药房库存下限数量,自动生成药品申领单。

2. 药品入库　当药品申领到库后,可对该申领单入库。

3. 药品出库　当药房间存在相互调拨时可进行药品相应的出库,其对应的药房药品数量将会修改。

4. 药品盘存　对药房的药品进行盘存,生成相应的盘存对账单,当审核后即执行相应的库存处理。该流程可以选取按药品类别、药柜等多种组合方式来盘存。

六、病案管理系统

病案管理用于医院患者进行医疗过程记录,包括对患者入院检查、治疗、医嘱处理、出院诊断等各项活动的记录,可用于协助病案管理部门工作人员完成病案管理、医疗统计等业务。病案是记录患者在医院医疗活动的全过程。医嘱是对患者临时治疗处理的依据,必须严肃认真负责,具有医学法律效力。医师写出医嘱必须经核查、复查后,由录入者确认无疑,再录入计算机,由计算机打印输出的医嘱,护士确认后再具体执行。医师、录入者、执行者均亲笔签字,方可生效。疾病诊断及其编码库、手术名称其编码应符合国家标准疾病分类编码和国家的有关要求。

病案管理系统业务流程如图 9-10 所示。

病案信息统计基本功能:

(一)信息录入功能

1. 患者基本信息　输入完整的患者属性信息。

2. 诊断信息　住院患者入院前疾病诊断、门诊诊断、出院诊断、诊断医师、诊断日期。

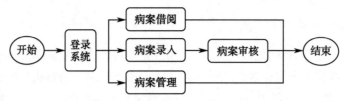

图 9-10　病案管理系统业务流程

3. **治疗转归**　录入患者的治疗转归评价信息。

4. **疾病手术分类**　录入患者的疾病代码数据及手术过程中的相关数据。

5. **病案首页**　自动生成患者病案首页数据并可以打印出信息。

（二）信息管理功能

1. **病案借阅**　请借处理、在借查询及病案批量处理。

2. **统计管理**　按照数据类型、统计日期范围、科室进行统计查询，生成报表。

第三节　医院临床信息系统

本节主要针对临床一些主要的医院临床信息系统进行阐述。PACS 系统将在第三节详细阐述。

一、医生工作站

医生工作站的主要业务是疾病诊断、病历书写、下达诊疗方案。在门诊时，诊疗方案主要包括处方、检查、治疗处置等。住院时，诊疗方案主要包括医嘱、检查、治疗处置、手术、护理、会诊、转诊、出院等。临床医生业务量非常大，医生工作站设计时，要求尽可能地提高诊疗效率，降低医生在系统上使用的时间，因此工作站设计要简单易用，方便医生录入。在设计时，考虑使用通用模板、历史资料引用。

门诊医生工作站业务流程首先是叫号，医生对叫号患者进行诊断、书写门诊病历，根据情况开检验检查申请单，开具药物处方。住院医生工作站与门诊类似，住院时，医生开具医嘱，内容还包括手术、护理、会诊、转诊、出院等。临床病房医嘱是指医师下达的关于对患者诊断、治疗、护理工作的指令。医嘱是对患者进行各种临床处理的依据，临床医嘱计算机处理可提高医疗、护理质量及效率，并可减轻医护人员的工作强度。

医生工作站业务流程如图 9-11 所示。

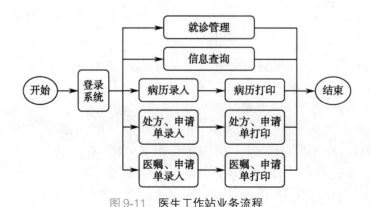

图 9-11　医生工作站业务流程

医生工作站基本功能：

（一）就诊管理

1. **患者叫号**　门诊时，可在工作站查看挂号患者的信息，根据挂号情况叫号。

2. 床位管理 住院时,可管理床位情况,显示患者信息、主观医生信息等情况。

(二)病历管理

1. 病历录入 可以手动输入患者的病历,也可根据科室情况预先录入基础模板,录入时先引用基础模板再进行编辑,此外,还可以引用开具的处方及申请单、其他部门出的检查报告、历史信息等。

2. 病历查询 根据关键词查询病历。

3. 病历打印 可以打印病历。

4. 病历质控 根据相关标准对病历质量进行监控管理。

(三)申请单管理

1. 申请单录入 录入检查、检验、手术、用血、治疗等不同的申请单。

2. 申请单打印 打印申请单。

3. 结果查询 查询各类结果。

(四)处方管理

1. 处方录入 检索各类药品,录入处方。

2. 药品控制 对毒麻等高危药品判断提示,对抗生素进行分级管理,利用药品知识库进行合理用药提醒。

(五)医嘱管理

1. 医嘱录入 录入检查、检验、处方、治疗处置、手术、护理、会诊、转诊、出院等医嘱。

2. 医嘱查询 查询已录入的医嘱。

3. 医嘱打印 打印医嘱。

(六)其他功能

包括:法定文书管理、临床路径管理、诊断证明管理等。还包含与护士工作站、药房、医技、麻醉等系统的接口。

二、护士工作站

与医生工作站不同,门诊护士由于业务性质,护士所需信息化工作较少,因此护士工作站主要指住院护士工作站。主要管理患者入院、医嘱处理、床位管理、护理病历、执行单管理等工作。住院时,护士首先在护士工作站中登记患者入院,给患者分配、调整床位,医生开具医嘱后,执行医嘱相关内容,比如执行配药、发药、注射等工作,执行样本提取、送检等工作,出院时,完成出院登记和床位调整。

护士工作站业务流程如图9-12所示。

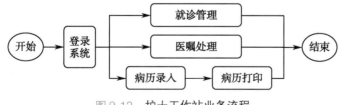

图 9-12　护士工作站业务流程

护士工作站基本功能:

(一)就诊管理

1. 病床设定 各病区设置相应在病房及病床,以及该病床每日固定费用记账项目。

2. 床位安排 针对住院新办理入院的患者,进行床位安排,登记患者信息。

(二)医嘱处理

1. 医嘱通知 医生下达医嘱后,通知到对应护士。

2. **医嘱执行** 完成药品、输液等执行单。

3. **医嘱执行** 医嘱执行过程中，对用药、输液、注射化验等进行核对。

4. **医嘱打印** 打印医嘱。

（三）病历管理

1. **病历录入** 可以手动输入患者的护理病历。

2. **病历查询** 根据关键词查询病历。

3. **病历打印** 可以打印病历。

4. **病历质控** 根据相关标准对病历质量进行监控管理。

（四）其他功能

包括：法定文书管理、病区护理管理等。还包含与医生工作站、药房、医技、麻醉、收费等系统的接口。

三、实验室信息系统

实验室信息系统（laboratory information system，LIS）主要用于检验科相关业务的信息化管理。临床检验报告是医生进行疾病诊治的重要依据，因此 LIS 在临床中具有重要作用，是 HIS 的重要组成该部分。

门诊或住院时，医生根据患者病情，开具检验申请单。患者划价后，在病房或检验科室，采集相关标本，现在的 LIS 大多采用条形码管理，在相关标本容器上固定条形码。检验科室登记条形码信息，对标本进行检测，设备对标本完成检测后，将检测结果输入到 LIS 系统里，完成检测工作。检验人员对结果进行审核，发送报告。患者可以根据条形码领取检测报告，有的可以在自动打印机、网络系统里查看打印报告。

实验室信息系统业务流程如图 9-13 所示。

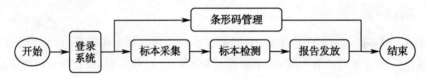

图 9-13 实验室信息系统业务流程

实验室信息系统基本功能：

（一）标本管理

1. **条形码管理** 对标本进行条形码管理，LIS 可自动生成、识别条形码，将标本信息录入 LIS 系统。

2. **标本采集** 采集标本后，绑定条形码，录入检验项目信息。完成标本运送和核收。

（二）检验管理

1. **标本登记** 登记标本信息。

2. **标本检测** 通过机器或人工完成标本检验，自动或手动将结果输入到 LIS 中。

3. **检验报告** LIS 生成检验报告，完成报告审核，确认报告生效。

4. **报告发放** 患者可以到窗口领取报告，也可以通过自动打印机扫描二维码打印报告，还可以网络上领取报告。

（三）其他功能

包括：质量控制管理、统计查询等。还包含与医生工作站、护士工作站等系统的接口。

第四节　医疗图像的存储与传输系统（PACS）

一、PACS 概述

医学图像存储与传输系统（picture archiving and communication system，PACS）是基于计算机网络技术对医学影像采取数字化处理、存档与传输的系统。PACS 系统以 DICOM3.0 为通用的图像格式标准，将医学图像转换为统一的数字形式，再通过计算机网络通信，实现标准医学图像的获取、存储、处理、管理等操作，其主要包括医学影像获取、海量数据存储、图像显示与处理、数据库管理以及传输网络等环节。PACS 系统具有标准化、开放化、多功能、易于升级扩展等特点，极大地方便了医学图像信息的共享与传播，是医院实现现代化数字医疗的必备条件，是医院信息化建设的重要组成部分。

长期以来，医学图像的存储方式主要是以 X 线胶片为主。随着医院日常工作产生大量的医学图像，医院不仅需要占用大量的场地空间，而且胶片维护成本高，易于老化变质，查找使用也极为不便，更无法对医学图像胶片进行后期处理。此外，医生在诊断或会诊中，需要经常反复调用查看不同时期的影像资料，以得出正确的诊断结果；而以胶片为主的图像存储管理方式显然不能满足医生日常工作的需要；因此，为解决医学图像的有效存储与快速检索，基于现代网络技术的 PACS 系统应运而生。

1982 年，国际光学工程学会首先正式提出了 PACS 的概念，其发展过程包括早期的非标准发展阶段，和后来的以 DICOM 为标准的发展阶段。DICOM 国际化医学图像标准，由美国国家电器制造商协会与美国放射学会共同制定；DICOM 标准的诞生促使 PACS 真正进入规范化的高速发展阶段；现代的 PACS 系统都必须全面遵循 DICOM 标准的规范要求。

PACS 系统的研究始于 20 世纪 70 年代。美国最早在 20 世纪 70 年代就提出了"数字放射学"的理念，并在 1981 年由 Ohio 大学的 Prewitt 教授首次提出了 PACS 系统的概念；随后在 1982 年 1 月，在美国加州 Newport Beach 举行了首届 PACS 国际会议，标志着 PACS 的概念正式确立；1983 年美国军方就资助了一项远程放射学的计划，该计划应该是最早的 PACS 相关的研究项目；美国军方又于 1985 年启动了名为 DIN/PACS 的计划，由美国多所大学和大型公司共同参与；同年，加州大学受美国癌症中心资助也开始了与 PACS 有关的研究项目（MVSDR）。1990 年，来自北约 17 国的 100 多位专家在法国 Evian 举行了一次重要的 PACS 国际会议，会议总结了当时 PACS 的发展状况，并提出了下一步的发展方向。在此会议的基础上，美军陆军医疗司令部又制定了一项名为 DISS 的军事研究计划，旨在为美军建立大规模的 PACS 系统。此后，随着计算机技术和网络技术突飞猛进的发展，PACS 技术也进入了发展的快车道。

PACS 概念于 1989 年引入我国。作为一个全新的领域，由于资金与关键技术的限制，国内 PACS 的研究与应用目前尚处于起步阶段，其原因有两点：一是我国医院的数字化检查设备数量仍不足，将原有的影像设备更换为数字化设备还需要时间与经费的投入；二是医院的影像设备管理相对孤立，我国大部分中小医院的影像资料仍无法实现数字化存储与管理，医学图像资料的交流还是以人工方式来进行，无法发挥数字图像的优势。上述问题制约了我国医院数字化建设的水平，甚至是医院综合诊治水平的提高。因此，研究解决当前我国医院 PACS 系统中的关键性技术问题，建立符合我国国情、符合我国医院现状，尤其是广大中小医院实际情况的 PACS 系统，是当前我国在该领域的主要发展方向。

二、PACS 的基本构架

产生影像传输延迟的原因主要与网络的拥塞程度有关，因此，PACS 要求较高的网络传输介质。带宽是限制网络数据传输的主要因素，所以医院内的网络可采用高性能的高速光纤网、ATM 等。PACS 网络采用 ATM 宽带多媒体异步通信网，主干网络带宽采用 1G，双绞线连接。网络传输协议标准为 TCP/IP，网络架构为星形总线拓扑架构。集线器将所有的网络设备连接起来，各服务器与集线器采用 100M 链路连接。路由器将本地网和其他网络连接起来，进行数据交换共享数据资源。PACS 可配接各种类型的工作站，如：放射医学影像工作站配接 CT、MRI、DSA、CR、DR 等；超声医学影像工作站配接彩色超声、普通超声；彩色病理影像工作站配接病理科、检验科所用各种显微镜等。

由于 DICOM 标准是利用标准的 TCP/IP 网络环境实现直接联网的，所以，影像设备必须支持 DICOM3.0 接口，并配置 Web 服务器直接联网 PSTN、ATM、Ethernet（以太网）、ISDN（综合业务服务网）、DDN（防卫数据网）等通信平台，与 Internet 连接传输图像信息，严密身份验证机制，设置防火墙，实现高速网络的通信功能和可靠安全性。PACS 网络架构如图 9-14 所示。

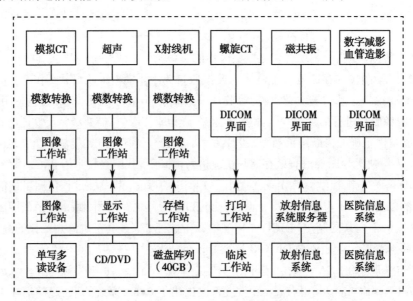

图 9-14 PACS 网络构架图

PACS 系统硬件主要有接口设备、存储设备、主机、网络设备和显示系统。此外，PACS 的组成部分还包括 PACS 中央数据存储服务器、图像采集、诊断工作站、网络服务器、打印服务器和众多浏览工作站。PACS 采用 B/S 三层体系模块化架构，有利于整合不同厂商制造的设备及方便基于 Internet 的系统扩展，如与 HIS/RIS 接口和远程放射学等。对于某些医院没有采用 HL7 标准的 HIS 系统，PACS 可采用数据开放、程序连接等方式与 HIS 整合。

PACS 服务器系统由 PACS 管理服务器、PACS 控制器、数据库服务器组成，PACS 管理服务器对二者管理和控制，提供用户接口，并采用自动路由和数据预取技术与 HIS、RIS 的接口连接。因为 DICOM 文件存储的是医学影像，是非架构化信息，数据量大而且数据长短不一，并且 DICOM 标准是面向信息对象（IOD）的标准，所以数据库要保持信息对象的完整性，按照患者、研究、系列和影像四个层次来进行检索和管理，以保持数据的完整性。因此 PACS 服务器采用 Oracle 作为数据库服务器平台，安装在 Windows SER 2008/Unix 上；利用这两者的用户管理和计算机管理，以增加系统的安全性和方便建构医院的网络，同时采用 RAID（磁盘阵列）进行备份。客户端的操作系统可选择 Windows 系统，服务器及客户机可采用 i5 级以上计算机芯片，服务器内存 8GB 以上，客户机内存 2GB，存储介质可采用 RAID 磁盘阵列（存储近期资料）加 CD/ DVD 光盘库（存储中、长期资料）。

PACS 包括影像采集系统（Modalities）、影像存储管理系统（Archiving & Management）、影像工作站系统（Image Workstations）、影像硬拷贝输出系统（Image Hardcopy Outputing）、网络及通信系统（Network and Communication Architecture）等。

（一）影像采集

影像质量是影响 PACS 系统的主要因素之一，而影像显示的质量是由影像采集决定的。影像采集系统（Modalities）主要包括两类。数字化成像设备：直接输出数字影像的设备如 CR、DR、CT、MRI、

DSA、US、PET等；A/D转换设备：将非DICOM设备模拟影像转换为数字影像的设备，如胶片数字化仪和视频转换系统（包括视频捕获卡和配套的软件系统）。

1. 影像采集标准 由于医学影像大多是高分辨率（2 000×2 000或4 000×4 000，如CR、DR等）或大容积（60～400MB/Series，如MRI、CT、DSA等）影像，影像设备及其数据量大。一个大型医院平均每天要进行数百次医学影像检查，产生大量的影像数据。据美国商务部统计，美国平均每个专业放射诊断机构每天检查所产生的数字医学影像数据量达18GB，每年累计超过4TB。医学影像要求保存的时间特别长，一般要求10年甚至更长的时间。至于电子患者记录则会要求更长期限保存。这就使得医学影像的累积存储量特别大：考虑到检查人数和每次检查数据量增长的因素，一个大型医院PACS的数据存储量，5年内即会达到20～50TB，超过了一个大型银行省级分行的数据存储量。而先进的影像采集技术可降低曝光次数，减少放射剂量，延长摄像管寿命。所以，采集标准必须符合DICOM标准，影像清晰度应满足临床诊断、浏览需要，这在一定程度上又增加了数据存储量。

2. 影像采集方法 DICOM设备将需要传输图像的信息申请单发送到设备控制台，设备控制台负责接收目的端的信息请求，并把查询结果发送到请求信息的目的端，将获取的这些符合条件图像的目的端的信息自动发往影像服务器进行采集。

（1）数字影像的采集：数字影像的采集可使医师获得完整的影像数据，其方法有媒体交换法、网络互连法、CR法、DICOM法等。对具有DICOM标准数字接口医疗影像设备采用TCP/IP协议通信直接采集产生的就是数字图像。

（2）视频影像采集：对于B超、内镜等非DICOM3.0标准数字接口的医学视频影像设备，由于成像的动态范围狭窄，图像质量达不到诊断要求。可采用DICOM网关，通过视频采集技术将其图像格式重建为DICOM3.0标准格式。

（3）模拟影像及已存胶片影像的采集：模拟影像采集是指对于保存在胶片上的模拟图像数据通过A/D转换将模拟图像数字化。

（二）影像存储管理

PACS中的数据分为影像的数据信息和辅助病案信息两部分，两者以患者影像拍摄号建立对应关系。影像数据信息是指所有类型的影像数据，以文件形式单独存储。影像的辅助病案信息包括患者信息、医师信息、影像费用、诊断分析等文本信息。PACS影像信息存储构架如图9-15所示。

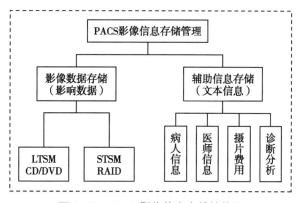

图9-15 PACS影像信息存储结构图

PACS存储服务器，将各种影像设备传来的信息按医院实际查询需求有序存储，并建立搜索引擎，方便医师快速检索所需图像资料。支持影像数据的长期存储管理（LTSM）和短期存储管理（STSM），提供系统服务器、扩展磁盘阵列和磁带库、DVD光盘库等存储介质。

影像存储是决定系统响应速度和影像数据安全性的重要因素，选用存储介质时应综合考虑存储影像数据的总容量、影像诊断和会诊要求的影像调用频率等因素。目前能满足存储要求的数据仓库主要有光盘库（CD/DVD）、数字磁带库、磁光盘库和磁盘阵列（RAID）等，通常包含几种存储媒介，如磁光盘（MOD）、磁硬盘、DLT（digital linear tape）线性磁带库、RAM（高速缓存）、硬盘、RAID（磁盘阵列）和 WORM（一次写多次读光盘）等。影像存储设备及其数据量分析如表9-2所示。

表 9-2　影像存储设备及其数据量分析

存储媒介	费用 RMB/M	存取速度 M/s	容量 M/ 单位	保存时间 / 年
RAM	8	45	—	
硬盘 IBM	0.11	3		
MO SONY	0.14	0.3	2 600	>15
WORM	0.04	1	650	>30
磁带库 SONY	0.032	0.5～0.6	1 000～2 000	5～10

短期存储要求较高的数据传输和读取速率以提供较好的数据保障。对在线浏览 30 天左右的住院患者影像资料，一般以大容量的磁盘阵列（RAID）硬盘作为存储介质。硬盘容量高达 4TB 以上，可存储约 80 000 幅图像，但磁盘阵列成本较高。

长期存储介质要考虑价格上的优势，而对速度要求不高（CD/ DVD 光盘库、磁带库等介质离线存储），CD-R 具有价格低廉（一张盘片约需 8 元人民币），存储时间长（50 年以上），存储容量大，如一张 CD 光盘可存储 2 400 张 512×512 的图像，每一个光盘库可存放 100 张 CD-R/DVD 光盘，它是性价比最高的离线存储设备。数字存储与视频存储的数据量分析如表9-3所示。

表 9-3　数字存储与视频存储的数据量分析

	胶片	CD-R
图像矩阵	512×512/ 帧	512×512/ 帧
图像大小	540KB/ 帧	540KB/ 帧
光盘容量		640KB/ 盘
图像存储量	20 帧图像 / 张胶片	1 200 帧图像 / 张光盘
患者图像量	20 帧图像 / 人	20 帧图像 / 人
存储光盘病例数		60 人 / 盘
工作量	100 人 / 天	100 人 / 天
消耗量	100 张 / 天	1.667 5 盘 / 天
工作日	3 000 天 / 年	3 000 天 / 年
单位成本 / 元	25 元 / 片	6 元 / 盘
每日消耗 / 元	25×100＝2 500 元	6×1.667 5＝10 元
每年消耗 / 元	2 500×300＝750 000 元	10×300＝3 000 元

（三）影像显示与处理

影像工作站（image workstations）是影像科医师执行医学影像诊断过程操作的人机界面和影像软拷贝显示界面，其关键要求是显示分辨率。对显示器来说，影像的灰度阶越高，可获取的信息就越多。显示分辨率 ACR（America College of Radiology，美国放射学会）标准主要有两类：大矩阵影像（large matrix images，2 048×2 048×12bits），适用于 CR、DR 以及胶片数字化仪产生的影像；小矩阵影像（small matrix images，512×512×8bits），适用于 CT、MR、RF、US 等影像。

德国柏林大学对医疗环境下多媒体工作站分为三类：第一类是用于进行诊断的，需有高解析度显示器；第二类是用于检查和观摩的，一般的高清晰度就能满足要求；第三类是用于图像处理和分析方面的，除了高解析度以外还要求友好的人机界面。

PACS 要求高分辨率、高亮度专业显示器作为应用和操作的界面，可显示检查、比较、堆栈、序列四种显示方式，显示矩阵可达 9×9 幅，便于幻灯片制作，支持同屏幕分格显示多幅图像、多屏幕（2～8

和竖屏幕显示等模式,并支持数字电影方式回放。由于我国目前实际应用的显示器的灰度分辨率仅支持256级的灰度,因此,只能根据实际条件,尽可能选用高灰度的显示器。

影像服务器具有自动分发影像去目的地系统设计权限控制功能,提供多种书写诊断报告方式,自动调阅 HIS 中患者病历、医嘱、检验结果等相关信息,并从 Medvision 工作站、服务器、磁带库/光盘库中逐级调阅实时病患者图像和历史图像及相关信息。影像后处理工作站在 PACS 中授权任何 Medvision 工作站对医学影像进行多方式显示和三维重建等计算机图像后处理以辅助医师诊断,对显示分辨率无特殊的要求。影像处理功能如图像均衡、直方图、窗位、窗宽设定、连续调整、图像平滑处理边缘增强、对比度调节、降噪滤波、正负像旋转、伪彩色绘制与计算、任意角度旋转、图像定格、漫游、无级缩放、局部放大、参数显示、长度、角度、面积测量、CT 值坐标显示、添加、剪贴图形或文字标注、脱机测量和三维重建等功能。

(四)影像硬拷贝输出系统

胶片作为 PACS 系统影像数据输出的方式之一,会存在相当长的时期,即使在一个医院实现了无胶片化(filmless)环境,但考虑外院会诊需要和患者要求影像拷贝的因素,需要 PACS 系统内有影像硬拷贝输出系统(image hardcopy outputing)。输出方式通常有纸拷贝输出如激光胶片打印机、常规激光打印机。影像打印服务器(DICOM printing server)基本功能包括影像胶片和纸张打印、多信息(患者、影像、检查)打印、影像注释打印、支持专门或多模态打印。其作用是优化资源,减少相机实际使用数量,提高工作效率和运行成本。

(五)影像压缩

医学影像要求高分辨率典型值为(2 048×2 048)和像素深度在12~16位以上。由于影像信息的数据量非常大,如一幅有 150 000 个点的图像,如果每个点用 24 位表示,则每幅图像大小为450KB,平均每个患者至少拍20幅,将产生9MB的数据。按照一个中型医院每天有100位患者保守计算,也有 900MB 的数据量,需要巨大的存储器容量,极大地增加了查询、调用数据库以及影像传输网络的负担。因此医学图像的有效数据压缩对于节省存储介质和减轻网络负荷具有非常重要的作用。目前公认的影像压缩标准有 JPEG(joint photographic expert group,联合图像专家组)和 MPEG(moving picture expert group,运动图像专家组),适用于静止图像和运动图像的压缩编码。医学图像多为静止图像,应该根据 JPEG 标准来压缩。JPEG 可压缩数字 X 线图像、CT、MRI 等一切灰度图像及彩色图像,而且 JPEG 的另一个重要特征是它适用于 PACS。影像压缩分为有损压缩和无损压缩,无损压缩编码方法主要有 Huffman 编码、RICE 算法、LZW 方法等,压缩结果比较如表 9-4 所示。由于对影像压缩和解压的过程直接影响到医师调用医学影像的速度,因此对医学影像的压缩不仅要考虑其压缩比,而且要考虑其压缩和解压的速度。由于无损压缩的压缩比较小,常使用有损压缩的方法,其压缩比在10~30之间。在不影响诊断的情况下,可以使用较高的压缩比。

表 9-4 影像压缩结果对比

原图描述	长×宽 /mm	压缩比			压缩时间 /s		
		Huffman	LZW	RICE	Huffman	LZW	RICE
胸透	1 707×2 228	1.52:1	1.36:1	2.08:1	9.45	14.81	9.94
腹部	1 528×1 207	1.72:1	1.59:1	2.35:1	5.00	7.32	5.05
心脏	1 135×907	1.63:1	1.47:1	2.41:1	3.18	5.12	3.30
腿骨	1 707×1 478	1.69:1	1.57:1	2.34:1	6.58	9.87	6.81
脚骨	1 707×1 473	1.72:1	1.44:1	2.20:1	6.87	11.00	6.92
手骨	1 507×1 193	1.62:1	1.47:1	2.21:1	4.83	7.90	5.38
腰椎	1 507×1 071	1.67:1	1.53:1	2.27:1	4.84	7.68	4.89
膝部	1 128×917	1.63:1	1.47:1	2.13:1	3.07	5.39	2.97

（六）影像传输

PACS 是一个传输医学影像的计算机网络系统，是实现医院各个部门之间影像信息共享的基础。影像服务器（DICOM server）提供与其他应用程序的接口，实现与影像设备或影像工作站之间的连接，同时也通过工作列表（work list）将患者信息直接发往影像设备工作控制台，实现 DICOM 文件和影像的传送、接收、转发、分发和调度等功能，并提供定时自动备份及自动还原功能。

影像传输的特点是数据量大，要求传输完整的数据和相关的描述与控制信息，利用 TCP/IP 上层服务提供消息交换功能，结合 DICOM 消息服务元素的操作，与相应的信息对象组合构成服务对象，实现 PACS 所需的 DICOM 影像传输服务。PACS 系统传输影像要选择可靠性高的 TCP 协议，采用适合的传输码流数据架构。传输码数据架构一般由数据头信息、若干个数据包及数据尾信息等部分组成。传输码流数据传输时，首先传输的是数据头信息（它包括影像文件名、数据长度、影像信息、数据包的大小，其中头信息中的影像信息又是由影像的长、宽信息和像素深度组成），然后在发送端按照头信息中规定的大小将压缩码流打包传输。最后传输结尾标志，告诉双方影像已传输完毕。一般采用点对多点的医学影像传输模式，可以支持影像服务器和多个医师工作站相连接，同时上传和下载医学影像。PACS 传输工作流如图 9-16 所示。

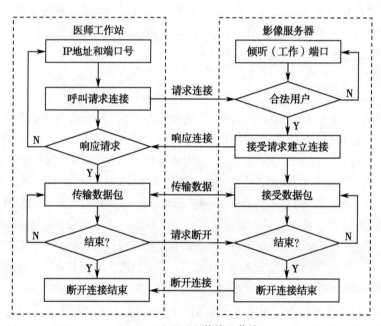

图 9-16　PACS 传输工作流

医学影像服务器端应用程序在一个双方已知的地址监听医师工作站对服务器的请求，它平时一直处于休眠状态，直到一个客户对这个服务器的地址发出连接请求时，服务程序被"唤醒"开始为客户提供服务。服务器端首先设置自己的固定侦听端口，然后进行侦听。当医师工作站请求连接时，首先检索服务器端的 IP 地址列表来判断该医师工作站是否为合法用户。若为非法用户，则拒绝请求，继续侦听；若为合法用户，则接受该请求并开辟一个新的线程，分配一个新的端口来和医师工作站建立连接并传输数据。传输服务完成后，在医师工作站的请求下，服务器断开连接。当作为接收用时，需设置侦听端口并处于侦听状态，作为发送用时，需设置接收方的 IP 地址和端口号。

当医师工作站为主呼叫方时，建立连接以后由医师工作站将采集到的影像数据进行压缩后上传，或者从医学影像服务器下载医学影像，并在医师工作站端进行解压处理和显示。在医师工作站端，首先呼叫医学影像服务器，被接受后建立连接并传输数据，传输结束断开连接。影像传输时，可选择单幅传输，也可一次选择多幅进行传输。由服务器上传或下载一幅平均大小为 4MB 的压缩影像只需 4～5s 时间，能够满足系统对传输实时性的要求。

三、PACS 的主要功能

PACS 的功能包括系统管理、数据库管理、数据处理、数据传输和网络监控等。可分为影像采集管理模块、预约管理模块、数据库管理模块、影像显示管理模块、影像后期处理模块、临床诊断管理模块、影像存储管理模块、网络影像传输模块、影像输出及打印模块等。各主要模块具体功能如下：

（一）预约管理模块

该模块通过自动路由管理模块并将患者的资料信息送至 PACS 服务器后，自动将影像资料进行归类管理，由辅助医师诊断。

（二）影像采集管理模块

由于医学影像的特殊性，所以要求采集原始的图像数据以及相关的患者资料，通过数字或网络接口将影像设备上的影像数据采集并输送至 PACS 服务器。该模块支持标准影像数据采集，对于有符合 DICOM 协议的医疗设备，可接受标准图像的采集、存储和传输等工作，还能通过网关将各种数字医疗设备工作端、服务器、诊断工作端组成一个 DICOM 通信网络，直接在设备上显示患者的信息，实现影像数据的共享。同时，通过技术转换，该模块支持对于非标准接口数据采集。

（三）数据库管理模块

该模块自动接收、查询以及备份数据库的数据，具备不间断运行和自动双重备份功能，有效地保证数据的安全性，满足用户迅速地检索数字影像资料，在短期储存与长期储存设备之间自动执行数据的压缩、储存和传输功能。

（四）影像诊断管理模块

其系统支持在调入图像的同时进行图像显示和诊断工作，终端界面清晰、操作简单，支持多屏幕显示，从 PACS 服务器上检索和提取所需的患者图像和相关的资料后，用高分辨率的显示设备进行图像显示和处理。该模块显示病人的所有不同时间、不同设备的相关影像检查资料，同时它还可查询调阅或其他患者在不同时间、由不同设备产生的相关影像检查资料。针对急诊患者，可不进行分诊操作，直接进入设备进行检查，系统将根据 DICOM3.0 WORKLIST（工作列表），进行患者资料的传输，并在诊断过程中补录分诊信息。系统具有相应的专业图像处理软件，辅助医师方便地进行调节显示、诊断。客户端的浏览器通过 Http 协议与 Web Server 联系，Web Server 是实现远程诊断所需要的基本工具，Web Server 以网页浏览器的方式进行诊断操作，可在诊断、报告、会诊和远程等工作站上观察医学图像，达到信息实时共享。

（五）影像后处理模块

该模块遵从 DICOM 标准，通过用户自定义管理，把储存在服务器内的各种影像资料按照需求进行融合和三维处理，以辅助医生进行影像诊断，它还对整个系统的编号管理、影像管理和诊断管理进行配置，实现最佳的管理和使用运行环境。后处理功能包括：图像的缩放旋转、镜像、漫游、黑白反相、放大镜功能、滤波与伪彩显示、窗宽窗位调节、三维可视化等。

（六）临床诊断管理模块

智能化、模板化自动图文一体化报告生成系统，提供专家报告模板和专业词汇库，书写诊断报告规范化，可方便医师快速完成电子病历报告。

（七）影像存储管理模块

影像存储是网络服务器在大容量硬盘接收和存放来自影像产生设备、影像处理终端等需要存储的影像，并把影像存储到图像归档中心便于查询检索。可连续存储 100 万～500 万患者影像，检索查询迅速，存取方便可靠，并可采用光盘库实现电子病历永久性存储。存储管理：①数字影像进行归档迁移；自动根据生命周期规则进行影像数据的归档迁移；手动干预方式进行影像数据的归档迁移；支持设置存储归档周期及时间归档。②保证快速调阅长时间前的影像和保证影像永久在线；提供系统存储空间控制，保证系统在物理存储空间充足的情况下，提供永久在线。③数据存储采用无损压缩技术,保证合理利用存储空间,压缩比约 2:1。

(八) 网络影像传输模块

影像传输的网络要求标准化、扩展性、连接性和稳定性。需要 100M 高速以太网以上的连接带宽,可采用局域网或广域网,使 DICOM 图像传输速度符合临床应用的要求,实现图像信息共享。

四、PACS 数据库

由于 DICOM 影像信息是按文件存储和通信的,不利于信息的检索与存档,必须构建数据库将 DICOM 设备产生的影像信息及诊断信息从 DICOM 文件中提取出来,按照一定的逻辑架构存储在数据库中。数据库数据按一定架构组成,具有数据集成简便和强大的查询能力。通过高速通信网对实时的和以往的影像资料进行归档,并及时传递到求助部门,辅助医师综合信息诊断。

数据库系统由数据库管理系统(DBMS)、数据库应用程序和数据库三部分组成。

(一) 数据库管理系统

数据库管理系统(DBMS)是负责组织和管理数据信息的程序,是用于描述、管理和维护数据库的程序系统,是数据库系统的核心。它建立在操作系统的基础上,对数据库进行统一的管理和控制,主要有关系数据库系统、层次数据库系统和网状数据库系统三种类型。

(二) 数据库应用程序

数据库应用程序(获取、显示和更新由 DBMS 存储的数据)是通过网络与其他客户机和服务器交换数据的。应用程序设计主要实现 DICOM 标准的存储执行服务类(storage commitment service class)和查询 / 检索服务类(query/retrieve service class)。DICOM 服务类是以 B/S 模式进行的,其中客户端为 SCP(服务类用户)主要执行服务;服务器端为 SCU(服务类提供者)主要激发服务。数据库应用程序的语言主要有过程化语言、架构化语言(SQL)和面向对象的语言。

(三) 数据库

数据库是按一定架构组织在一起的相关数据的集合,负责集成大量数据,为应用程序提供服务。PACS 数据库属于多媒体类型的数据库,用于对整个系统的管理,包括用户管理、部门管理、权限管理、系统管理、存储管理和包括对文字、影像的管理、影像属性、影像存储的位置、库架构、影像存取过程管理等。常用 Delphi 编辑用户程序,该软件快速简捷且功能丰富,具有 SQL 编程,B/S 环境的构造能力,支持数据仓库技术,可实现图像处理的功能。存取控制技术是数据库安全的核心,一般采用三层控制,即系统登录控制标识、鉴别技术,数据库使用权控制。数据库选择使用 Oracle 认证、管理用户的登录账号和口令,由系统进行身份验证分级管理,以保证数据库系统中各类数据信息使用的共享性和合法性。数据库可由子系统共用,数据变更不需要改变系统的应用程序,实现数据库的共享性。

第五节　医疗信息安全与对策

一、医疗信息安全

医院是以人为服务对象,提供疾病诊断、治疗和护理服务的医疗机构。随着医院信息化的普及与发展,医院信息系统已经成为诊疗服务、业务运行和监控管理的基础设施与保障支撑。几十年来特别是在中共中央国务院《关于深化医药卫生体制改革的意见》的重大战略决策激励下,国家卫生健康委员会(原卫生部)强力推动,各医院贯彻落实,医院信息化事业蓬勃发展,产生了明显的临床、管理和经济效益。

与此同时,信息安全的风险也在不断增加。从最高层次来讲,信息安全关系到国家的安全;对医院来说,信息安全关系到正常运作和持续发展;就个人而言,信息安全是保护个人隐私和财产的必然要求。各种各样的信息安全事件将危害到患者、医务人员和整个医院,甚至超出了医院信息系统本身的范畴,危害到社会安定与国家利益。所以无论是对于个人、医院还是国家,保障医院信息安全事关重大。

建设和完善医疗信息安全体系,就是要采取措施(技术手段及有效管理)让这些信息资产免遭威胁,或者将威胁带来的后果降到最低程度,能够有效地保障医院信息系统安全、稳定、高效地运行,这对医院各项业务的正常开展、服务效能、医疗质量、医疗安全,有着至关重要的影响;对于促进医院信息化事业健康发展,提高人民生命健康水平、维护社会秩序和国家安全也具有重要意义。

(一)医疗信息安全概念

医院信息一方面是医疗、管理等各项业务活动的记录,作为一种资产,是医院正常运转和管理不可或缺的资源;同时是医疗事故处理的法律证据,内容涉及患者隐私保护,必须保证其安全、真实、可靠。ISO 27001:2005 标准中将信息安全定义为:保护信息的保密性、完整性、可用性及其他属性。具体如下:

保密性——保障信息仅仅为那些被授权使用的人所获取。保证信息不被非授权访问;即使非授权用户得到信息,也无法知晓信息内容或不明白信息内容的含义,因而不能使用。

完整性——保护信息及其处理方法的准确性和完整性。保证数据的一致性,防止数据被非法用户篡改。一方面是指在信息使用、传输、存储的过程中不发生篡改、丢失、错误;另一方面是指信息处理方法的正确性。

可用性——保障授权使用人在需要时可以获取和使用信息。保证合法用户对信息和资源的使用不被不正当地拒绝。

真实性——对信息的来源进行判断,能对伪造来源的信息,信息安全相关书籍予以鉴别。

不可抵赖性——建立有效的责任机制,防止用户否认其行为。这一点在电子商务中是极其重要的。

可控制性——对信息的传播及内容具有控制能力。授权机构对信息的内容及传播具有控制能力,可以控制授权范围内的信息流向及其方法。

可审查性——对出现的网络安全问题提供调查的依据的手段。在信息交流过程结束后,双方不能抵赖曾经做出的行为,也不能否认曾经接受到对方的信息。

信息安全事件(event)——指识别出的、已发生的系统、服务或网络事件,表明可能违反信息安全策略或防护措施失效;或以前未知的与安全相关的情况。

信息安全事故(incident)——指一个或系列非期望的或非预期的信息安全事件,这些信息安全事件可能对业务运营造成严重影响或威胁信息安全。

(二)我国医疗信息安全现状

随着信息技术的迅猛发展和医疗卫生改革的深入,信息系统日益成为提高医院管理水平和服务质量的有力手段,医院对信息系统的依赖程度越来越大,对信息安全保障工作的要求亦日益提高,各方面的信息安全保障工作都在逐步推进,上线并部署安全监控系统及安全设备。

但我国卫生行业信息安全领域的工作还刚刚起步,没有成立专门的安全管理组织,仍不能满足实际的需求,依然有许多信息安全问题的存在。与发达国家相比,信息系统的运营缺少有效的安全保护措施和审计机制。各种重要的医疗信息系统不断上线,在给医院管理和患者服务提供了极大便利的同时,安全风险也在不断增加;各个信息系统之间存在业务交叉和数据互用的现象,导致医院信息系统具有越来越强的复杂性和多样性,医疗信息面临的信息安全风险也越来越高;随着信息技术应用水平的逐步提高,网络犯罪行为亦更加难以管控。以上种种均造成了信息化安全环境日益恶劣,安全问题越来越突出。

对部分医院信息系统运行中不良安全事件进行分析的结果显示,非法侵入、篡改数据、数据不能访问、电力中断、设备损坏、系统死机、电脑蓝屏、系统不能进入等等的信息安全不良事件时有发生,严重影响医疗服务和医院各项业务的开展。

可见,加强医疗卫生行业信息安全建设和等级保护,杜绝信息安全问题导致的信息安全事件与事故的发生,十分必要而且刻不容缓。

(三)医疗信息安全问题的原因和危害

医疗信息面临的安全问题产生的主要原因如下:

自然灾害:包括地震、水灾、火灾、风灾等。它们可以对网络系统造成毁灭性的破坏。

系统故障:系统尤其是数据存储系统的损坏、故障,无疑会造成数据破坏和泄漏,随着便携式数据处理和存储设备的广泛应用,导致数据泄漏问题也越来越严重。

非法操作:包括身份假冒、口令窃取、非法进入、越权操作等。身份鉴别是网络安全的基本要求,而医院信息系统的登录方式大多采用"用户名 + 口令"方式,存在身份假冒威胁等。一旦医护人员的身份被窃取,数据被窃取或篡改,将直接影响到患者信息、电子病历等的安全性和隐秘性。

信息在传输过程中丢失或被侦听:在医院内、外的数据交互网络中存在大量的交互信息,非法人员可以通过对信息的流向、流量、通信频度和长度等参数的分析而获取信息。

计算机病毒威胁:病毒是最常见、威胁最大的安全隐患,主要表现为利用系统软件或应用软件中的程序错误或安全漏洞来获得对计算机系统的非法访问和攻击。也可能由于缺乏有效的安全管理措施,导致系统内部的病毒通过内部网络、U 盘等传播。一旦病毒或木马进入系统,而网内的杀毒系统代码更新不及时,将可能造成严重的系统瘫痪及资源的泄漏。

系统漏洞:医院信息系统中存在的安全弱点、漏洞以及不安全配置等,主要表现在操作系统、网络服务、TCP/IP 协议、应用程序(如数据库、浏览器等)、网络设备等几个方面,正是这些弱点给蓄意或无意的攻击者以可乘之机,影响到系统的稳定、可靠运行,严重的导致系统瘫痪和数据丢失。

电力中断:电力中断会破坏计算机信息系统的可用性或者导致数据丢失。

操作失误:运维人员维护错误。

可见,造成信息安全问题的原因是多种多样的。同样,信息安全问题给医疗行业带来的危害也是严重的。各种安全问题首先可对信息系统造成系统瘫痪、数据丢失、数据破坏、数据泄漏、数据被篡改等直接结果,影响数据的完整性、正确性及可用性,进而对医院的各项业务产生不同程度的危害。此外,信息安全问题还影响到医院信息系统的正常运行,造成医疗和管理秩序紊乱;影响医疗质量和医疗安全;医疗服务和医院管理业务的效率降低甚至中断;侵犯患者利益,威胁到患者的隐私,影响医院的声誉;严重导致医疗事故,威胁到患者的生命安全。因此,医院信息安全问题的后果和危害,远远超出了医院信息系统本身的范畴,它危害到了广大病员群众、全体医务人员、整个医院的各项业务,严重的甚至将危害到社会安定与国家利益。

二、医疗信息安全建设

医院信息安全建设总体目标首先需整体保证其依托的网络基础设施、运行服务、业务流量等得到有效控制与保护;针对数据库、应用系统、人工采集等不同技术环境下的工作,在授权、认证、访问等方面进行安全保障,提升数据的可信性及真实有效性;医院各业务系统域间需实现有效的信息流向控制、传输防护;医院内外信息系统间接口得到有效保护;加强对电子病历等私密性数据的安全存储,除了实现授权的访问控制外,还需实现数据的在线存储及备份,以便在故障发生时得到有效恢复,保证业务的连续运行。

(一)医疗信息安全建设的对策

1. 树立信息安全意识 首先要树立信息安全意识。不仅是信息中心的专职人员要有信息安全意识,还包括医、管、科、教全体从业人员,因为他们不仅是医院信息系统软、硬件资源的使用者,更是生成数据,使用、维护数据的主要角色。大家都要清楚认识到信息安全的重要性和必要性。信息安全的目标是防止意外事故和恶意攻击对信息及信息系统安全属性的破坏,安全属性包括保密性、完整性、可用性、真实性、可靠性和可控性等。各医疗卫生机构应定期组织信息系统安全培训和宣讲，信息安全技术及安全产品使用的培训，提高信息从业人员的有关信息安全的知识和技能。

2. **以目标为导向，建设"健壮"的安全保障体系**　认真学习医疗卫生行政主管部门有关信息安全的各项政策法规和技术标准，以信息安全目标为导向，从安全技术、安全管理和安全设施三方面全面设计、部署，建设一整套规范、标准、"健壮"的安全保障体系，是医院开展信息安全保障最基本的任务。安全保障工作头绪多、内容多，很难说哪一方面最重要，每一个环节都不能忽视，工作都要到位，这是信息安全保障工作的基本点。在实际工作中，应该根据医院信息系统的实际情况，对信息安全保障工作的所有内容进行仔细梳理并了解信息系统的部署以及运行情况，对所存在的潜在风险与安全漏洞采取有效措施，进行强化、加固，做到没有疏漏之处，建造成处处"健壮"的安全保障的"铜墙铁壁"。

3. **在国家法规与标准指引下积极推行医院信息安全等级保护**　为达到上述目标，要以国家和国家卫生健康委员会颁布的有关信息安全的政策法规与技术标准为准则，逐步在各级医疗卫生机构中开展信息安全等级保护工作。要对第三级以上（含第三级）系统开展信息安全的重点建设。建设过程中要优先保护重要卫生信息系统，优先满足重点信息安全的需求。在重点建设的基础上，全面推行卫生行业各单位信息安全等级保护的实施。对于新建、改建、扩建的信息系统，严格按照信息安全等级保护的管理规范和技术标准进行信息系统的规划设计、建设施工。要通过建立信息安全管理制度，落实信息安全管理措施，完善信息安全保护设施这一系列举措，形成信息安全技术防护与管理体系，有效保障卫生信息系统的安全。因此，医疗卫生行业各单位在信息安全等级保护建设工作中应科学规划，严格以国家相关标准为依据，遵循自主保护、重点保护、同步建设、动态调整等基本建设原则稳步地开展信息安全等级建设。

4. **"治未病""防患于未然"**　"治未病""防患于未然"是我们做好信息安全工作的最根本的策略。把一切安全隐患控制、消除于萌芽之中。所以，我们必须定期进行信息系统安全风险评估以及安全加固。在医疗卫生行业实施信息安全等级保护建设工作不能一劳永逸，该项工作是一个不断循环的过程，信息化程度的不断加深必然会导致新的信息安全问题的出现。对一个日益增长的复杂性信息系统进行安全需求分析，动态地、发展地认识其安全隐患和威胁，是系统安全风险评估的重要前提。所以，各医疗卫生机构应针对自身信息系统的特点定期开展信息安全风险评估，分析信息系统的安全程度，明确了解信息系统所处的安全等级，制订出一套完整的、科学的、符合信息系统实际情况和需求的信息系统安全等级保护方案。针对不同的信息安全风险，通过不同的方式，例如升级安全设备、修改安全配置或者增加安全管理制度等，对信息系统进行安全加固。

5. **保证安全建设资金投入**　我国医疗卫生行业在信息安全建设方面存在着一系列的问题，例如资金投入比例低、分配不合理、软硬件建设不平衡等，这些问题都需要逐步解决。要克服只愿意买业务应用系统、不愿意买安全保障系统，及只愿意买运行设备、不愿意买安全保障设备等不明智想法。没有安全保障系统，业务应用系统也难以顺畅运行；没有安全保障设备，运行设备也不能正常有效地工作。在信息安全方面的投资是必不可少的，应作为信息化建设投资中的一项例行开支。

6. **明确职责、分工合作**　如前所述，信息安全工作内容多，头绪繁杂，而且安全工作与日常的信息服务工作是紧密结合在一起的，所以在开展信息安全的工作中，对相关部门和人员的工作要合理安排，职责要明确。二级以上医院应设专人负责信息安全，并强化专业培训。按照谁主管谁负责、谁运营谁负责的要求，明确主管部门以及信息系统建设、运行、维护、使用单位和个人的安全责任，分别落实等级保护措施，制订详细的实施方案。要建立协调配合机制，积极推进信息安全等级保护制度的建立和完善。

7. **积极开展新技术应用中信息安全的研究与探索**　当今虚拟化、云计算、大数据、物联网、移动计算、"互联网＋"等新技术快速发展，它们在医院领域的应用已成为研究与探索的热点。另一方面，它们也给信息安全带来了新的风险和挑战，成为网络攻击的新的目标，现有的信息安全手段已不能完全满足这些新技术应用的信息安全要求，加大了安全防范的范围和治理难度，使得安全应对的技术变得更加复杂，需求更高。因此在开展这些新技术应用时，首先要切实采取应对性的安全保障措施，破解它们给信息安全带来的各种风险挑战。另一方面，这些新技术又给医院信息安全建设提供了新的平台和技术支撑，提供了新的方法与解决手段。所以又要充分利用它们，使得医院信息安全建设更加有效、完善。

（二）医疗信息安全的建设原则

医疗信息安全建设应遵循以下指导原则：

规范性——遵循已颁布的相关国家标准，特别是原国家卫生部于 2011 年为贯彻落实国家信息安全等级保护制度，规范和指导全国卫生行业信息安全等级保护工作，按照公安部《关于开展信息安全等级保护安全建设整改工作的指导意见》，结合卫生行业实际，研究制定的《卫生行业信息安全等级保护工作的指导意见》，其中对卫生行业信息安全工作的目标、原则、机制、任务等方面均作了明确的要求。这是医院医疗信息安全工作的直接指导纲领。

先进与适用性——采用先进的设计思想和方法，尽量采用国内外先进的安全技术。另外，所采用的先进技术应符合实际情况，合理设置系统功能，恰当进行系统配置和设备选型，保障其具有较高的性价比，满足业务管理的需要。

可扩展性——考虑通用性、灵活性，以便利用现有资源及应用升级。

开放与兼容性——对安全子系统的升级、扩充、更新以及功能变化应有较强的适应能力。即当这些因素发生变化时，安全子系统可以不做修改或少量修改就能在新环境下运行。

可靠性——确保系统的正常运行和数据传输的正确性，防止由内在因素和硬件环境造成的错误和灾难性故障，确保系统可靠性。在保证关键技术实现的前提下，尽可能采用成熟安全的产品和技术，保证系统的可用性及工程实施的简便快捷。

系统性——综合考虑安全子系统的整体性、相关性、目的性、实用性和适应性。另外，与业务系统的结合相对简单且独立。

技术与管理相结合——遵循技术和管理相结合的原则进行设计和实施，各种安全技术应该与运行管理机制、人员思想教育与技术培训、安全规章制度建设相结合。从社会系统工程的角度综合考虑，最大限度发挥人防、物防、技防相结合的作用。

（三）医疗信息安全建设的技术策略

医疗信息安全建设的技术策略主要分为三个方面：

1. 构建纵深的防御体系　医院信息安全保障建设方案包括技术和管理两个部分，针对医院信息平台的通信网络、区域边界、计算环境、业务应用平台等各个层面，采用访问控制、统一监管、集中审计、防病毒、集中身份认证、应用加密、集中数据备份等多种技术和措施，实现医院信息平台业务应用的可用性、完整性和保密性保护，同时充分考虑各种技术的组合以及功能的互补性，合理利用措施，从外到内形成一个纵深的安全防御体系，保障信息系统整体的安全保护能力。

2. 保证一致的安全强度　采用分级分层的方法，采取强度一致的安全措施，并采取统一的防护策略，使各安全措施在作用和功能上相互补充，形成动态的防护体系。因此，在建设手段上，本方案在平台上实现二级信息系统的基本防护，比如统一的防病毒系统、统一的认证平台和统一的审计系统，然后在基本保护的基础上，再根据各个计算环境的重要程度，采取进一步的高强度的保护措施。

3. 建立统一的支撑平台　建设全网统一的认证平台，实现高强度的应用安全保护，实现统一支持平台；统一的权限分配，实现资源、角色、权限的统一分配；统一的认证人口及单点登录，即终端系统一次认证并可按照权限访问相关资源；统一的资源管理，统一认证平台使系统管理人员更清晰地分析并管理资源的分配情况，完成安全策略的配置和部署。

4. 进行集中的安全管理　信息安全管理的目标就是通过采取适当的控制措施来保障信息的保密性、完整性、可用性，从而确保信息系统内不发生安全事故。或者即使发生，也能有效控制事故风险。通过建设集中的安全管理平台，实现对信息资产、安全事件、安全风险、访问行为等的统一分析与监管，通过关联分析技术，使系统管理人员能够迅速发现问题、定位问题，有效应对安全事件的发生。

目前，我国医疗卫生行业信息安全等级保护建设还处于初级阶段，应持续改进工作机制，在系统预警、系统监控、系统加固、系统安全审计、系统应急响应等方面进行持续化保障，更好地确保系统稳定的运行。争取通过整个信息安全等级保护工作的实施，来保证医院信息安全等级保护能够持续进行，从而使整个大的医疗环境达到持续的安全。

第六节 医疗信息的延伸：人工智能、远程医疗、大数据对未来医疗的影响

一、医疗信息技术的发展

计算机和信息技术的发展已为医疗领域带来了革命性的变化，对医疗模式和医疗观念产生了深刻地影响。我国医院信息系统的发展已经历了将近三十年的时间，但直到20世纪90年代，随着互联网技术在国内逐步普及，才真正出现完整的医院信息管理系统。近年来我国政府对医院的信息化建设给予了充分的重视和支持，医院信息系统的建设迅速发展。目前，无论是一级社区医院还是三级综合性医院，都建有具备一定数据传输和处理能力的内部网络和服务器，在此基础上的医院信息系统（HIS）、临床信息系统（CIS）、实验室信息系统（LIS）、放射信息系统（RIS）实现了挂号、收费、药剂、检验、影像检查、住院结算以及医院行政的数字化运作和管理，医护人员通过医生工作站和护士工作站就可以对诊疗和护理过程进行决策和查询。这种医院信息化在辅助医院管理、支持临床诊疗、提高工作效率和服务质量、降低运营成本等各个方面已经发挥了重要作用。

当前信息技术的发展已深深融入人们生活的各个方面，改变了社会的生产、生活、消费以及管理方式。尤其是移动互联网技术的广泛应用，所有行业、所有人、所有物体都可以保持在线状态。因此，在2015年3月召开的第十二届全国人大第三次会议上，李克强总理首次提出了"互联网+"的概念。对于今天的医疗行业，"互联网+医疗"的融合形态正在逐步优化传统的诊疗模式。医院可以为患者提供网上咨询、预约挂号、远程医疗、分级转诊等全新医疗服务；患者可以通过手机APP或微信平台在线查询专家门诊信息、获取检查结果、结算费用、报告康复状态，实现与医护人员的联系和沟通。同时，医院对移动信息技术、物联网技术、二维条码标识技术的大量使用，使得医院信息化进入了移动化和条码化时代，进一步提升了医院医疗水平、管理水平，能够为广大人民群众提供更优质的医疗服务。

不久的将来，随着人工智能、深度学习、云计算、大数据分析技术的迅速发展，以信息技术为代表的新一轮科技和产业革命必将萌发。届时基于移动互联网的创新时代必将结束，互联网的下一幕是人工智能，未来的每一个行业，都会因人工智能的到来发生巨大的变化。具体到医疗领域，"互联网+智慧医疗"的模式也必将代替现有的基于移动互联网的信息化辅助医疗模式。源自患者疾病数据和医生诊疗信息的大数据，加上云计算巨大运算能力，利用深度学习算法，必定能形成针对疾病诊断、治疗决策、健康管理、社会医疗统筹等方面的人工智能系统和工具，使医疗服务走向真正意义的智能化，推动医疗事业繁荣发展，也为我国医疗体系长久以来的种种问题，如医疗资源不足、财政资源有限、众多疾病负担重等问题提供切实可行的解决途径。

二、人工智能：开启智慧医疗的钥匙

人工智能（artificial intelligence，AI）是研究、开发用于模拟、延伸和扩展人的智能理论、方法、技术及应用系统的一门新的技术科学，是计算机科学的一个分支。它利用模式识别、机器学习、数据挖

掘、智能算法等技术获取智能的实质，并制造出一种新的能以人类智能相似的方式做出反应的智能机器。人工智能的主要应用领域包括机器人、语言识别、图像识别、自然语言处理和专家系统等。

目前，IBM 的 Watson 是人工智能领域的杰出代表。它基于信息分析、自然语言处理和机器学习领域的大量创新技术，实现了全新的认知计算模式，能够助力决策者从大量非结构化数据中对事物的本质特征形成非凡的洞察力。通俗地说，Watson 具有强大的理解能力、智能逻辑思考能力和优秀的学习能力。

在医疗健康领域，Watson 已经崭露头角，表现出惊人实力。经由美国斯隆•凯德琳癌症纪念研究中心的医生对 Watson 进行训练后，它可以从患者的病历中提取相关健康信息，并提供个性化的治疗方案。同时，还知道不该采取哪些治疗方案，并能给出理论依据。总而言之，它能利用最新的研究成果帮助医生应对不同患者的病情。

2017 年第 53 届美国临床肿瘤学会年度会议中披露，Watson 在针对不同癌症推荐治疗方案时，已经表现得十分出色。在印度进行的一项研究显示，在治疗肺癌时，Watson 给出的治疗建议 96% 的情况下与医生的方案相吻合；治疗直肠癌和结肠癌时，与医生建议的吻合率也分别高达 93% 和 81%。此外，在泰国进行的一项研究中，针对结直肠癌、肺癌、乳腺癌和胃癌，Watson 给出的治疗建议也达到了相似的吻合度。而且，Watson 在临床试验中筛选乳腺癌和肺癌患者的速度要比人类快 78%，将筛查时间从 110min 缩减到了 24min。Watson 在医疗保健领域的成功，验证了人工智能对于医生来说更加有效和可靠。

人工智能在医疗健康领域的发展可以分为三个阶段。第一阶段，弱人工智能：表现为擅长于单个方面的人工智能。比如生理电信号的智能分析和识别系统、基于医学影像资料的癌症诊断、精神性疾病的判断和分级等。这也是目前人工智能在医疗领域的发展方向和应用重点。第二阶段，强人工智能：指在各方面都能和人类比肩的人工智能。能够实现近似人类的智力活动，包括思考、计划、解决问题、抽象思维、理解复杂概念、快速学习和从经验中学习。未来，强人工智能系统可以完全替代医生执行门诊、会诊、制订手术途径等复杂工作。第三阶段，超人工智能：指超越人类智慧的人工智能。在几乎所有领域都比最聪明的人类大脑聪明很多，能够完成科学的创新、知识的探索以及意识的启蒙。此时，人工智能不仅用于探究疾病的起源和寻找疾病的治疗方法，甚至可能被用于研究人类本身。

就目前而言，从我国医疗健康领域的需求和发展趋势来看，人工智能最具前景的应用点包括以下四个方面：

第一个方面是智能分级诊疗。分级诊疗是指按照疾病的轻、重、缓、急及治疗的难易程度进行分级，不同级别的医疗机构承担不同疾病的治疗。建立分级诊疗制度是解决我国目前医疗资源不足以及分布不均匀的重要举措。然而，目前基层首诊和双向转诊的方式极易造成不同级别医院的重复接诊和患者的多次就诊，对医疗资源和患者时间都是一种浪费。智能分级诊疗系统通过移动互联网提供轻问诊接口，利用患者既往的健康信息和病史记录实现智能分诊，直接实现高效的分级诊治。

第二个方面是智能诊断。由于在图像处理、数据挖掘、模式识别等方面计算机科学已经取得了大量成果，所以人工智能在医学影像理解、检查结果剖析上具有先天优势。上文提到的 Watson 系统就是这方面的代表，它除了在癌症诊断上表现出较高的准确性，而且还能协助医生对罕见疾病进行判断。日前，日本的一名患者被诊断为急性白血病，但是经历各种疗法后效果并不明显。于是日本东京大学医学研究院的科学家想借助 Watson 对患者进行诊断。该系统通过比对 2 000 万份癌症方面的研究论文，在 10min 内即得出了诊断结果：患者得了一种罕见的白血病，并向研究人员提出了治疗方案。国内的百度医生系统也是智能诊断系统的先行者，它的诊断和北大医院医生的诊断符合率达到 80%，而且百度医生还会利用自然语言处理方法来理解患者对病情的描述。

第三个方面是精准医疗。精准医疗是以基因组测序技术以及生物信息与大数据分析方法为基础，通过精确寻找疾病相关的基因靶点，为患者提供个体化医疗的新型医学概念与医疗模式。人工智能可以基于基因组、蛋白质组等组学研究结果,对大样本人群与特定疾病类型进行生物标记物的分析和鉴定,从而精确寻找到疾病的原因和治疗的靶点,并对一种疾病不同状态和过程进行精确分类,最终实现对于疾病和特定患者进行个性化精准治疗的目的,提高疾病诊治与预防的效益。

第四个方面是新药研发。今天已知的有可能形成药物的小分子化合物大概有 10^{33} 个,对于如此巨大的小分子库,在进行蛋白位点分子对接和高通量筛选候选药物时,都要面对庞大的运算量。因此,人工智能可以利用神经网络、模拟退火、遗传算法、马尔科夫链等方法对计算过程进行优化,助力计算模拟药品研发,降低药物研发成本和周期,推进制药变革。

三、远程医疗:未来医疗的目标模式

远程医疗一般是指使用远程通信技术、计算机多媒体技术、新电子技术和全息影像技术,发挥大型医学中心医疗技术和设备的优势,跨越空间障碍,对医疗卫生条件较差地区的以及身处特殊环境中(如海岛或舰船)的患者提供远距离诊断、治疗和咨询服务。

20 世纪 50 年代末,美国学者 Wittson 首先将双向电视系统用于医疗;同年,Jutra 等人创立了远程放射医学。20 世纪 60 年代末,美国的 Kenneth Bird 博士与 Fitzpatrick 等人,用微波视频将波士顿 Logan 国际机场的一个诊所与麻省总医院相连,为机场的工作人员及乘客提供医疗服务,并首先使用"telemedicine"一词,现在国内专家统一将其译为"远程医疗"。20 世纪 80 年代初期,美国著名未来学家 Alvin Toffler 就曾预言:"未来医疗活动的模式将发生变化,医生将有可能面对计算机,根据屏幕显示的从远方传来的各种信息,对患者进行诊断和治疗。"

随着信息技术在视频压缩、数据传输、全双工通信以及多媒体领域的迅猛发展,这一预言逐渐变为现实。近日,《新英格兰医学杂志》(*The New England Journal of Medicine*)发布文章称,美国医疗主管部门统计数据显示,全美范围超过 60% 的健康服务机构和 50% 的医院在不同程度上应用了远程医疗服务,并且全美所有州都提供了远程影像咨询服务、49 个州设立了远程精神健康服务、36 个州建有各类以家庭医疗为核心的远程医疗咨询服务。我国在远程医疗领域起步较晚,由于我国医疗资源分布不均,基层医生业务水平有限,支持和发展远程医疗对我国好处凸显。并且,老龄化人口的增多导致慢性病人数增长迅速,其治疗时间长、服务需求大,刺激市场对具有远程医疗功能的家用远程医疗产品的需求增加,其潜在的市场规模巨大。所以,我国在远程医疗市场的增速很快,大有后来者居上的趋势。

远程医疗的发展按技术模式和服务内容可分为三个发展阶段。第一阶段为 20 世纪 60 年代初到 80 年代中期,属于远程医疗的概念期和探索期。这一阶段主要使用有线或无线模拟电视信号传输技术实现双向视频交互,信息传送量极为有限,所以发展缓慢。随着现代通信技术不断发展,自 80 年代后期远程医疗进入以综合业务数据网为技术平台的第二阶段。该阶段中,远程医疗逐渐受到政府卫生系统和医疗从业者的关注,在技术、政策、实际应用等方面不断完善,出现了诸如远程咨询、远程会诊、远程医学教育、医疗信息咨询服务等多个应用分支,世界各个国家和地区在政府支持下相继开展了各种形式的远程医疗活动。如欧盟曾组织 3 个生物医学工程实验室、10 个大公司、20 个病理学实验室和 120 个终端用户参加的大规模远程医疗系统推广实验,推动了远程医疗的普及。

第三阶段由近十年开始,远程医疗逐步进入发展期和成熟期,高速互联网的飞速发展给远程医疗的信息交互和沟通带来了质的飞跃,而移动网络的普及、智慧医疗的出现给远程医疗又开拓出广阔的应用前景。当前,远程医疗最具发展前景的应用领域有远程诊断、专家会诊、远程监护以及家庭健康管理等。

远程诊断是指以检查诊断为目的的远程医疗,即上级医院的专家或医生对基层临床人员提供诊断意见,包括远程影像诊断、远程病理诊断等。一般来说,通过远程诊断可以实现医疗保障更大范围的覆盖,上级医院通过基层医院发送的医学影像资料、检验报告以及与患者的视频问诊实现疾病的诊断和治疗方案的制订,有效加强了基层医院的医疗力量,降低医疗成本。未来,在医疗机器人的协

助下，远程诊断可以通过更加直观的方式展开。近期，欧盟研发计划资助的远程医学诊断 ReMeDi 项目取得进展，该项目科学家已测试了一个具有压力、湿度和温度传感器、能捕获医生触诊时可获得信息的机器人原型。在检查期间，医生面向三个屏幕而坐，一个屏幕显示医生的手在远程患者身上，另一个屏幕显示医患电话交谈，第三个屏幕显示通过机器人进行超声检查的情况。该系统允许医生对患者进行远程问诊、触诊和超声诊断，评估患者病情并决定下一步的治疗或处理方法。

远程会诊就是利用电子邮件、网站、电话、视频会议等现代化通信工具，为疑难病症患者完成远程多学科的病情诊断，进一步确定治疗方案的治疗方式，是远程医疗的主要变现形式。远程会诊对于医疗服务极其重要，误诊或者无法确诊可能会延误病情，导致严重、甚至是致命的后果，远程会诊让不同医院的医生进行快速有效地沟通，获取有效的诊断和治疗建议，患者能够在本地接受高质量的诊治，而无需费时费力地去医疗条件更好的医疗机构诊治。目前，在我国一些有条件的医院均已开展远程会诊服务，并且有些医院基于移动互联网，利用医生碎片时间实现远程会诊。如复旦大学附属金山医院的所有科室主任均通过"爱加问诊"移动互联网平台为永平县人民医院提供远程会诊服务，开展对口医疗帮扶。此外，远程会诊对军队卫勤保障也起到重要作用，我军原总后勤部卫生部提出了军队卫生系统信息化建设"三大工程"，其中"军卫二号"工程就是全军医药卫生信息网络和远程医疗会诊系统。

远程监护即利用家用医疗装置采集患者的生命体征信息，并通过网路传输到监护中心，由医护人员对居家患者进行监测和疾病管理的服务，如远程家庭监护、远程疾病管理等。患者通过领取的相应设备监测生命体征，并将数据发送回医院。该研究对此类进行远程自我监测的小组与常规组进行了对比，前者死亡率、住院时间和总床日数均有下降。

当今世界，无论是发达国家还是发展中国家，其医疗保健的状况都存在地域性不均衡发展问题。这不仅表现在医院规模和医疗设施的配置上，更主要的是表现在医疗专业人员资源分布的不均衡。在这种形势下，远程医疗无疑为解决这一问题提供了一条可能的出路，因而受到各国政府的重视。未来接受远程医疗治疗的患者比例会逐步提高，远程医疗服务量有可能超过实体医疗机构服务量。

四、大数据分析：依托"云"的决策支持

大数据分析是指利用数据分析、数据挖掘、数据管理等技术方法对一定时间范围内某一领域的海量、高增长和多样化的非结构化或半结构化数据合集进行处理，以获取更强的决策力、洞察发现力和流程优化能力。大数据的意义不仅在于获取和掌握庞大的数据信息，而更为重要的是对这些有意义的数据进行专业化处理，提取和实现数据的"价值"。比如洛杉矶警察局和加利福尼亚大学合作利用大数据预测犯罪的发生；Google 利用搜索关键词预测禽流感的散布；麻省理工学院利用手机定位数据和交通数据建立城市规划等。

由于大数据自身的技术特点，使得它与云计算之间存在紧密的关系，就像一枚硬币的正反面一样密不可分。大数据必然无法用单台计算机进行处理，必须采用分布式架构计算模式，而云计算是目前最具运算能力的分布式计算构架模式。

医疗行业早就遇到了海量数据和非结构化数据的挑战，而近年来很多国家都在积极推进大数据分析在医疗信息中的应用。国外医疗大数据的应用主要集中在个人健康、医疗机构运营、医学研究、公共卫生等领域。

个人健康领域，通过全面分析患者特征数据和疗效数据，比较多种干预措施的有效性，可以找到针对特定患者的最佳治疗途径。比如，利用基因组数据分析考察遗传变异对特定疾病易感性的影响和对特殊药物的反应关系，然后在用药过程中考虑个人的遗传变异因素。此外，通过远程监控系统收集慢性病患者各项数据，将分析结果反馈给主管医生，确定今后的用药和治疗方案。

医疗机构运营领域，通过临床数据的预测分析提供临床决策支持，提高医生工作效率和诊疗质量；通过医疗数据的语义分析，提高医疗过程数据的可读性，使医院和医生的绩效更加透明，间接促

进医疗服务质量的提高；通过医疗保险数据的深度挖掘，提高医疗支付方、医疗服务提供方和医药企业的决策能力。

医疗研究领域，大数据分析将在癌症治疗、药品研究和疾病分析方面大有作为。2013 年，美国临床肿瘤学协会开启了一个利用大数据帮助癌症治疗的项目，力图收集成千上万癌症患者的诊疗数据，通过机器学习技术从海量数据中发现有价值的模式，进而形成对癌症发生发展的深度洞察，加快发现新药的速度，同时用于指导类似患者的治疗。

公共卫生领域，大数据的使用可以改善公众健康监控。公共卫生部门可以通过覆盖全国的患者电子病历数据库，快速检测传染病，进行全面的疫情监测，并通过集成疾病监测和响应程序，快速进行响应。

在国内方面，2017 年 4 月，中国健康医疗大数据大会在北京召开。中国科学院专家从基因组、大数据与精准医学三个方面全面阐述了大数据在医疗行业的应用，并指出精准医学是组学大数据与医学的结合，是目前我国医疗大数据发展的重点方向之一。同年 6 月，国务院办公厅发布了《关于促进和规范健康医疗大数据应用发展的指导意见》，首次把生物学资源和医疗大数据作为国家的基础战略资源，并将其纳入国家大数据战略的布局。在我国医疗大数据领域迎来了前所未有的发展机遇。

五、医疗信息技术面临的挑战

从医疗行业信息化的发展阶段上看，人工智能、远程医疗和大数据分析技术把医疗信息化水平带到一个新的起点与高度。但是医疗行业不同于其他的传统领域，它的特殊性使得信息技术发展不得不面临以下挑战：

（一）在人工智能领域

难点一：医疗数据质量的保证。机器学习所用到的数据其实是训练学习模型的教材，教材的质量决定了学习的成果，如何获取高质量的教材是大部分人工智能研发机构面临的共同问题。医学是一个专业性极强的学科，医疗数据的质量需要大量富有临床经验的医生来掌握，这使得医疗人工智能的发展不仅要依靠技术的发展，对医生的能力更加倚重。所以，医疗人工智能的发展需要大量临床医生和医学研究人员的支持和参与。

难点二：医疗事故的责任认定。医疗人工智能发展的一个重要目标就是协助甚至在某些方面取代医生对患者的疾病进行准确的诊断，然而一旦出现误诊或给出错误的治疗方案造成患者病情加重甚至死亡，医疗事故的责任应该由谁承担？这必定是困扰医疗人工智能崛起的问题。

（二）在远程医疗领域

难点一：基础医疗机构和大医院间的合作壁垒。目前，上级医院与基础医疗机构的远程医疗合作主要依靠政府的政策规划、医联体或区域合作来建立。对于高等级医院并没有出现开放式远程医疗服务的机制和模式，就是说并不是所有基础医院能够得到远程医疗的支持和辅助。

难点二：大医院的执行动力。虽然国家目前在大力推行分级诊疗政策和远程医疗，但是三甲医院始终关注的是患者数量、医疗费用、医保资金。全面提供远程医疗服务会导致处方外流、治疗收入下降，这是远程医疗面临的利益障碍。

难点三：医保支付方的形成。远程医疗由于并没有纳入到医保范畴中，医院各自定价，相对混乱。患者由于对远程医疗认识不清，再加上对价格的敏感，因此积极性也不算高。目前，仅贵州、湖北、四川等个别省份将远程医疗纳入医保范围，只有国家出台相应的政策，才能进一步推进远程医疗的发展。

（三）在大数据分析领域

难点一：医疗大数据的获取。大数据集是数据分析的源头，没有高质量数据集的支持，任何分析方法都无法形成最优的过程参数，分析和预测的结果也不可能具有较高的可信度和准确性。然而，医疗大数据的产生和质量控制均依靠医疗机构和专业医生本身，大数据分析方法和云计算资源却掌据在相关的技术公司。那么，打通二者之间的联系，实现利益再分配的合理化，就成为医疗大数据发展的关键。

难点二：医疗大数据的信息安全。近几年，数据泄露事件层出不穷，而医疗大数据领域必然也会面对信息安全问题。一旦出现患者医疗数据的泄漏，非法获取者可以利用这些数据伪造虚假身份和虚假保单进行就医、买药、买医疗设备等，破坏受害者医疗记录，造成不可挽回的损失和极其危险的后果。

尽管医疗信息技术的发展要面对如此众多的挑战，但人工智能、远程医疗和大数据分析的发展趋势已经势不可挡，这些技术会越来越融入我们的医疗活动中，今后还将在更深更广的程度融合。我们有充分的理由相信，在未来相关技术、机制、管理和理念的不断创新下，这些问题一定会得到合理解决。无论如何，信息技术已经开启了一扇崭新的大门，通过它我们必将走进医疗领域的新世界。

（付　峰　徐灿华　杨　滨　代　萌）

思考题

1. 医院信息使用与管理需要基本功能有哪些？
2. HIS 的定义是什么？
3. HIS 的组成有哪些？
4. HIS 软件系统组成有哪些？
5. 简述住院管理子系统的主要业务和功能。
6. 简述医生工作站的主要业务和功能。
7. 简述护士工作站的主要业务和功能。
8. 简述 PACS 系统的概念与特点。
9. 医疗信息安全的建设原则包括哪些方面？
10. 在远程医疗领域，目前仍需解决的难点有哪些？

参 考 文 献

[1] 邹声泉. 国内微创外科现状与前景 [J]. 临床外科杂志，2004，12（1）：23-24.

[2] LIAO H. Integrated diagnostic and therapeutic techniques: Toward an intelligent medical system[J]. Computerized Medical Imaging & Graphics，2014，38（5）：421-422.

[3] 张欣然，范应威，廖洪恩. 个体化精准诊疗：临床中的发展与挑战（上）[J]. 中国医疗设备，2016，31（3）：5-11.

[4] 张博语，范应威，朱明宇，等. 个体化精准诊疗：临床中的发展与挑战（下）[J]. 中国医疗设备，2016，31（6）：7-12.

[5] BRONZINO J，PETERSON D. Medical Devices and Human Engineering[M]. CRC Press，2015.

[6] 王宝亭，耿鸿武. 中国医疗器械行业发展报告（2017）[M]. 北京：社会科学文献出版社，2017.

[7] WANG Z，BAI J，LI F，et al. Study of a "biological focal region" of high-intensity focused ultrasound[J]. Ultrasound in medicine & biology，2003，29（5）：749-754.

[8] MASON T J. Report on first international workshop on the application of high-intensity focused ultrasound in medicine Chongqing，P.R. China（10-13 May 2001）.[J]. Ultrasonics Sonochemistry，2002，9（2）：121-122.

[9] 中华医学会. 高强度聚焦超声肿瘤治疗系统临床应用指南（试行）[J]. 中华医学杂志，2005，85（12）：796-797.

[10] CHEN J，LI Y，WANG Z，et al. Evaluation of HIFU Ablation for Uterine Fibroids：an IDEAL Prospective Exploration Study[J]. BJOG：An International Journal of Obstetrics & Gynaecology，2017，125（3）：354-364.

[11] Focused ultrasound state of field 2017. Focused Ultrasound Foundation，2017.

[12] 朱大年. 生理学 [M]. 7 版. 北京：人民卫生出版社，2008.

[13] 刘士生. 心电图诊断学 [M]. 北京：人民卫生出版社，2003.

[14] 李茂绪. 神经系统疾病实验室诊断学 [M]. 济南：山东大学出版社，2006.

[15] 党静霞. 肌电图诊断与临床应用 [M]. 北京：人民卫生出版社，2005.

[16] 张凯莉，徐建光. 临床实用神经肌电图诊疗技术 [M]. 上海：复旦大学出版社，2005.

[17] 王婷婷. 无创连续血压测量技术发展综述 [J]. 科技与创新，2017（17）：62.

[18] 欧辉彬. 无创动态血压监测技术研究进展 [J]. 中国医疗设备，2016（11）.

[19] 刘士龙，李晓梅，于天林. 血氧饱和度仪器的测量原理与应用维护 [J]. 中国医疗设备，2011，26（11）：85-86.

[20] 邢帅，杨戈，李志刚，等. 常用生理参数的测量原理 [J]. 哈尔滨医药，2009，29（1）：38.

[21] 李建林. 多参数监护仪的测量原理及正确使用方法 [J]. 医疗装备，2008，21（3）：13-15.

[22] 苏建奎，桂星雨. 医用红外体温测量仪的现状与发展 [J]. 医疗卫生装备，2016，37（1）：110-112.

[23] 王振运，孟立凡，张璐. 红外人体测温仪 [J]. 电子世界，2015（14）：163-165.

[24] 李刚，林凌. 生物医学电子学 [M]. 北京：北京航空航天大学出版社，2014.

[25] 杨玉星. 生物医学传感器与检测技术 [M]. 北京：化学工业出版社，2009.

[26] 邓亲恺. 现代医学仪器设计原理 [M]. 北京：科学出版社，2004.

[27] 金浩宇. 医用电子仪器分析与维修技术 [M]. 北京：化学工业出版社，2011.

[28] 余学飞. 医学电子仪器原理与设计 [M]. 广州：华南理工大学出版社，2000.

[29] 万明习. 生物医学超声学（上、下册）[M]. 北京：科学出版社，2010.

[30] 冯若. 超声手册 [M]. 南京：南京大学出版社，1999.

[31] 杜宏伟. 生物医学超声中若干非线性问题的研究 [D]. 合肥：中国科学技术大学，2007.

[32] 杜功焕，朱哲民，龚秀芬. 声学基础 [M]. 南京：南京大学出版社，2012.

[33] 张剑锋，轩福贞，项延训. 材料损伤的非线性超声评价研究进展 [J]. 科学通报，2016，61（14）：1536-1550.

[34] FERRARA KW，ZAGER BG，SOKIL-MELGAR JB，et al. Estimation of blood velocity with high frequency ultrasound[J]. IEEE Transactions on Ultrasonics，Ferroelectrics，and Frequency Control，1996，43：149-157.

[35] 王智彪，李发琪，冯若. 治疗超声原理与应用 [M]. 南京：南京大学出版社，2008.

[36] 金牛海. 超声原理及生物医学工程应用—生物医学超声学 [M]. 上海：上海交通大学出版社，2017.

[37] 邹建中. 临床超声治疗学 [M]. 重庆：重庆出版社，2012.

[38] 周永昌，郭万学. 超声医学 [M]. 北京：科学技术文献出版社，2006.

[39] Liao H. Integrated diagnostic and therapeutic techniques：Toward an intelligent medical system[J]. Computerized Medical Imaging & Graphics，2014，38（5）：421-422.

[40] 张欣然，范应威，廖洪恩. 个体化精准诊疗：临床中的发展与挑战（上）[J]. 中国医疗设备，2016，31（3）：5-11.

[41] PETERS T M，CLEARY K R. Image-guided interventions：technology and applications[M]. Springer，2008.

[42] STERN A，JAVIDI B，MARTINEZ-CORRAL M，et al. Advances in three-dimensional integral imaging：sensing，display，and applications [Invited][J]. Applied Optics，2013，52（4）：546-560.

[43] 马龙飞，范真诚，姜炜鹏，等. 手术导航设备关键技术分析和展望 [J]. 中国医疗器械信息，2016，22（17）：1-5.

[44] 杨宏桥，蒲卫. 医疗信息系统顶层设计方法学 [M]. 北京：人民军医出版社，2015.

[45] 王明时. 医院信息系统 [M]. 北京：科学出版社，2008.

[46] 范启勇. 上海市医院信息系统软件功能规范 [M]. 北京：科学出版社，2016.

[47] 陆骥. LIS 与 HIS 的系统集成设计 [J]. 医疗卫生装备，2005，26（2）：36-37.

[48] 徐若然，张毅，周博雅，等. 智慧医院建设中信息平台的构建与应用研究 [J]. 中国医院管理，2018，38（03）：55-57.

[49] 徐彬彬，马旭东，房芳，等. 面向医疗检验仪器的 LIS 中间件系统设计与实现 [J]. 工业控制计算机，2018，31（04）：52-54.

[50] 汪小锋，郑焜，吴胜，等. 门诊智慧医疗信息系统的优化实践 [J]. 中国医疗设备，2018（04）：158-161.

[51] 崔文彬，唐燕，刘永斌，等. 智慧医院建设理论与实践探索 [J]. 中国医院，2017，21（08）：1-4＋8.

[52] 曾东汉，樊光辉，肖飞. 我国三级医院医疗信息集成平台建设现状调查分析 [J]. 中国卫生政策研究，2017，10（07）：75-78.

[53] 秦盼盼，郭珉江，雷行云，等. 互联网＋时代的分级诊疗体系构建 [J]. 中华医学图书情报杂志，2016，25（04）：21-25.

[54] 卢敬泰，吕晓娟，程钦安，等. 临床信息标准化与电子病历深化应用的研究 [J]. 中国数字医学，2017，12（03）：12-14.

中英文名词对照索引

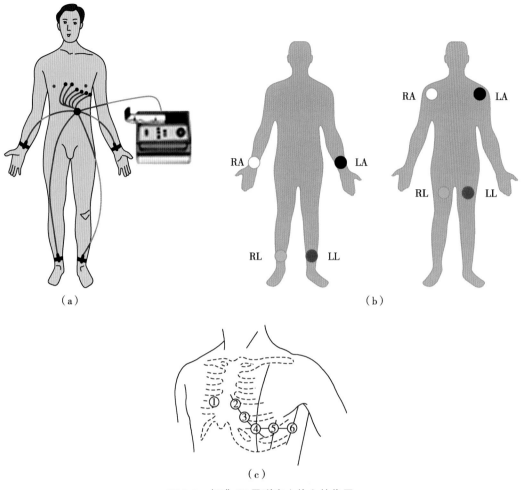

图 2-2　标准 12 导联在人体上的位置
（a）标准 12 导联的电极位置；（b）肢体导联的位置；（c）胸导联的位置

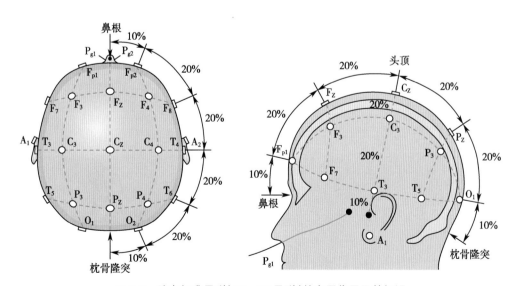

图 2-5　脑电标准导联（10～20 导联）的安置位置及其标识

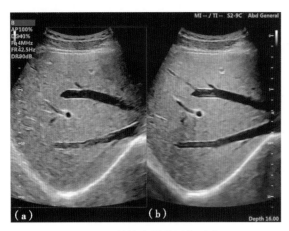

图 3-6　基波和谐波图像对比
（a）基波；（b）谐波

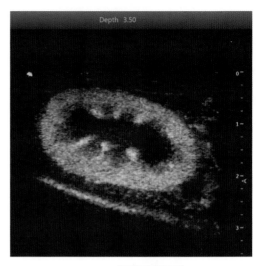

图 3-7　肾脏造影图像

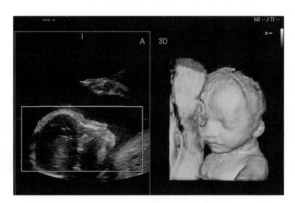

图 3-8　胎儿头部的超声三维图像

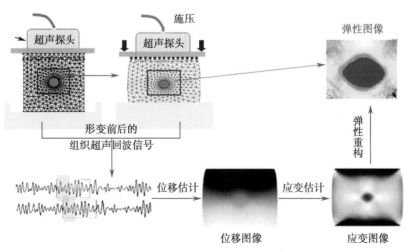

图 3-10　准静态超声弹性成像原理图

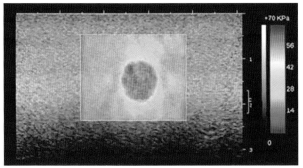

图 3-11　剪切波弹性成像硬质体模图

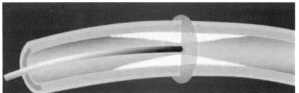

图 3-12　血管内超声成像原理示意图

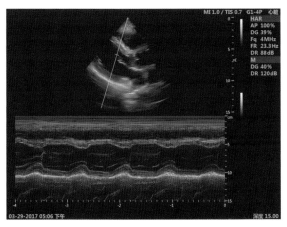

图 3-35　M 型超声成像

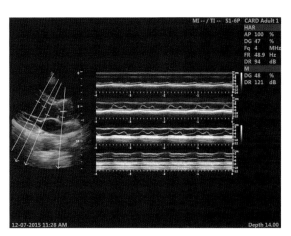

图 3-36　全方向 M 型成像

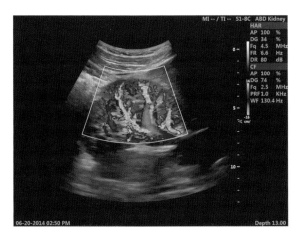

图 3-43　肾脏超声多普勒血流成像

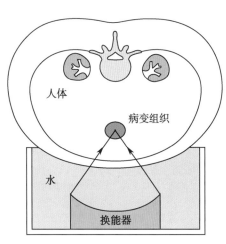

图 3-64　聚焦超声手术治疗原理图

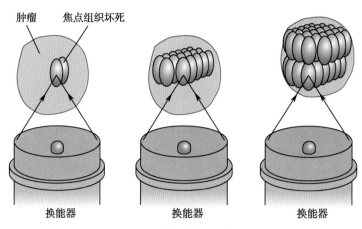

图 3-67　HIFU 治疗肿瘤三维运动扫描图

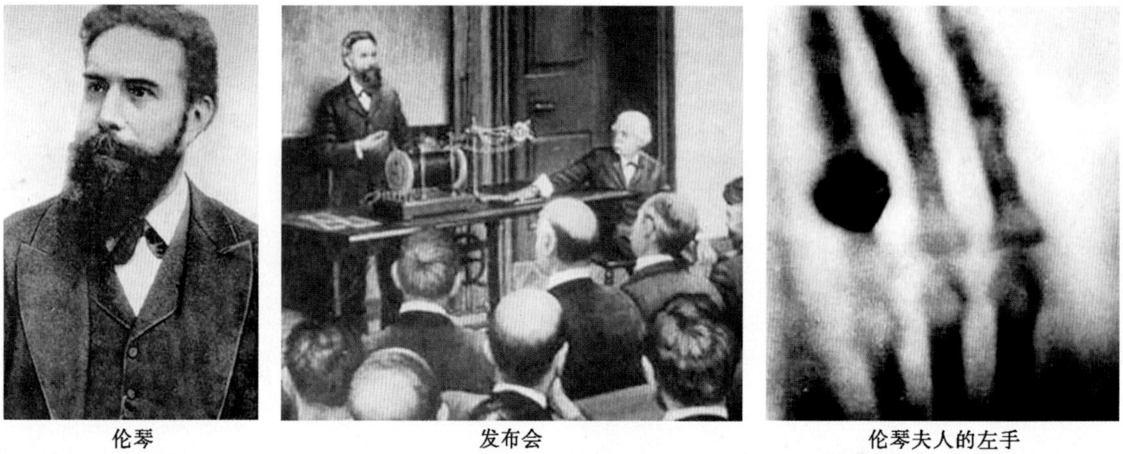

图中标注：肿瘤　焦点组织坏死　换能器　换能器　换能器

伦琴　　　　　发布会　　　　　伦琴夫人的左手

图 4-1　X 线的发现图解

1895 年 11 月 8 日伦琴发现 X 射线；荣获第一届（1901 年度）诺贝尔物理学奖；1895 年 12 月 22 日伦琴拍照的人类历史上第一张 X 线片"伦琴夫人的左手"

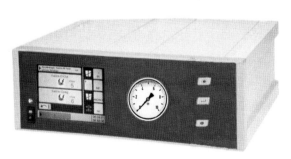

图 6-1　气腹机机型

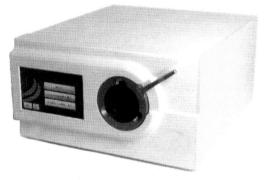

图 6-2　新型气腹机机型

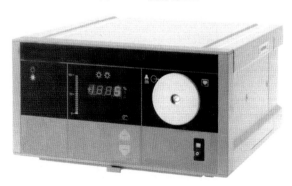

图 6-3　冷光源设备

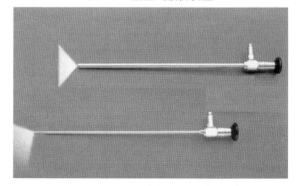

图 6-4　不同视觉的腹腔镜

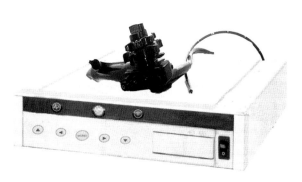

图 6-5　高清摄像系统

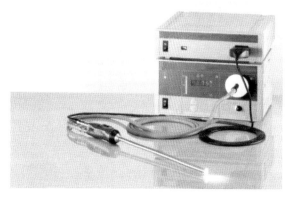

图 6-6　3D 摄像系统

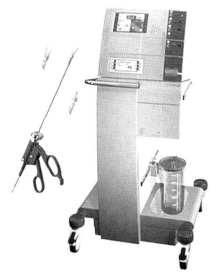

图 6-7　高频电流发生器和多种头端的腔镜百克钳

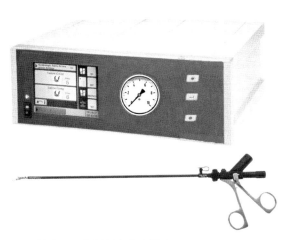

图 6-8　高频电流发生器和 STORZ 双极钳

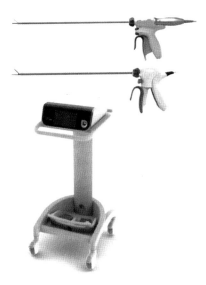

图 6-9　超声刀

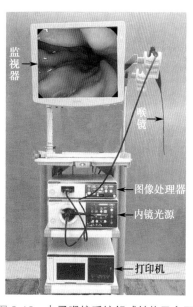

图 6-16　电子喉镜系统组成结构示意图

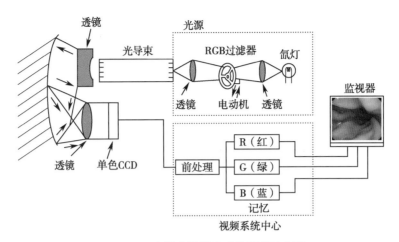

图 6-17A　电子内镜顺次成像原理示意图

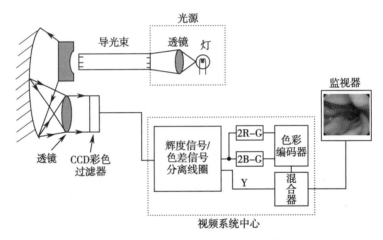

图 6-17B　电子内镜同时成像原理示意图

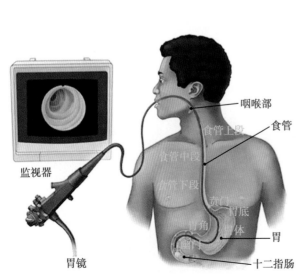

图 6-18　胃镜工作流程图

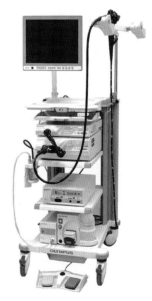

图 6-20　胃镜基本结构机型

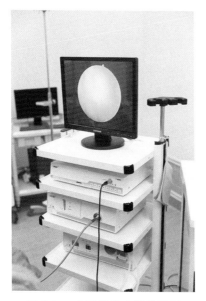

图 6-21　宫腔镜基本结构机型

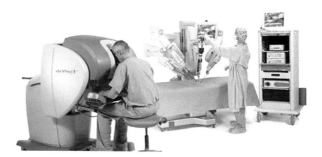

图 6-22　达·芬奇机器人系统

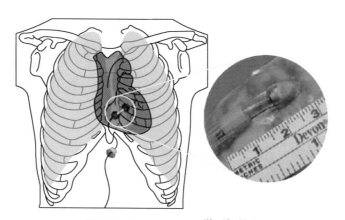

图 6-24　HeartLander 微型机器人

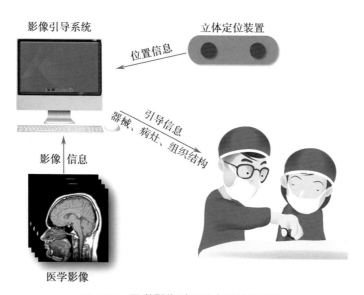

图 8-58　医学影像引导手术导航示意图

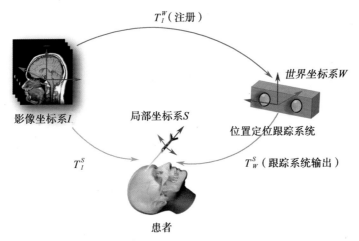

图 8-60　坐标转换系统示意图

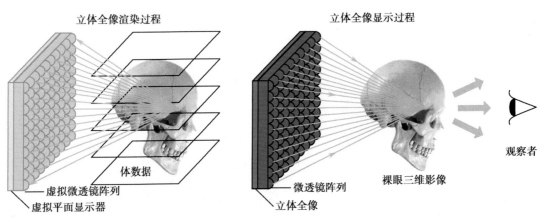

图 8-65　立体全像显示技术原理图

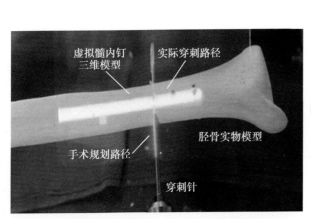

图 8-66　增强现实手术导航下髓内钉远端锁定模型实验

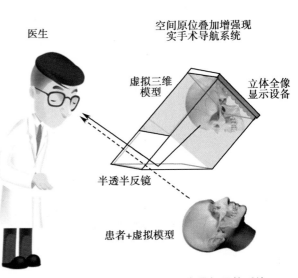

图 8-68　基于立体全像的空间原位叠加导航系统